LES

GRANDS ÉCRIVAINS

DE LA FRANCE

NOUVELLES ÉDITIONS

PUBLIÉES SOUS LA DIRECTION

DE M. AD. REGNIER

Membre de l'Institut

MÉMOIRES

DE

SAINT-SIMON

TOME XXXVI

MÉMOIRES

DE

SAINT-SIMON

NOUVELLE ÉDITION

COLLATIONNÉE SUR LE MANUSCRIT AUTOGRAPHE

AUGMENTÉE

DES ADDITIONS DE SAINT-SIMON AU JOURNAL DE DANGEAU

et de notes et appendices

PAR A. DE BOISLISLE

Membre de l'Institut

AVEC LA COLLABORATION DE L. LECESTRE

ET DE J. DE BOISLISLE

TOME TRENTE-SIXIÈME

PARIS

LIBRAIRIE HACHETTE

BOULEVARD SAINT-GERMAIN, 79

1924

MÉMOIRES

DE

SAINT-SIMON

J'étois inquiet de voir que tout se préparoit à rompre avec[1] l'Espagne. L'intérêt de l'abbé Dubois y étoit tout entier. On a vu, dans ce que j'ai donné de M. de Torcy[2], quelle fut sa conduite en Angleterre. Il n'avoit osé y conduire son maître que par degrés, et ce fut à ce premier degré, dont je prévis l'entraînement et les suites, que je crus me devoir opposer à temps. Il n'étoit alors question que de subsides de la France à l'Angleterre, se déclarant contre l'Espagne, conjointement avec l'Empereur, et ces subsides devoient être secrets. Après avoir effleuré cette matière avec M. le duc d'Orléans, nous convînmes, lui et moi, de la traiter à fond. Il en usa pour cette affaire comme il avoit fait pour celle des appels[3], et me traîna, malgré tout ce que je lui pus représenter, dans sa petite loge de l'Opéra. Il en ferma la porte, après avoir défendu qu'on y frappât, et là, tête à tête, nous ne songeâmes à rien moins

(Suite de 1718)

Conversation entre M. le duc d'Orléans [et moi] sur ses subsides secrets contre l'Espagne, qui la voulut avoir enfermé seul avec moi dans sa petite loge à l'Opéra. [*Add St-S. 1557*]

1. La préposition *avec*, oubliée, a été ajoutée en interligne.
2. Il veut parler des extraits des Mémoires manuscrits de Torcy qui ont figuré dans nos précédents volumes depuis la page 267 du tome XXIX.
3. En 1717 : tome XXXI, p. 150 et suivantes.

qu'à l'opéra. Je[1] lui représentai le danger d'élever l'Empereur, à l'abaissement duquel et de sa maison la France avoit sans cesse travaillé depuis les grands coups que le cardinal de Richelieu lui avoit su porter, toutes les fois que l'État n'avoit pas été trahi par l'intérêt et l'autorité des reines mères italiennes ou espagnoles[2]; de[3] l'Empereur qui, de plus, ne pardonneroit jamais à la France d'avoir enlevé l'Espagne et les Indes à sa maison et à lui-même; de l'Empereur enfin qui avoit mis[4] la France à deux doigts de sa perte, et qui, lorsque la reine Anne la sauva, fit l'impossible contre elle, et fut le dernier de tous les alliés à signer la paix; que l'agrandissement de l'Angleterre et du roi Georges n'étoit pas moins redoutable, qui, sous les trompeuses apparences d'une feinte amitié, étoient nos plus anciens et plus naturels ennemis; que l'épreuve de cette vérité étoit de tous les siècles, si on en excepte des instants, comme entre Henri IV et Élisabeth, et[5] les moments d'autorité de Charles II et du changement du conseil de la reine Anne; que leur double intérêt revenoit au même : celui du roi Georges[6], de tout faire pour l'Empereur, par la raison de ses États d'Allemagne, et par l'investiture de Bremen et de Verden[7], après laquelle il soupiroit depuis si longtemps, et que l'Empereur lui faisoit attendre pour le tenir en ses mains et s'en servir sûrement

1. Tout ce récit qui va suivre n'est que le développement, et souvent la copie exacte de la longue Addition mise à l'article de Dangeau du 3 janvier 1719, dont on trouvera le texte ci-après, sous le numéro 1557.

2. Marie de Médicis et Anne d'Autriche.

3. Ce *de* est incorrect, étant donné la construction de la phrase, ainsi que celui qui va se trouver deux lignes plus loin.

4. *Mis*, oublié, a été ajouté en interligne.

5. Les mots *entre H. IV et Élisabeth et* ont été ajoutés en interligne.

6. Ce nom propre est aussi en interligne.

7. Il a été souvent question de ces deux duchés usurpés sur les Suédois par le roi Georges comme électeur de Hanovre : tomes XXIX, p. 268, XXX, p. 15, 262, 279, 348, etc.

dans toutes ses vues ; de la nation, qui n'avoit d'objet que le commerce, que de ruiner celui d'Espagne et le nôtre en même temps, peu inquiets de celui du Portugal, où ils étoient les maîtres, ni de celui de Hollande, qu'ils avoient à demi ruiné et dont ils dominoient la république[1] et que nous avions grand intérêt de ne pas laisser achever de ruiner, parce qu'il ne pouvoit nous être contraire au point où il se trouvoit réduit. J'ajoutai l'intérêt commun de toute l'Europe de brouiller sans cesse et irrémédiablement, si elle le pouvoit, les deux branches de la maison de France, dont la jalousie étoit telle, depuis que la couronne d'Espagne y étoit entrée, qu'il n'étoit efforts qu'elle n'eût faits pour l'en arracher, et depuis ne l'avoir pu par les armes, pour brouiller les deux couronnes et y semer sans cesse la zizanie[2] depuis la mort du Roi ; que cet objet étoit si grand pour l'Empereur et pour l'Angleterre, qu'il ne falloit pas croire que nulle difficulté pût les rebuter, et d'autre part aussi tellement visible que tous leurs artifices ne pouvoient qu'être grossiers ; que l'intérêt si grand, si évident, si naturel de notre union avec l'Espagne, nous étoit appris par leur acharnement à tout tenter pour la rompre, quand nous ne sentirions pas jusqu'à quel point il étoit capital à la France d'entretenir une union indissoluble avec l'Espagne, d'avoir mêmes amis et mêmes ennemis[3], et, comme je le lui avois si souvent représenté dans son cabinet et en plein Conseil, d'imiter l'union des deux branches de la maison d'Autriche, qui avoit mis le sceau à sa grandeur, et dont l'identité, continuelle tant que celle d'Espagne avoit duré[4], l'avoit conservée.

1. Voyez notre tome XXIX, p. 268-270.
2. « *Zizanie*, ivraie, mauvaise graine qui vient parmi le bon grain. Il n'est plus en usage au propre ; il se dit au figuré pour signifier division » (*Académie*, 1718).
3. Le manuscrit porte par inadvertance *mesmes amis et mesmes amis*.
4. Cette incidente, depuis *continuelle*, a été ajoutée en interligne et sur la marge.

Je lui fis remarquer avec détail que l'Empereur et l'Angleterre ne pouvoient être que de faux amis, et encore de moments[1], parce que ces deux puissances avoient et auroient toujours des intérêts directement contraires à ceux de la France, au lieu que, outre le même sang et la proximité, nul intérêt essentiel ne pouvoit jamais aliéner la France de l'Espagne, depuis qu'elle n'obéissoit plus à un roi de la maison d'Autriche[2], ni l'Espagne de la France. Je lui touchai après son intérêt personnel, de ne se pas mettre au hasard de rompre avec l'Espagne, après tout ce qui s'étoit passé vers la fin du feu Roi sur son compte avec l'Espagne[3]. Ensuite je lui fis sentir la grossièreté du piége qu'on lui tendoit ; que des subsides secrets étoient un engagement qui l'entraîneroit à la rupture, qu'on n'osoit lui proposer d'abord et où on l'amèneroit par degrés ; qu'il étoit honteux et très nuisible à la France de payer les ennemis de l'Espagne pour lui faire la guerre, et plus honteux à lui personnellement, après ce qui s'étoit passé de personnel, qu'à tout autre qui auroit le timon de l'État ; que l'intérêt, le but, les vues de l'entraîner à la rupture étoient trop grands et trop évidents pour qu'il dût espérer que l'Empereur et l'Angleterre ne trahissent pas le prétendu secret des subsides qu'il donneroit, et qu'il devoit compter[4] qu'eux-mêmes auroient grand soin de faire revenir à l'Espagne qu'il leur en fournissoit ; que dès lors il devoit s'attendre aux plus vifs reproches, aux emportements de la reine, à tout le venin d'Alberoni, dont l'abbé Dubois sauroit bien profiter pour l'aigrir, pour emporter ainsi ce qu'il n'ose proposer encore ; qu'alors Son Altesse

1. Par moments.

2. Ce qui précède, depuis *depuis qu'elle*, a été encore ajouté sur la marge avec un signe de renvoi, et après le *ny* qui suit Saint-Simon a biffé *la Fr. de*.

3. Tomes XVIII, p. 45-81, et XXVI, p. 170-171.

4. *Compter* remplace en interligne *s'attendre*, pour éviter la répétition du même verbe qui se retrouve deux lignes plus loin.

Royale donneroit beau jeu aux brouillons qui ne cherchoient qu'à ranimer les haines amorties de l'Espagne contre sa personne pour s'en avantager à l'abri de la naissance et de la puissance du roi d'Espagne, et à faire[1] payer bien cher la complaisance pour l'abbé Dubois, qui, n'osant aller directement où il aspire, ne songeoit, pour y parvenir, qu'à servir si utilement nos ennemis naturels contre des amis que tout nous doit faire à jamais considérer comme des frères, et j'ajoutai avec feu : « Qu'il obtienne donc la pourpre par le crédit de l'Empereur, qui peut maintenant tout à Rome, et par celui du roi Georges, qui peut infiniment sur l'Empereur. »

M. le duc d'Orléans, qui jusque-là m'avoit écouté attentivement et tranquillement, excepté quelques applaudissements sur ne pas rompre avec l'Espagne, s'écria que voilà comme j'étois, suivant toujours mes idées aussi loin qu'elles pouvoient aller ; que Dubois étoit un plaisant petit drôle[2] pour imaginer de se faire cardinal ; qu'il n'étoit pas assez fou pour que cette chimère lui entrât dans la tête, ni lui, si elle y entroit jamais, pour le souffrir ; que, pour son intérêt personnel, il ne risqueroit rien, parce qu'il ne s'agissoit que de subsides secrets qui seroient toujours ignorés de l'Espagne ; et que, à l'égard de celui de l'État, il se garderoit bien de lâcher aux Anglois ni à l'Empereur la courroie assez longue[3] pour que la puissance de l'Empereur pût s'augmenter, ni le commerce des Anglois s'accroître. Je ne me payai point

1. Avant *faire*, il a biffé *luy*.

2. Ce qualificatif, que nous avons déjà rencontré pris substantivement dans nos tomes X, p. 7, XI, p. 243, etc., n'était admis que comme adjectif par l'Académie en 1718 ; elle disait cependant : « On dit d'un homme fin, rusé, dont il faut se défier, que *c'est un drôle.* »

3. Le *Dictionnaire de l'Académie* donnait une expression analogue : « On dit proverbialement et figurément *étendre la courroie* pour dire étendre ses droits et les pousser au-delà des bornes de l'équité : *Il a bien fallu allonger la courroie pour en venir là.* »

de ces raisons ; j'assurai le Régent qu'en de telles liaisons on étoit toujours mené plus loin qu'on ne pensoit et qu'on ne vouloit, et, pour le secret de ses subsides, je lui maintins que l'intérêt de ces deux puissances étoit si capital de le brouiller avec l'Espagne, qu'elles se garderoient bien de ne le pas publier, comme le moyen le plus court et le plus certain d'arriver à leur but principal, qui étoit de le forcer à la rupture ouverte, et par là même à une liaison avec elles de nécessité et de dépendance.

Tout cela agité, approfondi, discuté et disputé entre nous deux, tant que l'opéra dura sans le voir ni l'entendre, nous laissa chacun dans sa persuasion : M. le duc d'Orléans, qu'il demeureroit très sûrement maître de son secret et de son aiguière[1], et que, par cette complaisance, il s'assureroit d'autant plus d'être le modérateur de l'Europe ; moi, au contraire, que le secret et l'aiguière lui échapperoient l'un et l'autre, et bientôt, et qu'il se trouveroit dans un embarquement[2] dont il auroit tout lieu et tout le temps de se bien repentir. En effet, de là à la rupture il s'écoula peu de mois. Il arriva, comme je l'avois prévu, que l'Espagne fut promptement informée de l'engagement que le Régent avoit pris avec l'Empereur et l'Angleterre, et qu'elle redoubla tout aussitôt ses soins à donner à M. le duc d'Orléans tant d'affaires domestiques, qu'il ne fût plus à craindre pour celles du dehors, dont on verra bientôt les effets, mais qui heureusement ne firent que montrer l'étendue des projets et de ses ressorts.

Conversation

La rupture s'approchoit par les ruses de l'abbé Dubois[3],

1. Expression figurée que ne donnent pas les lexiques du temps, et qu'on peut rapprocher de celle d'*ouvrir ou fermer le robinet* dans nos tomes XII, p. 289, et XXI, p. 295 ; on va la retrouver trois lignes plus loin, et encore ci-après, p. 147.

2. Nous avons déjà rencontré *embarquer quelqu'un* dans le tome XVII, p. 170, et l'expression *embarquement*, au sens figuré d'engagement, a passé dans notre tome XXVI, p. 7.

3. Dubois était décidé depuis longtemps à une rupture complète avec l'Espagne ; ce n'était plus pour lui qu'une question de moment oppor-

qui n'en laissoit voir à personne que ce qu'il ne pouvoit empêcher, par l'extérieur de mesures qui ne se qualifioient que de simples précautions, et il avoit fermé la bouche là-dessus à M. le duc d'Orléans, jusqu'avec le très petit nombre de ceux avec qui il s'ouvroit le plus sur différentes affaires; car nul n'eut jamais sa confiance sur toutes que l'abbé Dubois, depuis qu'il s'y fut tout à fait abandonné. Dubois ne put pourtant si bien faire que le secret m'en fût gardé jusqu'au bout. Une après-dînée que j'allai au Palais-Royal pour mon travail ordinaire, tête à tête, comme j'avois accoutumé un jour au moins de chaque semaine, et que je commençois à en mettre les papiers sur le bureau de M. le duc d'Orléans, il me dit que, avant de commencer, il avoit chose bien plus importante à me dire, sur laquelle il vouloit raisonner à fond avec moi, et tout de suite m'expliqua la situation en laquelle il se trouvoit avec l'Empereur, l'Angleterre et l'Espagne, et combien il étoit vivement pressé de se déclarer ouvertement et par les armes contre la dernière.

forte entre M. le duc d'Orléans et moi dans son cabinet tête à tête sur la rupture avec l'Espagne.

Après avoir bien écouté tout son récit, je le fis souvenir de ce que je lui avois dit et prédit à l'Opéra, quand, tête à tête, nous y agitâmes, dans sa petite loge, l'affaire des subsides secrets, et je lui rappelai fort en détail tout ce que je lui avois allégué alors contre la rupture avec

tun. Dès le 29 novembre 1718, il écrivait au ministre anglais Craggs : « Mylord Stair m'a fait l'honneur de venir chez moi aujourd'hui pour m'expliquer de quelle importance il est de ne pas différer la déclaration de guerre [à l'Espagne] et pour concerter le temps où on doit la faire de part et d'autre. Je l'ai assuré qu'il n'y seroit apporté de ce côté-ci que le retardement nécessaire pour prendre des mesures si justes avec ceux qui composent le conseil de régence, qui est, comme vous le savez, très nombreux, qu'il ne puisse rien arriver, lorsque cette proposition y sera faite, qui fasse naître des obstacles à l'accomplissement des desseins de S. A. R. et aux engagements où le Roi est entré. Vous connoîtrez aisément l'importance de cette précaution, et je suis convaincu que S. M. Britannique en approuvera les motifs. » (L. de Sévelinges, *Mémoires secrets de Dubois*, tome I, p. 260.)

l'Espagne, dont il avoit été si bien convaincu, qu'il n'avoit persisté à donner les subsides contre mon avis que dans la prétendue certitude du secret et[1] de nul danger d'engagement plus fort, ni que les choses pussent aller trop loin de la part de l'Empereur et de l'Angleterre contre l'Espagne, choses que je lui avois toujours fortement contestées. La rupture, à laquelle il étoit violemment poussé par l'abbé Dubois, fut longuement et fortement discutée.

Le Régent ne trouva point de réponse valable à mes raisons; mais il étoit embarrassé de l'Empereur, enchanté par l'Angleterre, plus que tout entraîné par sa foiblesse pour l'abbé Dubois, qui comptoit la fortune après laquelle il soupiroit avec de si vifs élans indissolublement attachée à la rupture. Voyant donc le Régent convaincu, mais pourtant point persuadé, et gémissant intérieurement des chaînes dans lesquelles il se sentoit entravé, j'imaginai tout à coup de les lui faire rompre par quelque chose d'extraordinaire. Je lui dis donc avec feu que je le suppliois de vouloir bien ne se pas effaroucher d'une supposition impossible, de m'écouter tout du long et de suivre mon raisonnement : « S'il vous étoit aussi évident, lui dis-je, qu'il y eût quelque part à portée de vous un devin ou un prophète qui sût clairement l'avenir, et qui fût en pouvoir et[2] en volonté de répondre à vos consultations, comme il est évident que cela n'est pas, n'est-il pas vrai qu'il y auroit de la folie d'entreprendre une guerre sans avoir su de lui auparavant quel en seroit le succès? Si ce prophète ne vous annonçoit que places et batailles perdues, n'est-il pas vrai encore que vous n'entreprendriez pas cette guerre, et que rien ne vous y pourroit entraîner? Et moi je vous dis que, sur celle dont il s'agit, votre réso-

1. A la place de cet *et*, Saint-Simon avait d'abord écrit *ny d'engagement plus fort*, qu'il a ensuite biffé, et qui va se retrouver un peu plus loin.

2. Les mots *en pouvoir et* sont en interligne, au-dessus de *à portée*, biffé.

lution devroit être aussi fermement la même, si cet homme merveilleux ne vous promettoit que victoires et que succès, et en voici mes raisons : dans l'un et dans l'autre cas, vous affoiblissez l'État; vous en agrandissez d'autant les ennemis naturels, par qui vous vous laissez entraîner à la guerre ; vous tentez toute une nation, accoutumée, depuis qu'elle existe dans le pays où elle est, à l'aînesse dans la maison de ses rois; vous hasardez un pouvoir précaire, et vous donnez lieu de publier que vous ne l'employez que pour votre intérêt personnel, et pour acheter aux dépens de l'État, de son plus naturel intérêt et de tout le sang et les trésors répandus depuis la mort du feu roi d'Espagne, pour acheter, dis-je, un appui étranger contre les droits de Philippe V sur la France, dont par là vous avouez toute la force et toute votre crainte ; et, au cas d'heureux succès, que ces mêmes puissances vous forcent à pousser plus loin que vous ne voudrez, où en seriez-vous si le roi d'Espagne, à bout de moyens, et de dépit, vous laissoit faire, entroit en France désarmé, publioit qu'il vient se livrer à ces mêmes François qui l'ont mis et qui l'ont maintenu sur le trône, qui sont les sujets de ses pères et de son propre neveu paternel ; qu'il ne vient que pour le secourir et en prendre la régence, que sa naissance lui donne sitôt que son absence ne l'en exclut plus, et l'arracher lui, sa nation et son héritage à un gouvernement tel qu'il lui plaira de le représenter? Je ne sais, ajoutai-je, quelle en pourroit être la révolution ; mais je vous confesse, Monsieur, à vous tout seul, que pour moi, qui n'ai jamais été connu du roi d'Espagne que pour avoir joué aux barres avec lui et à des jeux de cet âge, qui n'en ai pas ouï parler depuis qu'il est en Espagne, ni lui beaucoup moins de moi, et qui n'y connois qui que ce soit, moi, qui suis à vous dès l'enfance, et qui savez à quel point j'y suis, qui ai tout à attendre de vous, et quoi que ce soit de nul autre, je vous confesse, dis-je, que, si les choses venoient à ce point, je prendrois congé de vous avec larmes, j'irois trouver le roi d'Espagne, je le tiendrois pour le vrai régent et le dépositaire légitime de l'autorité et de la puissance du Roi mineur ; que si moi, tel que je suis pour vous, pense et sens de la sorte, qu'espéreriez-vous de tous les autres vrais François ? » La sincérité, la vérité, la force de ce discours accabla le Régent, et le tint assez longtemps en silence, la tête et le visage entre ses deux mains, les coudes sur son bureau, comme il se mettoit toujours quand il étoit fort en peine ; puis il avoua sans détour que j'avois raison, et que je lui rendois un grand service de lui parler de la sorte.

Là-dessus Monsieur le Duc entra. Le Régent le mena d'abord dans la Galerie[1], et je demeurai dans le grand salon à me promener, où, assis et le bureau entre deux, la conversation s'étoit passée. La visite de Monsieur le Duc fut très courte, et M. le duc d'Orléans et moi nous remîmes aussitôt à son bureau. J'y voulus déployer les papiers que j'y avois mis ; mais il ne me le permit pas, et me dit qu'il falloit continuer notre raisonnement, qui rouloit sur des choses bien plus importantes. Il se leva, et nous nous promenâmes dans le salon et dans la Galerie.

Je lui dis que je n'avois point de nouveau raisonnement à faire, que je lui avois tout dit, que redire ne seroit que répéter et rebattre, mais que je croyois aussi en avoir assez dit pour avoir dû le persuader et l'empêcher de tomber dans le précipice par les piéges de l'ambition de l'abbé Dubois, qui, de l'un à l'autre, l'engageoit où il ne devoit jamais se laisser aller. Le Régent me protesta qu'il le feroit mettre dans un cachot, s'il osoit jamais faire un pas vers la pourpre, et convint avec moi de ne point rompre avec l'Espagne. Je tâchai de l'y affermir de plus en plus ; puis je lui dis : « Vous voilà donc bien persuadé et bien convaincu ; mais je ne serai pas sorti d'ici, que l'abbé Dubois vous reprendra et vous retournera, verra que c'est

1. La Grande galerie ou galerie de Coypel.

depuis que je vous ai entretenu que vous ne voulez plus vous déclarer contre l'Espagne, fera si bien qu'il vous changera, et vous tiendra de si près qu'il viendra à bout de ce qu'il s'est mis dans la tête, et vous fera déclarer contre l'Espagne. » Le Régent m'assura que sa résolution de n'en rien faire étoit si bien prise, que rien ne la lui feroit changer, et toutefois, au bout de huit jours, la guerre à l'Espagne fut déclarée[1].

Pendant ces huit jours, je fis ce que je n'ai jamais fait Foiblesse

1. La guerre ne fut déclarée officiellement que le 9 janvier 1719 (*Dangeau*, p. 456, et ci-après, p. 91). Si la conversation que rapporte notre auteur ne se produisit réellement que huit jours avant, il y avait longtemps que la rupture était décidée entre le Régent et l'abbé Dubois. Celui-ci, qui était fort au courant des menées de Cellamare, n'attendait que l'occasion de se saisir de pièces probantes pour s'en servir comme de prétextes pour la guerre. Il écrivait le 7 décembre 1718 à un ministre anglais (De Sevelinges, *Mémoires secrets de Dubois*, tome I, p. 262-263) : « Quoique les cabales ne diminuent pas en France, S. A. R. persévère toujours avec la même fermeté dans la résolution de prendre les mesures les plus fortes et les plus décisives pour l'accomplissement du traité. Elle ne différeroit pas d'un jour à déclarer la guerre à l'Espagne, si la manière dont le gouvernement se trouve présentement composé et affecté ne demandoit pas des précautions et des formalités absolument nécessaires pour faire cette démarche sans aucune contradiction et sans aucun mouvement. Les principales de ces précautions sont que le duc de Saint-Aignan soit sorti d'Espagne, qu'on ait renvoyé de Paris le prince de Cellamare, que les nouveaux avantages que S. A. R. a offert aux États-Généraux [des Provinces-Unies] les aient fait expliquer plus favorablement qu'ils n'ont fait jusqu'à présent, et surtout qu'on ait fait les manifestes et mémoires nécessaires pour désabuser la nation des fausses impressions qu'on lui a données. Ce qui nous retarde est qu'il faut nous modeler sur les manifestes que les Espagnols ont faits et veulent répandre. Nous ne pourrons les avoir que ces jours-ci, et nous ne saurions mettre trop d'exactitude, afin que ce qu'on donnera au public soit hors d'atteinte à la critique la plus sévère ; car les gens habiles attachés au parti adverse s'attacheront à réfuter tout ce qui paroîtra de la part de S. A. R. Mais, sur toutes choses, il faut disposer les esprits de manière qu'on ne trouve aucune contradiction dans le conseil de régence, et qu'on ne puisse pas dire qu'il y a eu du partage, et répandre les discours hardis que les opposants auroient tenus. »

étrange du Régent, qui rompt avec l'Espagne contre sa persuasion et sa résolution.

pendant toute la Régence : j'allai trois ou quatre fois chez M. le duc d'Orléans, et, ce qui ne m'est jamais arrivé qu'alors, jamais je ne le pus voir. L'inquiétude de la guerre, qui m'y avoit conduit, augmenta par cette clôture, où je vis bien que Dubois le tenoit enfermé pour moi. Je lui écrivis pour demander à le voir ; point de réponse. Je récrivis de nouveau ; il me fit dire verbalement que, dès qu'il me pourroit voir, il me le manderoit. Alors je jugeai la chose désespérée, et je ne me trompai pas. Le jour que la nouvelle éclata, il me manda qu'il me verroit quand je voudrois. J'allai au Palais-Royal ; je trouvai un homme embarrassé, la tête basse, qui de honte n'osoit me regarder. Mon abord fut froid aussi ; le silence dura assez longtemps. Il le rompit enfin d'une voix basse par un « Que dirons-nous ? — Rien du tout, lui répondis-je, parce qu'aux choses faites il n'y a plus à parler ; il n'y a qu'à souhaiter que vous vous en trouviez bien. Du reste, je vous supplie de croire que, pour quelque intérêt particulier ou personnel que ce pût être, je ne vous aurois pas pourchassé[1] comme j'ai fait inutilement depuis huit jours. Vous savez que mon goût ni ma coutume n'est pas de vouloir forcer les portes ; mais j'ai cru que mon attachement pour vous et mon devoir à l'égard du bien de l'État me devoit faire sortir de mon naturel et de toutes bornes. Vous n'avez pas jugé à propos de me voir ; je m'en lave les mains[2] ; parlons maintenant d'autre chose ; » et tout de suite je tire des papiers de mes poches et je les étends sur son bureau. Il en fit le tour pour s'y aller asseoir sans dire une parole et tant que je fus avec lui je ne vis qu'embarras, souplesses et caresses ; de mon côté, je ne montrai point d'humeur.

1. Le *Dictionnaire de l'Académie* de 1718 disait que ce verbe, au sens de rechercher, était alors considéré comme vieilli.

2. « Pour faire entendre qu'on ne veut point avoir de part dans une affaire qu'on ne croit pas juste, on dit : *Je m'en lave les mains* » (*Académie*, 1718). Nous avons déjà eu cette locution dans le tome XV, p. 381.

Il fallut après du temps pour en parler à la Régence et pour dresser et lui montrer la déclaration de guerre[1], ce qui se fit en même temps. J'y reviendrai ensuite, parce que j'ai prévenu le temps de ma conversation du Palais-Royal, comme j'ai retardé celle de l'Opéra[2], parce que j'ai voulu les mettre de suite toutes les deux, quoi [que] séparées d'un long intervalle, pour mettre tout à la fois sous les yeux ce qui se passa entre M. le duc d'Orléans et moi sur la guerre d'Espagne. Retournons maintenant un peu sur nos pas.

Le colonel Stanhope, depuis longtemps envoyé d'Angleterre en Espagne, arriva à Paris retournant en Angleterre[3].

Launey, gouverneur de la Bastille.

Bernaville[4], qui de lieutenant de Roi de Vincennes, avec la charge de confiance des prisonniers, avoit passé au gouvernement de la Bastille, venoit de mourir[5]. Launey, qui en étoit lieutenant de Roi[6], eut ce gouverne-

1. Après *guerre,* Saint-Simon a biffé *et la monstrer au Conseil.*

2. Ce dernier membre de phrase, depuis *co^e^,* a été ajouté en interligne, et, à la ligne suivante, il a corrigé *la* en *les* avant *mettre,* et écrit *touttes les deux* en interligne, au-dessus de *à celle de l'opera,* qu'il a biffé.

3. Il descendit chez le comte de Stair : *Dangeau,* p. 426, 8 décembre.

4. *Barnaville* corrigé en *Bernaville.* — Charles le Fournier de Bernaville, mentionné dans le tome XVI, p. 386, lorsqu'il fut nommé à la Bastille.

5. Le manuscrit porte un point après *Bastille,* et *Il venoit de mourir*; la première phrase seroit ainsi incomplète. — M. de Bernaville mourut le 7-8 décembre 1718, à soixante-quatorze ans, et fut enterré aux Minimes de la place Royale (*Dangeau,* p. 426 ; *Gazette,* p. 600 ; F. Bournon, *La Bastille,* p. 91-92, qui l'appelle Charles de Fournière).

6. René Jourdan, sieur de Launey (il signait ainsi, quoiqu'on orthographie ordinairement son nom LAUNAY), proche parent de Bernaville et son élève, d'après Dangeau (tome XIII, p. 231), et Mme de Staal (*Mémoires,* édition Lescure, tome I, p. 193), avait d'abord été lieutenant de Roi à Vincennes et était passé en la même qualité à la Bastille à la mort de d'Avignon (provisions du 22 août 1710, dans le registre O[1]54, fol. 124); il remplaça Bernaville comme gouverneur en

ment[1], et ce fut un très bon choix. J'en parle ici, parce qu'il y fut mis dans un temps important et critique[2].

Projet d'Alberoni et travail de Cellamare contre le Régent.

Cellamare, ambassadeur d'Espagne, de beaucoup de sens et d'esprit, s'employoit depuis longtemps à préparer bien des brouilleries, comme on le voit par ce que j'ai donné des extraits des lettres de la poste faits par M. de Torcy[3]. On y voit combien le cardinal Alberoni avoit cette affaire dans la tête, et avec quel empressement Cellamare y répondoit pour lui plaire. Le projet n'étoit pas de moins que de révolter tout le royaume contre le gouvernement de M. le duc d'Orléans, et, sans avoir vu clair à ce qu'ils comptoient faire de sa personne, ils vouloient mettre le roi d'Espagne à la tête des affaires de France, avec un conseil et des ministres nommés par lui, et un lieutenant sous lui de la Régence, qui auroit été le véritable régent, et qui n'étoit autre que le duc du Maine. Ils comptoient sur les parlements, à l'exemple de celui de Paris, sur les chefs et les principaux moteurs de la Constitution, sur la Bretagne entière, sur toute l'ancienne cour, accoutumée au joug des bâtards et de Mme de Maintenon, et depuis longtemps ils ne cessoient d'attacher tous ceux qu'ils[4] pouvoient à l'Espagne par toutes sortes de prestiges, de promesses et d'espérances. On verra que leurs mesures répondirent mal à l'importance de ce projet[5]. Il est vrai

décembre 1718, et mourut en fonctions le 6 août 1749, à l'âge de soixante-seize ans. Les papiers de sa famille forment à la Bibliothèque de l'Arsenal les liasses 12630 à 12671 des archives de la Bastille.

1. *Dangeau* l'annonce dès le 7 décembre (p. 426), quoique Bernaville ne soit mort que dans la nuit du 7 au 8.

2. Il fut en effet installé la veille même du jour où furent amenés dans la prison les complices de la conspiration de Cellamare (*Mémoires de Mme de Staal*, p. 193).

3. Voyez notre tome XXXIV, p. 125-127, 148-150, 186-187, etc.

4. Il y a *qui pouvoient*, par mégarde dans le manuscrit.

5. Saint-Simon va entrer dans le récit de la conspiration de Cellamare; il convient d'indiquer, — sans avoir la prétention d'être complet et de ne rien omettre, — les principaux ouvrages et mémoires qui en parlent et

qu'ils ne purent pas attendre sa maturité. La rupture de la France avec l'Espagne étoit imminente; il en falloit arrêter les suites au plus tôt et différer la révolte tout le moins qu'il leur seroit possible. Ils furent découverts comme ils prenoient leurs dernières mesures; mais le Régent et l'État y furent étrangement trahis, et M. le duc d'Orléans y montra une incroyable foiblesse.

les fonds de manuscrits où se retrouvent les pièces originales qui s'y rapportent. C'est Jean Rousset qui le premier en donna un récit, assez partial, dans son *Histoire d'Alberoni* (1720); puis le chevalier de Piossens inséra dans le tome V de ses *Mémoires de la Régence* (1749), p. 169-209, des « Réflexions sur la conspiration projetée par le prince de Cellamare, » qui ont pour auteur Lenglet du Fresnoy. Une histoire restée manuscrite fut rédigée en 1752 dans les bureaux des Affaires étrangères et forme aujourd'hui le vol. *Espagne*, Mémoires et documents 135. M. de Flassan, dans son *Histoire de la diplomatie française* (1811), tome V, n'omit pas d'en parler, non plus que William Coxe, *Histoire d'Espagne sous les rois de la maison de Bourbon*, tome I (1813). Mais, pour avoir un récit sérieux et documenté, il faut arriver jusqu'à Lémontey, *Histoire de la Régence* (1832), tome I, p. 197 et suivantes. Depuis lors on peut citer : *L'abbé Dubois*, par le comte de Seilhac (1862), tome II, p. 51-61, Charles Aubertin, *L'Esprit public au dix-huitième siècle* (1873), p. 116 et suivantes, Mgr Baudrillart, *Philippe V et la cour de France* (1890), tome II, p. 326 et suivantes, L. Wiesener, *Le Régent, l'abbé Dubois et les Anglais* (1893), tome II, chapitre XVI, le P. Bliard, *Dubois cardinal et premier ministre* (1901), tome II, p. 1 et suivantes, Funck-Brentano, *La Régence* (1909), le général de Piépape, *La Duchesse du Maine* (1910), p. 144 et suivantes, Émile Bourgeois, *La Diplomatie secrète au dix-huitième siècle*, tome III (1910), p. 21-42; enfin un bon chapitre de l'*Histoire de la Régence* que dom Henri Leclerq a fait paraître en 1921, tome II, p. 247-282. — Parmi les Mémoires du temps, outre le *Journal de Dangeau*, tome XVII, p. 427 et suivantes, il faut voir les *Mémoires de Mme de Staal*, femme de chambre et confidente de la duchesse du Maine, édition Lescure, tome I, p. 173 et suivantes, le *Journal de Buvat* (qui contribua à la découverte du complot, mais ne s'en vante pas), tome I, p. 337 et suivantes, celui *de l'avocat Barbier*, édition Charpentier, tome I, p. 19 et suivantes, les *Mémoires du marquis d'Argenson*, édition Rathery, tome I, p. 39, les *Mémoires du maréchal de Villars*, tome IV, p. 118-124, *de Noailles*, édition Michaud et Poujoulat, p. 275, *de Duclos*, même collection, p. 540-541, *du baron de Pöllnitz*, Londres,

Précautions de Cellamare pour pouvoir parler clairement à Madrid et prendre les dernières mesures.

Les choses étant à ce point du côté de l'Espagne et de ceux qui s'étoient dévoués à leur vengeance ou à leurs propres[1] espérances, il fallut parler clair à Madrid sur l'état des choses et sur les noms. Cellamare, trop sage pour confier à pas un de ses gens un paquet de cette conséquence, voulut que le courrier fût choisi à Madrid, et que ce fût quelqu'un au-dessus d'un courrier, qui eût en même temps dans sa personne et dans sa qualité de

1741, tome I, p. 509-516, la *Gazette de la Régence,* publiée par Éd. de Barthélemy, p. 294 et suivantes, la *Correspondance de Madame,* recueil Brunet, tome II, p. 39-48, et recueil Jæglé, tomes II, p. 291-295, et III, p. 2 et suivantes, les *Lettres de la duchesse de Lorraine à la marquise d'Aulède,* publiées (1865) par A. de Bonneval, p. 100 et suivantes, les *Correspondants de la marquise de Balleroy,* tome I, p. 382-399; ne pas oublier les gazettes étrangères, *Amsterdam; Rotterdam, Leyde,* etc., où se rencontrent des textes et des détails intéressants. — Quant aux documents originaux, on les trouvera particulièrement au Dépôt des affaires étrangères, fonds *Espagne,* Correspondance politique, vol. 276-281 et 287-293, qui renferment les papiers saisis par Dubois et ses agents et les documents de l'affaire, et Mémoires et documents, vol. 92, où il y a quelques papiers provenant peut-être de Saint-Simon; à la Bibliothèque de l'Arsenal, archives de la Bastille, n°s 10677 et 10678, dossiers des complices incarcérés; aux archives de la Guerre, vol. 2547; à la Bibliothèque nationale, ms. Clairambault 720, sans grand intérêt. En Espagne, il existe, outre la correspondance de l'ambassadeur, un récit écrit par Cellamare lui-même dès 1720, dans la liasse *Estado* 4320 des archives de Simancas. Mgr Baudrillart n'a inséré dans son *Philippe V* qu'une seule pièce (tome II, p. 579-582); mais Lémontey avait déjà imprimé les documents les plus intéressants dans les appendices de son *Histoire de la Régence,* tome II, p. 399-438; de même Ravaisson dans ses *Archives de la Bastille,* tome XIII, p. 213 et suivantes; enfin Vatout, *La Conspiration de Cellamare* (1832) a publié comme pièces justificatives une suite de documents authentiques, quoique l'ouvrage lui-même ne soit qu'un roman en scènes dialoguées. On rencontrera encore des pièces isolées dans diverses publications ou revues; mais, en somme, l'histoire détaillée de la conspiration reste à écrire. Dans l'annotation des pages qui vont suivre, nous n'utiliserons guère que des documents ou des Mémoires contemporains.

1. L'adjectif *propres* a été ajouté en interligne.

quoi ôter toute défiance. Pour mieux cacher un secret si important, ils choisirent à Madrid un jeune ecclésiastique qui s'appeloit ou se fit appeler l'abbé Portocarrero[1], à qui ils donnèrent pour adjoint le fils de Monteleon[2]. Rien de mieux imaginé que deux jeunes gens que le hasard sembloit faire rencontrer à Paris, l'un venant de Madrid[3], l'autre de la Haye, et se joindre après pour retourner de compagnie en Espagne. Le nom de Portocarrero imprimoit, et, depuis le fameux cardinal Portocarrero, portoit avec soi sa faveur de la France. L'autre étoit le fils de l'ambassadeur d'Espagne, depuis longtemps en Angleterre, qui avoit été assez longtemps en France et y avoit laissé des amis considérables. Il étoit déclaré de tout temps pour la France, et pour que l'Espagne ne s'en séparât jamais; on le savoit; l'abbé Dubois en avoit été souvent témoin à Londres, et que cet attachement lui avoit mal réussi auprès d'Alberoni. On a vu, par ces extraits de lettres de la poste de M. de Torcy, que Monteleon fut là-dessus inébranlable. Monteleon, sorti d'Angleterre par la rupture et les actions de la flotte angloise contre l'Espagne dans la Méditerranée, étoit allé à la

1. Vincent Acuña, abbé Portocarrero, était le second fils du comte de Montijo mort en 1704; sa parenté avec le fameux cardinal Portocarrero n'était qu'une alliance assez éloignée. Selon l'abbé de Vayrac (*État présent de l'Espagne*, tome IV, p. 191), il avait étudié à Paris. C'est sans doute lui qui mourut à Valence, d'une chute de cheval, en mai 1723 (*Gazette*, p. 294).

2. Antoine Cassado de Monteleon, fils de l'ambassadeur d'Espagne à Londres; il venait de la Haye, où son père s'était retiré depuis la rupture entre l'Espagne et l'Angleterre.

3. L'avocat Barbier (*Journal*, tome I, p. 20) raconte que l'abbé Portocarrero ne venait pas de Madrid, mais de Rome, dont il était parti lorsque le roi d'Espagne avait donné ordre à tous les Espagnols de quitter cette ville (tome XXXIV, p. 145 et note 4), et il passait par Paris avant de retourner en Espagne. Cela est plus vraisemblable que son envoi de Madrid, et est confirmé d'ailleurs par un article de la *Gazette* (p. 320), qui spécifie qu'il était à Rome et qu'il en partit en juin 1718.

Haye attendre ce que sa cour voudroit faire de lui, et il paroissoit qu'il envoyoit son fils en Espagne pour cette affaire particulière. Deux jeunes gens de noms agréables à la France et qui sembloient si bien se rencontrer de pur hasard à Paris, l'un venant de Madrid, l'autre de la Haye, et qu'il étoit si naturel qu'ils s'en retournassent ensemble, avoient tout ce qu'il falloit pour ôter tout soupçon qu'ils pussent être chargés d'aucun paquet de conséquence par l'ambassadeur, qui avoit ses propres courriers et le renvoi de ceux qu'il recevoit d'Espagne. On peut juger aussi que ces jeunes gens eux-mêmes ignoroient parfaitement ce dont ils étoient chargés, et il étoit tout simple que, s'en allant en Espagne, l'ambassadeur les chargeât de quelque paquet par occasion. Ils partirent donc, munis de passeports du Roi à cause de la conjoncture de rupture prochaine[1], les premiers jours de décembre, avec un banquier espagnol établi en Angleterre, qui y venoit de faire une fort grande banqueroute[2], et que les Anglois avoient obtenu du Régent de le pouvoir faire arrêter partout où ils pourroient en France.

Je suis mal instruit de la grande affaire dont je vais parler. Cause étrange de cette ignorance.

On me trouvera bien mal instruit dans tout le cours de cette grande affaire ; mais je ne puis ni ne veux dire que ce que j'en ai su, et du reste je donnerai mes conjectures. L'abbé Dubois, de plus en plus maître de M. le duc d'Orléans, le vouloit être du secret de tout, pour n'avoir ni contradicteur ni même de compagnon, et M. le duc d'Orléans lui fut fidèle en obéissance. Lui-même, comme on

1. Ce qui précède, depuis *munis*, a été ajouté en interligne et sur la marge du manuscrit.

2. Il s'appelait le chevalier de Mira (il est nommé Joseph Hodges dans le supplément au numéro 103 de la *Gazette de Leyde*), et sa banqueroute servit de prétexte à la saisie des papiers de ses compagnons en même temps que des siens ; il semble qu'il ne fut pas inquiété et put continuer son voyage vers l'Espagne avec Portocarrero et le jeune Monteleon. Il avait un passeport au nom de don Valerio, et ils partirent le 4 décembre, de grand matin (*Buvat*, p. 340-341).

le verra, n'en sut que ce qu'il plut ou ce qu'il convint à l'abbé Dubois.

Les dépêches de Cellamare, envoyées avec tant de précautions, arrêtées à Poitiers et apportées à l'abbé Dubois.

Soit que l'arrivée de l'abbé Portocarrero, et le peu de jours qu'il demeura à Paris, fût suspect à l'abbé Dubois et à ses émissaires, soit qu'il eût corrompu quelqu'un de principal auprès de l'ambassadeur d'Espagne, par qui il fût[1] averti que ces jeunes gens étoient chargés d'un paquet important, soit qu'il n'y eût pas d'autre mystère que la mauvaise compagnie du banqueroutier parti avec eux, et l'attention de l'abbé Dubois à obliger les Anglois en le faisant arrêter, et qu'il eût ordonné de les arrêter tous trois, et d'enlever tous leurs papiers, de peur que le banqueroutier ne leur eût donné les siens pour ne les pas perdre s'il venoit à être pris[2]; quoi qu'il en soit, l'abbé Dubois fit courre après eux, et ils furent arrêtés à Poitiers, tous leurs papiers enlevés et apportés à l'abbé Dubois par le courrier qui, aussitôt après leur capture, fut dépêché de Poitiers pour lui en apporter la nouvelle[3].

1. Il y a bien *fust* dans le manuscrit.

2. Dubois connaissait depuis longtemps, — par Buvat, employé à la Bibliothèque Royale, qui avait accepté de faire des copies pour l'ambassadeur d'Espagne, sans se douter d'abord de ce dont il était question, — les machinations de Cellamare avec la duchesse du Maine et ses complices; d'autre part, il était pressé par l'Angleterre de déclarer la guerre à l'Espagne, et il cherchait l'occasion de le faire avec un motif plausible. Il semble bien, quoiqu'on l'ait nié, qu'il fut averti par la Fillon, tenancière d'un mauvais lieu et vieille connaissance du singulier secrétaire d'État, d'indiscrétions échappées à un secrétaire de l'ambassade d'Espagne sur le surcroît de travail que lui avaient causé les dépêches importantes confiées à l'abbé Portocarrero. Dubois flaira le prétexte de rupture qu'il cherchait, et fit courir après eux. Voyez les *Correspondants de Balleroy*, p. 390-391; *Mémoires de Mme de Staal*, p. 173-174; Baudrillart, *Philippe V*, p. 345-346; etc. Une autre version prétend que, leur chaise ayant eu un accident à deux lieues de Paris, le soin qu'ils prirent de leurs valises éveilla les soupçons d'un postillon, qui revint en arrière et prévint la police (*Gazette de Leyde*, n° 103, supplément).

3. On ne sait pas d'une façon précise par qui fut faite l'arrestation et la saisie : par un officier envoyé de Paris, ou par l'intendant de Poitou

Incurie et abandon du Régent à l'abbé Dubois, qui, dans cette affaire surtout, en fait un pernicieux usage, et le secret de tout enfoui. [Add. StS. 1558]

Les hasards font souvent de grandes choses. Le courrier de Poitiers entra chez l'abbé Dubois comme M. le duc d'Orléans entroit à l'Opéra. Dubois parcourut les papiers, et dit la nouvelle de la capture à M. le duc d'Orléans comme il sortoit de sa loge. Ce prince, qui avoit accoutumé de s'enfermer alors tout de suite avec ses roués, en usa de même ce jour-là, sous prétexte que l'abbé Dubois n'avoit pas eu le temps d'examiner les papiers, avec une incurie à laquelle tout cédoit. Les premières heures de ses matinées étoient peu libres[1]. Sa tête, offusquée encore des fumées du vin et de la digestion des viandes du souper, n'étoit pas en état de comprendre, et les secrétaires d'État m'ont souvent dit que c'étoit un temps où il ne tenoit qu'à eux de lui faire signer tout ce qu'ils auroient voulu. Ce temps fut pris par l'abbé Dubois pour lui rendre compte des papiers arrivés de Poitiers, tel qu'il jugea à propos. Il n'en dit et n'en montra que ce qu'il voulut, et ne se dessaisit jamais d'aucun entre les mains du Régent, aussi peu de[2] pas un autre. La confiance aveugle et la négligence abandonnée de ce prince en cette occasion fut incompréhensible, et ce qui l'est encore plus, c'est que l'une et l'autre régna dans toute la suite de cette affaire et dans toutes ses parties, et rendit l'abbé Dubois le maître unique des preuves, des soupçons, de la conviction, de l'absolution, de la punition. Il n'admit dans cette affaire que le Garde des sceaux et le Blanc, parce

assisté d'archers de la maréchaussée de Poitiers sur ordre apporté par un courrier; c'est cette dernière hypothèse qui semble la plus probable. L'arrestation eut lieu le 5 décembre tard dans la soirée, et les fugitifs avaient dû marcher très rapidement pour être déjà aussi avancés. Portocarrero put envoyer aussitôt un courrier à Cellamare, qui fut ainsi averti à l'avance de l'événement et aurait dû se précautionner (*Mémoires de Mme de Staal*, p. 174). Le courrier de Dubois ne repartit que le lendemain matin et arriva le 7 au soir à Paris.

1. Déjà dit dans le tome XXXI, p. 21.

2. Les mots *aussy peu de* sont en interligne sur *encore mo[ins]*, biffé.

qu'il ne put s'en passer, mais sans leur dire qu'autant et si peu qu'il lui convenoit. Le premier étoit dans son intimité et dans son entière et absolue dépendance ; le second n'étoit que dans la même dépendance, et se flattoit mal à propos de l'intimité ; tous deux, dans la stupeur de sa conduite dans cette affaire, et dans la frayeur de lui faire la moindre question et d'outrepasser ses ordres d'une ligne. C'étoit de sa seule volonté que leurs places dépendoient ; il le leur faisoit sentir tous les jours. Ils comptoient donc le maître pour rien et le valet pour tout. Leurs démarches, leurs interrogatoires, les comptes qu'ils rendirent au Régent dans tout le cours de cette affaire, ce qu'ils poussèrent, ce qu'ils firent semblant de pousser, ce qu'ils laissèrent échapper ou tomber, ce qu'ils favorisèrent, ce qu'ils dirent au Régent et ce qu'ils lui turent, en un mot toute leur conduite, leurs démarches, jusqu'à leurs paroles, et tout cela jusque dans le dernier détail et dans la précision la plus exacte, furent à chaque pas réglées par Dubois. Cet abbé fut le seul, l'unique, le suprême conducteur et modérateur, avec un empire et une jalousie que rien ne troubla, et qui ne trouva que soumission aveugle la plus exacte dans la frayeur et le tremblement de ces deux hommes, qui reçurent dans cette servile disposition les ordres qu'ils en attendoient à chaque instant, et jusque pour chaque minutie[1], uniquement occupés que d'une obéissance littérale et aveugle, à laquelle ce maître terrible ne leur laissa pas ignorer que leur fortune étoit singulièrement attachée. Ainsi la connoissance entière et effective de cette profonde affaire et

1. *Minutie* (que Saint-Simon écrit *minucie*) n'avait alors que le sens de menu détail, de bagatelle, et le *Dictionnaire de l'Académie,* dans sa dernière édition, de même que le *Littré,* n'en donnent pas d'autre, quoique celui-ci cite un exemple de d'Alembert où le mot *minutie* a le sens de qualité de celui qui pousse l'exactitude jusqu'aux menus détails. Le *Dictionnaire d'Hatzfeld* (1896) indique les deux acceptions. Nous l'avons déjà rencontré dans nos tomes XXVI, p. 152, XXIX, p. 203, etc.

de toutes ses différentes parties demeura uniquement à l'abbé Dubois tout seul, qui ne s'y servit aussi que de ces deux seuls hommes, auxquels il ne communiqua que par mesure et que ce qui lui convint de leur communiquer. Il ne traita pas M. le duc d'Orléans avec plus de confiance, à qui le Garde des sceaux et le Blanc n'osèrent jamais rien rendre que les leçons précises, et bien exactement, qu'ils recevoient pour cela de l'abbé Dubois, et au temps, au ton et à la mesure qu'il leur prescrivoit à chaque fois. Par cette conduite, je ne puis assez le répéter[1], Dubois demeura seul instruit et maître absolu du fond de tout le secret de l'affaire, du degré et du sort des coupables, d'en augmenter et d'en diminuer le nombre et le poids à sa volonté, sans crainte de pouvoir être démenti, ni même contredit, ni traversé en la moindre chose. On arrêtoit les gens et on les relâchoit sur les ordres du Roi donnés par le Régent, dont l'abbé Dubois disposoit seul et absolument, sans que jamais il y ait eu de démarches ni de procédures juridiques, parce qu'elles n'auroient pas pu être également dans sa main. Le Garde des sceaux, qui avoit le plus de part en la confiance de l'abbé Dubois et qui en a toujours espéré et été ménagé pendant sa disgrâce, est mort avant lui dans ces dispositions et a emporté avec lui ce qu'il savoit de ce secret. Le Blanc, déjà poussé et chassé par Dubois avant sa mort, et tombé au bord de l'abîme, dont il essuya depuis toutes les horreurs[2], avoit beaucoup moins su de tout cela que le Garde des sceaux, qui étoit le seul dont Dubois pût prendre quelque conseil dans la nécessité, et le Blanc, de retour enfin au monde et à la fortune sur une terre nouvelle et sous d'autres

1. Ces six mots ont été ajoutés en interligne, ainsi que, plus loin, *et m^e absolu*.

2. Nous verrons, à la fin des Mémoires, Claude le Blanc impliqué dans la banqueroute de la Jonchère en 1723, traduit devant la chambre de l'Arsenal, et envoyé en exil, malgré son acquittement, par l'animosité de Mme de Prye.

cieux[1], s'est bien gardé de [rien] dire de ce qu'il pouvoit savoir d'une affaire dont les principaux et les plus grands coupables étoient, non seulement sortis de prison et de toute inquiétude dès avant sa plus profonde chute, mais rétablis en leur premier état, grandeur et splendeur, ainsi que tous les autres accusés et soupçonnés.

Soit que Monsieur le Régent en ait plus su qu'il n'a voulu le montrer, et que la crainte du nombre et du nom, des établissements et de la considération de ceux qui ont trempé dans cette affaire lui aient[2] fait prendre le parti qu'il y a pris; soit que sa négligence naturelle et son prodigieux asservissement sous le joug que l'abbé Dubois avoit su lui imposer, l'eût laissé, comme je l'ai cru, dans l'ignorance du vrai fond et des circonstances importantes de l'affaire et de la plupart des gens considérables qui y étoient entrés, ou pour ménager la foiblesse du prince qu'il connoissoit si parfaitement, ou pour se faire peu à peu, en temps et lieu, un mérite auprès de ceux dont il avoit tu les noms, ni moi ni personne n'avons pu rien tirer de M. le duc d'Orléans au delà du récit ténébreux que je vais faire[3].

Résultat bien reconnu des ténèbres de cette affaire.

Mais toujours, d'une obscurité si étrangement profonde résulte bien certainement un complot de M. et de Mme du Maine, laquelle y travailla longtemps avant le dernier lit de justice et dès l'entrée de la Régence par l'ameutement de la prétendue noblesse, du Parlement, de la Bretagne[4],

1. Allusion au rappel de le Blanc au ministère de la guerre en juin 1726, par le cardinal de Fleury, après la disgrâce de Monsieur le Duc.

2. Il y a bien *ayent* au pluriel, dans le manuscrit, par rapport à l'idée, quoique le sujet soit *crainte*.

3. Comparez la première partie de l'Addition à Dangeau indiquée plus haut, n° 1558. Il est certain que les dessous de cette affaire restent encore très mystérieux, et que l'étude approfondie des documents que conservent les registres des Affaires étrangères ne semble pas devoir dissiper cette obscurité.

4. Cela est confirmé par les récits de Mme de Staal (*Mémoires*, p. 156 et suivantes).

et tout ce qu'elle sut mettre en œuvre pour tenir ce qu'on a vu, p. [1498][1], qu'elle avoit déclaré si nettement aux ducs de la Force et d'Aumont, lorsqu'ils furent forcés de la voir à Sceaux, sur l'affaire du bonnet : « Que quand on avoit une fois acquis, comme que ce fût, la qualité de prince du sang et l'habilité de succéder à la couronne, il falloit bouleverser l'État et mettre tout en feu plutôt que de se les laisser arracher. » Ces ameutements[2], en apparence contre les ducs, où le gros des ameutés furent les premiers trompés, ne fut en effet pratiqué que pour se fortifier contre les princes du sang depuis que l'aigreur se fut mise entre eux par le procès de la succession de Monsieur le Prince, et empêcher le Régent de juger la demande formée contre eux par les princes du sang et d'en rayer la qualité avec le prétendu droit d'habilité factice de succéder à la couronne. Aussi réussirent-ils à lui faire une telle peur, qu'il en éluda le jugement contre ses paroles souvent données, contre toute justice, raison et bienséance, et qu'il ne céda, après tant de délais, de subterfuges, de tours de souplesse, qu'aux cris et à une véritable obsession des princes du sang, qui se relevèrent à ne le pas laisser respirer[3]. C'est ce qui parut mieux encore par la démarche beaucoup plus que hardie, à laquelle se porta le duc du Maine, d'invoquer avec éclat la majorité du Roi et les États généraux comme seuls compétents d'un jugement de cette nature[4], qui n'étoit pas moins faire qu'anéantir les lois autant qu'il étoit en lui, l'auto-

1. Ce chiffre de la page du manuscrit est resté en blanc ; il correspond à la page 50 de notre tome XXVI. Saint-Simon a déjà rappelé ce mot plusieurs fois, en dernier lieu dans le tome XXXV, p. 19.

2. Ce substantif n'est donné par aucun lexique, et le *Littré* n'indique que le présent exemple. On l'a déjà vu neuf lignes plus haut, et on le retrouve encore dans l'Addition correspondante, et plus loin, p. 161.

3. Voyez notre tome XXXI, p. 73 et suivantes, 224-229, 247-257, 262-264.

4. *Ibidem*, p. 268.

rité du Roi mineur et celle du régent du royaume, et en donner à tous les sujets le dangereux et très coupable exemple. Enfin ce qui se peut appeler le premier tocsin[1] de l'éclat dont nous allons parler, fut la fameuse requête signée de cette prétendue noblesse, dont M. le duc d'Orléans avoit été si longtemps et si volontiers la dupe, ainsi qu'elle-même en gros, par rapport aux ducs, et présentée au Parlement par six seigneurs[2], desquels six la plupart portoient sur le front l'attachement au duc du Maine; tocsin, dis-je, de ce qui se tramoit, si le Régent passoit outre au jugement par lequel le duc et la duchesse du Maine sentoient bien que la qualité de prince du sang et l'habileté donnée aux bâtards par le feu Roi de succéder à la couronne[3] ne pouvoit manquer d'être anéantie. Depuis le moment de l'arrêt qui prononça cet anéantissement, et son enregistrement, le Rubicon fut intérieurement passé[4], et tout montra sans cesse depuis qu'il ne s'agissoit plus que de mettre la main à l'œuvre. Et quelle étoit cette œuvre? La vengeance contre les juges et les parties, c'est-à-dire contre tout le sang royal légitime qui étoit en France; détruire le Régent; revêtir le roi d'Espagne, et le duc du Maine sous lui, de la Régence; abolir les Renonciations; réveiller les cendres du procès de la branche éteinte de Soissons contre l'état de celle de Condé[5], dont Monsieur le Duc m'a souvent dit que Mme du Maine ne s'étoit point cachée, et dont j'ai très bien su d'ailleurs qu'elle avoit parlé plus d'une fois comme d'une pièce dont elle prétendoit bien s'aider, et qui, à son

1. Mot déjà relevé au figuré dans notre tome XII, p. 276.
2. Tome XXXI, p. 249 et suivantes.
3. Les cinq derniers mots ont été ajoutés en interligne.
4. Allusion à l'histoire de César, déjà employée dans le tome XIX, p. 22.
5. Les sept derniers mots ont été ajoutés en interligne. — Saint-Simon fait allusion au procès en bâtardise intenté par Charles de Bourbon, comte de Soissons, au jeune prince Henri II de Condé et à sa mère Catherine-Charlotte de la Trémoïlle : notre tome XV, p. 118.

compte, ne laissoit devant son mari que les infants d'Espagne; réussir à tout cela par le soulèvement de la noblesse, des parlements, par les ressorts constitutionnaires; introduire les forces d'Espagne, en soulevant tout le royaume, au moins par mer; sûrs de la Bretagne par l'idée flatteuse d'États généraux, d'union des parlements et des autres tribunaux, par les cris excités contre l'administration des finances et contre les mœurs du Régent, et en dernier lieu en tirant tous les avantages possibles de sa mésintelligence avec l'Espagne; et tout cela fortifié de plusieurs gens considérables, de l'affectation, si follement et si publiquement marquée du maréchal de Villeroy par ses éclatantes précautions contre le poison[1], de tout craindre et sans cesse pour la vie du Roi, par un premier président du parlement de Paris tout à eux et parfaitement[2] sans âme, et par l'affolement de sa Compagnie de se prétendre les tuteurs des rois, irritée contre le Régent, et brûlante de domination et de vengeance, par la Bretagne infatuée du rétablissement de ses anciens privilèges, et de l'honneur de rendre la liberté à toute la France en recevant les troupes d'Espagne dans leurs ports et leur servant de places d'armes, d'entrepôt et de magasins.

Instruments de la conjuration pitoyables.

Mais les instruments à faire réussir de si beaux projets ne répondirent pas à leur importance ni à leur étendue. L'étonnement fut grand quand on vit des chefs d'entreprise si risibles, et les personnages du complot si dignes de mépris[3].

1. Tome XXXIII, p. 24.
2. L'adverbe *parfaittem^t* a été ajouté en interligne.
3. Ce fut l'impression générale. M. Caumartin de Boissy écrivait à la marquise de Balleroy : « Que dites-vous du choix que l'ambassadeur d'Espagne avoit fait de ses conjurés ? Jamais je n'en ai vu de si ridicules, » et plus loin : « Je n'ai jamais vu une si belle séquelle de sots, de fous et de canaille » (*Les Correspondants de Balleroy*, p. 394). Dans l'Addition indiquée ci-dessus, n° 1558, Saint-Simon avait fait l'énumération de ces personnages en montrant l'inanité de leur choix; il ne l'a pas reproduite dans les *Mémoires*.

Cellamare arrêté. Sa conduite.

Le lendemain de l'arrivée du courrier de Poitiers à l'abbé Dubois, le prince de Cellamare, averti de son côté d'un événement si fâcheux[1], mais qui se flattoit encore que la compagnie du banquier banqueroutier avoit pu être la cause de l'arrêt[2] des deux jeunes voyageurs et de l'enlèvement de leurs papiers, cacha son inquiétude sous une apparence fort tranquille, et alla[3] à une heure après midi chez M. le Blanc redemander un paquet de lettres qu'il leur avoit donné par l'occasion de leur retour en Espagne et munis de passeports du Roi[4]. Le Blanc, qui avoit sa leçon faite de plus d'une façon par l'abbé Dubois, qu'il avoit vu le matin chez lui, et après de M. le duc d'Orléans, qu'ils avoient vu ensemble, sur la conduite à tenir dans les divers cas qui étoient possibles à l'égard de l'ambassadeur, lui répondit que le paquet avoit été vu, qu'il y avoit des choses importantes, et que, loin de lui être rendu, il avoit ordre de le remener lui-même en son hôtel[5] avec M. l'abbé Dubois, qui, averti à l'instant de l'arrivée de Cellamare chez le Blanc, y étoit promptement accouru. Ils le firent donc monter dans le carrosse de M. le Blanc, et y entrèrent avec lui. L'ambassadeur, qui sentit bien qu'un pareil compliment ne se hasardoit pas sans s'être précautionné sur l'exécution, ne fit aucune difficulté, et ne perdit pas un moment de sens froid et d'air de tranquillité, pendant les trois heures au moins qu'ils passèrent chez lui à fouiller tous ses bureaux et ses cassettes et séparer[6] les papiers qu'ils voulurent, en homme

1. Ci-dessus, p. 19, note 3. — 2. Au sens d'arrestation.

3. *Alla* est en interligne au-dessus de *vint*, biffé.

4. Les récits de Barbier (p. 21) et de la *Gazette de Leyde* (nº 101) disent que l'ambassadeur fut convoqué chez le Blanc pour affaire d'importance ; mais Dangeau (p. 433) donne la même version que Saint-Simon, qui l'a prise sans doute dans le *Journal*.

5. L'ambassadeur logeait à l'hôtel Colbert, rue Neuve-des-Petits-Champs.

6. Le verbe *séparer* est en interligne, au-dessus d'*emporter* biffé.

qui ne craint rien et qui est assuré dans sa conduite[1]. Il traita toujours M. le Blanc fort civilement; pour l'abbé Dubois, avec qui il sentit bien qu'il n'avoit rien à ménager, et que tout son complot étoit découvert, il affecta de le traiter avec le dernier mépris, jusque-là que, le Blanc se mettant après une petite cassette : « M. le Blanc, M. le Blanc, laissez cela, lui dit-il, cela n'est pas pour vous; cela est bon pour l'abbé Dubois, » qui étoit là présent; puis, en le regardant, il ajouta : « Il a été maquereau[2] toute sa vie; ce ne sont là dedans que lettres de femmes. » L'abbé se mit à rire, n'osant pas se fâcher. Ce fut apparemment un bon mot que Cellamare voulut lâcher. Il étoit vieux déjà[3]; il le paroissoit encore plus que son âge. Il avoit beaucoup d'esprit, de savoir et de capacité, et tout cela tourné au solide, nulle sorte de débauche, et toute sa galanterie n'étoit que pour le commerce du grand monde, pénétrer ce qu'il vouloit savoir, faire et entretenir des partisans au roi d'Espagne et semer sans imprudence le mécontentement du Régent; c'étoit donc là uniquement ce qui l'engageoit à se mêler avec choix dans les meilleures compagnies; du reste, fort retiré chez lui à lire ou à travailler. Au moment de son arrivée chez lui avec ses deux acolytes[4], un détachement de mousquetaires s'empara des portes et de la maison[5]. Quand tout fut visité, le scellé

1. Buvat, qui était présent à cette perquisition, en a raconté les détails : *Journal*, p. 337-339. Le procès-verbal de saisie et de scellé des papiers daté du 12 décembre, est aux Affaires étrangères, vol. *Espagne* 275.

2. Saint-Simon a déjà employé ce mot grossier dans le tome IV, p. 329.

3. Il avait soixante et un ans, étant né en 1657.

4. Écrit *acolithes*.

5. Ces mousquetaires, une quarantaine, sous la conduite du chevalier de Terlon, s'étaient répandus dès le matin dans les maisons voisines, et se postèrent par petits groupes dans toutes les pièces de l'hôtel, dès que les deux secrétaires d'État furent entrés (*Buvat, Barbier, Gazette de Leyde*). On sut dès le 13 décembre à Bayonne l'arrestation de l'ambassadeur (lettre de Dusault du 17 : vol. *Espagne* 286, fol. 154).

du Roi et le cachet de l'ambassadeur furent mis sur tous les bureaux et les cassettes qui renfermoient des papiers. L'abbé Dubois et le Blanc s'en allèrent ensemble rendre compte au Régent, et laissèrent auprès de l'ambassadeur les mousquetaires pour le garder lui et ses domestiques, et de Liboy, un des gentilshommes ordinaires du Roi[1], comme il se pratique toujours d'en laisser un auprès des ambassadeurs dans les fâcheuses occasions. Celui-ci avoit beaucoup d'esprit et d'entendement, et avoit presque toujours été choisi pour ces tristes commissions[2].

J'apprends de M. le duc d'Orléans ce qui vient d'être raconté de Cellamare, du duc et de la duchesse du Maine, et du projet vaguement.

J'appris le matin chez moi la capture de Poitiers, sans avoir rien su de ceux qui y furent arrêtés. Comme j'étois à table, il vint un garçon rouge me dire de la part de M. le duc d'Orléans de me trouver à quatre heures aux Tuileries pour le conseil de régence. Comme ce n'étoit pas jour d'en tenir[3], je lui demandai ce qu'il y avoit donc de nouveau. A son tour, il fut surpris de mon ignorance, et m'apprit que l'ambassadeur d'Espagne étoit arrêté. Dès que j'eus mangé un morceau, je quittai la compagnie, et m'en allai au Palais-Royal, où j'appris de M. le duc d'Orléans tout ce que je [viens] de raconter. Je lui parlai des papiers; il me dit que l'abbé Dubois les avoit; qu'il n'avoit pas eu le temps encore de les examiner, ni de lui en rendre compte; qu'il alloit seulement montrer quelque chose au conseil de régence, qu'il avoit voulu instruire lui-même sur cet éclat. Ces propos et divers autres aussi

1. Nous connaissons déjà cet Étienne Rossius de Liboy, originaire de Liège et gentilhomme ordinaire du Roi depuis 1685, qui avait été chargé en 1703 de la surveillance de l'ambassadeur de Savoie (tome XI, p. 277). On l'appelait généralement *du Libois*, et c'est ainsi que notre auteur orthographie son nom, que les meilleurs auteurs, comme Lémontey et Mgr Baudrillart, estropient en *Dulybois*.

2. Outre la mission présente, M. de Liboy avait été chargé de recevoir le Czar à Dunkerque en 1717 (tome XXXI, p. 363), et nous le verrons en 1722 garder le maréchal de Villeroy à Lyon. Il avait obtenu des lettres de naturalisation en mai 1701 : reg. X1A 8695, fol. 239.

3. Tout ceci se passait le vendredi 9 décembre.

vagues gagnèrent le temps, et je m'en allai l'attendre aux Tuileries[1]. J'y trouvai de l'étonnement sur plusieurs visages, quelques petits pelotons de deux, de trois et de quatre ensemble; en général, des gens frappés de l'éclat de l'arrêt d'un ambassadeur d'Espagne, et peu enclins à l'approuver.

Conseil de régence sur l'arrêt de l'ambassadeur d'Espagne, où deux de ses lettres au cardinal Alberoni sont lues.

M. le duc d'Orléans arriva peu après. Il avoit, mieux qu'homme que j'aie connu, le talent de la parole, et sans avoir besoin d'aucune préparation; il disoit ce qu'il vouloit, ni plus ni moins; les termes étoient justes et précis; une grâce naturelle les accompagnoit, avec l'air de ce qu'il étoit toujours mêlé d'un air de politesse. Il ouvrit le Conseil par un discours sur les personnes et les papiers arrêtés à Poitiers, qui avoient découvert une conspiration fort dangereuse contre l'État, prête à éclater, dont l'ambassadeur d'Espagne étoit le principal promoteur. Son Altesse Royale allégua les raisons pressantes qu'il avoit eues de s'assurer de la personne de cet ambassadeur, de faire visiter ses papiers, de le faire garder par de Liboy et par des mousquetaires. Il s'étendit à montrer que la protection du droit des gens ne s'étendoit pas jusqu'aux conspirations; que les ambassadeurs s'en rendoient indignes quand ils entroient, encore plus quand ils excitoient des complots contre l'État où ils résidoient[2]. Il cita plusieurs exemples d'ambassadeurs arrêtés pour moins. Il expliqua les ordres qu'il avoit donnés pour informer de sa part tous les ministres étrangers qui étoient à Paris, de cette affaire[3], et il ordonna à l'abbé Dubois de rendre compte au Con-

1. Où devait se tenir le conseil de régence.
2. Ces trois derniers mots sont en interligne.
3. Dès le lendemain 10, l'abbé Dubois, comme secrétaire d'État, écrivit de la part du Régent à tous les ministres étrangers accrédités en France pour justifier l'arrestation de l'ambassadeur d'Espagne et le scellé mis sur ses papiers. Le texte de cette lettre fut donné par la *Gazette de Leyde*, n° 101, et on le trouve aux Affaires étrangères, vol. *Espagne* 281.

seil de ce qu'il avoit fait chez Cellamare, de quelle façon cela s'étoit passé avec cet ambassadeur, et de lire ensuite au Conseil deux lettres de ce ministre au cardinal Alberoni, trouvées dans les papiers apportés de Poitiers[1].

L'abbé Dubois balbutia un récit court et mal en ordre de ce qu'il avoit fait chez l'ambassadeur, et s'étendit davantage sur l'importance de la découverte et sur celle de ce qu'on voyoit déjà de la conspiration. Les deux lettres qu'il lut ne laissèrent point douter que Cellamare ne fût à la tête de cette affaire, et qu'Alberoni n'y entrât aussi avant que lui. On fut aussi très scandalisé des expressions de ces lettres sur M. le duc d'Orléans, qui n'étoit ménagé ni en choses ni en termes[2].

Ce prince reprit la parole pour témoigner avec beaucoup de modération qu'il ne soupçonnoit point le roi ni la reine d'Espagne d'entrer dans une affaire de cette nature ; qu'il ne l'attribuoit qu'à la passion d'Alberoni, et à celle[3] de l'ambassadeur pour lui plaire, et qu'il en demanderoit justice à Leurs Majestés Catholiques. Il remontra ensuite l'importance de ne rien négliger pour l'entier éclaircissement d'une affaire si capitale au repos et à la tranquillité du royaume, et finit par dire que, jusqu'à ce qu'il en

1. Ces deux lettres, datées des 1er et 2 décembre, furent imprimées aussitôt par l'Imprimerie royale, en italien et en français, et distribuées dans le public, « afin, dit le préambule, que le public soit instruit sur quel fondement Sa Majesté a pris la résolution, le 9e du présent mois, de renvoyer le prince de Cellamare, ambassadeur du roi d'Espagne, » et on les fit suivre de cette mention : « Lorsque le service du Roi et les précautions nécessaires pour la sûreté et le repos de l'État permettront de publier les projets, manifestes et mémoires cotés dans ces deux lettres, on verra toutes les circonstances de la détestable conjuration tramée par ledit ambassadeur pour faire une révolution dans le royaume. » On connaît de nombreux exemplaires de cet imprimé ; on en trouvera un aux Archives nationales, dans le registre U 362 ; le texte en fut donné par le *Mercure* de décembre, p. 129-134.

2. Au contraire, elles parlent à peine du Régent ; Saint-Simon prend cela à Dangeau (p. 434).

3. Les mots *à celle* ont été ajoutés en interligne.

sût davantage, il ne vouloit nommer personne de ceux qui pouvoient y être entrés[1]. Tout ce discours fut fort applaudi, et je crois qu'il s'en trouva dans la compagnie qui se sentirent bien à leur aise quand ils entendirent que le Régent ne vouloit nommer ni laisser répandre de soupçons sur personne jusqu'à ce qu'il fût plus éclairci[2].

Pompadour et Saint-Geniès mis à la Bastille*.

Néanmoins, dès le lendemain matin, samedi 10 décembre, Pompadour fut arrêté à huit heures, comme il se levoit, et conduit à la Bastille[3]. Mme de Pompadour et Mme de Courcillon, sa fille et belle-fille de Dangeau, allèrent au Palais-Royal. M. le duc d'Orléans leur fit faire excuse de ce qu'il ne pouvoit leur parler par le maréchal de Villeroy, qui étoit avec lui, avec des compliments vagues qui ne signifioient rien[4]. Pompadour étoit un grand homme triste et froid[5], qui avoit passé avec sa femme, fille du maréchal de Navailles, la plus grande partie de sa vie sans cour et sans servir, dans une grande obscurité à Paris, où il n'avoit pas laissé de se ruiner, et qui n'avoit

1. Notre auteur copie Dangeau, qui disoit : « On ne lut point les noms de ceux qui sont accusés d'être entrés dans cette affaire ;... et M. le duc d'Orléans dit qu'il ne vouloit point faire lire leurs noms pour leur donner loisir de se repentir. » La *Gazette de Rotterdam*, n° 117, prétend que la lecture de la liste fut commencée, mais que le Régent empêcha Dubois de continuer. Lemontey (*Histoire de la Régence*, tome I, p. 224-226), qui donne les noms des complices, pense que, étant donné le peu d'importance de tous ces gens, ce fut une comédie du Régent et de Dubois pour se servir de cette liste comme d'un épouvantail.

2. Nous donnons ci-après, aux Additions et Corrections, le procès-verbal de ce conseil d'après le manuscrit Français 23670 de la Bibliothèque nationale, fol. 137.

3. L'ordre d'arrestation est daté du 10 décembre et contresigné par le Blanc (Funck-Brentano, *Les Lettres de cachet*, p. 189).

4. *Dangeau*, p. 434-435.

5. On a déjà eu le portrait du marquis de Pompadour, dans le tome XVI, p. 83 et suivantes, lorsqu'il a été parlé du mariage de sa fille.

* Cette manchette est placée huit lignes plus bas dans le manuscrit.

reparu dans le monde que par le mariage de sa fille, qui étoit une beauté et fort jeune, avec Courcillon, qui y trouvoit une alliance qui l'honoroit fort, et des biens à venir, dont le père et la mère n'avoient pu dissiper les fonds. Par ce mariage, ils entrèrent à la cour. Dangeau donna à Pompadour sa place de menin de Monseigneur, qui ne lui servoit à rien, et Pompadour vécut à la cour sans être de rien et sans considération aucune. Il avoit de l'esprit et de la lecture ; mais il n'en sut jamais rien faire. Ses conseils et son crédit ne pouvoient fortifier un parti, et chacun rit et s'étonna qu'il fût entré dans celui-ci. Sa femme avoit le petit manége : à l'appui de Mme de Dangeau et de la décoration de la duchesse d'Elbeuf, sa sœur, elle fit une cour basse à Mme de Maintenon, et à Mme des Ursins quand elle fit ici ce voyage triomphant dont il a été parlé[1], et se fit ainsi gouvernante des enfants de Mme la duchesse de Berry[2]. Sa fonction ne fut que d'un moment, et la mort du Roi la fit retomber et son mari dans le néant dont le mariage de leur fille les avoit tirés.

Ce même samedi 10 décembre, Saint-Geniès fut aussi arrêté, et conduit à la Bastille[3]. Saint-Geniès étoit une espèce d'aventurier[4], bâtard de Saint-Geniès mort en 1685 lieutenant général[5], gouverneur de Saint-

1. En 1705 : tome XII, p. 399 et suivantes ; mais il n'a rien dit alors de Mme de Pompadour.

2. Tome XXIII, p. 219-221.

3. Funck-Brentano, *Les Lettres de cachet*, p. 189.

4. Louis-César de Montault, chevalier ou marquis de Saint-Geniès, né à Marienbourg le 22 février 1664, entra aux mousquetaires en 1683, devint capitaine au régiment des dragons du Dauphin et servit en Italie en 1702 et 1703 ; fait chevalier de Saint-Louis en janvier 1704, il passa en Flandres, servit d'aide de camp au maréchal de Villeroy et commanda un régiment de dragons jusqu'à la paix. On ignore la date de sa mort.

5. Henri de Montault, marquis de Saint-Geniès (il fit ériger cette terre en marquisat en août 1659 par lettres patentes enregistrées au parlement de Bordeaux le 19 août 1660), fut d'abord enseigne (1640), puis capitaine (1642), au régiment de la Marine, eut un régiment

Omer[1] et frère du maréchal de Navailles mort 1684. Il avoit eu deux fils d'Anne Drouart, morte 1671[2], qu'il fit légitimer, en 1678, par lettres patentes du Roi enregistrées[3], et que par son testament il appelle ses enfants naturels et

d'infanterie en 1645 et fut nommé maréchal de camp en avril 1649; il eut en mai 1651 la lieutenance de Roi de Bapaume, dont son frère Navailles était gouverneur, fut nommé commandant à Philipsbourg en février 1654 et, le 28 octobre de la même année, il reçut la patente de lieutenant général et le gouvernement de Brisach; il commanda en Alsace de février 1657 à mars 1661, où on lui donna le gouvernement de Marienbourg; lors du démantèlement de cette place, il reçut en échange le commandement de Douay (mars 1674), puis le gouvernement de Saint-Omer (avril 1677). Il dut quitter cette fonction en avril 1684, peut-être contraint et forcé, et on lui donna une pension de douze mille livres. Il se retira alors à l'abbaye de Saint-Victor et y mourut le 31 mars 1685 (*Chronologie militaire* de Pinard, tome IV, p. 201; *Dangeau,* tome I, p. 6 et 146; *Mémoires de Sourches,* tome I, p. 200; *Gazette* de 1685, p. 204; Chansonnier, ms. Franç. 12620, p. 457). Ses services sont énumérés dans les lettres patentes que nous reproduisons à l'appendice I.

1. D'après Dangeau (tome XI, p. 214), ce gouvernement rapportait quinze mille livres.

2. Suivant le P. Anselme (tome VII, p. 608), cette Anne Drouart, était veuve du sieur de Maure, capitaine au régiment de Navailles.

3. On trouvera le texte de ces lettres à l'appendice I du présent tome des *Mémoires,* d'après le registre X[1A] 8674 du parlement de Paris. En 1695, dit le P. Anselme, le marquis de Saint-Geniès reçut de Liège un paquet contenant les copies certifiées d'un contrat de mariage passé entre son père et Anne Drouart par devant deux notaires de Marienbourg le 19 février 1663, de dispense des trois bans par l'évêque de Liège en date du 28, et d'un acte de célébration du mariage le même jour par le curé de la ville. Saint-Geniès s'empressa de faire imprimer et publier ces pièces et se proclama légitime; cependant il attendit jusqu'en 1717 pour adresser au Régent une supplique tendant à faire rayer des registres du Parlement les lettres patentes de légitimation de 1678, comme Saint-Simon va le dire plus loin; le prince lui répondit de se pourvoir par les voies de droit. Il est bien évident que ces pièces étaient fausses; car M. de Saint-Geniès, s'il avait été légitimement marié avec cette Anne Drouart, n'aurait pas eu à solliciter en 1678 la légitimation de leurs enfants. Il est curieux que l'avocat Mathieu Marais ait cru à leur authenticité (*Mémoires,* tome I, p. 482).

légitimés[1]. Le cadet eut une abbaye[2]; je ne sais ce qu'il est devenu. Celui dont il s'agit ici servit toute sa vie avec beaucoup de valeur, et s'attacha fort au maréchal de Villeroy, qui lui fit donner un brevet de colonel de dragons en 1704. Il épousa, en 1695, une fille de Rolland, fermier général[3], manière d'aventurière aussi et grande danseuse[4]. En 1717, il s'avisa de vouloir être légitime, et demanda, par un placet au Roi et au Régent, que les enregistrements de ses lettres de légitimation, obtenues par son père, fussent rayés; on se moqua de lui[5]. C'étoit un bon garçon, sans cervelle, uniquement propre à un coup de main. Il n'eut que deux filles[6]. Je ne sais ce que tout cela est

1. Saint-Simon prend tout cela dans l'*Histoire généalogique* du P. Anselme.

2. Philippe-Alexandre de Montault, abbé de Saint-Geniès, né le 9 juin 1666, reçut l'abbaye de Notre-Dame de Bon-Repos, au diocèse de Quimper, en 1680, et la conserva jusqu'à sa mort en 1734.

3. Marie-Anne Rolland épousa le 25 mai 1695 M. de Saint-Geniès; elle était fille de Barthélemy Rolland, d'abord intéressé dans les grosses fermes, agent de change et de banque à Paris, contrôleur général de l'extraordinaire des guerres, qui fut pourvu le 1er juillet 1691 d'une charge de secrétaire du Roi; il mourut en 1712. Lui et sa femme s'étaient fait peindre par Rigaud en 1707 et en 1711. Il acquit en mai 1707 les terres de Chambaudouin et d'Erceville en Orléanais, dont ses descendants portent encore le nom. Sa fille aînée avait épousé le marquis de Pleumartin. Nous donnons aux Additions et Corrections des notes du P. Léonard sur lui et sur son frère.

4. C'était une danseuse si remarquable qu'en 1685 et 1686 le Roi l'avait fait venir avec Mlle Lafontaine, de l'Opéra, pour danser en sa présence, soit avec la princesse de Conti, sa fille, soit seule; il avait été question alors d'un mariage entre elle et M. Herwarth, qui lui préféra Mlle de Bretonvilliers (*Mémoires de Sourches*, tome I, p. 289, note; *Journal de Dangeau*, tome I, p. 294; *Mémoires de Mathieu Marais*, tome I, p. 482). Très habile dans l'art du costume, elle habilla et coiffa la duchesse de Bourgogne au carnaval de 1700 (*Dangeau*, tome VII, p. 235). La copie d'une lettre qu'elle écrivit le 28 février 1702 au duc de Vendôme en faveur de son mari est dans le ms. Franç. 14 177, fol. 179 et 209.

5. Voyez ci-dessus, p. 34, note 3.

6. Les généalogies les nomment Marie-Anne-Louise et Jeanne-Françoise, mais n'en disent rien.

devenu depuis la fin de l'affaire qui me fait parler de lui[1].

Députation du Parlement au Régent inutile en faveur du président de Blamont.

Le même jour, les députés du Parlement vinrent au Palais-Royal demander la liberté du président Blamont. Le Régent leur répondit qu'il avoit fait arrêter l'ambassadeur d'Espagne pour une conspiration, qu'il le renvoyoit à Madrid, et qu'il en demandoit justice au roi d'Espagne, qu'il vouloit être éclairci sur ceux qui y étoient entrés, et que, pour le présent, il ne pouvoit répondre à ce qu'ils demandoient[2]. Le moment de cette députation fut trouvé mal choisi.

Abbé Brigault à la Bastille, d'Aydie et Magny en

D'Aydie, veuf de la sœur de Rions et de même nom que lui[3], et qui logeoit à Luxembourg, disparut[4]. Un abbé Brigault, fort dans le bas étage[5], qui étoit en fuite, fut

1. Il en reparlera en 1720 : suite des *Mémoires*, tome XVII de 1873, p. 58.

2. *Dangeau*, p. 435. Le texte du discours du premier président et de la réponse du Régent est dans le registre U 362. Le duc d'Orléans répondit : « Qu'il n'avoit point agi par colère ; qu'il pouvoit même assurer que, après ceux de Messieurs qui ont été arrêtés, il n'y a eu personne dans le royaume plus fâché que lui de la conduite qu'il a tenue à leur égard, mais qu'il crut dans ce temps-là nécessaire pour la tranquillité publique ; que l'on a vu qu'il a rendu M. Feydeau avec joie et avec empressement ; que M. de Saint-Martin a desiré lui-même d'aller à ses terres en Poitou ; que pour M. Frison (le président Frison de Blamont), une conspiration découverte le jour d'hier l'obligeoit à attendre quelque temps pour rien décider sur son chapitre ; qu'on examineroit s'il n'y a eu aucune part ; que, s'il se trouvoit coupable, ce seroit le cas de nous le renvoyer ; s'il ne l'étoit point, qu'il se feroit un plaisir de donner en cette occasion à la Compagnie des marques de son ancienne amitié et de celle qu'il a encore pour elle, et de regagner par là la sienne ; que, pour l'exil de Messieurs du parlement de Bretagne, c'étoit un fait qui paroissoit étranger à notre affaire. » Le président de Blamont était alors assez malade aux îles d'Hyères (*Les Correspondants de Balleroy*, tome I, p. 398).

3. Antoine, comte d'Aydie : tome XXIX, p. 381.

4. Dangeau annonce sa fuite le 11 décembre, p. 435 ; voyez aussi les *Mémoires de Mme de Staal*, p. 178, qui prétend qu'il avait une cabale particulière avec Magny.

5. L'abbé Louis Brigault (Saint-Simon écrit *Brigaut* et *Brigault*), ancien oratorien, chanoine de Cambray et prieur de la Boisse au dio-

pris à Nemours et conduit à la Bastille[1]. Magny, introducteur des ambassadeurs, prit aussi la fuite[2]. Sa charge fut donnée à vendre à Foucault, son père, conseiller d'État, chef du conseil de Madame[3]. On a vu ailleurs que ce Magny n'étoit qu'un misérable fou[4]. Ces trois hommes n'étoient pas pour fortifier beaucoup un parti. A la naissance près d'Aydie, on ne comprenoit pas ce qu'un parti en pouvoit faire.

fuite. La charge du dernier donnée à vendre à son père.

Le mardi 13 décembre, jour que tous les ministres étrangers alloient au Palais-Royal, et qui étoit le premier mardi d'après la détention de Cellamare, ils y furent tous, ambassadeurs et autres. Aucun ne fit de plaintes de ce qui étoit arrivé[5] : on leur donna à tous la copie des deux

Tous les ministres étrangers au Palais-Royal sans aucune plainte.

cèse de Lyon ; il avait prêché devant le Roi en juin 1696 (*Dangeau*, tome V, p. 423).

1. Il y entra par ordre du 11 décembre. Les Mémoires du temps ont raconté sa participation au complot, sa fuite déguisé en cavalier, son arrestation et son emprisonnement, ainsi que son aventure avec le chevalier de Menil, dont il est singulier que Saint-Simon n'ait pas parlé quand il mentionnera l'emprisonnement de celui-ci (ci-après, p. 43) : voyez *Mme de Staal*, p. 167-168, 175-181 ; *Dangeau*, tome XVII, p. 430, 435 et 438 ; *Buvat*, p. 342-343 ; *Barbier*, tome I, p. 26 ; *Luynes*, tome XIV, p. 238-239 ; *Correspondance de Madame*, recueil Brunet, tome II, p. 44 ; *Les Correspondants de Balleroy*, p. 392, et aussi les historiens modernes, Lémontey, Baudrillart, Piépape, etc. Sa déclaration lorsqu'il fut arrêté (publiée dans les pièces justificatives de Lémontey, tome II, p. 399, et dont l'original, daté du 11 décembre, est dans le vol. *Espagne* 286, fol. 85) fut le point de départ de l'inculpation du ménage du Maine. Il ne fut relâché qu'à la fin de septembre 1721 ; on ignore la date de sa mort. Sa servante Marette, incarcérée en même temps que lui, fut libérée plus tôt (Funck-Brentano, *Les Lettres de cachet*, p. 189).

2. Nicolas-Joseph Foucault, dit le marquis de Magny : tome XIII, p. 438.

3. *Dangeau*, p. 437 ; ce fut Rémond qui l'acheta : ci-après, p. 135.

4. Tomes XVIII, p. 115-116, et XXXIII, p. 59-61.

5. Dangeau disait seulement (p. 436) : « Des ministres étrangers allèrent à leur ordinaire chez le Roi et chez M. le duc d'Orléans. » Quoique la plupart d'entre eux eussent dépêché à leur cour pour faire connaître l'événement, ils ne semblèrent pas désapprouver ce qui s'était

On leur donne à tous des copies des deux lettres de Cellamare à Alberoni qui avoient été lues au conseil de régence.

lettres qui avoient été lues au Conseil[1]. L'après-dînée, on fit monter l'ambassadeur d'Espagne dans un carrosse avec de Liboy, un capitaine de cavalerie et un capitaine de dragons, choisis pour le conduire à Blois[2], et y rester auprès de lui jusqu'à ce qu'on eût nouvelle de l'arrivée du duc de Saint-Aignan en France[3]. Quelques jours après, Sandraski, brigadier de cavalerie et colonel de hussards[4], Seret, autre

passé, malgré les réclamations de Cellamare (*Gazette de Leyde*, n° 101, supplément; *Gazette de Rotterdam*, n° 122). Voyez ci-après aux Additions et Corrections.

1. Ci-dessus, p. 31.

2. Selon Buvat (p. 340), il partit dans son propre carrosse, avec une autre voiture de suite, et alla coucher pour le premier jour à Bourg-la-Reine. Le passeport qui lui fut délivré est dans le volume *Espagne* 275, et les instructions données à M. de Liboy dans le volume 274, fol. 90. Celui-ci prit son rôle très au sérieux; dès le 14, il écrit de Châtres à Dubois, et il y a des lettres de lui presque quotidiennes d'Étampes, de Toury, d'Orléans, où l'on séjourna trois jours. Lorsqu'on arriva à Blois le 22 décembre, il s'empressa d'en faire part, et écrivit depuis très fréfréquemment pendant le voyage de Blois à la frontière espagnole (vol. *Espagne* 286, 287 et 288); nous donnerons quelques-unes de ces lettres dans notre appendice II.

3. Le bruit de l'arrestation de celui-ci en Espagne courut à Paris (*Dangeau*, p. 440 et 442).

4. Ce baron de Sandraski, originaire de Silésie et fils d'un père qui avait commandé un régiment de cavalerie allemande au service de Louis XIV, avait d'abord servi l'Empereur, puis était passé en France au début de la guerre de succession d'Espagne, à l'instigation du marquis de Bedmar, dont Sandraski était parent par sa mère. Il avait d'abord servi comme lieutenant-colonel dans le régiment de cavalerie de M. de Courcillon, fils de Dangeau, et avait eu une commission de mestre-de-camp en avril 1704, et le grade de brigadier de cavalerie en janvier 1709, en récompense de sa belle conduite au secours de Lille en 1708 (notre tome XVI, appendice VI, p. 598; *Dangeau*, tomes IX, p. 492, et XII, p. 319). Grand joueur, connu de Madame Palatine et marié à une Anglaise (*Correspondance de Madame*, recueil Brunet, tome II, p. 42 et 47), il se mit dans le complot par besoin d'argent. Sandraski entra à la Bastille le 15 décembre (Funck-Brentano, *Lettres de cachet*, p. 189); on ignore quand il en sortit. Est-ce lui qui fut fait maréchal de la cour du prince Guillaume de Prusse en 1742 (*Gazette* de l'année, p. 52)?

colonel de hussards[1], et quelques autres moindres officiers, furent conduits à la Bastille.

Évêques et cardinaux en débat* sur les carreaux à la chapelle du Roi pour le sacre de Massillon, évêque de Clermont,

Deux incidents arrivés le vendredi 16 décembre méritent d'être rapportés, et n'interrompront[2] pas longtemps l'affaire de la conspiration. Le premier fut ecclésiastique : le P. Massillon, de l'Oratoire, excellent prédicateur, avoit reçu ses bulles pour l'évêché de Clermont, auquel le Roi l'avoit nommé[3]. Il avoit fort plu à la cour par des sermons à la portée de l'âge et de l'état du Roi, qu'il avoit précédemment prêchés à la chapelle[4]. Le Roi eut curiosité

1. Saint-Simon prend ce nom, comme le précédent, à Dangeau (p. 437) ; mais ce nom est une énigme. D'abord, il ne figure pas parmi ceux des officiers qui s'étaient engagés envers l'Espagne ; par contre on y trouve celui du colonel Claude-François de Ferrette (Lémontey, tome I, p. 224), dont les offres de service à l'Espagne sont aux Affaires étrangères, vol. *Espagne* 281. D'autre part, le marquis de Franclieu (*Mémoires*, p. 148-149) raconte l'aventure en Espagne en 1719, d'un certain Feret ou Seret, ancien colonel français, que Lémontey appelle Ferrette (p. 266) et que le baron de Pöllnitz (*Mémoires*, Londres, 1741, tome I, p. 534-535) désigne sous l'initiale F.... Enfin Madame (*Correspondance*, recueil Brunet, tome II, p. 42 et 47) dit que deux allemands seulement sont compromis dans l'affaire de Cellamare, Sandraski et Schlieben ; que celui-ci, ancien espion de Mme des Ursins, fut arrêté à Lyon et ramené à la Bastille; voyez Ravaisson, *Archives de la Bastille*, tome XIII, p. 212, lettre de le Blanc. Dans la liste de prisonniers enfermés à cette occasion, M. Funck-Brentano (*Les Lettres de cachet*, p. 189 et suivantes) ne relève ni Seret, ni Ferrette, ni Schlieben, mais seulement un Friedberg, entré le 15 décembre, en même temps que Sandraski. Tous ces noms désignent-ils le même aventurier, comparse très secondaire du complot, et relâché en conséquence? C'est possible. Le comte de Schlieben a déjà été mentionné comme aventurier cosmopolite dans le tome XXXIV, p. 225.

2. Saint-Simon écrit *interromperont*. — 3. Tome XXXII, p. 215-216.

4. Massillon avait prêché à la cour l'avent de 1699, le carême de 1700, celui de 1704, et à la Purification de 1704 ; mais il fut nommé à l'évêché de Clermont par le Régent avant d'avoir parlé devant le jeune Roi. Ce fut en effet seulement en 1718, entre sa nomination et son sacre, qu'il prêcha à la chapelle des Tuileries son célèbre « petit carême » (*Dangeau*, tome XVII, p. 260, 271, 275 et 282).

* Les mots *en debat* ont été ajoutés après coup.

qui s'y fit devant le Roi, et qui lui donna 30000# de gratification en attendant une abbaye. [Add St-S. 1559]

de voir son sacre. Il fut dit que, pour sa commodité, il se feroit dans la chapelle. Les évêques, toujours très attentifs à usurper, tirèrent sur le temps[1], et déclarèrent que pas un n'assisteroit à ce sacre s'il s'y trouvoit des cardinaux. Il n'y avoit point d'exemple de sacre dans la chapelle du Roi, très peu ailleurs où le Roi ou la Reine eussent été, et, lorsque cela étoit arrivé, c'étoit dans des tribunes. La difficulté des évêques étoit qu'ils n'osoient prétendre des carreaux dans la chapelle, et que, n'en ayant point, ils n'en vouloient pas voir aux cardinaux. Mais la difficulté étoit ridicule. Les évêques se trouvent continuellement à la messe du Roi et à celle de la Reine, et à toutes les cérémonies et offices qui se font à la chapelle en présence de Leurs Majestés. Ils n'y ont jamais eu ni prétendu de carreau, et y en ont toujours vu aux cardinaux, sans parler des ducs et des duchesses. Quelle différence donc d'un sacre dans la chapelle, ou de la simple messe du Roi, ou d'une autre cérémonie? C'est qu'ils sentoient leurs forces, la foiblesse du Régent, la situation actuelle des cardinaux, et qu'ils cherchoient à se fabriquer un titre de leur ridicule difficulté. Le cardinal de Noailles étoit éreinté par l'appel qu'il venoit de publier[2], et le grand aumônier lui disputoit de faire porter sa croix devant lui dans la chapelle[3]; il ne pouvoit donc songer à y aller. Polignac étoit encore moins en état d'y paroître et de disputer, comme on le verra incontinent[4]; Rohan et Bissy en étoient à faire leur cour aux évêques pour les attirer à faire tous les pas de fureur qui leur convenoient dans la circonstance toute fraîche de la déclaration de l'appel du cardinal de Noailles et de plusieurs évêques et corps, etc.,

1. Profitèrent des circonstances.
2. Tome XXXV, p. 297.
3. Voyez le tome XXX, p. 66, à propos de la bénédiction de la chapelle des Tuileries.
4. A cause de sa participation au complot de Cellamare : ci-après, p. 57.

en même temps. Bissy, dans la fougue qu'il travailloit à exciter, et qui n'espèroit de succès à Rome que par celui qu'il opéreroit ici par les évêques de France, se trouva, heureusement pour leur prétention, le seul des cardinaux qui pût se trouver à ce sacre. Il le leur sacrifia d'autant plus volontiers, que cette complaisance de ne s'y point trouver n'altéroit point la possession des cardinaux, et ne donnoit aucun titre aux évêques, qui, contents de ne point voir de carreaux dans la chapelle, parce que le Roi, pour voir mieux, y devoit être dans sa tribune, qui contient aisément toute sa suite, ne purent trouver mauvais qu'il y eût là des carreaux, qui ne se pouvoient voir d'en bas[1], et par conséquent que le cardinal y eût le sien auprès du Roi, comme le grand chambellan, le premier gentilhomme de la chambre, le gouverneur du Roi et son capitaine des gardes, tous ducs, etc. ; pour le cardinal de Gesvres, c'étoit avec de l'esprit, du savoir, et une rage d'être cardinal qui avoit occupé toute sa vie, un hypocondriaque[2] de sa santé, qui, dès qu'il fut parvenu à la pourpre, se renferma presque aussitôt et ne se trouva plus à rien ; mais je préviens sa promotion, qui n'arriva que dans l'année suivante[3]. Ainsi, le P. Massillon fut sacré dans la chapelle par Monsieur de Fréjus, précepteur du Roi, assisté des évêques de Nantes, premier aumônier de M. le duc d'Orléans, et de Vannes[4]. Le Roi étoit dans sa tribune, accompagné de sa suite, parmi laquelle étoit le cardinal de Rohan, douze ou quinze évêques en bas, et point de cardinaux ; la cérémonie s'en fit le 21 décembre[5]. Le nouvel évêque eut

1. Dangeau a noté ces difficultés au 16 décembre (p. 437).

2. Le *Dictionnaire de l'Académie* de 1718 écrivait encore ce mot *hypochondriaque*.

3. Nous verrons sa promotion au début du prochain volume.

4. MM. de Tressan et de Caumartin, sacrés tous deux au mois de juillet précédent.

5. *Dangeau*, p. 440 ; *Gazette*, p. 612 ; *les Correspondants de Balleroy*, p. 389. Le nouvel évêque fut élu le lendemain à l'Académie française, à la place de l'abbé de Louvois.

dix mille écus de gratification en attendant une abbaye[1].

Le Parlement refuse d'enregistrer la Banque royale. Le Régent s'en passe, le méprise, la publie et l'établit. [Add. StS. 1560]

L'autre incident fut d'une autre espèce. Quelque abattu que fût le Parlement du dernier lit de justice, il étoit encore plus irrité et commençoit à reprendre ses esprits. Le fracas de l'arrêt de l'ambassadeur d'Espagne, le mouvement des emprisonnements qui suivirent de si près, lui donnèrent du courage pour résister à l'enregistrement de la Banque royale, d'autant plus qu'elle étoit fort mal reçue du public[2]. Le premier président alla donc rendre compte au Régent de la difficulté que sa Compagnie apportoit à cet enregistrement[3]. M. le duc d'Orléans méprisa l'un et l'autre, et, à peu de jours de là, fit publier la Banque royale, l'établit très bien, et montra au Parlement qu'il savoit se passer de son enregistrement[4].

1. Cette dernière phrase a été ajoutée après coup à la fin du paragraphe. Saint-Simon en effet ne trouve mention de cette gratification qu'au 13 novembre 1719 dans le *Journal de Dangeau*, tome XVIII, p. 157 ; encore notre auteur lit-il mal Dangeau, puisqu'il met dix mille écus pour dix mille livres. Massillon n'avait que la petite abbaye de Joncels, depuis 1710 (*Dangeau*, tome XII, p. 217-218) ; il ne reçut qu'en 1721 celle de Savigny, au diocèse d'Avranches.

2. On a vu le commencement de cette affaire dans notre précédent volume p. 326.

3. C'est le 16 décembre dans la matinée que le premier président se rendit au Palais-Royal ; le Régent lui répondit qu'il réfléchirait (*Dangeau*, p. 437).

4. Le 27 décembre, il parut un arrêt du Conseil d'État, qui réputait enregistrée la déclaration concernant la Banque royale, conformément à l'article 2 des lettres patentes sur l'exercice des fonctions du Parlement promulguées au lit de justice du 26 août. En même temps, cette déclaration fut imprimée et publiée, et la Banque fonctionna comme banque royale. Comme conséquence de cette procédure extraordinaire, le texte de la déclaration ne figure pas dans les registres du Parlement. Sur ces divers incidents, on peut voir aux Archives nationales le registre X1A 8436, et aussi le registre U 362 où le greffier de la cour nous a conservé des renseignements plus détaillés ; on en trouvera un extrait aux Additions et Corrections. Voyez aussi *Dangeau*, p. 445 ; *les Correspondants de Balleroy*, tomes I, p. 397, et II, p. 2 ; *Gazette de Rotterdam*, 1719, nos 4, 5 et 6.

Le samedi 17, le Garde des sceaux alla à la Bastille; il y dîna même, et y demeura longtemps[1]. Le soir, Menil[2] y fut conduit. Il étoit ami particulier de l'abbé Brigault, et avoit été longtemps gentilhomme servant du feu Roi. Son esprit ni sa société n'étoit pas au-dessus de sa charge. On haussoit les épaules de pareils conjurés. Cellamare, avant partir, avoit écrit aux ambassadeurs et autres ministres étrangers, pour les intéresser dans sa détention[3]. Ses lettres leur furent rendues; pas un d'eux ne s'en émut ni ne fit le moindre pas en conséquence[4], pas même ce boutefeu de Bentivoglio, trop occupé des mines à charger sous les pieds du cardinal de Noailles et de tous ceux qui venoient d'appeler en même temps.

Menil à la Bastille. Cellamare écrit très inutilement aux ministres étrangers résidents à Paris.

Le dimanche 25 décembre, jour de Noël, M. le duc d'Orléans me manda de me trouver l'après-dînée chez lui, sur les quatre heures. Monsieur le Duc, le duc d'Antin,

Conseil secret au Palais-Royal, qui

1. Copie de l'article de Dangeau, p. 438.

2. Gabriel-Augustin de Racapé, chevalier de Menil ou du Mesnil (Saint-Simon écrit *Menille* et de même le correspondant de Mme de Balleroy; mais il signe De Menil), figure en effet dans l'*État de la France* comme gentilhomme ordinaire du Roi. Mme de Staal (*Mémoires*, p. 175, 177-181) a raconté en détail son aventure : très lié avec l'abbé Brigault, celui-ci lui confia en partant une cassette et un paquet de papiers. Lorsqu'il apprit l'arrestation de Cellamare, il ouvrit la cassette et le paquet, et, jugeant le contenu de ce dernier très compromettant, il le jeta au feu. L'abbé Brigault, arrêté, ayant avoué le dépôt qu'il lui avait fait, Menil fut convaincu de complicité et emprisonné. Voyez aussi le *Journal de Buvat*, p. 342-343, *Dangeau*, p. 438, *les Correspondants de Balleroy*, p. 394, et les *Mémoires de Luynes*, tome XIV, p. 239. La déclaration qu'il fit le 11 août 1719 est en original et en copie dans le volume Espagne 292, fol. 244 et 246.

3. Le texte de cette lettre est dans le volume *Espagne* 281 aux Affaires étrangères, et Capefigue, *Philippe d'Orléans, régent de France*, tome II, p. 112, en a cité un passage; voyez le *Journal de Barbier*, p. 24.

4. Cependant on écrivait à la marquise de Balleroy le 23 décembre (p. 397) : « Les ambassadeurs de l'Empereur et du roi d'Angleterre se plaignirent fort de la manière dont on en usoit avec l'ambassadeur d'Espagne, disant que c'étoit violer le droit des gens. »

se réduit après à Monsieur le Duc et à moi, à qui le Régent confie que le duc et la duchesse du Maine sont des plus avant dans la conspiration, et qui délibère avec nous ce qu'il doit faire. Nous concluons tous trois à les faire arrêter, conduire M. du Maine à Doullens et Mme du Maine au château de Dijon, bien gardés et resserrés. Monsieur le Duc dispute un peu sur Dijon et se rend.

le Garde des sceaux, Torcy et l'abbé Dubois s'y trouvèrent[1]. On y discuta plusieurs choses sur Cellamare et son voyage, sur les mesures pour éviter les plaintes des ministres étrangers, qui n'en avoient aucune envie; sur la manière de demander au roi d'Espagne une justice qu'on n'en espéroit point; enfin sur la manière de passer à côté de l'enregistrement du Parlement, et d'établir sûrement sans cela la Banque royale[2]. Tout cela s'agita avec une tranquillité et une liberté d'esprit de la part du Régent, qui ne me laissa pas soupçonner qu'il se pût agir d'autre chose. Ce petit conseil dura assez longtemps. Quand il fut fini, chacun s'en alla. Comme je m'ébranlois pour sortir comme les autres, M. le duc d'Orléans m'appela; cependant les autres sortirent, et je me trouvai seul avec M. le duc d'Orléans et Monsieur le Duc. Nous nous rassîmes. C'étoit dans le petit cabinet d'hiver, au bout de la petite galerie. Après un moment de silence, il me dit de regarder s'il n'étoit demeuré personne dans cette petite galerie, et si la porte du bout, par où on y entroit de l'appartement où il couchoit, étoit fermée. J'y allai voir; elle l'étoit, et personne dans la galerie. Cela constaté, M. le duc d'Orléans nous dit que nous ne serions pas surpris d'apprendre que M. et Mme du Maine se trouvoient tout de leur long[3] dans l'affaire de l'ambassadeur d'Espagne, qu'il en avoit les preuves par écrit, qu'il ne s'agissoit pas de moins dans leur projet que de ce que j'en ai expliqué plus haut[4]. Il ajouta qu'il avoit bien défendu au Garde des sceaux, à l'abbé Dubois et à le Blanc, qui seuls le savoient, de faire le plus léger semblant de cette connoissance, nous recommanda à tous deux le même secret et la même précaution, et ajouta qu'il avoit voulu, avant de

1. *Dangeau*, p. 442.
2. Ci-dessus, p. 42.
3. Nous avons eu dans le tome XXXIII, p. 83 : *j'y avois donné tout de mon long*.
4. Ci-dessus, p. 14-15.

se déterminer à rien, consulter avec Monsieur le Duc et avec moi seuls le parti qu'il avoit à prendre. Je pensai bien en moi-même que, puisque ces trois autres hommes savoient la chose, il n'étoit pas sans en avoir raisonné avec eux, et peut-être déjà pris son parti avec l'abbé Dubois; qu'il vouloit flatter Monsieur le Duc de la confiance et le mettre de moitié de tout ce qu'il feroit là-dessus; à mon égard débattre réellement avec moi ce qu'il y avoit à faire pour ne s'en pas tenir à ces trois autres seuls, et parce qu'il avoit toujours accoutumé, comme on l'a vu toujours ici[1], de me faire part des choses secrètes les plus importantes qui demandoient des partis instants à prendre et qui l'embarrassoient le plus. Monsieur le Duc sur-le-champ alla droit au fait, et dit qu'il falloit les arrêter tous deux et les mettre en lieu dont on ne pût rien craindre. J'appuyai cet avis et les périlleux inconvénients de ne le pas exécuter incessamment, tant pour étourdir et mettre en confusion tout le complot en lui ôtant ses chefs, tels que ces deux-là, et Cellamare déjà arrêté et parti, et se parer des coups précipités et de désespoir qu'il y avoit lieu de craindre de gens si appuyés qui se voyoient[2] découverts, et qui, en quelque état que fussent leurs mesures, sentoient qu'on en arrêteroit, et qu'on découvriroit tous les jours, et que conséquemment ils n'avoient pas un instant à perdre pour exécuter tout ce qui pouvoit être en leur possibilité, et tenter même l'impossible, qui réussit quelquefois et qu'il faut toujours hasarder dans des cas désespérés, tel que celui dans lequel ils se rencontroient. M. le duc d'Orléans trouva que ce seroit en effet tout le meilleur parti; mais il insista sur la qualité de Mme du Maine, moins je pense en effet que pour faire parler le fils de son frère. Ce doute réussit fort bien par la haine qu'il portoit personnellement à sa tante et à son mari, et qu'il faut avouer que tous deux

1. Voyez notamment dans le tome XXXIII, p. 85 et 86-87. — Le mot *toujours* a été ajouté en interligne.

2. *Voyoient* est en interligne au-dessus de *sentoient*, biffé.

avoient largement méritée, et par la nature aussi de l'affaire, qui alloit à bouleverser l'État et les Renonciations, qui délivroient sa branche à son tour de l'aînesse de celle d'Espagne[1]. Monsieur le Duc répondit à l'objection proposée que ce seroit à lui à la faire, mais que, loin de trouver qu'elle dût arrêter, c'étoit une raison de plus pour se hâter d'exécuter; que ce ne seroit[2] pas la première ni peut-être la vingtième fois qu'on eût arrêté des princes du sang; que plus ils étoient grands et naturellement attachés à l'État par leur naissance, plus ils étoient coupables quand ils s'en prévaloient pour le troubler, et qu'il n'y avoit à son sens rien de plus pressé que d'étourdir leurs complices par un coup de cet éclat, et les priver subitement de toutes les machines que la rage et l'esprit du mari et de la femme savoient remuer. Je louai fort la droiture, l'attachement et le grand sens de l'avis de Monsieur le Duc; je l'étendis; j'insistai sur le courage et la fermeté que le Régent devoit montrer dans une occasion si critique, et où on en vouloit à lui si personnellement, et sur la nécessité d'effrayer par là toute cette pernicieuse cabale, de leur ôter leur grand appui et de nom et d'intrigue et de moyens, et les rendre par ce grand coup pour ainsi dire orphelins, sans chefs et sans point de réunion ni de subordination, avant qu'ils eussent le temps d'aviser aux remèdes, si ce mal leur arrivoit comme ils le devoient désormais craindre continuellement. M. le duc d'Orléans regarda Monsieur le Duc, qui reprit la parole et insista de nouveau sur son avis et le mien. Le Régent alors se rendit, et n'y eut pas de peine.

Après quelques propos sur cette résolution, on agita où

1. C'est-à-dire, que cette affaire tendait à bouleverser l'État, d'une part, et, de l'autre, à changer les conséquences des Renonciations, qui avoient pour effet de supprimer l'aînesse de la branche d'Espagne au profit de celles d'Orléans et de Condé.

2. *Ne seroit* est en interligne, au-dessus de *n'estoit*, biffé, et plus loin *fois* est aussi en interligne.

on les gîteroit[1]. La Bastille et Vincennes ne parurent pas convenables : il falloit éviter tentation si prochaine aux partisans qu'ils avoient dans Paris, aux humeurs du Parlement, aux manéges qu'y feroit le premier président. On discuta des places ; car les arrêter et les séparer l'un de l'autre fut résolu tout à la fois. Il s'agit d'abord du gîte du duc du Maine. Entre les lieux agités, M. le duc d'Orléans parla de Doullens[2]. Je saisis ce nom ; j'alléguai que Charost et son fils en étoient gouverneurs[3], qu'ils l'étoient de Calais, place peu éloignée de l'autre, et avoient l'unique lieutenance générale de Picardie, que c'étoient des hommes d'une race fidèle, et personnellement d'une probité, d'une vertu, d'un attachement à l'État dont je ne craignois pas de répondre, et Charost de tout temps mon ami particulier. Sur ce propos, il fut convenu d'envoyer le duc du Maine à Doullens, et de l'y tenir serré, et bien étroitement gardé. Ensuite on passa au gîte de Mme du Maine. Je représentai que celui-là étoit bien plus délicat à choisir par la qualité, le sexe et l'humeur de celle dont il s'agissoit, propre à tout entreprendre pour se sauver et pour faire rage sans crainte, et par son courage et sa fougue naturelle, et par ne rien craindre pour elle-même par son sexe et sa naissance, au lieu que son mari, si dangereux en dessous, si méprisable à découvert, tomberoit dans le dernier abattement et ne branleroit pas dans sa prison, où il trembleroit de tout son corps dans la frayeur continuelle de l'échafaud. Divers lieux discutés, M. le duc d'Orléans se mit à sourire, à regarder Monsieur le Duc,

1. Nous avons eu *gîter* pris absolument dans le tome XXI, p. 45. *L'Académie* n'admettait pas ce verbe au sens actif de loger, donner un gîte, et le *Littré* ne cite que le présent exemple.

2. La citadelle de cette ville était particulièrement forte.

3. On a vu dans notre tome XXIX, p. 296, note 4, que Saint-Simon s'était trompé alors en faisant donner dès 1715 la survivance des gouvernements de Calais, Doullens, etc. au marquis d'Ancenis, fils de Charost ; et, en réalité, il venait seulement de l'obtenir en septembre 1718 : notre tome XXXV, p. 284-285.

et à lui dire qu'il falloit bien qu'il l'aidât, qu'il se prêtât de son côté, que c'étoit l'affaire de l'État, et guères moins la sienne que celle de lui Régent, et tout de suite lui proposa le château de Dijon. Monsieur le Duc trouva la proposition étrange, convint qu'il falloit mettre Mme du Maine en lieu extrêmement sûr, mais que de le faire geôlier de sa tante, cela ne se pouvoit accepter. Toutefois il le dit aussi en souriant, et, par sa contenance, donna lieu au Régent d'insister. Monsieur le Duc se défendit. Je ne disois mot, et je regardois de tous mes yeux. A la fin Monsieur le Duc me demanda s'il n'avoit pas raison. Je me mis à sourire aussi, et je répondis que je ne pouvois nier qu'il n'eût raison, ni moins encore que M. le duc d'Orléans ne l'eût et plus grande et meilleure. J'avois fort pensé et pesé pendant la petite dispute, et je trouvai un grand avantage pour M. le duc d'Orléans de rendre Monsieur le Duc son compersonnier[1] dans le fait de la prison de Mme du Maine, et par conséquent du duc du Maine aussi, et elle[2] en lieu plus sûr et plus sans espérance de fuite et de ressource qu'aucun, dans le milieu du gouvernement de Monsieur le Duc, et dans une place de son entière dépendance. Je ne dissimulerai pas non plus un peu de nature[3], et de trouver la rocambole[4] plaisante, après tous les élans du procès, tant de la succession de Monsieur le Prince que pour la qualité de prince du sang et pour l'habileté de succéder à la couronne, de

1. Mot déjà rencontré dans le tome XXIII, p. 14.

2. Ce pronom *elle* a été ajouté en interligne.

3. Je ne dissimulerai pas non plus que j'en étais satisfait un peu par nature.

4. Au propre, la *rocambole* est une sorte de petite échalotte qui sert à relever les ragoûts ; ce mot « se dit au figuré pour dire ce qu'il y a de meilleur, de plus piquant dans quelque chose ; il est du style familier » (*Académie*, 1718). Le *Littré* en cite deux exemples d'auteurs secondaires du dix-septième siècle ; on le trouve aussi dans les *Lettres de Bussy-Rabutin*, tome VI, p. 255.

voir cette femme qui avoit tant osé assurer[1] qu'elle renverseroit l'État et mettroit le feu partout pour conserver ses avantages si étrangement acquis[2], de la voir, dis-je, rager[3] entre quatre murailles de la dition[4] de Monsieur le Duc. Il résista longtemps à tout ce que M. le duc d'Orléans et moi pûmes lui dire, à quoi la bienséance eut plus de part, après tout ce qui s'étoit passé entre eux, que la vraie répugnance; aussi se laissa-t-il vaincre à la fin, et consentit à l'étroite prison de sa chère tante dans le château de Dijon. Tout cela résolu, et pour l'exécuter en bref, nous nous séparâmes.

M. et Mme du Maine et leurs affidés ont tout le temps de mettre leurs papiers à couvert et en profitent. Perfidie de l'abbé Dubois.

Le lundi et le mardi suivants, 26 et 27 décembre, se passèrent à prendre les mesures et à donner les ordres nécessaires, avec tout le secret qu'il se put[5]; mais M. et Mme du Maine, qui voyoient l'ambassadeur d'Espagne conduit à Blois, ses paquets pris, ses papiers visités et bien des gens arrêtés, n'étoient pas sans appréhension de l'être, et avoient eu tout le loisir de donner à leurs papiers tout l'ordre qu'ils jugèrent à propos[6]. Avec cette précaution leur crainte diminua, quoi qu'il pût arriver. L'abbé [Dubois] en savoit autant sur leur compte, lorsqu'il reçut les papiers de Poitiers[7], qu'il montra en avoir appris depuis

1. *Osé* est en interligne, et *asseurer* surcharge un autre mot illisible.
2. Tome XXVI, p. 50.
3. Ce mot n'a été admis par le *Dictionnaire de l'Académie* qu'en 1878, et comme familier; nous l'avons déjà rencontré aux tomes XIII, p. 298, XV, p. 22, XVII, p. 319, et plus loin, p. 106.
4. Vieux mot employé au moyen âge au sens de puissance, autorité, mais tout à fait inusité au dix-septième siècle et que ne donne aucun lexique. Le *Littré* n'en cite que le présent exemple.
5. Cependant Dangeau note dans son *Journal* le 27 décembre (p. 443) : « Les mousquetaires ont ordre de se tenir prêts et de coucher toujours à leur hôtel, et cela fortifie les bruits qui courent depuis quelques jours qu'on veut arrêter des gens fort considérables. » Mme de Staal (*Mémoires*, p. 182) rapporte que la duchesse du Maine fut avertie plusieurs jours à l'avance de sa prochaine arrestation.
6. Mme de Staal ne parle d'aucune destruction de papiers.
7. Saint-Simon a écrit ici *Blois* par erreur pour *Poitiers*.

par l'examen de ces mêmes papiers, et, s'il avoit été droit en besogne, il n'eût pas différé de les montrer au Régent ni d'arrêter M. et Mme du Maine au même instant que l'ambassadeur d'Espagne au plus tard, et par cette diligence il eût prévenu la leur et eût saisi leurs papiers importants ; mais ce n'étoit pas son intérêt particulier de servir si bien l'État ni son maître, et le scélérat ne songea jamais qu'à soi.

Conseil secret entre M. le duc d'Orléans, Monsieur le Duc, l'abbé Dubois, le Blanc et moi, où tout est résolu pour le lendemain.

Le mercredi 28 décembre, je fus mandé au Palais-Royal, pour l'après-dînée, par M. le duc d'Orléans, avec Monsieur le Duc, l'abbé Dubois et le Blanc[1], dans le petit cabinet d'hiver. C'étoit pour prendre les dernières mesures et résumer toutes celles qui avoient été prises. Pendant que nous conférions, le duc du Maine vint de Sceaux voir Mme la duchesse d'Orléans au Palais-Royal, et, au bout d'une heure de conversation avec elle, s'en retourna à Sceaux[2]. Mme du Maine étoit demeurée depuis quelques jours à Paris, dans une maison assez médiocre de la rue Saint-Honoré, qu'ils avoient louée[3]. C'étoit le centre de Paris. Elle étoit là aux aguets et le bureau d'adresse des siens, à quoi le peureux époux n'avoit osé se confier. La conférence chez M. le duc d'Orléans fut assez longue. Tout y fut compassé et définitivement[4] réglé pour l'exécution du lendemain, tous les cas possibles prévus et les ordres convenus jusque sur les bagatelles.

1. *Dangeau*, p. 443.

2. Saint-Simon prend encore cela au *Journal de Dangeau*, p. 444.

3. Mme de Staal (p. 172-173) dit que la princesse avait quitté Sceaux au début de novembre pour revenir à Paris, et, n'y ayant pas de demeure, elle alla s'installer dans cette maison « qu'occupoit la princesse sa fille. Le desir d'être plus à portée de ce qui se passoit y eut sans doute la meilleure part. » Plus loin (p. 198), elle dit que « cette maison de louage » fut rendue aux propriétaires dès que la princesse et sa suite eurent été arrêtées ; elle était voisine du couvent des Jacobins (*Buvat*, p. 351).

4. Ce mot est écrit ici *deffinitivem^t* et non pas *diffinitivem^t* comme dans le tome VI, p. 52, et diverses fois depuis.

Il arriva pourtant que les ordres donnés au régiment des gardes et aux deux compagnies des mousquetaires, qui pourtant ne branlèrent pas de leurs quartiers ni de leurs hôtels, ne laissèrent pas de transpirer sur le soir, et de faire juger à ce qui en fut instruit qu'il se méditoit quelque chose de considérable[1]. En sortant du cabinet, je convins avec le Blanc que, aussitôt que le coup seroit fait, il enverroit simplement un laquais savoir de mes nouvelles.

Le duc du Maine arrêté à Sceaux par la Billarderie, lieutenant des gardes du corps, et conduit dans

Le lendemain, sur les dix heures du matin, ayant fait filer des gardes du corps tout à l'entour de Sceaux sans bruit et sans paroître, la Billarderie, lieutenant des gardes du corps[2], y alla et arrêta le duc du Maine, comme il sortoit d'entendre la messe dans sa chapelle, et fort respectueusement le pria de ne pas rentrer chez lui, et de monter tout de suite dans un carrosse qui l'avoit amené[3]. M. du

1. Ceci est le commentaire de l'article de Dangeau qui a été cité ci-dessus, p. 49, note 5.

2. Les mots *la Billarderie L^t des gardes du corps*, oubliés par mégarde, ont été ajoutés en interligne sur le manuscrit. — Il y eut trois la Billarderie, tous trois aux gardes du corps; l'aîné fut chargé de l'arrestation du duc du Maine, le cadet de la conduite de la duchesse, comme on le verra ci-après, p. 54; le dernier avait été tué à Malplaquet. Celui dont il s'agit ici est Charles-César Flahault, marquis de la Billarderie, qui avait d'abord servi comme cornette aux gardes françaises (mars 1684) et obtenu en février 1686 la compagnie de son père; en 1693, il devint major du régiment de Gournay, puis lieutenant-colonel de celui de Cossé en 1699. En 1702, il acheta le régiment de cavalerie du Châtelet, et servit de maréchal des logis de l'armée de Villars, qui se loue beaucoup de ses capacités. Il eut une enseigne aux gardes du corps, compagnie de Noailles, en juillet 1706, une pension de deux mille livres en 1708 (*Sourches*, tome XI, p. 60), fut fait brigadier de cavalerie en janvier 1709, et passa lieutenant aux gardes du corps en 1716. Nommé maréchal de camp en 1719, grand-croix de Saint-Louis en 1720, gouverneur de Saint-Venant en décembre 1725, il parvint en 1734 au grade de lieutenant général, et mourut à Wissembourg le 23 mai 1743, dans sa soixante-quatorzième année.

3. Sur cette arrestation voyez le *Journal de Dangeau*, p. 444-445, celui *de Barbier*, p. 26; celui *de Buvat*, p. 343-344, qui dit que

la citadelle de Doullens.

Maine, qui avoit mis bon ordre qu'on ne trouvât rien chez lui ni chez pas un de ses gens, et qui étoit seul à Sceaux avec ses domestiques, ne fit pas la moindre résistance. Il répondit qu'il s'attendoit depuis quelques jours à ce compliment, et monta sur-le-champ dans le carrosse. La Billarderie s'y mit à côté de lui, et sur le devant un exempt des gardes du corps et Favancourt, brigadier dans la première compagnie des mousquetaires[1], destiné à le garder dans sa prison. Comme ils ne parurent devant le duc du Maine que dans le moment qu'ils montèrent en carrosse, le duc du Maine parut surpris et ému de voir Favancourt. Il ne l'auroit pas été de l'exempt des gardes : mais la vue de l'autre l'abattit[2]. Il demanda à la Billarderie ce que cela vouloit dire, qui alors ne put lui dissimuler que Favancourt avoit ordre de l'accompagner et de rester avec lui dans le lieu où ils alloient[3]. Favancourt prit ce moment pour faire son compliment comme il put, auquel le duc du Maine ne répondit presque rien, mais d'une

l'arrestation eut lieu à Paris, *les Correspondants de Balleroy*, p. 399, le *Mercure* de décembre, p. 198, la *Gazette*, p. 624, la *Correspondance de Madame*, recueil Brunet, tome II, p. 45, les *Lettres de la duchesse de Lorraine à la marquise d'Aulède*, p. 104; etc. Dans *La Beaumelle à Saint-Cyr*, p. 225, Taphanel a donné un texte de Saint-Cyr où est raconté comment la nouvelle fut apprise à Mme de Maintenon.

1. Claude Bernay, sieur de Favancourt, entré aux mousquetaires à seize ans en 1675, devint sous-brigadier, puis brigadier à la première compagnie en 1698, obtint la croix de Saint-Louis, passa maréchal des logis en 1712, et l'étoit encore en 1718. Il ne figure plus à l'*État de la France* de 1722, ce qui indique qu'il s'était retiré ou était mort avant cette époque. On trouvera aux Additions et Corrections l'exposé de ses services d'après le préambule des lettres d'anoblissement qu'il obtint en septembre 1707.

2. Cela indiquait en effet qu'on le menait dans une prison d'État, cette fonction étant ordinairement dévolue aux officiers des mousquetaires; Foucquet et Lauzun en fournissaient des exemples.

3. Les instructions données à Favancourt et à Chauvelin, intendant d'Amiens, ont été publiées par Ravaisson, *Archives de la Bastille*, tome XIII, p. 219-222.

manière civile et craintive. Ces propos les conduisirent au bout de l'avenue de Sceaux, où les gardes du corps parurent. L'aspect en fit changer de couleur au duc du Maine.

Le silence fut peu interrompu dans le carrosse. Par-ci, par-là M. du Maine disoit qu'il étoit très innocent des soupçons qu'on avoit contre lui, qu'il étoit très attaché au Roi, qu'il ne l'étoit pas moins à M. le duc d'Orléans, qui ne pourroit s'empêcher de le reconnoître, et qu'il étoit bien malheureux que Son Altesse Royale donnât créance à ses ennemis, mais sans jamais nommer personne : tout cela par hoquets et parmi force soupirs, de temps en temps des signes de croix et des marmottages[1] bas comme de prières, et des plongeons de sa part à chaque église ou à chaque croix par où ils passoient[2]. Il mangea avec eux dans le carrosse assez peu, tout seul le soir ; force précautions à la couchée[3]. Il ne sut que le lendemain qu'il alloit à Doullens ; il ne témoigna rien là-dessus. J'ai su toutes ces circonstances et celles de sa prison après qu'il en fut sorti, par ce même Favancourt, que je connoissois fort, parce que c'étoit lui qui m'avoit appris l'exercice, et qui étoit sous-brigadier de la brigade de Cresnay[4], dans la première compagnie des mousquetaires, dans le temps que j'y étois dans cette même brigade, et qui m'avoit toujours courtisé depuis[5]. M. du

1. Mot inventé par notre auteur ; il n'est donné par aucun lexique, et le *Littré* ne cite comme exemple que le présent passage.

2. Il va insister plus loin, p. 83, sur ces témoignages exagérés de dévotion.

3. On ne sait pas quel fut l'itinéraire pour gagner Doullens et où furent les gîtes d'étape.

4. Armand-Jean-Baptiste Fortin de Cresnay, dont notre auteur a déjà parlé dans le tome I, p. 43. Lorsqu'il fut nommé cornette en mars 1712, l'annotateur des *Mémoires de Sourches* (tome XIII, p. 325) dit qu'il n'était plus en état de servir ; il avait le gouvernement de Montereau.

5. Saint-Simon va faire plus loin, p. 83, le portrait de Favancourt et répéter ce qu'il dit ici sur son service aux mousquetaires.

Maine eut deux valets avec lui et fut presque toujours gardé à vue[1].

Mme la duchesse du Maine arrêtée par le duc d'Ancenis, capitaine des gardes du corps, et conduite au château de Dijon.

Au même instant qu'il fut arrêté, Ancenis, qui venoit d'avoir la survivance de la charge de capitaine des gardes du corps du duc de Charost, son père[2], alla arrêter la duchesse du Maine dans sa maison, rue Saint-Honoré[3]. Un lieutenant[4] et un exempt des gardes du corps, à pied, et une troupe de gardes du corps parurent en même temps, et se saisirent de la maison et des portes. Le compliment du duc d'Ancenis fut aigrement reçu. Mme du Maine voulut prendre des cassettes; Ancenis s'y opposa. Elle réclama au moins ses pierreries : altercation fort haute d'une part, fort modeste de l'autre; mais il fallut céder[5]. Elle s'em-

1. On trouvera dans les *Archives de la Bastille*, tome XIII, p. 227 et suivantes, les lettres que le secrétaire d'État le Blanc écrivit à Favancourt, au début du séjour du duc du Maine à Doullens, au sujet de son installation, de sa garde, de sa dépense, de sa santé, etc.

2. Il l'avait depuis 1715 : tome XXIX, p. 296, note 4. On employait un capitaine des gardes à cause du rang personnel de princesse du sang qu'avoit la duchesse du Maine.

3. *Dangeau*, p. 448; *Mme de Staal*, p. 183 et suivantes; *Buvat*, p. 344, etc. : le *Mercure*, la *Gazette* et les gazettes étrangères en parlent en même temps que de l'arrestation du duc du Maine.

4. Ce n'était pas un lieutenant, mais l'aide-major de la compagnie de Charost, Jérôme-François Flahault, chevalier puis comte de la Billarderie, frère cadet de celui que nous avons vu arrêter le duc du Maine. Né en 1672, il était capitaine de cavalerie avant 1690, et entra aux gardes du corps comme exempt de la compagnie de Duras en 1700. Il reçut un brevet de mestre-de-camp en 1703, passa aide-major de sa compagnie en 1707, eut le grade de brigadier des armées en 1710. En 1719, le Régent le fit maréchal de camp, et commandeur de Saint-Louis en 1720. Il devint enseigne des gardes du corps en 1721, puis major en avril 1729, gouverneur du fort Brescou en octobre de la même année et de Saint-Quentin en avril 1731, passa lieutenant général en 1734, eut la grand-croix de Saint-Louis en 1738, le gouvernement de Clermont-en-Beauvaisis en juin 1743 et quitta le service en 1750 (*Mémoires de Luynes*, tome X, p. 236-237). Il mourut le 27 août 1761, à quatre-vingt-neuf ans.

5. Il est certain cependant, d'après une lettre de le Blanc à la Billarderie du 19 janvier 1719 (*Archives de la Bastille*, tome XIII,

porta contre la violence faite à une personne de son rang, sans rien dire de trop désobligeant à M. d'Ancenis et sans nommer personne. Elle différa de partir tant qu'elle put, malgré les instances d'Ancenis, qui à la fin lui présenta la main, et lui dit poliment, mais fermement, qu'il falloit partir. Elle trouva à sa porte deux carrosses de remise, tous deux à six chevaux, dont la vue la scandalisa fort; il fallut pourtant y monter. Ancenis se mit à côté d'elle, le lieutenant et l'exempt des gardes sur le devant, deux femmes de chambre, qu'elle choisit, avec ses hardes, qu'on visita, dans l'autre carrosse[1]. On prit le rempart; on évita les grandes rues[2]; qui que ce soit n'y branla, dont elle ne put s'empêcher de marquer sa surprise et son dépit, ne jeta pas une larme, et déclama en général par hoquets contre la violence qui lui étoit faite. Elle se plaignit souvent de la rudesse et de l'indignité de la voiture, et demanda de fois à autre où on la menoit. On se contenta de lui dire qu'elle coucheroit à Essonnes[3], sans lui rien dire de plus. Ses trois gardiens gardèrent un profond silence. On prit à la couchée toute les précautions nécessaires. Lorsquelle partit le lendemain, le duc d'Ancenis prit congé d'elle, et la laissa au lieutenant[4] et à l'exempt

p. 233-234), que la princesse put emporter au moins une partie de ses pierreries, qu'on lui retira à Dijon. Saint-Simon le dira formellement, ci-après, p. 165.

1. Tous ces détails sur l'attitude de la princesse sont particuliers à notre auteur, qui dut les savoir de première main par M. d'Ancenis, ou par son père le duc de Charost, ses amis intimes.

2. Dangeau donne les grandes lignes de l'itinéraire. Les carrosses continuèrent la rue Saint-Honoré jusqu'à la nouvelle porte, tournèrent la ville au nord par les boulevards établis sur les anciens remparts; mais, arrivés à la Bastille, il leur fallut redescendre la rue Saint-Antoine, prendre la rue Saint-Paul ou la rue de Fourcy, gagner le pont Marie, traverser l'île Saint-Louis ou île Notre-Dame et le pont de la Tournelle, sortir par la porte Saint-Bernard, et, par la rue des Fossés-Saint-Bernard et la rue Saint-Victor, gagner la route de Fontainebleau.

3. Saint-Simon écrit ici *Essone.*

4. C'est-à-dire l'aide-major la Billarderie.

des gardes du corps avec des gardes du corps pour la conduire[1]. Elle lui demanda où on la menoit; il répondit simplement : « A Fontainebleau, » et vint rendre compte au Régent[2]. L'inquiétude de Mme du Maine augmenta à mesure qu'elle s'éloignoit de Paris; mais, quand elle [se] vit en Bourgogne, et qu'elle sut enfin qu'on la menoit à Dijon, elle déclama beaucoup[3]. Ce fut bien pis quand il fallut entrer dans le château, et qu'elle s'y vit prisonnière sous la clef de Monsieur le Duc. La fureur la suffoqua. Elle dit rage de son neveu, et de l'horreur du choix de ce[4] lieu[5]. Néanmoins, après ces premiers transports, elle revint à elle, et à comprendre qu'elle n'étoit ni en lieu ni en situation de faire tant de l'enragée[6]. Sa rage extrême se renferma en elle-même; elle n'affecta plus que de l'indifférence pour tout et une dédaigneuse sécurité. Le lieutenant de Roi du château[7], absolument à Monsieur le Duc, la tint fort serrée, et la veilla et ses deux femmes de chambre de fort près[8].

Enfants du duc

Le[9] prince de Dombes et le comte d'Eu furent en même

1. Les huit derniers mots ont été ajoutés en interligne.

2. Notre auteur n'a pu connaître ces détails que par M. d'Ancenis.

3. Saint-Simon passe sur les détails du voyage de la princesse qui fut assez mouvementé, ou plutôt il n'y fera (ci-après, p. 85) que des allusions vagues. La berline de louage où elle voyageait étant très mauvaise, le secrétaire d'État le Blanc dut demander à l'archevêque de Sens de prêter la sienne pour continuer le voyage. Puis, à Auxerre, la princesse se trouva « incommodée », et il fallut séjourner plusieurs jours. Il semble qu'elle n'atteignit Dijon que le 14 janvier (*Archives de la Bastille*, tome XIII, p. 226, 229, 231 et 233-234; *Dangeau*, p. 463).

4. Avant *ce*, Saint-Simon a biffé les mots *la mettre en*.

5. Le général de Piépape, *La duchesse du Maine*, p. 197-198, a donné une description du château de Dijon à cette époque, d'après d'anciens documents; voyez aussi la *Gazette de Rotterdam*, n° 13.

6. Tel est bien le texte du manuscrit.

7. Il s'appelait M. Desgranges ou des Granges, et commandait dans le château; les instructions qu'il reçut sont dans les *Archives de la Bastille*, p. 225, 233, 235-237, etc.

8. Saint-Simon reviendra sur sa détention ci-après, p. 84.

9. Cette phrase a été ajoutée après coup à la fin du paragraphe pré-

temps exilés à Eu, où ils eurent un gentilhomme ordinaire toujours auprès d'eux[1], et Mlle du Maine[2] envoyée à Maubuisson[3].

du Maine exilés.

Cardinal de Polignac exilé à Anchin. Un gentilhomme ordinaire du Roi est mis auprès

Son bon ami le cardinal de Polignac, qu'on crut être de tout avec elle, eut ordre le même matin de partir sur-le-champ[4] pour son abbaye d'Anchin[5], accompagné d'un des gentilshommes ordinaires du Roi, qui demeura auprès de lui tant qu'il fut en Flandres[6]; le cardinal partit sur la fin de la matinée même[7]. Dans le même moment, Dad-

cédent et sur la marge du manuscrit, ainsi que la manchette correspondante, Saint-Simon ne s'étant pas aperçu qu'il avait déjà donné cette nouvelle un peu plus loin.

1. Il y avait eu hésitation au sujet de leur lieu d'exil; on avait pensé d'abord à les mettre séparément à Moulins et à Gien; on se décida ensuite pour le château d'Eu (*Dangeau*, p. 445, 447 et 450; *Madame de Staal*, p. 187; *Archives de la Bastille*, p. 226; *Barbier*, p. 27). Leur oncle le comte de Toulouse leur donna à leur départ une instruction sur la conduite qu'ils devaient tenir dans cet exil; elle a été publiée dans la *Revue des Documents historiques*, 1880, p. 30-34.

2. Louise-Françoise de Bourbon, demoiselle du Maine, dernier enfant du duc et de la duchesse, née à Versailles le 4 décembre 1707, morte subitement à Anet le 19 août 1743, à trente-cinq ans, sans alliance.

3. C'est Dangeau qui dit l'abbaye de Maubuisson (p. 445); Madame de Staal (p. 187) prétend que Madame la Princesse plaça sa petite-fille à la Visitation de Chaillot.

4. *Sur le champ* a été ajouté en interligne.

5. Tomes XXV, p. 164, et XXIX, p. 123; on l'appelait aussi les Trois-Clochers. Sur la participation du cardinal à la conspiration, on peut voir l'ouvrage récent de Pierre Paul, *Le cardinal Melchior de Polignac* (1922), p. 256 et suivantes.

6. Il se nommait Jean-Philippe Chuppin, sieur de Moncheny (il signe ainsi). Il y a plusieurs lettres de lui à Dubois sur sa mission dans le volume *Espagne* 292; il semble beaucoup s'ennuyer « dans les marais d'Anchin ». En septembre 1719, ayant laissé le cardinal aller à Lille pour rendre visite à l'intendant, il fut vivement réprimandé par le Blanc, son prisonnier n'étant autorisé à s'écarter de l'abbaye de plus d'une demi-lieue pour la promenade (*ibidem*, fol. 285).

7. *Dangeau*, p. 445; *les Correspondants de Balleroy*, p. 399; *Barbier*, p. 27; *Madame de Staal*, p. 187; etc. La route fut par Cambray et Douay, et il arriva le 4 janvier au soir à Anchin (lettre de Moncheny du 5).

de lui. Dadvisard et autres gens attachés ou domestiques du duc et de la duchesse du Maine mis à la Bastille.

visard, avocat général du parlement de Toulouse, qui s'étoit signalé par ses factums pour le duc du Maine contre les princes du sang[1]; deux fameux avocats de Paris, dont l'un se nommoit Bargeton, qui y avoient fort travaillé avec lui[2]; une Mlle de Montauban, attachée à Mme du Maine en manière de fille d'honneur[3], et une principale femme de chambre, favorite confidente et sur le pied de bel esprit[4], avec quelques autres domestiques de M. et

1. Claude Dadvisard : tome XXX, p. 191. Entré à la Bastille le 29 décembre, il n'en sortit que le 23 octobre 1719 ; voyez à la Bibliothèque de l'Arsenal le dossier Bastille 10677-78. Il avait quitté depuis 1715 sa charge d'avocat général.

2. La liste des prisonniers de la Bastille (Funck-Brentano, p. 189) ne parle que de Daniel Bargeton, avocat au Parlement, entré en même temps que Dadvisard et libéré avant lui (15 mai). Né en 1678 et mort en 1757, cet avocat a été l'objet d'une notice biographique par le comte E. de Balincourt (1887). Saint-Simon prend à Dangeau la mention de deux avocats.

3. N. de la Tour du Pin, demoiselle de Montauban, était l'aînée des deux filles d'un lieutenant-colonel du régiment du Maine, qui s'était marié en pays étranger et qui n'était pas reconnu par les autres la Tour du Pin-Montauban (*Mémoires de Sourches*, tome XII, p. 134, note) ; c'est pour cela qu'il ne figure pas dans les *Tableaux généalogiques de la maison de la Tour du Pin* rédigés en 1788 par J.-B. Moulinet et publiés en 1870, in-folio. Elle resta au couvent jusqu'après 1704, (Archives nationales, O[1] 365, fol. 78) ; puis la duchesse du Maine l'attacha à sa personne. Elle avait perdu un frère en novembre 1716 et son père en septembre 1718 (*Dangeau*, tomes XVI, p. 483-484, et XVII, p. 410). Le maréchal de Villars, qui la connaissait particulièrement, en parle dans ses Mémoires (tome IV, p. 122-123 et 134) et la justifie d'une liaison galante qu'on lui attribuait avec le cardinal de Polignac. Elle mourut le 22 avril 1750, à soixante ans (*Mémoires de Luynes*, tome X, p. 246). Entrée à la Bastille le 29 décembre, elle en sortit au mois de mai suivant. Voyez aux Additions et Corrections.

4. Saint-Simon veut parler de Rose de Launay, de son vrai nom Marguerite-Jeanne Cordier, née à Paris le 30 août 1684, fille d'un peintre passé en Angleterre et dont la femme, restée en France, reprit son nom de Delaunay ou de Launay et le fit porter à ses deux filles. Celle qui nous occupe, élevée au couvent de Saint-Sauveur, à Évreux, y reçut une éducation brillante, mais fut contrainte par la nécessité d'entrer au service de la duchesse de la Ferté, puis d'accepter une

de Mme du Maine[1], furent aussi menés à la Bastille[2]. Il fut résolu d'envoyer Mlle du Maine à l'abbaye de Maubuisson, et ses deux frères à Eu, avec un gentilhomme ordinaire du Roi auprès d'eux[3].

Le Blanc me tint parole. J'étois chez moi à huis clos, inquiet de l'exécution, et n'osant pas ouvrir la bouche, me promenant dans mon cabinet et regardant à tous moments ma pendule, lorsqu'un laquais vint de sa part savoir simplement de mes nouvelles. Je fus fort soulagé, quoique

place de simple femme de chambre chez la duchesse du Maine. Elle ne tarda pas par son esprit à s'élever au rang de confidente, et participa, d'abord aux divertissements de la cour de Sceaux, puis aux intrigues politiques de sa maîtresse. Mise à la Bastille le 29 décembre 1718 avec sa servante Rondel, elle y resta jusqu'au 5 juin 1720, après avoir donné à le Blanc, sur l'ordre de sa maîtresse, une déclaration vague de ce qu'elle savait (texte dans ses *Mémoires*, tome II, p. 33-37). Pendant son séjour en prison, elle noua des intrigues galantes avec le chevalier de Maisonrouge, lieutenant de Roi de la forteresse, et avec son compagnon de captivité le chevalier de Menil (ci-dessus, p. 43). Revenue auprès de la duchesse du Maine, celle-ci lui fit épouser sur le tard, 16 février 1735, un officier des gardes suisses, le baron de Staal; elle mourut à Gennevilliers le 16 juin 1750, ayant été en relations suivies avec Dacier, Fontenelle, Mme du Deffand et tous les beaux esprits de son temps. Elle a écrit de charmants *Mémoires* sur sa vie, qui ont paru dès 1755 en quatre volumes in-12, et qui ont été souvent réimprimés; la dernière édition par M. de Lescure est de 1877; le manuscrit original s'en trouve à la Bibliothèque nationale, ms. Nouv. acq. franç. 6296. — Saint-Simon ne reparlera plus d'elle.

1. Le valet de pied Despavots (29 décembre), les valets de chambre d'Avranches, qui se faisait appeler le prince de Listenay, et Bujan (4 et 5 janvier), et les jours suivants d'autres domestiques de la princesse (Funck-Brentano, *Les Lettres de cachet*, p. 189-190). Saint-Simon ne parlera de Malezieu, qui fut aussi emprisonné, que pour annoncer la mise en liberté de son fils (ci-après, p. 205).

2. Il y a dans le volume *Espagne* 288, aux Affaires étrangères, fol. 139-141, un « Mémoire instructif touchant Mlle de Launay, femme de chambre de Mme la duchesse du Maine, le nommé d'Avranches, valet de chambre, et Despavots, valet de pied de la même princesse, » qui est de la main de l'abbé de Vayrac.

3. On a vu, p. 56-57, que Saint-Simon y avait ajouté par mégarde la même nouvelle, sans faire attention qu'il allait la donner un peu plus loin.

dans l'ignorance comment tout se seroit passé. Mon carrosse étoit tout attelé. Je ne fis que monter dedans pour aller chez[1] M. le duc d'Orléans. Je le trouvai seul aussi, qui se promenoit dans sa galerie. Il étoit près d'onze heures; le Blanc et l'abbé Dubois sortoient d'avec lui. Je le trouvai fort empêché de son entrevue avec Mme la duchesse d'Orléans, et moi bien à mon aise de n'être plus à portée avec elle qu'il pût me charger du paquet[2]. Je l'encourageai de mon mieux, et, au bout d'une demi-heure, je m'en allai sur l'annonce du comte de Toulouse.

Excellente et nette conduite du comte de Toulouse.

Je sus après de M. le duc d'Orléans qu'il lui avoit parlé à merveille[3], protesté qu'il ne savoit pas un mot de cette affaire, et que Son Altesse Royale ne le trouveroit jamais mêlé en rien contre son service ni contre la tranquillité de l'État; qu'il ne pouvoit n'être pas sensible au malheur de M. et de Mme du Maine; qu'il ne pouvoit se persuader, non plus, que Son Altesse Royale ne les crût fort coupables, puisqu'elle en étoit venue à cette extrémité avec eux; que, pour lui, il n'osoit demander d'éclaircissement; qu'il craignoit bien quelque imprudence de Mme du Maine, mais qu'il ne se résoudroit jamais à croire son frère coupable qu'il n'en eût bien vu les preuves; qu'en attendant il se tiendroit dans un silence exact, et ne feroit aucune démarche que de l'agrément de Son Altesse Royale. Le Régent fut content au dernier point de ce discours d'un homme sur la vérité et la probité duquel on pouvoit compter avec certitude. Il lui dit tout ce qu'il crut de plus honnête en général, et en particulier pour lui, sans entrer en rien sur l'affaire, lui fit beaucoup d'amitiés, et se séparèrent très bien ensemble. La conduite du comte de Toulouse répondit exactement à son

1. *Chez* est en interligne, au-dessus de *trouver*, biffé.

2. Il a raconté dans le tome précédent (p. 258) que la duchesse lui battait froid depuis l'affaire du lit de justice.

3. Dangeau ne dit rien de cette visite, pas plus qu'aucune autre relation.

discours. Madame étoit à Paris; ainsi, M. le duc d'Orléans lui parla lui-même[1]. Pour Mme la duchesse d'Orléans, on peut juger, à l'état où elle fut à la chute de son frère au dernier lit de justice, de celui où cette nouvelle la mit[2].

Le duc de Saint-Aignan se tire habilement d'Espagne, où on vouloit le retenir.

Le duc de Saint-Aignan étoit, comme on le peut juger, très désagréablement à Madrid[3], par la situation où les deux cours étoient ensemble, et par la haine qu'Alberoni s'étoit fait un principe d'entretenir en Espagne contre M. le duc d'Orléans, de décrier toutes ses actions, son gouvernement, sa conduite personnelle[4] les plus innocentes, et d'empoisonner jusqu'à ses démarches les plus favorables à l'Espagne, et qui tendoient le plus à se la rapprocher. Ce premier ministre ne gardoit plus même depuis longtemps aucunes mesures avec le duc de Saint-Aignan, jusqu'au scandale de toute la cour de Madrid, même des moins bien disposés pour la France. Son ambassadeur ne se maintenoit que par la sagesse de sa conduite, et fut ravi des ordres qui le rappeloient[5]. Il demanda donc son audience de congé, et le prit, en attendant, de tous ses amis et de toute la cour. Alberoni, qui attendoit à tous moments des nouvelles de Cellamare dé-

1. Madame écrivait en effet le jour même (*Correspondance*, recueil Brunet, tome II, p. 45) : « Mon fils est venu me dire qu'il avait été obligé de se décider à faire arrêter son beau-frère le duc du Maine et la duchesse. »

2. Cependant Madame écrit (*ibidem*) : « Mme d'Orléans est fort troublée, mais beaucoup plus raisonnable que Madame la Duchesse : elle dit que, puisque son mari a adopté à l'égard de son beau-frère des mesures aussi rigoureuses, il fallait qu'il eût de bien fortes raisons. »

3. Notre auteur a dû tenir du duc de Saint-Aignan lui-même le récit verbal de ce qui va suivre ; mais, le reproduisant bien des années après, il y a commis plusieurs inexactitudes.

4. Les mots *sa conduite personnelle* sont en interligne, au-dessus de *ses actions*, répété par mégarde et biffé ; c'est ce qui explique le pluriel de l'adjectif qui suit et que Saint-Simon n'a pas corrigé.

5. Voyez dans les volumes *Espagne* 273 et 274 au Dépôt des affaires étrangères la correspondance de l'ambassadeur pour les mois d'octobre et de novembre 1718.

cisives sur la conspiration, vouloit demeurer maître de la personne de l'ambassadeur de France, pour, en cas d'accident, mettre à couvert celle de l'ambassadeur d'Espagne de ce qui lui pouvoit arriver. Il différa donc cette audience de congé sous différents prétextes. A la fin Saint-Aignan, pressé par ses ordres réitérés, et d'autant plus positifs qu'on commençoit à se douter qu'il pourroit arriver dans peu un éclat sur Cellamare, parla ferme au cardinal, et déclara que, si on ne vouloit pas lui accorder son audience de congé, il sauroit s'en passer. Là-dessus, le cardinal en colère lui répondit en le menaçant qu'il sau-
[Add. SᵗS. 1561] roit bien l'en empêcher. Saint-Aignan fut sage et se contint ; mais, voyant à quel homme il étoit exposé, et jugeant avec raison du mystère à le retenir à Madrid, il prit si bien et si secrètement ses mesures, qu'il partit la nuit même et gagna pays avec son plus nécessaire équipage, et qu'il arriva au pied des Pyrénées avant qu'on eût pu le joindre et l'arrêter, comme il se doutoit bien qu'Alberoni, qui étoit un homme sans mesure, ne manqueroit pas d'envoyer après lui pour l'arrêter[1]. Saint-Aignan, déjà si

1. Ceci est contredit par la correspondance de Madrid du 19 septembre insérée dans la *Gazette*, p. 617, et reproduite dans le nº 4 de la *Gazette de Rotterdam* (voyez aussi *Dangeau*, p. 440) : « Le 12 de ce mois, le marquis de Grimaldo, secrétaire d'État, porta au duc de Saint-Aignan, ambassadeur de France, un ordre du roi d'Espagne, par lequel il lui étoit enjoint de sortir de Madrid dans vingt-quatre heures, et dans douze jours de ses États, sans pouvoir s'arrêter en aucun endroit de la route pour quelque raison ou prétexte que ce pût être, même de maladie. Le duc de Saint-Aignan reçut cet ordre avec tout le respect dû à S. M. Cath. ; mais, comme il étoit dix heures du soir lorsqu'il lui fut notifié, il pria le secrétaire d'État de supplier Sa Majesté de lui accorder jusqu'au lendemain pour achever de mettre ordre à ses affaires domestiques, assurant qu'il seroit sorti de Madrid dans vingt-quatre heures. Mais, le 13 à sept heures du matin, l'hôtel du duc de Saint-Aignan fut investi par un détachement des gardes du corps commandé par le sieur Conoc, irlandois, exempt, qui, après avoir fait poser des sentinelles à toutes les portes des appartements, entra dans la chambre du duc de Saint-Aignan et le fit lever et la duchesse de Saint-

heureusement avancé, ne jugea pas à propos de s'y exposer plus longtemps, et, dans l'embarras des voitures parmi ces montagnes, lui et la duchesse sa femme, suivis d'une femme de chambre et de trois valets, avec un guide bien assuré, se mirent tous sur des mules pour gagner Saint-Jean-Pied-de-Port sans s'arrêter en chemin que des moments nécessaires pour repaître[1]. Il ordonna à son équipage d'aller à Pampelune à leur aise, et mit dans son carrosse un valet de chambre et une femme de chambre intelligents, avec ordre de se faire passer pour l'ambassadeur et l'ambassadrice, au cas qu'on les vînt arrêter, et de crier bien haut. La chose ne manqua pas d'arriver. Les gens qu'Alberoni avoit détachés après eux joignirent l'équipage fort tôt après. Les prétendus ambassadeur et ambassadrice jouèrent très bien leur personnage, et ceux qui les arrêtèrent ne doutèrent pas d'avoir fait leur capture, dont ils dépêchèrent l'avis à Madrid, et la gardèrent bien dans Pampelune où ils l'avoient fait rebrousser[2]. Cette tromperie sauva M. et Mme de Saint-Aignan et leur donna moyen d'arriver à Saint-Jean-Pied-de-Port. Dès qu'ils y furent ils envoyèrent chercher du secours et des voitures à Bayonne, où ils se rendirent en sûreté et s'y reposèrent de leurs fatigues. Le duc de Saint-Aignan en donna avis à M. le duc d'Orléans par un courrier et envoya dire son arrivée à Bayonne au gouverneur de Pampelune et le prier de lui envoyer ses équipages. On y fut bien honteux d'avoir été dupés ; les équipages furent ren-

Aignan de leur lit, et, après les avoir fait habiller précipitamment, les conduisit avec le détachement des gardes hors de la ville, s'excusant sur la rigidité de l'ordre qu'il avoit, qui portoit de se saisir de la personne du duc de Saint-Aignan, et de le faire sortir de Madrid de gré ou de force, sans le laisser parler à personne. »

1. On trouvera ci-après, à l'appendice III, deux lettres, dont une du duc, sur cette évasion.

2. M. de Saint-Aignan ne raconte pas ce subterfuge dans ses lettres officielles ; mais il est possible qu'il l'ait en effet employé et qu'il l'ait conté plus tard à notre duc.

voyés à Bayonne; mais Alberoni, lorsqu'il le sut, entra dans un emportement furieux, et fit rudement châtier la méprise.

Mort du comte de Solre, sans nulle prétention toute sa vie. Son fils et sa belle-fille s'en figurent de toutes nouvelles et inutiles. [Add. StS. 1562]

Le comte de Solre, lieutenant général et gouverneur de Péronne[1], mourut à soixante-dix-sept ans. C'étoit un fort petit homme de corps et d'esprit[2]. La valeur, la probité, la fidélité, la naissance et le service de toute sa vie y suppléoient. Il étoit de la maison de Croÿ, et sa femme de celle de Bournonville[3], la maréchale de Noailles et elle[4] filles des deux frères. Elle étoit souvent à la cour, debout parmi les dames de qualité, aux soupers du Roi et aux toilettes de Madame la Dauphine sans aucune prétention ni son mari non plus, qui fut reçu chevalier de l'Ordre le cinquante-neuvième dans la promotion du dernier décembre 1688, et y marcha sans difficulté depuis dans toutes les fêtes de l'Ordre parmi les gentilshommes[5]. Longtemps après le mari et la femme se brouillèrent, et, pour ne point donner de scène en se séparant, la comtesse de Solre prit l'occasion du mariage de sa fille avec le prince de Robecq[6], qui s'étoit attaché à l'Espagne, où il avoit obtenu la grandesse et la Toison. Elle lui mena sa fille, qu'elle aimoit fort, qui en arrivant fut dame du palais de la reine, et toutes deux ont passé le reste de leur vie en Espagne, où je les ai beaucoup vues. Le fils aîné du comte de Solre, qui étoit maréchal de camp, quitta le service après la mort de son père, se fit appeler le prince de Croÿ, ne quitta plus la Flandre, où il avoit beaucoup de terres, y épousa Mlle de Millendonk, riche héritière, et

1. Philippe-Emmanuel-Ferdinand-François de Croÿ : tome IV, p. 320.

2. « Lieutenant général assez imbécile », a-t-il dit dans l'Addition n° 1110, dans notre tome XXIV.

3. Anne-Marie-Françoise de Bournonville : tome XXIV, p. 70.

4. Les mots *et elle*, oubliés, sont en interligne.

5. Tout cela et ce qui va suivre a déjà été dit dans la digression sur la maison de Croÿ : tome XXIV, p. 70-96.

6. Charles de Montmorency, prince de Robecq, et Isabelle-Alexandrine de Croÿ-Solre : *ibidem*, p. 70.

firent les princes chez eux[1]. Cette dame, devenue veuve, vint avec son fils[2] à Paris pour le mettre dans le service, et tâcha d'éblouir le cardinal Fleury de ses prétentions. Elle n'y réussit que pour obtenir plus tôt l'agrément d'un régiment pour son fils, et ses prétentions l'ont exclus de la cour; elle est restée à Paris, toujours princesse, mais uniquement pour ses valets, et son fils pareillement.

Mort de Nointel, conseiller d'État, et du vieux Heudicourt.

Nointel, conseiller d'État, mourut aussi[3]. Il étoit fils de Béchameil, surintendant de feu Monsieur[4], beau-père de Louville et beau-frère du feu duc de Brissac, père de celui-ci, et de Desmaretz, qui avoit été contrôleur général et ministre[5]. Ce conseiller d'État étoit un bon homme et un fort homme d'honneur[6]. Le vieux Heudicourt, qui avoit été grand louvetier[7], et mari de cette Mme d'Heudicourt dont il a été parlé quelquefois ici[8], que j'appelois le mauvais ange de Mme de Maintenon[9], mourut chez lui à sa campagne[10]. C'étoit un vieux débauché, gros et

1. Philippe-Alexandre-Emmanuel, comte puis prince de Croÿ, et Marie-Marguerite-Louise de Millendonk (Saint-Simon écrit ici *Mylandon*): tome XXIV, p. 89-91.

2. Emmanuel, prince de Croÿ-Solre : p. 91.

3. Louis Béchameil, marquis de Nointel : tome VI, p. 62. Il mourut le 31 décembre, à soixante-neuf ans (*Dangeau*, p. 446; *Gazette*, 1719, p. 12).

4. Louis Béchameil : tome II, p. 203.

5. Il a été parlé de la marquise de Louville, sa fille, Hyacinthe-Sophie Béchameil, dans le tome XI, p. 98, d'Artus-Timoléon-Louis de Cossé, duc de Brissac, de sa femme, Marie-Louise Béchameil, et de son fils, Charles-Timoléon-Louis de Cossé, dans nos tomes I, p. 263, VI, p. 61, et XX, p. 272, et enfin de Mme Desmaretz, Madeleine Béchameil, dans le tome VIII, p. 132-134.

6. Il avait été un des meilleurs collaborateurs de Desmaretz; on l'a vu en 1710 refuser de prendre part à l'établissement du dixième : tome XX, p. 164-165.

7. Michel Sublet, marquis d'Heudicourt : tome III, p. 219.

8. Bonne de Pons : tomes III, p. 213, 219-220, et XVII, p. 64-69.

9. Déjà dit dans le tome XIX, p. 405.

10. Il mourut dans sa terre d'Heudicourt, en Vexin, près d'Étrépagny, à la fin de décembre 1718 : *Dangeau*, p. 446.

vilain joueur, dont personne ne fit jamais le moindre cas[1]. Son fils, dont il a été parlé aussi[2], ne valut pas mieux, mais bien plus dangereux par son esprit, ses saillies et sa méchanceté[3].

Belle-Isle, sa famille, son île.

Il a été quelquefois mention ici, en diverses occasions[4], de Belle-Isle[5]. Il est temps de commencer à faire connoître un homme qui, d'une naissance plébéienne, et de plus disgraciée de tous points, est parvenu à tout par des fortunes si étranges, qu'il se peut dire à la lettre que sa vie est un roman[6]. Ces Foucquets sont Bretons, et les père et grand-père du fameux surintendant étoient conseillers au parlement de Bretagne[7]. On sait qu'il y a des charges de conseillers qu'on appelle bretonnes, dont les titulaires ont été longtemps et doivent être toujours gentilshommes de noms et d'armes[1]; souvent il y a eu parmi eux des gens de qualité distinguée de la province. Il y a aussi des charges qu'on appelle angevines, toujours possédées comme le sont les mêmes charges de conseillers dans tous les parlements[8]. Cela fait en Bretagne une grande diffé-

1. Voyez son portrait dans le tome XVII, p. 66-67. Nous l'avons vu, au commencement de cette année, céder sa charge à son fils « par un très vilain marché » (tome XXXIII, p. 110).

2. Pons-Auguste Sublet : tome XIII, p. 261.

3. Il a parlé de sa chanson sur les Montsoreau (*ibidem*, p. 261-262), de son aventure avec Villars (tome XIX, p. 405-409), et a fait son portrait dans le tome XVII, p. 67-68, en même temps que celui de ses parents : « C'étoit une manière de chèvre-pied, a-t-il dit, aussi méchant et plus laid encore que son père,.... ivrogne à l'excès. »

4. *Diverses occasions* corrigent *divers temps*.

5. Charles-Louis-Auguste Foucquet, maréchal de Belle-Isle : tomes XV, p. 154, XVII, p. 364-368, XXI, p. 324-325, etc.

6. Saint-Simon oublie qu'il a déjà fait en 1715, sous une autre forme (tome XXIX, p. 136-147), l'exposé qu'il va recommencer ici.

7. Ceci est exact pour le père, François III (tome XXIX, p. 137-138), mais non point pour le grand-père, François II, né vers 1551, qui fut conseiller au parlement de Paris, et non de Bretagne, en mars 1578, et mourut le 17 août 1590.

8. On appelait charges bretonnes celles qui étaient obligatoirement occupées par des Bretons, et charges angevines, ou plutôt françaises,

rence entre les charges et leurs titulaires, quoiqu'il n'y en ait aucune entre eux pour le rang, le service et les fonctions. Je n'ai pas recherché si les charges de ces conseillers Foucquets étoient bretonnes ou angevines. La fortune, la chute, et les malheurs du surintendant Foucquet sont trop connus pour s'y arrêter ici; mais il faut expliquer comment il eut Belle-Isle, et comment Belle-Isle est venue à son petit-fils, duquel il s'agit ici.

Cette île, qui a six lieues de long sur deux de large[1], séparée par six lieues de mer des côtes de Vannes, appartenoit à l'abbaye de Sainte-Croix de Quimper[lé][2]. Charles IX la lui ôta et s'en empara, comme il est arrivé souvent à nos rois de faire de ces démembrements en des lieux dangereux et suspects comme l'est cette île par rapport à l'Angleterre, et dans des temps de troubles, de guerres civiles et de religion, comme du temps de Charles IX. Le comte de Retz, en grande faveur auprès de ce roi et de Catherine de Médicis, sa mère, et depuis maréchal de France, et enfin duc et pair[3], obtint d'eux Belle-Isle, partie en don, partie en payant, et la fit ériger en marquisat[4]. La position de cette île a souvent donné envie [Add. StS. 1563]

celles dont les titulaires n'étaient pas originaires de la province; pour les unes et les autres il fallait faire preuve d'une noblesse assez ancienne. Les bretonnes valaient moitié plus que les françaises (lettre de l'évêque de Saint-Malo du 21 février 1708 dans le carton G⁷ 188 aux Archives nationales). Un arrêt du Conseil du 15 janvier 1684 (Archives nationales, E1828, n° 3) avait réglementé l'exercice de ces deux espèces de charges de conseillers. Voyez aussi F. Saulnier, *Le Parlement de Bretagne,* tome I, p. XIX et XXXI-XXXIII.

1. Il y a une description de Belle-Isle en 1636 dans le manuscrit Clairambault 1131, fol. 370-375.

2. Saint-Simon écrit *Quimper*; mais c'est une erreur : il s'agit de Quimperlé, abbaye bénédictine fondée au onzième siècle par le comte de Cornouailles.

3. Albert de Gondy : tome V, p. 224, note 5.

4. On est mal renseigné sur cette affaire. Il semble que les religieux de Quimperlé, ne pouvant défendre l'île contre les Anglais et les huguenots, offrirent au Roi de la lui remettre en échange d'autres domai-

aux rois successeurs de l'acquérir, et il y a eu en divers temps des échanges projetés et même fort avancés, qui n'ont point eu d'exécution[1]. Foucquet, devenu surintendant des finances, en fit l'acquisition de la maison de Retz[2]. A sa disgrâce, Belle-Isle fut adjugée à sa femme pour ses reprises[3]. Le père du surintendant, de conseiller en Bretagne s'étoit fait maître des requêtes et devint conseiller d'État[4]. Sa femme, mère du surintendant, étoit Maupeou, dont le père étoit intendant des finances[5]. La vertu, le courage, la singulière piété de cette dame, mère

nes. M. de Gondy obtint de Charles IX la permission d'acquérir à bon compte cette seigneurie, à condition d'y bâtir une forteresse et d'y entretenir une garnison; il donna aux religieux en échange quelques terres sur le continent. L'érection en marquisat eut-elle lieu en sa faveur dès cette époque, ou plus tard sous Henri IV, en faveur de son fils? Les historiens ne s'accordent pas à ce sujet. Pour les mettre d'accord, il faudrait retrouver les lettres d'érection qui durent être enregistrées au parlement de Bretagne; mais le dépouillement des registres de cette cour souveraine est encore à faire. On peut consulter l'*Histoire de Belle-Isle-en-mer* par Chasle de la Touche, Nantes, 1852, in-8°, et la *Notice historique sur la ville de Quimperlé et sur l'abbaye de Sainte-Croix*, par F. Audran, d'après le manuscrit de Fr. Bonaventure du Plesseix, 1881, in-18.

1. Les États de Bretagne avaient pensé à acquérir l'île en 1625; mais l'affaire n'avait pas eu de suite.

2. En 1658, le duc de Retz, très endetté, cherchait à se défaire de Belle-Isle. Le trésor royal ne pouvait songer à l'acheter; mais Mazarin engagea Foucquet à s'en rendre acquéreur, avec promesse verbale d'une reprise postérieure par l'État. Un brevet signé du Roi le 28 août 1658 autorisa le surintendant à faire cette opération. La vente, moyennant quatre cent mille livres au duc de Retz et neuf cent mille à ses créanciers, fut signée le 5 septembre et mise au nom d'un homme de paille, pour éviter que le cardinal de Retz n'invoquât le retrait lignager (Jules Lair, *Nicolas Foucquet*, tome I, p. 453-456). Foucquet ne se déclara que plus tard, et le cardinal protesta alors contre la vente, 8 septembre 1659, mais sans effet (*Bulletin de la Société de l'histoire de France*, 1835, deuxième partie, p. 155-159).

3. Par décision du 19 mars 1673. — 4. Voyez tome XXIX, p. 138.

5. Marie de Maupeou, fille de Gilles de Maupeou, seigneur d'Ableiges : *ibidem*.

des pauvres, et dont le nom vit encore[1], fut inébranlable à la fortune et aux malheurs de son fils, dont la première dura huit ans et les autres dix-huit. Il mourut dans sa prison de Pignerol en mars 1680, à soixante-cinq ans, et sa vertueuse mère, et qui avoit aussi beaucoup d'esprit, le survécut un an et en avoit quatre-vingt-onze. Il avoit épousé une héritière de Bretagne, qui s'appeloit Fourché[2], dont il n'eut qu'une fille, mariée en 1657 au comte de Charost, mort duc et pair, etc., dont elle eut le duc de Charost, gouverneur du Roi d'aujourd'hui à la disgrâce du maréchal de Villeroy[3]. Le surintendant se remaria à la fille unique de Castille, président aux requêtes du Palais[4], et c'est elle à qui Belle-Isle fut adjugé pour ses reprises. Il eut d'elle Nicolas Foucquet, qui servit quelque temps sous le nom de comte de Vaux[5], qui étoit considéré pour son mérite, mais qui, par le malheur de son père, n'ayant pu avancer, quitta de bonne heure, et est mort en 1705 sans enfants de la fille de la fameuse Mme Guyon, laquelle fille est[6] morte longtemps depuis duchesse de Sully, sans enfants[7]. Ce fut un mariage d'amour, longtemps secret, déclaré enfin après que, de cadet et pauvre, le chevalier de Sully[8] eut recueilli la dignité et les biens de son frère. Le second fils du surintendant, célèbre Père de l'Oratoire et fort riche[9], légua tout son bien au neveu dont il s'agit ici. Le troisième[10] fut un homme de beaucoup d'esprit et de savoir, que les

1. Tome XXIX, p. 138-139. — 2. Louise Fourché : *ibidem*, p. 141.
3. Tout cela a déjà été dit au même endroit.
4. Marie-Madeleine de Castille (tome XVII, p. 365), fille de Pierre de Castille (tome XIII, p. 3, note 7), qui ne fut jamais président aux requêtes du Palais.
5. Louis-Nicolas Foucquet : tome XVII, p. 366.
6. Les mots *laquelle fille est* sont ajoutés en interligne.
7. Jeanne-Marie Guyon : tome XXIX, p. 144.
8. Maximilien-Henri de Béthune : tomes II, p. 135, et XVI, p. 436.
9. Charles-Armand Foucquet : tome XVII, p. 366.
10. Louis Foucquet, titré marquis de Belle-Isle : *ibidem*, p. 364.

malheurs de sa famille exclurent de toute sorte d'emploi, qui n'avoit rien, et qui a été obscur et sauvage au dernier point toute sa vie. L'amour, et plus tôt satisfait que de raison, lui valut une grande alliance. Le marquis de Lévis, grand[1]-père du duc de Lévis, n'eut d'autre parti à prendre[2] que de lui laisser épouser sa fille, de la chasser de chez lui et de ne vouloir jamais entendre parler d'eux[3]. Ils furent donc réduits[4] à suivre le pot et les exils de l'évêque d'Agde, frère du surintendant[5], et de vivre après de celui de sa mère, retirée aux dehors du Val-de-Grâce[6], qui a élevé ses deux fils, Belle-Isle dont il s'agit ici, et le chevalier son frère.

J'ai parlé en son temps de l'application de Belle-Isle au service, à plaire, à capter, à se rendre utile aux généraux ; comment il eut un régiment de dragons ; combien il se distingua dans Lille ; comment il devint mestre de camp général des dragons[7]. J'ai parlé aussi de ses deux mariages, le premier sans enfants[8], l'autre à une Béthune, fille du fils de la sœur de la reine de Pologne Arquien,

1. Les mots *M. de Levy grand* sont en interligne, au-dessus de *C. de Charlus*, biffé.

2. Les mots *à prendre*, oubliés, ont été ajoutés à fin de la page 2372 du manuscrit, et, plus loin, *laisser* est en interligne au-dessus de *faire*, biffé.

3. Ce roman entre le marquis de Belle-Isle, et Catherine-Agnès de Lévis-Charlus, fille de Roger, comte de Charlus, qui fut le grand-père du duc Charles-Eugène, a déjà été raconté dans le tome XXIX, p. 144-145.

4. Il avait d'abord écrit *il fut donc réduit*.

5. Louis Foucquet, évêque d'Agde : tome X, p. 106.

6. Contrairement à ce qui a été dit dans le tome XXIX, p. 145, note 3, il semble que le marquis et la marquise de Belle-Isle eurent, au moins au bout de quelque temps, un logis séparé ; car on les voit prendre à bail en 1712 de l'abbesse du Val-de-Grâce une maison voisine du couvent (Archives nationales, S*7098, fol. 121). Leur mère ne mourut qu'en 1716.

7. Notre tome XVII, p. 364-368.

8. Avec Henriette-Françoise de Durfort de Civrac : tome XXI, p. 324-325.

et de la sœur du maréchal-duc d'Harcourt[1]. Ainsi Belle-Isle se trouva cousin germain des ducs de Charost et de Lévis, et neveu du maréchal-duc d'Harcourt, cousin issu de germain des électeurs de Cologne et de Bavière, fils de la fille de la reine de Pologne Arquien[2], et au même degré du roi Jacques d'Angleterre[3], et du duc de Bouillon[4]; très proche encore du roi de Pologne, père de la Reine, par les Jablonowski[5], du duc Ossolinski[6], du prince de Talmond[7], et de beaucoup des plus grands seigneurs

1. Marie-Casimire de Béthune, veuve du marquis de Grancey (tomes XV, p. 154, et XXI, p. 325), qu'il n'épousa que le 15 octobre 1729. Elle était fille de Louis-Marie-Victoire, comte de Béthune, fils de Marie-Louise de la Grange d'Arquien sœur de la reine Marie-Casimire; sa mère était Henriette d'Harcourt-Beuvron.

2. Charles-Albert, électeur de Bavière en 1726 (tome XIV, p. 24) était fils de Thérèse-Charlotte-Casimire Sobieska, seconde femme de l'électeur Maximilien-Emmanuel; son frère Clément-Auguste, né le 16 août 1700, coadjuteur de Ratisbonne le 19 décembre 1715, puis archevêque en mars 1716, démissionnaire en juillet 1719, et élu alors évêque de Paderborn et de Munster, devint coadjuteur de Cologne en mai 1722 et succéda à ce siège et à l'électorat le 12 novembre 1723, posséda encore les évêchés d'Hildesheim et d'Osnabruck, et mourut le 6 janvier 1761.

3. Le Prétendant épousa Marie-Clémentine Sobieska, petite-fille aussi de la reine Arquien, comme on le verra plus loin, p. 342.

4. Charles-Godefroy de la Tour d'Auvergne (tome X, p. 276), qui épousa le 1er avril 1724 Marie-Charlotte Sobieska (tome XXXV, p. 305, note 3), veuve de son frère aîné le prince de Turenne.

5. Le roi Stanislas, père de Marie Lesczinska, était fils d'une Jablonowska, dont le frère Jean, comte Jablonowski, avait épousé Jeanne-Marie de Béthune, fille de Marie-Louise d'Arquien et tante de Mme de Belle-Isle : tome XV, p. 152.

6. Catherine-Dorothée, une des filles de cette Béthune mariée à Jean Jablonowski, épousa le duc François-Maximilien Ossolinski, grand maître de la maison du roi Stanislas, duc de Lorraine, créé duc à brevet en France en 1736, chevalier du Saint-Esprit, mort à quatre-vingts ans le 1er juillet 1756; il avait perdu sa femme le 5 janvier précédent. Voyez les *Mémoires du duc de Luynes*, tome XV, p. 222-224.

7. Anne-Charles-Frédéric de la Trémoïlle, duc de Châtellerault et prince de Talmond (notre tome XV, p. 319), épousa le 29 octobre 1730,

de Pologne, et il sut tirer un grand parti de ces singulières et si proches alliances. La sœur de son père avoit épousé un Crussol-Montsalès, dont il y a des enfants[1].

La mort du vieux marquis de Lévis, et le temps qui amène tout, avoit réconcilié son fils le marquis de Charlus[2] avec sa sœur et son mari Belle-Isle. C'étoit une femme qui n'avoit jamais eu d'autre inclination que celle qui fit son mariage, et qui vécut avec son mari comme un ange, toute sa vie dans la pauvreté et la disgrâce. Revenue après bien des années à Paris, et raccommodée avec sa famille, elle chercha à en profiter. Elle avoit de l'esprit et de la piété. Les malheurs dans lesquels elle avoit vécu l'avoient[3] accoutumée à la dépendance, aux besoins, à ne point sortir de l'état où son mariage l'avoit mise. Son caractère étoit la douceur et l'insinuation. Aimée et fort considérée dans la famille de son mari, et seulement soufferte dans la sienne, elle fit si bien qu'elle s'en fit enfin aimer. Elle comprit l'utilité qu'elle pouvoit espérer pour ses enfants de la situation de Mme de Lévis à la cour, qui étoit fille du duc de Chevreuse, et qui, en épousant son neveu fils de son frère, avoit été faite dame du palais[4]. A la considération où étoient M. et Mme de Chevreuse et M. et Mme de Beauvillier, qui n'étoient qu'un, succéda la considération personnelle de Mme de Lévis par l'amitié que Mme de Maintenon et le Roi prirent pour elle et les fréquentes parties particulières dont elle fut toujours avec eux jusqu'à la mort du Roi[5], et la

à Chambord, Marie Jablonowska, sœur de la duchesse Ossolinska dont il a été parlé dans la note précédente.

1. Nous avons déjà rencontré dans le tome XXIX, p. 143, Marie-Madeleine Foucquet, mariée à Emmanuel de Crussol, marquis de Montsalès, et leur postérité.

2. Charles-Antoine de Lévis, comte de Charlus : tome V, p. 25.

3. Les mots *l'avoient* surchargent *luy*.

4. On a vu en 1698 le mariage de Charles-Eugène, marquis de Lévis, et de Marie-Françoise d'Albert de Chevreuse : tome V, p. 24-27 et 29.

5. Notre auteur a mentionné à bien des reprises la faveur de la mar-

fortune voulut encore qu'elle fut après l'amie intime du cardinal Fleury[1], avec Mme de Dangeau son amie et sa compagne dans sa place de dame du palais et dans les continuelles privances de Mme de Maintenon et du Roi. Mme de Lévis, avec infiniment d'esprit et beaucoup de piété solide, avoit le défaut de l'entêtement, et le sien étoit toujours poussé sans bornes ; avec cela une vivacité de salpêtre[2]. Prise[3] d'affection et, pour l'avouer franchement, de compassion pour sa tante de Belle-Isle, cette femme adroite, qui lui faisoit sa cour, introduisit ses enfants en son amitié. Bientôt elle les aima aussi pour eux-mêmes, se prit de leur mérite et de leurs talents, et l'entêtement n'eut tôt après plus de bornes et n'en a jamais eu depuis jusqu'à sa mort[4]. Aussi cultivèrent-ils bien soigneusement une affection si capitale et du mari et surtout de la femme. Leur bonheur voulut qu'ils n'affolèrent pas moins le duc de Charost et son fils. Mais le pouvoir de ceux-là ne fut pas tel que celui de Mme de Lévis.

Caractère de Belle-Isle.

Il faut maintenant venir au caractère des deux frères. L'aîné[5], grand, bien fait, poli, respectueux, entrant, insinuant, et aussi honnête homme que le peut permettre l'ambition quand elle est effrénée. et telle étoit la sienne, avoit précisément la sorte d'esprit dont il avoit besoin

quise de Lévis auprès de la duchesse de Bourgogne et sa familiarité avec le Roi et Mme de Maintenon et aussi sa liaison d'amitié avec le ménage Saint-Simon : tomes XII, p. 209 ; XIII, p. 330 ; XVIII, p. 13-14, 298 ; XIX, p. 201 et 213 ; XXII, p. 241, 289-290 ; XXVII, p. 200-201 ; etc.

1. Déjà dit dans le tome XXVI, p. 86-87.

2. Saint-Simon a déjà fait le portrait de Mme de Levis (tomes XIX, p. 201, et XXV, p. 59), mais sans insister autant sur l'entêtement et la vivacité.

3. *Prise* surcharge *elle*.

4. « Elle se seroit mise au feu pour eux, » a-t-il dit dans le tome XXIX, p. 148.

5. On peu comparer à ce portrait celui, très développé, que le président Hénault, qui connut bien le maréchal de Belle-Isle, a inséré dans ses *Mémoires*, édition Rousseau, p. 256 et suivantes.

pour la servir. Il n'en vouloit point montrer ; il ne lui en paroissoit que pour plaire, jamais pour embarrasser, encore moins pour effrayer ; un fonds naturel de douceur et de complaisance, une juste mesure entre l'aisance dans toutes ses manières et la retenue, un art infini, mais toujours caché dans ses propos et ses démarches, une insinuation délicate et rarement aperçue, une attention et une précaution continuelle dans tous ses pas[1] et dans ses discours, jusqu'au langage des femmes et au badinage léger, lui ouvrirent une infinité de portes. Il ne négligea ni les cochères, ni les carrées, ni les rondes[2]. Il vouloit plaire aux maîtres et aux valets, à la bourgeoise et au prêtre de paroisse ou de séminaire quand le hasard lui en faisoit rencontrer, à plus forte raison au général et à son écuyer, aux ministres et aux derniers commis. Une accortise qui couloit de source, un langage toujours tout prêt et des langages de toutes les sortes, mais tous parés d'une naturelle simplicité, affable aux officiers, essentiellement officieux[3], mais avec choix et relativement à soi, et beaucoup de valeur sans aucune ostentation : tel fut Belle-Isle tant qu'il demeura *in minoribus*[4]. Sans se démentir en rien de ce caractère, il se déploya davantage à mesure que la fortune l'éleva ; c'est où nous n'en sommes pas encore. Ce qu'il pratiqua dans tous les temps de sa vie fut une application infatigable à discerner ceux dont il pouvoit avoir besoin, à ne rien oublier pour les gagner,

1. Les mots *tous ses pas* sont en interligne, au-dessus de *ses démarches*.

2. Voyez ce qui a été dit à propos des portes rondes dans le tome XVII, p. 249, note 3. Il semble qu'il y avait une sorte de hiérarchie dans les entrées des maisons : les portes cochères pour les gens de la haute classe qui possédaient carrosse, les portes carrées pour le bourgeois aisé, les portes rondes, basses et étroites, pour les habitations des gens de la classe inférieure.

3. « *Officieux*, qui est prompt à rendre de bons offices, serviable », disait le *Dictionnaire de l'Académie* de 1718.

4. Dans les rangs inférieurs, par allusion aux ordres mineurs des clercs.

et après pour les infatuer de lui avec les plus simples et les plus doux contours, en tirer tous les avantages qu'il put, et à ne jamais faire un pas, une visite, même une partie ou un voyage de plaisir que par choix réfléchi, pour l'avancement de ses vues et de sa fortune, et, chemin faisant, appliqué sans cesse à s'instruire de tout sans qu'il y parût le moins du monde[1].

Caractère du chevalier de Belle-Isle.

Le chevalier de Belle-Isle avoit bien des conformités avec son frère, et encore plus de dissemblances. Sa figure n'étoit pas si bien, et l'air ouvert et naturellement simple et libre dans l'aîné manquoit au cadet. Il avoit toutefois l'entrant et l'insinuant[2] de son frère, mais qui ne s'annonçoit pas à son maintien comme dans l'aîné. Il falloit qu'il commençât à parler pour le sentir, encore lorsqu'il s'agissoit ou d'affaires ou de gens à qui il importoit de ne pas déplaire; car, pour le gros, il étoit naturellement cynique, peu complaisant, contredisant, mordant; mais avec ceux qu'il croyoit devoir ménager, et il savoit en ménager beaucoup, il étoit aussi maniable et aussi complaisant et mesuré que son frère, sans toutefois que cela parût couler de source, ni aussi naturel qu'à l'aîné; beaucoup plus d'esprit et d'étendue que lui, peut-être aussi l'esprit et les vues plus indigestes[3], et nulle douceur dans les mœurs que forcée, et on l'apercevoit; plus de justesse néanmoins et de discernement que son frère et incomparablement plus difficile à tromper, peut-être aussi moins parfaitement honnête homme, mais beaucoup plus capable et intelligent en toutes sortes d'affaires, et rancunier implacable, ce que le frère n'avoit pas. Le chevalier avoit aussi le jargon des femmes, mais point de liant, quoique plus

1. Au tome XXIX, p. 145, cette assiduité à s'instruire de tout avait déjà été notée.

2. Selon son habitude, Saint-Simon emploie ici comme substantifs ces deux mots qu'il avait utilisés comme adjectifs à la page précédente.

3. Nous avons eu déjà (tomes XXXI, p. 21, et XXXV, p. 220) des emplois au propre de l'adjectif *indigeste*.

de tour et d'adresse à découvrir ce qu'il vouloit savoir, et toute l'application possible à s'instruire, et de toutes et des différentes parties de la guerre. Il ne vouloit que rien ne lui échappât, et, comme son frère, ni pas ni discours qui n'eût sa vue particulière, et toutes les vues tournées à une ambition plus vaste, et, s'il étoit possible, plus effrénée que celle de son frère, et tous deux d'une suite que rien ne dérangeoit et d'un courage d'esprit[1] invincible. Celui[-ci] avoit plus de ruse et de profondeur que l'autre, et moins capable que lui encore de se rebuter et de démordre. Il avait un froid de glace, mais qui en dedans cachoit une disposition toute contraire, et un air compassé et de sagesse arrangée qui n'attiroit pas. Avec autant de valeur que son frère, et possédant comme lui tous les détails militaires, et de subsistances et de dépôts, il le surpassoit peut-être en celui de toute espèce d'arrangements. Personne n'a eu comme eux l'art imperceptible d'amener de loin et de près les hommes et les choses à leurs fins, et de savoir profiter de tout. Le cadet, avec un flegme plus obstiné que son frère, étoit bien plus propre que lui à gouverner et à régler les dépenses et l'économie domestique, à dresser des mémoires d'affaires d'intérêt, à conduire dans les tribunaux celles qu'il y falloit porter, et à leur donner le tour et la subtilité dont elles pouvoient avoir besoin, enfin la présence d'esprit et la souplesse à l'attaque et à la défense judiciaire, avec le style éloquent, coulant et net[2]. Tous deux enfin sans cesse occupés, et,

1. Au sens de persévérance.

2. A propos du maréchal de Belle-Isle, le président Hénault disait (*Mémoires*, édition Rousseau, p. 257) : « Il était secondé par un frère (l'éditeur a imprimé *père* ; mais c'est une erreur, ainsi que le montre les éditions antérieures et le sens lui-même) qui le servoit en lui nuisant : c'étoit un caractère entier, ne doutant de rien et ayant des qualités qui autorisoient son extrême confiance. Ennemi irréconciliable, hardi dans ses projets, d'esprit de suite, opiniâtre dans ses entreprises et communiquant à son frère des sentiments dont l'empreinte pourroit bien lui être restée. »

parmi cette application continuelle, vivement et continuellement les yeux ouverts à se faire des protecteurs, des amis et des créatures avec choix, et très mesurés dans leurs paroles et ne se lâchant jamais dans les entretiens qu'avec grande mesure et grand choix.

Union des deux frères Belle-Isle; leur conduite domestique, leur liaison avec moi. L'aîné commence à pointer et fait avec le Roi l'échange de Belle-Isle.

L'union de ces deux frères ne fit des deux qu'un cœur et une âme, sans la plus légère lacune, et dans la plus parfaite indivisibilité, et tout commun entre eux, biens, secrets, conseils, sans partage ni réserve, même volonté en tout, même autorité domestique sans partage, toute leur vie. Le cadet, moins à portée que l'aîné, ne songea qu'à sa fortune, et s'occupa principalement du domestique et des affaires de la maison, et l'aîné du dehors, mais tout se référa toujours de l'un à l'autre, et tout fut conduit comme par un seul. On ne sauroit ajouter au respect, à l'amitié, aux soins, à l'attachement qu'ils eurent toujours pour leur père, et à la confiance qu'ils eurent pour leur mère, qui trouvèrent enfin leur bonheur par eux[1]. L'aîné, fort sobre; le cadet aimoit à souper et à boire le petit coup, mais sans excès et sans préjudice aux occupations sérieuses auxquelles il avoit toujours l'esprit bandé.

Mme de Lévis, et par sa plus intime famille et personnellement notre amie intime[2], les initia peu à peu avec Mme de Saint-Simon et avec moi; le duc de Charost y contribua aussi. Ils nous cultivèrent fort; j'y trouvai beaucoup de ce qu'on ne trouvoit plus, et ils devinrent enfin nos amis. Ils me furent souvent utiles à m'apprendre bien des choses, et j'eus souvent le plaisir de leur rendre des services. Nous étions sur ce pied-là dans le temps duquel j'écris, et l'amitié entre nous s'est toujours depuis conservée la même. Belle-Isle avoit fait en Flandres connoissance avec le Blanc, qui se tourna en la plus intime amitié et confiance. Le Blanc l'introduisit auprès de l'abbé Dubois, chez lequel il fut bientôt en privance et en apparence de

1. La mère mourut en 1729, et le père en 1738 seulement.
2. Voir ci-dessus p. 72, note 5.

confiance. Il fut bien aussi avec le Garde des sceaux, et peu à peu avec beaucoup d'autres; Monsieur le Duc le prit en grande amitié ; tellement que Belle-Isle profita de cette situation pour réveiller les anciens projets de l'échange de Belle-Isle[1]. Avant de rien proposer là-dessus, il s'étoit assuré de Law par l'abbé Dubois et le Blanc, et du Garde des sceaux par les mêmes. Il pouvoit compter sur Monsieur le Duc et sur le comte de Toulouse, qui fut toujours de ses amis déclarés. Il se saisit de Fagon, qui avoit une autorité dans les finances qui alla toujours en croissant, et qui toute sa vie lui fut totalement dévoué ; il s'assura encore de plusieurs autres. Il pointoit dès lors assez pour attirer les yeux, et il se trouva gens du plus haut parage qui trouvèrent qu'il croissoit trop vite, qui voulurent l'arrêter de bonne heure, et que ses hommages ne purent émousser. Je ne sais par où la vieille cour l'avoit pris en grippe de si bonne heure, et si loin de pouvoir même espérer d'offusquer. Les maréchaux de Villeroy, Villars et Huxelles furent les principaux à le traverser, quoique la maréchale de Villars émoussât quelquefois son mari sur cet éloignement sans cause[2]. Néanmoins l'échange parut utile au Roi, et Belle-Isle fit si bien qu'il se le rendit prodigieusement avantageux. Il eut le comté de Gisors, Vernon, et tous les domaines du Roi qui en dépendent[3], en sorte qu'il eut pour le moins autant de terres que M. de Bouillon en avoit par les comtés d'Évreux et de

1. Pierre d'Échérac a consacré à cet échange le chapitre VI de son livre *La Jeunesse du maréchal de Belle-Isle* (1908), p. 95-117 ; on y trouvera les renseignements les plus précis sur l'opération.

2. On a vu la liaison galante qui avait existé entre la maréchale et le comte de Toulouse, « ami déclaré » de Belle-Isle.

3. Le plus important de ces domaines était celui des Andelys, évalué par la Chambre des comptes à deux cent soixante-huit mille livres ; on y joignait, dans la même province, la châtellenie de Longueville, évaluée près de cent mille livres, qui était un démembrement de l'ancien duché du même nom revenu à la couronne par le décès du dernier duc : voyez le livre de M. d'Échérac, p. 203 et 205.

Beaumont[1], mais avec un revenu beaucoup moindre, parce que les forêts d'Évreux, etc.[2], avoient été données à M. de Bouillon, et que Belle-Isle n'eut pas celles de ce qui lui fut cédé[3] : ce fut pour quelque sorte de compensation qu'on lui donna beaucoup de domaines en Languedoc et de grand revenu[4].

Cet échange ne se conclut pas tout d'une voix des commissaires chargés de le régler. Les difficultés que quelques[-uns] firent arrêtèrent ; le monde cria qu'on lui donnoit de vrais États pour une île comme déserte et inutile au Roi, qui y avoit un gouverneur, un état-major et une garnison. Il ne fallut pas peu de temps, de patience et d'adresse pour vaincre ces difficultés[5]. Une autre s'éleva encore par les mouvements que se donnèrent un grand nombre de gens distingués de la noblesse et de la robe qui relevoient du Roi, et qui se trouvèrent très offensés d'avoir à relever désormais de Belle-Isle[6], qui exerceroit sur eux tous les droits du Roi, et avec une rigueur en

1. Beaumont-le-Roger, sur la Risle, département actuel de l'Eure, chef-lieu d'un ancien comté qui avait appartenu aux rois de Navarre de la maison capétienne d'Évreux.

2. Le mot *forêts* est écrit *forest,* au singulier par inadvertance. Outre la forêt d'Évreux, MM. de Bouillon avaient eu celles de Beaumont et de Breteuil-sur-Iton, qui sont joignantes à la première.

3. Notamment la grande forêt de Lyons, où il n'eut que le bois séparé appelé le Buisson bleu.

4. En Languedoc, M. de Belle-Isle reçut le domaine d'Auvillars, près Montauban, rapportant neuf mille livres, le droit de pesade du diocèse d'Albi (13000 l.) et le droit de leude à Carcassonne (3600 l.). Le domaine de Beaucaire lui avait d'abord été attribué, et des arrêts du conseil d'État rendus en conséquence en mai 1719 (Archives nationales, AD+754, n°s 29 et 37) ; mais, devant la résistance des populations, on lui donna à la place la terre de Savigny, dans le Maine, celle de Lyons, en Normandie, et divers petits domaines en Languedoc (Échérac, p. 106 et 205). Il recevait encore la belle terre de Montoire, au Maine, avec les bois en dépendants.

5. Toutes ces difficultés sont racontées par P. d'Échérac.

6. Cette hostilité se manifesta surtout en Normandie (Échérac, p. 109).

usage entre particuliers en tout genre utile, de chasse et honorifique, qui sont peu perceptibles avec le Roi. Ces nouveaux cris arrêtèrent encore; on trouvoit Belle-Isle bien léger pour être seigneur d'un domaine aussi étendu, aussi brillant, aussi noble, et pour l'exercer en plein sur tant et de tels vassaux. Le détroit[1] fut encore long et difficile à passer. Mais l'adresse des Belle-Isle en vint encore à bout sans le plus léger retranchement ni modification[2].

La chose passée vint au conseil de régence. Les maréchaux, soutenus du duc de Noailles et de Canillac, s'élevèrent; le prince de Conti les appuya. Quoique les contradicteurs fissent le moindre nombre, leur poids arrêta M. le duc d'Orléans: il dit qu'il falloit remettre la décision à une autre fois[3]. Belle-Isle, en homme avisé, ne voulut pas presser l'affaire, pour laisser refroidir les esprits; mais six semaines après, en entrant au conseil de régence, et auparavant averti par Belle-Isle, Monsieur le Duc me donna le mot, et je le donnai tout bas au comte de Toulouse pendant le Conseil. On n'y dit pas un mot de l'affaire. Comme il se levoit, Monsieur le Duc dit à M. le duc d'Orléans, déjà debout, s'il ne vouloit pas finir l'échange de Belle-Isle, et, me regardant, ajouta : « Les commissaires en sont d'avis, presque tout le monde en a été d'avis ici. » Je répondis que ce n'étoit pas la peine de se rasseoir, puisque la chose avoit passé ici déjà à la pluralité. Le comte de Toulouse ajouta : « Mais cela est vrai. » Monsieur le Duc reprit,

1. Au sens de passage difficile, comme dans le tome XXI, p. 139.

2. Il fut question de l'échange dès le mois de septembre (*Dangeau*, p. 386) et un arrêt du Conseil du 27 en décida le principe (Archives nationales, E 2000); il fut confirmé par des lettres patentes du 18 octobre, le contrat ayant été signé chez M. d'Argenson le 2 du même mois. L'arrêt du Conseil du 27 septembre fut imprimé; on en trouvera un exemplaire dans le registre U 362.

3. Les procès-verbaux du conseil de régence, qui deviennent de plus en plus sommaires et insignifiants depuis la suppression des conseils particuliers, ne contiennent aucune mention de l'échange de Belle-Isle.

en regardant en riant[1] M. le duc d'Orléans : « Monsieur, vous voulez aller à l'Opéra, et moi aussi. Il est plus de cinq heures; prononcez donc, et allons-nous-en. » Tout cela se fit debout, à la surprise de tout le monde, sans que les contradicteurs dans l'autre conseil eussent le temps de reprendre leurs esprits, ou osassent se prendre de bec[2] avec Monsieur le Duc et le comte de Toulouse, et croyant peut-être que cela se faisoit de concert avec M. le duc d'Orléans, qui n'en savoit pas un mot, et qui dans sa surprise se laissa entraîner : « Oui, dit-il, il me semble que cela a passé ; » regarda le Conseil tout autour, qui ne souffla pas, puis ordonna à la Vrillière d'écrire sur le registre du Conseil que cela passoit, et de faire expédier l'échange, et s'en alla[3]. Monsieur le Duc et moi en rîmes en sortant du Conseil; j'en avois déjà ri avec le comte de Toulouse. Un jugement si leste ne plut à personne du Conseil, moins encore aux contradicteurs, qui grommelèrent, et dirent que c'étoit une moquerie. Belle-Isle fut aussi bien servi dans la promptitude de l'expédition. Il s'étoit fait des amis au Parlement, qui ne laissa pas de se rendre difficile à l'enregistrement pur et simple; mais il le fit sans trop de délais[4]. La Chambre des comptes fut plus épineuse et plus longue ; mais Belle-Isle à la fin en vint à bout[5]. Toutefois, il

1. Les mots *en riant* sont en interligne.

2. Locution déjà rencontrée dans le tome XXIII, p. 42.

3. Les mots *et s'en alla* ont été ajoutés en interligne.

4. Le Parlement enregistra le 9 janvier 1719 les lettres patentes d'octobre 1718 ratifiant le contrat notarié du 2, qui fut également inséré dans les registres (Archives nationales, X1A 8721, fol. 98 v° à 132). L'arrêt d'enregistrement (X1A 8436, fol. 91-96) fit une observation sur l'importance de la clause qui attribuait à M. de Belle-Isle la nomination aux offices dans les juridictions royales existant dans les terres échangées. Voyez aussi le registre U 362. Dangeau mentionna l'enregistrement au 30 décembre (p. 446) ; mais c'est une erreur, et M. d'Échérac, qui n'a pas recouru au registre original, s'y est laissé prendre.

5. M. d'Échérac a raconté (p. 102 et suivantes) les opérations auxquelles donna lieu l'évaluation, tant de Belle-Isle que des domaines et droits donnés en contre-échange, opérations dont la Chambre des

étoit bien loin d'être au bout de ses peines, malgré cette consommation[1].

Raison de s'être étendu sur les deux frères Belle-Isle.

C'est s'être bien étendu sur deux particuliers alors si peu[2] considérables ; mais ils le devinrent tellement dans leur suite par leurs malheurs et les genres de périls qu'ils coururent, par la manière dont ils en sortirent[3], par les effets prodigieux de la plus singulière fortune, et qui devint enfin la plus haute en tous genres, dont ils ont été les seuls artisans, que j'ai cru devoir bien faire connoître, et de bonne heure, deux hommes si rares, qui, devenus des personnages en France, même en Europe, ont été les plus extraordinaires de leur siècle, de quelque côté qu'on puisse les envisager[4].

Année 1719. Conduite du duc du Maine.

Le duc du Maine, outre l'aîné la Billarderie, lieutenant des gardes du corps, qui l'avoit arrêté, fut conduit et gardé à Doullens par Favancourt, maréchal des logis des mousquetaires gris et qui étoit sous-brigadier de mon temps dans

comptes chargea divers commissaires. Il n'y eut pas moins de cent trente-neuf vacations du 9 février 1719 au 16 mars 1728. Les documents de tout genre qui résultèrent de ces travaux de la Chambre sont conservés aujourd'hui aux Archives nationales sous les cotes P 1502-1507, 1867-1868 et 2077-2083.

1. L'affaire ne fut en effet terminée qu'en 1728, après bien des péripéties : domaines substitués à d'autres, droits concédés d'abord et repris ensuite, compensations fournies, évaluations contradictoires, requêtes d'opposants, etc. Néanmoins, dès le 10 mars 1720, les deux parties décidèrent de prendre chacune possession provisoire des terres échangées, ce qui permit au Régent d'inféoder Belle-Isle à la Compagnie des Indes moyennant une redevance annuelle de cinquante mille livres. Auparavant, un arrêt du conseil d'État du 21 avril 1719, avec lettres patentes en conséquence du 16 mai, enregistrées au parlement de Rouen le 8 juillet, ordonna l'exécution du contrat d'échange, et le tout fut imprimé (Archives nationales, AD†753).

2. *Peu*, oublié, a été remis en interligne.

3. Nous verrons sur la fin des *Mémoires* (tome XIX de 1873, p. 120), les Belle-Isle compromis dans l'affaire du traitant la Jonchère et envoyés à la Bastille.

4. Saint-Simon écrit en 1746, à l'apogée de la fortune du maréchal.

la brigade où j'étois[1] ; il m'avoit toujours vu depuis de temps en temps, et néanmoins il fut chargé de ce triste emploi sans que je le susse, et sans même que j'eusse pensé à personne pour cela. Je n'eus aussi aucun commerce avec lui direct ni indirect pendant tout le temps qu'il le garda, et il fut auprès de lui jusqu'à sa sortie[2]. Quoique gentilhomme de Picardie[3], il étoit fin et désinvolte[4] à merveilles, et s'acquitta si bien de son emploi qu'il satisfit ceux qui l'y avoient mis, et en même temps le duc du Maine, qui a depuis particulièrement protégé sa famille. Au retour de Favancourt, je fus curieux de l'entretenir à fond. Il me conta que la mort étoit peinte sur le visage du duc du Maine pendant tout le voyage depuis Sceaux jusqu'à Doullens ; qu'il ne lui échappa ni plainte, ni discours, ni questions, mais force soupirs. Il ne parla point du tout les premières cinq ou six heures et fort peu le reste du voyage, et dans ce peu presque toujours des choses qui s'offroient aux yeux en passant. A chaque église devant quoi on passoit, il joignoit les mains, s'inclinoit profondément et faisoit force signes de croix, et par-ci, par-là, marmottoit tout bas des prières avec des signes de croix[5]. Jamais il ne nomma personne, ni Mme la duchesse du Maine, ni ses enfants, ni pas un de ses domestiques, ni qui que ce soit. A Doullens il faisoit ou montroit faire de longues prières, se prosternoit souvent, étoit petit[6] et dépendant de Favancourt comme un très jeune écolier devant son maître, avoit trois valets

1. Tout cela a déjà été dit ci-dessus, p. 53.
2. M. du Maine ne quitta Doullens qu'au début de janvier 1720 (suite des *Mémoires*, tome XVI de 1873, p. 427).
3. Les Picards passaient pour assez sots et lourdauds : voyez la *Bibliographie des Mazarinades* par C. Moreau, tome III, n° 3079.
4. Tome X, p. 182.
5. Ci-dessus, p. 53, Saint-Simon a parlé de « marmottages » de prières. Il avait déjà noté dans le tome XXVI, p. 56, la piété très vive du prince, qui écrivit des *Méditations sur le sermon sur la montagne*, publiées en 1883 par l'abbé Mellier.
6. Nous retrouverons ce mot plus loin, p. 174.

avec lui avec qui il s'amusoit, quelques livres, point de quoi écrire; il en demanda fort rarement, et donnoit à lire et à cacheter à Favancourt ce qu'il avoit écrit[1]. Au moindre bruit, au plus léger mouvement extraordinaire, il pâlissoit et se croyoit mort. Il sentoit bien ce qu'il avoit mérité, et jugeoit par lui-même de ce qu'il avoit lieu de craindre d'un prince qu'il avoit pourtant dû avoir reconnu plus d'une fois être si prodigieusement différent de lui. Pendant le voyage et à Doullens il mangea toujours seul[2].

Conduite de Mme du Maine.

Mme la duchesse du Maine, conduite par le cadet la Billarderie[3], aussi lieutenant des gardes du corps, trouva en lui de la complaisance[4]. Elle en abusa et M. le duc d'Orléans le souffrit avec cette débonnaireté si accoutumée. On eût dit, pendant la route, que c'étoit une fille de France qu'une haine sans cause et sans droit traitoit avec la dernière indignité. L'héroïne de roman, farcie des pièces de théâtre qu'elle jouoit elle-même à Sceaux depuis plus de vingt ans, ne parloit que leur langage, où les plus fortes épithètes ne suffisoient pas à son gré à la prétendue justice de ses plaintes. Elles redoublèrent en éclats les plus violents quand, à la troisième journée, elle apprit enfin qu'on la conduisoit à Dijon[5]. Ses projets connus et renversés, l'insolence qu'elle disoit éprouver d'être arrêtée, tous les insupportables accompagnements de sa captivité dont elle n'avoit cessé de se plaindre en furie, ne furent

1. Dans l'Appendice de notre prochain volume, lorsque le prince sera remis en liberté, nous donnerons le texte de quelques lettres qu'il écrivit pendant sa prison.

2. Cette dernière phrase a été ajoutée après coup à la fin du paragraphe.

3. Ici il distingue les deux La Billarderie, puisqu'il a mentionné l'aîné à la page précédente.

4. *Mémoires de Mme de Staal,* tome II, p. 6.

5. Mme de Staal raconte (*Mémoires,* tome II, p. 5) que, quand elle apprit qu'on la conduisait dans le gouvernement de Monsieur le Duc, elle s'écria comme Io :

Aux fureurs de Junon Jupiter m'abandonne.

rien en comparaison de se voir mener dans la forteresse de la capitale du gouvernement de Monsieur le Duc, où il étoit parfaitement le maître. Elle vomit contre lui tout ce que la rage soutenue d'esprit peut imaginer de plus injurieux ; elle oublia qu'elle étoit sœur de Monsieur son père ; elle n'épargna pas leur origine commune et triompha de bien-dire sur l'enfant de treize mois[1]. Elle fit la malade, changea de voiture, s'arrêta à Auxerre et partout où elle put[2], dans l'espérance que Madame la Princesse pourroit obtenir un changement de lieu, peut-être dans celle de faire peur de ses transports. En effet, Madame sa mère importuna tant M. le duc d'Orléans[3], qu'on lui envoya trois femmes de chambre et que Mme de Chambonas[4], sa dame d'honneur, obtint la permission de s'aller enfermer avec elle, puis son médecin et une autre fille à elle[5] ; mais ce fut dans le château de Dijon, sur lequel tout changement fut refusé[6]. Ces égards étoient du bien perdu. M. le duc d'Orléans ne pouvoit l'ignorer ; mais telle étoit sa déplorable foiblesse.

Madame la Princesse obtient quelques adoucissements à Mme du Maine, et à Mme de Chambonas, sa dame d'honneur, de s'aller enfermer avec elle, puis son médecin*.

1. Allusion au procès du comte de Soissons contre la princesse de Condé, dont il a déjà été parlé ci-dessus, p. 25 ; le comte prétendait que le jeune prince de Condé, né posthume, ne pouvait être légitime, puisque son père et sa mère ne s'étaient pas trouvés ensemble depuis le treizième mois avant sa naissance.

2. Voyez ci-dessus, p. 56, note 3, et le général de Piépape, *La Duchesse du Maine*, p. 196-198.

3. Dès le 2 janvier, Madame la Princesse était venue trouver le Régent pour lui demander de permettre à Mme de Chambonas d'aller rejoindre Mme du Maine ; la dame d'honneur avait sollicité elle-même cette faveur. Madame la Princesse retourna encore vers le Régent le 4 (*Dangeau*, p. 447, 449 et 454). Le 9, on envoya à Dijon Mlle Desforges, une de ses femmes de chambre, avec une autre femme de service (*ibidem*, p. 457).

4. Marie-Charlotte de Fontanges d'Auberoque : tome X, p. 99.

5. Ce qui précède, depuis *puis*, a été ajouté en interligne, en même temps qu'a été faite l'addition à la manchette.

6. Voyez l'ouvrage du général de Piépape, p. 203 et suivantes.

* Les trois derniers mots de la manchette ont été ajoutés après coup.

Commotion de la découverte de la conspiration*.

Plusieurs gens, mais de peu, furent successivement arrêtés et mis à la Bastille et à Vincennes[1]. La commotion de la prison de M. et de Mme du Maine fut grande ; elle allongea bien des visages de gens que le lit de justice des Tuileries avoit déjà bien abattus. Le premier président et d'Effiat, qui de concert avoient ourdi tant de trames et tenu si longtemps le Régent dans leurs filets ; le maréchal de Villeroy, qui en lui parlant se figuroit toujours de parler à M. le duc de Chartres du temps de feu Monsieur[2], et qui se persuadoit être le duc de Beaufort de cette régence[3] ; le maréchal de Villars, qui piaffoit[4] en conquérant ; le maréchal d'Huxelles ; tout important dans son lourd silence, tout du Maine, tout premier président, et qui, lié aux autres par ces mêmes liens, se persuadoit être le Mentor de la cabale et en sûreté avec ces personnages ; Tallard, qui avec tout son esprit ne fut jamais que le frère au chapeau[5] du maréchal de Villeroy et le valet des Rohans ; Mme de Ventadour, transie pour son vieil

1. Dangeau écrit le 2 janvier (p. 449) : « On a mis dans le donjon de Vincennes trois hommes qu'on a amenés par la diligence de Lyon. » L'un des trois devait être ce Schlieben, dont parle Madame (*Correspondance*, recueil Brunet, tome II, p. 42 et 47 ; voyez ci-dessus, p. 39). Outre Malezieu, que Saint-Simon n'a pas nommé, on arrêta encore le frère du chef d'escadre la Pailleterie (*Dangeau*, p. 450) et divers autres comparses (Funck-Brentano, *Les Lettres de cachet*, p. 190).

2. Voyez tome XXVI, p. 345-346.

3. Déjà dit plusieurs fois, notamment tome XXX, p. 87.

4. Tomes V, p. 362, XXIX, p. 382, et XXXV, p. 275.

5. « Dans certains ordres, comme les religieux Pénitents du tiers-ordre de Saint-François, on nomme les frères convers *frères servants* ou *frères au chapeau* » (*Dictionnaire de Trévoux*), sans doute parce qu'ils se couvraient la tête d'un chapeau pour sortir, tandis que les profès étaient toujours tête nue ou ne mettaient que le capuchon de leur robe. A plusieurs reprises (tomes XI, p. 54, XII, p. 140, XVIII, p. 14, XXIII, p. 314, et XXXII, p. 77), Saint-Simon a noté la dépendance et la servilité du maréchal de Tallard à l'égard du maréchal de Villeroy, son cousin germain. C'est à cela qu'il fait allusion.

* A la fin de la manchette il a biffé *M^{1} d*, comme s'il avait eu l'intention de la continuer.

galant[1], et bien d'autres en sous-ordre, pas un n'osoit dire un seul mot[2]. Ils évitoient de se rencontrer ; leur frayeur peinte sur leurs mornes visages les déceloit. Ils ne sortoient de chez eux que par nécessité. L'importunité qu'ils recevoient de ce qui alloit les voir[3] se montroit malgré eux. La morgue étoit déposée ; ils étoient devenus polis, caressants ; ils mangeoient dans la main[4], et, par ce changement subit et l'embarras qui le perçoit, ils se trahissoient eux-mêmes.

Conduite du duc de Noailles.

Je ne puis dire de quelle livrée fut le duc de Noailles[5] ; mais il se soutint mieux que les autres, quoique avec un embarras marqué, malgré son masque ordinaire ; il s'aida fort à propos de son enfermerie[6], à laquelle tout le monde étoit accoutumé[7]. S'il étoit ou n'étoit pas de l'intrigue, je n'ai pu le démêler ; mais ce qui fut visible, c'est qu'il fut fort fâché de la découverte. La perte des finances, le triomphe de Law n'avoient pu être compensés par toutes les grâces dont le Régent l'accabla. Il fut outré de plus de n'avoir été de rien sur le lit de justice, ni sur l'arrêt de M. et de Mme du Maine, et je crois qu'il auroit voulu jouir de l'embarras du Régent par quelque succès de la conspiration. D'un autre côté, il étoit trop connu et trop mé-

1. Le maréchal de Villeroy : tomes IX, p. 32, XI, p. 100, etc.

2. D'autres aussi craignirent d'être compromis, notamment le duc de Roquelaure, qui commandait en Languedoc et qui crut devoir se disculper ; le Régent le rassura par une lettre du 17 février (Archives nationales, KK 1325), dont on trouvera le texte dans l'appendice I de notre prochain volume, sous le n° 3.

3. Les mots *les voir* sont en interligne, au-dessus de *chez eux*, biffé.

4. Locution déjà rencontrée dans les tomes XVI, p. 92, et XXIII, p. 285.

5. Comparez cette expression avec celle du tome XXI, p. 31 : « Ils montroient de quelle boutique ils étoient balayeurs. »

6. Tome XXI, p. 94.

7. M. de Noailles avait fermé sa porte pendant quelques jours lorsqu'il avait dû quitter les finances (tome XXXIII, p. 41) ; mais notre auteur n'a pas dit depuis qu'il se tînt à l'écart.

prisé des principaux personnages pour que je me puisse persuader qu'ils lui eussent fait part de leurs secrets.

Nettoté de discours et de procédé du comte de Toulouse.

Le comte de Toulouse[1], toujours le même, vint, aussitôt l'arrêt du duc et de la duchesse du Maine, trouver M. le duc d'Orléans. Il lui dit nettement qu'il regardoit le Roi, le Régent et l'État comme une seule et même chose ; qu'il l'assuroit sans crainte et sans détour qu'on ne le trouveroit jamais en rien de contraire au service et à la fidélité qu'il leur devoit, ni en cabale ni intrigue ; qu'il étoit bien fâché de ce qui arrivoit à son frère, mais duquel il ajouta tout[2] de suite qu'il ne répondoit pas. Le Régent me le redit le jour même, et me parut, avec raison, charmé de cette droiture et de cette franchise. J'ai touché plus haut cette conversation.

Ce coup frappé sur M. et Mme du Maine acheva d'éparpiller cette prétendue noblesse dont ils s'étoient joués et servis avec tant d'art, de succès et de profondeur ; le gros ouvrit enfin les yeux sans que personne en prît la peine ; le petit nombre des confidents, et qui servoient à mener et aveugler les autres, tombèrent dans la consternation et l'effroi. De ce moment, les faux sauniers, qui s'étoient peu à peu mis en troupes, et qui avoient souvent battu celles qu'on leur avoit opposées, mirent partout armes bas, et demandèrent et obtinrent pardon[3]. Cette promptitude mit tout à fait au clair qui les employoit et ce qu'on en prétendoit faire. Je l'avois inutilement dit, il y avoit longtemps, à M. le duc d'Orléans, qui de lui-même m'avoua alors que j'avois eu raison ; mais malheureusement je l'avois trop souvent et trop inutilement avec lui.

Faux-sauniers soumis d'eux-mêmes.

Pendant toute cette commotion, l'affaire du traité contre

1. Saint-Simon va répéter ce qu'il a déjà dit ci-dessus, p. 60, au sujet du comte de Toulouse. S'apercevant de cette redite, il ajoutera à la fin du paragraphe : « J'ai touché plus haut cette conversation. »

2. Avant *tout*, il a biffé *sans detour et*.

3. Voyez le tome XXXV, p. 317-318. Leur soumission se produisit en effet dans le courant de janvier 1719 : *Dangeau*, p. 450.

l'Espagne étoit publique. Stair, Königsegg et l'abbé Dubois avoient pris soin de la répandre dès que la résolution en fut prise, afin qu'il n'y eût plus à en revenir, de forcer le Régent à une prompte déclaration de guerre, et à agir aussitôt après en conséquence. Dubois, qui se servoit toujours de la plume de Fontenelle[1], si connu par son esprit, la pureté de son langage et ses ouvrages académiques, le chargea de la composition du Manifeste qui devoit précéder immédiatement la déclaration de guerre. Avant que le montrer au conseil de régence, M. le duc d'Orléans[2] assembla dans son cabinet Monsieur le Duc, le Garde des sceaux, l'abbé Dubois, le Blanc et moi, pour l'examiner. Je fus surpris de l'ordre qu'il m'en donna après tout ce que je lui avois si fortement représenté contre cette guerre. Monsieur le Duc, si étroitement lié avec le Régent depuis le lit [de] justice, étoit là pour la forme, et Argenson et le Blanc[3] comme les deux acolytes de l'abbé Dubois. Je ne compris donc point ce qui m'y faisoit admettre en cinquième, à moins que Dubois n'eût

Adresse de l'abbé Dubois. Il fait faire par Fontenelle le Manifeste contre l'Espagne ; il est examiné dans un conseil secret au Palais-Royal, passé après en celui de régence, et suivi aussitôt de la publication de la Quadruple alliance imprimée et de la déclaration de guerre contre

1. Bernard le Bouyer de Fontenelle (*Dictionnaire critique* de Jal, col. 588-589), né à Rouen le 11 février 1657, était fils d'une sœur des deux Corneille. De très bonne heure (il fit ses débuts dans le *Mercure* de mai 1677, alors qu'il avait tout juste vingt ans), il s'adonna à la littérature et publia, sans beaucoup de succès, des poésies, des tragédies, des livrets d'opéra ; en même temps, il étudiait les sciences, l'astronomie particulièrement, et composait divers ouvrages, plus de vulgarisation que de science pure, qui le firent admettre à l'Académie des sciences ; il devint en 1699 secrétaire perpétuel de cette compagnie, et occupa cette place pendant quarante-deux ans. Élu à l'Académie française le 2 avril 1691, à la place de Villayer, il célébra en 1741 le cinquantenaire de son admission ; il ne mourut que le 9 janvier 1757, à cent ans moins un mois, et fut inhumé le 10 à Saint-Roch (Bibliothèque nationale, ms. Nouv. acq. franç. 3617, n° 3433). Sur ses qualités d'écrivain, on peut voir l'ouvrage d'Ernest Maindron, l'*Ancienne académie des sciences* (1895), qui a confirmé les éloges qu'on a toujours faits de son style et de son talent.

2. Ces cinq mots sont en interligne, au-dessus d'*il*, biffé.

3. Saint-Simon avait d'abord écrit ici *Dubois* ; il a biffé ce nom pour mettre *le Blanc* en interligne.

l'Espagne. Le tout très mal reçu du public.

voulu orner son triomphe d'un captif qu'il n'osoit et ne pouvoit mépriser, et montrer à son maître qu'il n'étoit point blessé contre ceux qui n'étoient pas de son avis, ou que le Régent, honteux avec moi, m'eût voulu faire cette petite civilité, et peut-être s'appuyer de moi pour adoucir des termes trop forts du Manifeste.

Le Blanc fit posément la lecture de la pièce. On voulut l'interrompre pour y faire quelque changement. Je proposai qu'on l'entendît tout de suite pour en prendre le total et le sens, faire chacun à part soi ses remarques, et à la seconde lecture interrompre et dire ce qu'on jugeroit à propos : cela fut exécuté de la sorte[1]. Cette pièce fut ce qu'elle devoit être, c'est-à-dire masquée, fardée, mais pitoyable jusqu'à montrer la corde, parce que nul art ne pouvoit couvrir le fonds ni produire au public rien de plausible[2] ; du reste, écrite aussi bien qu'il étoit possible, parce que Fontenelle ne pouvoit mal écrire. On raisonna assez ; on conclut peu ; on y fit peu de changements. Ce beau Manifeste fut porté deux jours après au conseil de

1. C'est dans l'après-midi du 25 décembre que fut tenu ce petit conseil ; Dangeau, qui le mentionne (p. 442-443), nomme comme présents Monsieur le Duc, les ducs de Saint-Simon et d'Antin, le Garde des sceaux, Torcy et l'abbé Dubois, ce qui n'est pas tout à fait conforme à ce que dit notre auteur. Dangeau ajoute : « Quand ce conseil fut fini, le Régent retint chez lui Monsieur le Duc et M. le duc de Saint-Simon. » Il est remarquable qu'il ne soit rien dit ici de cette circonstance. Dès le lendemain, notre duc écrivit à l'abbé Dubois (Affaires étrangères, vol. *Espagne* 286, fol. 147), pour lui demander de mentionner dans le Manifeste la mission infructueuse de Louville en 1717, comme devait l'être celle de Nancré. « Je vous demande cela, ajoute-t-il, comme une marque d'amitié de vous à moi ; car ces pièces passent à la postérité. » L'addition demandée fut faite. Dangeau note encore un autre conseil avec Monsieur le Duc, Saint-Simon, Dubois et le Blanc le 28 décembre (p. 443) ; notre auteur a sans doute confondu les deux.

2. Il est curieux de rapprocher cette appréciation défavorable, écrite en 1746, de la dernière phrase de la lettre de 1718 citée dans la note précédente : « Je suis charmé du Manifeste, de l'ordre, de l'historique, de la justesse, d'où résulte l'évidence. » A laquelle des deux époques notre auteur était-il sincère ?

régence ; il y passa tout d'une voix, comme tout ce que le Régent y présentoit[1]. Le public ne fut pas si docile[2]. Il le fut encore moins à la déclaration de la guerre, qui suivit de près le Manifeste contre l'Espagne[3]. Cela ne servit qu'à montrer quelle étoit la disposition de la nation ; mais, comme rien n'étoit organisé, et que ceux qui auroient voulu brouiller se trouvoient étourdis et effrayés du lit de justice des Tuileries et du coup de tonnerre tombé tôt après sur le duc et la duchesse du Maine et sur l'ambassadeur d'Espagne, tout se borna à une fermentation qui ne put faire peur au gouvernement. Le traité de la Quadruple alliance fut imprimé bientôt après, qui ne trouva point d'approbateurs[4]. L'Angleterre déclara en même temps

1. Dangeau écrit le 3 janvier dans son *Journal*, p. 450 : « Il y eut l'après-dînée un conseil de régence extraordinaire où on lut un manifeste qu'on va faire imprimer pour faire connoître les raisons qui portent à déclarer la guerre au roi d'Espagne. » Cette pièce fut imprimée en une plaquette in-4° de vingt-deux pages ; il en existe de nombreux exemplaires, notamment à la Bibliothèque nationale, Lb[38]140, et aux Archives nationales, carton K 1332, n° 28 ; la *Gazette de Rotterdam* reproduisit le manifeste en entier dans ses numéros 6 à 9 de 1719 ; une traduction en espagnol s'en trouve aux Affaires étrangères, vol. *Espagne* 286 ; voyez le *Mercure* de janvier, p. 78 et suivantes.

2. Il semble que ce document fit peu de bruit : si Dangeau en mentionne l'apparition (p. 456), Buvat ni Barbier n'en parlent pas, non plus que les correspondants de la marquise de Balleroy. Madame dit seulement le 17 janvier (*Correspondance*, recueil Brunet, tome II, p. 53) : « Le Manifeste n'est pas mal écrit ; notre petit prestolet (Dubois) n'écrit pas mal quand il veut ; il a composé ce document, et mon fils l'a corrigé. »

3. Ordonnance du 9 janvier, publiée le même jour et imprimée : *Dangeau*, p. 456 ; *Journal de Barbier*, p. 29 ; *Gazette*, p. 24 ; Archives nationales, registre U 362. Un projet de cette déclaration écrit par Dubois est aux Affaires étrangères, vol. *Espagne* 275. Dans le volume 286 du même fonds, fol. 235, il y a une lettre du maréchal de Villeroy au Régent, du 8 janvier, pour l'engager à faire la guerre à l'Espagne, afin d'arriver à une paix avantageuse, mais sans aigreur.

4. *Dangeau*, p. 456, en mentionnant cette publication, fait remarquer que le traité n'existait encore qu'entre l'Empereur, l'Angleterre et la France.

Pièces répandues contre le Régent sous le faux nom du roi d'Espagne, très foiblement tancées par le Parlement.

la guerre à l'Espagne[1], et la Hollande ne tarda pas à accéder à la Quadruple alliance[2], c'est-à-dire de la France, l'Empereur, l'Angleterre et la Hollande. Il ne laissa pas de paroître une lettre du roi d'Espagne, fabriquée à Paris, très offensante pour M. le duc d'Orléans, et qui tout aussitôt se trouva fort répandue à Paris et dans les provinces, tandis que le roi l'Espagne ignoroit ce que c'étoit, ainsi que toute l'Espagne[3]. Elle fut incontinent après suivie d'une autre pièce, faite dans quelque grenier de Paris, pour essayer d'exciter des troubles à l'occasion de la guerre contre l'Espagne, de l'indisposition générale contre l'administration des finances, et des partis pour et contre la Constitution, où les mœurs et la conduite du Régent n'étoient pas épargnées[4]. Elle portoit le faux nom de « Déclaration du roi Catholique du 25 décembre 1718[5] ». Le Parlement,

1. « Le 28 [décembre 1718], la publication de la déclaration de guerre contre l'Espagne se fit avec un grand appareil devant le palais de Saint-James, à Charing-Cross, à la Barre du Temple et dans la Bourse. Les hérauts, revêtus de leurs cottes d'armes, et plusieurs officiers étoient accompagnés de la première compagnie des gardes du corps..... La déclaration contient toutes les raisons que le roi a de déclarer la guerre à l'Espagne..... Les deux chambres reçurent des messages pour leur donner part de cette déclaration, et elles en ont remercié le roi par des adresses... » (*Gazette* de 1719, p. 10-11, correspondance de Londres).

2. C'est une erreur; nous avons dit dans le tome XXXIV, p. 268, note 2, que ce fut seulement le 15 décembre 1719 que les Provinces-Unies signèrent le traité; voyez *Dangeau*, tome XVIII, p. 189.

3. Saint-Simon prend cela dans le *Journal de Dangeau*, qui disait le 8 janvier (p. 456) : « Il paroît une lettre du roi d'Espagne, imprimée, qui est, à ce qu'on dit, très offensante pour M. le Régent. Il y a bien des gens qui prétendent que cette lettre n'a pas été faite en Espagne et qu'elle a été faite ici. M. le duc d'Orléans n'est pas nommé dans la lettre; mais il est désigné. » Nous ne connaissons pas cette pièce, qui n'est indiquée dans aucun recueil bibliographique; Dangeau n'a-t-il pas fait confusion avec la suivante ou avec une des quatre pièces dont il va être parlé plus loin, p. 111 et suivantes, et qui en effet firent leur apparition au début de janvier.

4. Le manuscrit porte *épargnés*, au masculin pluriel.

5. Cette « Déclaration » est devenue rare par suite de sa suppression

qui se souvenoit amèrement du dernier lit de justice, et qui en même temps en trembloit encore, n'osa demeurer dans le silence sur ce second libelle, comme il avoit fait sur le premier, mais aussi se contenta-t-il de supprimer comme séditieux et faux une pièce qui méritoit les plus grandes rigueurs de la justice[1]. M. le duc d'Orléans méprisa également la pièce et le jugement du Parlement; aussi ne fit-elle aucune fortune.

Il y eut un grand incendie à Lunéville. Le duc de Lorraine y avoit bâti un beau et grand château qu'il avoit bien meublé et fort orné[2]. Presque tout le château et tous les meubles furent brûlés[3].

Incendie du château de Lunéville.

par le Parlement; il en existe un exemplaire à la Bibliothèque nationale mentionné dans le *Catalogue des imprimés* (in-4°), tome II, p. 332, et un autre au Dépôt des affaires étrangères, vol. *Espagne* 275.

1. L'arrêt est du 16 janvier et fut imprimé : Archives nationales, X^{1A} 8436, fol. 110, et U 362; voyez la *Gazette*, p. 36, et *Dangeau*, p. 461-462. Dans le procès-verbal du conseil de régence du 9 janvier (Bibliothèque nationale, ms. Franç. 23670, fol. 148 v°), la Vrillière écrivit : « M. l'abbé Dubois... a lu un libelle ayant pour titre : *Déclaration faite par le roi Catholique le 25 décembre 1718*, laquelle a été envoyée à plusieurs personnes dans des paquets cachetés, et, ayant été mis en délibération ce que l'on feroit en cette occasion, il a été décidé qu'on se contenteroit d'en défendre la lecture et la publication, à titre de libelle, par une simple ordonnance dont l'exécution seroit renvoyée aux intendants et officiers de police. » On décida ensuite de faire agir le Parlement; d'autres cours de provinces imitèrent celui de Paris.

2. Le duc de Lorraine avait beaucoup augmenté et orné ce château depuis que, en 1702, il avait quitté Nancy pour venir s'installer à Lunéville (notre tome X, p. 383). A. Joly a écrit l'histoire du château de Lunéville, en 1859.

3. C'est dans la nuit du 3 janvier que l'incendie se déclara; il prit aussitôt de très vastes proportions; la duchesse de Lorraine et ses enfants se sauvèrent à grand'peine, en chemise, et les dégâts furent évalués à plusieurs millions : *Dangeau*, p. 456; *Mercure* de janvier, p. 195; *Correspondance de Madame*, recueil Brunet, tome II, p. 50, 57, 59, 63, et recueil Jæglé, tome III, p. 2-3 et 6-7; les *Correspondants de Balleroy*, tome II, p. 6-7; *Lettres de la duchesse de Lorraine à la marquise d'Aulède*, p. 104. Le duc Léopold revint habiter Nancy; plus tard le roi Stanislas reconstruisit le château, sur les plans de Boffrand.

Conspiration contre le Czar découverte.

Le Czar découvrit une grande conspiration contre lui et contre toute sa famille. Il y eut force personnes arrêtées, quelques-unes punies de mort, plusieurs reléguées en Sibérie[1], d'autres confinées en diverses prisons[2].

Le roi de Suède tué. Prétendants à cette couronne, qui redevient élective, et la sœur du feu roi élue reine avec peu de pouvoir, qui obtient après l'association au trône du prince de Hesse,

Charles XII, roi de Suède, de la maison palatine[3], dont les exploits et les merveilles avoient étonné et effrayé l'Europe et ruiné radicalement ses États, fut tué la nuit du 11 au 12 décembre devant Frederikshald en Norvège[4], appartenant au roi de Danemark, dont il faisoit opiniâtrément le siège à la tête de dix-huit à vingt mille hommes[5]. Il étoit allé la nuit aux travaux avec un aide de camp et un page pour toute suite, et regardant, au clair de la lune, entre deux gabions, un boulet perdu lui fracassa le menton et l'épaule, et le tua roide. Il n'avoit que trente-sept ans et n'avoit point été marié. Ce funeste accident enleva un héros à l'Europe, et à la Suède un fléau[6]. Le roi son père[7]

1. Saint-Simon écrit *Sibéries*.

2. Notre auteur prend sans doute la mention de cette conspiration dans une gazette étrangère ; car Dangeau n'en dit rien et notre *Gazette* n'y fait qu'une vague allusion, p. 41 ; un correspondant de Balleroy en note la nouvelle (tome II, p. 6).

3. La maison palatine des Deux-Ponts.

4. Ville de Norvège, au sud-est de Christiania, sur la frontière suédoise ; Saint-Simon écrit *Fridericshall*. Sur cette mort, voyez le *Journal de Dangeau*, p. 454, 455, 458, la *Gazette*, p. 27, le *Mercure* de janvier, p. 198-201, l'*Histoire de Charles XII* par Voltaire, et les *Mémoires du maréchal de Villars*, tome IV, p. 124-125.

5. Le manuscrit porte *18 à 2000 ho^{es}*, ce qui a fait supposer aux précédents éditeurs que l'armée suédoise ne comptait que dix-huit cents ou deux mille hommes. On voit par une correspondance de Hambourg du 23 décembre (*Gazette* de 1719, p. 3) que le principal corps suédois comptait de quinze à seize mille hommes et que le prince de Hesse en commandait un autre de cavalerie. Notre auteur a oublié un zéro.

6. Un correspondant de Mme de Balleroy lui écrivait (p. 11) : « La mort du Suédois est un furieux coup de sifflet pour faire changer la décoration. » On trouvera ci-après aux Additions et Corrections l'extrait d'une lettre d'Amelot au cardinal Gualterio, qui exprime la même idée en style plus diplomatique.

7. Charles XI : tome IV, p. 127.

en avoit été un obscur, qui avoit désolé son royaume, ruiné les lois, abattu le sénat, anéanti l'ancienne noblesse avec tout l'artifice et l'acharnement des tyrans les plus détestés. Aussi mourut-il jeune et empoisonné dans de longues et de cruelles douleurs[1]. La fin du roi son fils parut aux Suédois une autre délivrance, dont ils surent profiter pour se relever de leur dégradation domestique, en attendant que les années et la suite des temps d'un gouvernement plus sage pût relever les affaires du dehors, qui pour le présent paroissoient sans ressource. Ils commencèrent par se remettre en possession de leur droit d'élire leurs rois, qu'ils avoient perdu d'effet, il y avoit près d'un siècle, et depuis par une renonciation expresse que le père du roi qui venoit de mourir leur avoit extorquée. Charles XII, unique mâle de sa branche, avoit eu deux sœurs. L'aînée, qui étoit morte veuve du duc d'Holstein, tué en une des premières batailles du roi de Suède[2], avoit laissé des enfants, dont l'aîné, duc d'Holstein[3], étoit au siège de Frederikshald. Ulrique, l'autre sœur, avoit épousé le fils du landgrave de Hesse[4], qui étoit aussi à ce siége. C'est le même qui servit longtemps dans les troupes de Hollande, qui fit contre la France toute la guerre qui a fini par la paix d'Utrecht, qui perdit en Italie un grand combat contre Médavy quelques jours après la bataille de Turin, et qui commandoit l'armée que le maréchal de Tallard battit à Spire[5]. Cette mort du roi de Suède combla la grandeur naissante de la Russie. Le duc d'Holstein,

son époux, mais avec force entraves contre l'hérédité et le pouvoir. [*Add. S^t^S. 1564*]

1. Il a déjà raconté tout cela : tome IV, p. 128-130.
2. Hedwige-Sophie, morte en 1709 (notre tome XVII, p. 17), veuve de Frédéric II, duc de Holstein-Gottorp, tué à la bataille de Kliszow en 1702 (tome X, p. 245).
3. Charles-Frédéric : tome XVII, p. 18.
4. Ulrique-Éléonore (*ibidem*), mariée à Frédéric, prince héréditaire de Hesse-Cassel (tome XI, p. 300), fils du landgrave Charles (tome II, p. 166).
5. Tomes XI, p. 300-306, et XIV, p. 81-82.

comme fils de la sœur aînée, prétendoit succéder à la couronne de Suède ; le prince de Hesse aussi, comme mari de l'unique sœur vivante. Tous deux avoient leur parti ; mais la jeunesse du duc d'Holstein et la mort de sa mère lui portèrent un grand préjudice, peut-être encore plus l'ancienne haine des deux couronnes du Nord. Il étoit de même maison que le roi de Danemark, mais de deux branches presque toujours brouillées sur l'administration des États qu'elles avoient en commun. Cette source de division entre elles ne put rassurer les Suédois, dont l'armée voulut proclamer le prince de Hesse. Il brusqua sur-le-champ une trêve avec les Danois, et se rendit au plus vite à Stockholm, où peu de jours après l'élection fut rétablie, et la princesse Ulrique élue reine, sans faire mention du prince de Hesse son époux[1]. En même temps le pouvoir de la reine fut tellement limité qu'il ne lui en resta que l'ombre. Tout l'exercice et l'autorité en fut transmis au sénat et aux quatre ordres des États généraux de la nation plus entièrement et avec beaucoup plus de précautions qu'autrefois. Il est vrai, pour le dire ici tout de suite, qu'ils accordèrent quelque temps après aux prières de leur reine de lui associer son époux ; mais ils ne le firent qu'avec les mêmes précautions contre son autorité et contre la succession. et ils se sont depuis si bien soutenus dans cette sage jalousie, qu'il n'est roi de Pologne ni doge plus entravé qu'il l'est demeuré.

Baron Gœrtz est décapité et le baron

Trois mois après l'élection de la reine de Suède, le baron de Gœrtz, dont il a été assez parlé ci-devant sur les affaires étrangères[2], paya chèrement l'entière confiance

1. *Gazette*, p. 76, 88-89, 100, 136, 159, 170-171 et 182-183 ; *Dangeau*, p. 473. Le Régent adressa, le 10 mai, à la nouvelle reine une lettre de félicitations, en même temps que de condoléances pour la mort de son frère (Archives nationales, KK 1325 ; voyez l'appendice I de notre prochain volume, n° 9).

2. Tomes XXX, p. 261, 279, 342-351, XXXI, p. 94-96, 115, 119 120, 122, etc.

que le roi de Suède avoit en lui depuis plusieurs années. La haine que la ruine de la Suède y avoit allumée contre le gouvernement du feu roi de Suède tomba sur son principal ministre, dont la fortune, les biens, les hauteurs avoient excité l'envie. Il fut accusé de malversations bien ou mal fondées; il fut arrêté; son procès lui fut fait, et il eut la tête coupée [1], et le baron Van der [Nath [2]], impliqué dans la même affaire, fut condamné et mis en prison perpétuelle.

Van der Nath mis en prison perpétuelle.

M. le duc d'Orléans, qui avoit fait entrer depuis quelque temps M. le duc de Chartres au conseil de régence et au conseil de guerre [3] sans voix [4], la lui donna [5]. Il parut qu'il s'en repentit, en l'entendant opiner, bien des fois. Saint-Nectaire [6] fut nommé ambassadeur en Angleterre [7]

M. le duc de Chartres a voix au conseil de régence, où il entroit depuis quelque temps.

1. La sentence fut exécutée le 2 mars 1719 après un procés rapidement mené (*Gazette*, p. 171; *Mercure* de février, p. 175, et d'avril, p. 171-173; *Dangeau*, tomes XVII, p. 455, et XVIII, p. 21). On trouvera dans le *Recueil des instructions aux ambassadeurs de France en Suède*, p. 490-496, un exposé des motifs qui décidèrent la condamnation et un récit de l'exécution, envoyés en France par le secrétaire de l'ambassade.

2. Saint-Simon a oublié la fin de ce nom en passant de la page 2377 de son manuscrit à la page 2378; il prend à Dangeau la mention de ce complice, qui est appelé « le comte de Natte » dans le document diplomatique indiqué ci-dessus, et en note « Von Dernath ».

3. Les cinq derniers mots ont été ajoutés en interligne.

4. Tome XXXIII, p. 51.

5. *Dangeau*, p. 461, 15 janvier. Il y eut des lettres patentes en forme de déclaration, portant dispense d'âge pour le prince et datées du 10 janvier, qui furent enregistrées le 24 au Parlement (reg. U 362).

6. Henri, marquis de Saint-Nectaire ou Senneterre : tome XIII, p. 99.

7. En 1714, M. d'Alègre avait été choisi pour cette ambassade (notre tome XXV, p. 147-148); mais il n'y alla point, et les missions données par le Régent à d'Iberville d'abord (tome XXIX, p. 290), puis à l'abbé Dubois, avaient empêché de nommer un titulaire. M. de Senneterre fut désigné dès le mois de décembre 1718; mais il ne partit en réalité qu'en juin suivant (*Dangeau*, tomes XVII, p. 425 et 458, et XVIII, p. 18, 48 et 60).

Saint-Nectaire ambassadeur en Angleterre; rareté de son instruction et de celles des autres ministres de France au dehors.

et pressé de se rendre à Hanovre, où étoit le roi Georges[1]. Quand il demanda ses instructions, l'abbé Dubois lui répondit sans détour de n'en point attendre de lui, mais de les prendre des ministres du roi Georges, et d'être bien exact à s'y conformer[2]. Ainsi les Anglois nous gouvernoient sans voile, et par l'abbé Dubois le Régent leur étoit aveuglément soumis. En Hollande, Morville avoit le même ordre. Tous deux s'y conformèrent très exactement; les autres ministres au dehors eurent les mêmes ordres[3].

Maligne plaisanterie du duc de Lauzun fait, cinq ans après, le vieux Broglio maréchal de France. [*Add. St-S. 1565*]

Broglio, qui n'avoit pas servi depuis la défaite du maréchal de Créquy à Consarbrück[4], et que le crédit de Bâville, son beau-frère, avoit fait lieutenant général et commandant en Languedoc[5] pour y être, lui-même Bâville[6], le maître absolu et sans contradiction, comme il le fut bien des années, s'avisa de demander, sur les bruits de guerre, le bâton de maréchal de France à M. le duc d'Orléans, sous le beau prétexte qu'il étoit le plus ancien lieutenant général. Le Régent se mit à rire, et lui dit que M. de Lauzun l'étoit avant lui[7]. Une plaisanterie de M. de Lauzun avoit donné lieu à cette demande, qui fut alors très justement et très unanimement moquée, mais qui, toute ridicule qu'elle fut[8], eut son effet dans la suite. La

1. Le roi Georges ne quitta Londres pour aller à Hanovre que le 22 mai et resta en Allemagne jusqu'à la fin de novembre (*Gazette*, p. 273 et 596).

2. Assertion erronée; car, avant le départ de M. de Senneterre, l'abbé Dubois lui remit un mémoire en forme d'instructions dont la minute est conservée aux Dépôt des affaires étrangères, fonds *Angleterre*, correspondance politique, vol. 323.

3. Comparer ceci avec le passage de notre tome XXXIV, p. 238, qui est pris textuellement des Mémoires de Torcy.

4. Le 11 août 1675.

5. Cela a déjà été dit lors de cette nomination en 1703 : tome XI, p. 80.

6. Les mots *luy mesme Basville* ont été ajoutés en interligne.

7. *Dangeau*, p. 458, 13 janvier, avec l'Addition indiquée ci-contre.

8. Ce verbe est bien à l'indicatif dans le manuscrit.

guerre donna lieu à des bruits d'une promotion de maréchaux de France, parce que le duc de Berwick étoit le seul d'entre ceux qui l'étoient, en état de servir. Le monde en nomma à son gré de toutes les sortes et plusieurs fort étranges. Cela donna lieu au duc de Lauzun, toujours prêt aux malices, de les désarçonner tous par un sarcasme, bien plus dangereux en ces occasions-là que les plus mauvais offices. Il alla donc trouver le Régent, et, de ce ton bas, modeste et doux qu'il avoit si bien fait sien, il lui représenta qu'au cas qu'il y eût une promotion de maréchaux de France comme le vouloit le public, et qu'il en fît d'inutiles, de vouloir bien se souvenir qu'il étoit depuis bien des années le premier des lieutenants généraux[1]. M. le duc d'Orléans, qui étoit l'homme du monde qui sentoit le mieux le sel et la malignité, se mit à éclater de rire, et lui promit que, au cas qu'il exposoit, il ne seroit pas oublié. Il en fit après le conte à tout le monde, dont les prétendus candidats se trouvèrent bien fâchés, et Broglio affublé de tout le ridicule que M. de Lauzun avoit prétendu donner. Mais le rare est que ce qui lui attira la dérision publique alors le fit maréchal de France cinq ans après; il est vrai que la dérision fut pareille; mais il le fut.

En Languedoc, où le crédit et l'intérêt de Bâville l'avoit mis et soutenu après une longue oisiveté, on étoit fort las de lui. Le mépris s'y joignit; les sottises qu'il fit au passage du prince royal de Danemark le pensèrent perdre, comme on l'a vu en son lieu[2]. Enfin, le crédit de la jadis belle duchesse de Roquelaure, et l'embarras que faire de son mari après sa triste déconfiture des lignes de Flandres, avoient fait rappeler Broglio et mettre Roquelaure en Languedoc[3]. De retour à Paris, il y languit dans l'obscurité et arriva à une longue et saine vieillesse, lors-

1. Sa promotion remontait à 1670.
2. Tome XVII, p. 23.
3. En 1705-1706 : tome XIII, p. 79-81 et 301.

que son second fils, qui fut depuis maréchal de France et bien pis encore[1], se trouva assez à portée de Monsieur le Duc, premier ministre, et de ce qui le gouvernoit, pour faire valoir la primauté de lieutenant général de son père, et leur faire accroire que c'étoit obliger tous les officiers généraux que le faire maréchal de France[2].

Par cette qualité, Broglio vouloit comme que ce fût illustrer sa famille dans l'avenir, laquelle, en effet, en avoit grand besoin, tandis que son frère aîné[3], pétri d'envie et de haine, déploroit, disoit-il, cette sottise et un ridicule dont son pauvre père se seroit bien passé. En effet, il fut complet de tous points, et, pour qu'il n'y en manquât aucun, il fut remarqué que la Feuillade, qui avoit très peu servi avant Turin et point du tout depuis, et le duc de Gramont[4], qui furent tous deux maréchaux de France en la même promotion, n'étoient entrés tous deux dans le service qu'au siége de Philipsbourg, fait par Monseigneur en 1688, c'est-à-dire treize ans complets depuis que Broglio l'eut quitté, c'est-à-dire cessa d'être employé, n'étant que maréchal de camp.

Officiers généraux et particuliers nommés pour l'armée du maréchal de Berwick. M. le

Beaucoup de régiments, de gens distingués et plusieurs officiers généraux eurent ordre de se rendre à Bayonne[5] pour y servir contre l'Espagne sous Berwick[6], à qui le roi d'Espagne ne le pardonna jamais. M. le prince de Conti obtint d'être fait lieutenant général, de servir dans l'armée du duc de Berwick et d'y commander la cavale-

1. François-Marie, comte et maréchal de Broglie, duc en 1742 : tome XIII, p. 132.

2. En 1724. En parlant une première fois de cette promotion dans le tome XV, p. 277, notre auteur avait dit que M. de Broglie devint maréchal de France « par la raison que le Roule est devenu faubourg de Paris », c'est-à-dire, par la force des choses et du temps.

3. Charles-Guillaume, marquis de Broglie, gendre du ministre Voysin.

4. Antoine V, duc de Guiche, puis de Gramont.

5. *Dangeau*, p. 457, 10 janvier.

6. Les deux mots *sous Berwick* ont été ajoutés en interligne.

rie[1]. Il s'y montra étrangement dissemblable à Monsieur son père et au sang de Bourbon, jusque-là que toutes les troupes, jusqu'aux soldats, n'en purent retenir leur scandale. Sa conduite d'ailleurs ne répara rien, et jusqu'à beaucoup d'esprit qu'il avoit lui tourna à malheur[2]. Il eut cent cinquante mille livres de gratification et beaucoup de vaisselle d'argent en présent[3]. Il se fit encore payer ses postes, qu'il courut avec une petite partie de sa suite aux dépens du Roi, tant en allant qu'en revenant. Ce n'est pas que le Roi n'eût acheté et payé pour lui gouvernement et régiment, et qu'il ne se fût fait lourdement partager d'actions de la banque de Law qui ne lui coûtèrent rien. On rit un peu de l'invention de se faire payer les postes, et de la dispute là-dessus, qui retarda son départ de dix ou douze jours[4]. A la fin son opiniâtreté l'emporta. Gouvernements[5] et régiments achetés par le Roi pour les princes du sang, les appointements de ces gouvernements

prince de Conti obtient d'y servir de lieutenant général et de commandant de la cavalerie, et de monstrueuses gratifications.

Prodigalités immenses aux princes et princesses

1. *Dangeau*, p. 463, 18 et 19 janvier; *les Correspondants de Balleroy*, tome II, p. 19.

2. Il eut avec le maréchal certaines difficultés, dont il crut devoir se plaindre au Régent, qui d'ailleurs lui donna tort et le morigéna assez vertement à ce sujet, et finit même par lui conseiller de revenir à la cour dès le milieu d'août, sous le prétexte que la campagne ne comporterait plus d'actions intéressantes : voyez dans le registre KK 1325 des Archives nationales les lettres des 29 juillet, 12 et 17 août, dont nous donnerons le texte dans l'appendice I de notre prochain volume, sous les nos 12, 18 et 19, et aussi une lettre du prince au Régent du 20 juillet, aux Affaires étrangères, vol. *France* 1237, fol. 256.

3. *Journal de Dangeau*, tomes XVII, p. 476 et 477, et XVIII, p. 25. M. de Caumartin de Boissy raconta à Mme de Balleroy (p. 33) que le maréchal de Berwick, peu flatté d'avoir le prince dans son armée, lui adressa une lettre impertinente, dans l'espérance de le mécontenter assez pour qu'il restât à Paris; mais l'affaire fut raccommodée peu après par une nouvelle lettre cérémonieuse du maréchal (*Dangeau*, tome XVIII, p. 20, 23 mars).

4. Dangeau ne parle pas de cette circonstance; mais le prince ne partit que le 9 mai (*Journal*, p. 35, 43 et 44).

5. Ce qui va suivre est la reproduction exacte de l'Addition indiquée ici.

du sang, excepté aux enfants du Régent. [Add. St-S. 1566]

triplés pour eux, pensions énormes et gratifications pareilles, sans nombre et sans mesure ; des monts d'or au Mississipi, dont tout le fonds donné et payé par le Roi ; les princesses du sang, femmes et filles, traitées pareillement, excepté les seuls enfants de M. le duc d'Orléans, Madame, et Madame sa femme, laquelle pourtant sur la fin en tira quelque parti, mais pour elle seule. Un mois ou six semaines après cette rafle de M. le prince de Conti, Mlle de Charolois[1] eut une augmentation de pension de quarante mille livres, et Mme de Bourbon, sa sœur, religieuse à Fontevrault[2], une de dix mille francs[3].

Prodigalités au Grand Prieur ; il veut inutilement entrer au conseil de régence ; mais ce fut quelque temps après être revenu d'exil, et cela avoit été oublié ici en son temps.

Le Grand Prieur, pour qui M. le duc d'Orléans avoit un foible, même un respect fort singulier, comme l'impie et le débauché le plus constant et le plus insigne qu'il eût jamais vu[4], après la tolérance de plusieurs entreprises de prince du sang, qui furent enfin tout à fait arrêtées[5], fut au moins traité en prince du sang quant aux libéralités[6]. J'ai oublié de dire qu'environ un an ou quinze mois après son retour, il voulut entrer au conseil de régence[7], et j'eus vent que M. le duc d'Orléans y consentoit. Je lui en parlai, et son embarras me montra que l'avis que j'avois eu étoit bon. Je lui remontrai l'infamie d'admettre au conseil de régence un homme sans mœurs, sans honneur, sans principe, sans religion, qui depuis trente ans ne

1. Louise-Anne de Bourbon-Condé.

2. Marie-Anne-Gabrielle-Éléonore de Bourbon-Condé : tome XVII, p. 277.

3. Dangeau annonce ces deux grâces le mercredi des cendres 22 février (tome XVII, p. 481). Le brevet pour Mme de Bourbon est dans le registre O[1]63, fol. 9, et daté du 7 janvier.

4. Déjà dit dans nos tomes XXX, p. 68, XXXI, p. 77, et XXXIII, p. 137.

5. Racontées dans nos tomes XXXI, p. 77-78, et XXXIII, p. 137.

6. Nous le verrons bientôt obtenir un don sur les loteries : ci-après, p. 134.

7. Saint-Simon a au contraire déjà raconté cela en 1716 : tome XXX, p. 68-71, mais avec moins de détails et d'une façon un peu différente.

s'étoit couché qu'ivre, qui ne voyoit que des brigands, des débauchés comme lui, des gens sans aveu et sans nom; un homme déshonoré sur le courage et le pillage, qui avoit volé son frère[1], et capable de prendre dans les poches; enfin un homme que ses infamies avoient tenu exilé une partie de sa vie, et nouvellement les dix dernières années du feu Roi[2]. M. le duc d'Orléans ne put disconvenir de pas un de ces articles, y ajouta même, voulut tourner la chose en plaisanterie, puis me dit que je prenois l'alarme chaude, parce que le Grand Prieur voudroit me précéder au Conseil. Je lui répondis que le Grand Prieur étoit bien assez insolent pour le prétendre, et lui Régent assez foible pour le souffrir, mais, comme que ce fût, qu'il pouvoit s'assurer que ni moi, ni pas un autre duc ne céderions au Grand Prieur. Le Régent, au lieu de se fâcher, se remit à plaisanter, mais en évitant toujours d'articuler rien de certain. L'objet de cette façon de répondre étoit premièrement de ne se point engager contre ce qu'il vouloit faire, puis de me donner à croire que ce qu'il me[3] répondoit n'étoit que pour se divertir à m'impatienter, comme il lui arrivoit quelquefois; mais je le connoissois trop pour m'y méprendre. Je sentis que le parti étoit pris, mais que l'embarras de l'exécution la différoit. Je profitai du temps et tout de suite j'informai de cette conversation et de ce que je pressentois les maréchaux de Villeroy, Harcourt et Villars, et d'Antin, parce que ces deux derniers venoient rapporter à la Régence les affaires de leurs conseils. Je n'eus pas de peine à les exciter. Nous convînmes qu'ils parleroient tous quatre séparément au Régent en même sens que j'avois fait, et qu'ils finiroient par lui déclarer que, dans le moment que le Grand Prieur entreroit dans le cabinet du Conseil pour y prendre place,

1. Tome VI, p. 196-197.
2. Après sa libération de Suisse, le Grand Prieur avait été exilé à Lyon : tomes XXII, p. 168, et XXIII, p. 86-87.
3. Avant *me*, Saint-Simon a biffé *en faisoit*.

nous en sortirions tous, et lui remettrions les nôtres[1]. Ils exécutèrent très bien et très fortement ce qui avoit été résolu, et mirent le Régent dans le plus grand embarras du monde. Je vins après eux et lui demandai de leurs nouvelles. Je vis un homme rouge bien plus qu'à son ordinaire, empêtré, et qui n'avoit plus envie de plaisanter. J'avois su[2] du maréchal de Villeroy qu'il l'avoit bourré[3] et imposé[4], des deux autres maréchaux qu'ils l'avoient extrêmement embarrassé, et de tous les quatre que la déclaration de leur retraite l'avoit mis aux abois; qu'il avoit tâché de leur persuader qu'ils prenoient l'alarme mal à propos; leur avoit fait tout plein de caresses, assuré qu'il n'étoit point question de cela, mais sans jamais leur dire que cela ne seroit point. Chacun lui répéta sa protestation de retraite, si cela arrivoit jamais, pour le lui mieux inculquer. Le Régent[5] me dit que ces Messieurs lui avoient parlé fort vivement; puis me donna du même verbiage dont il les avoit servis[6], sans me parler de la retraite. Je lui répondis froidement qu'il devoit savoir maintenant dans quelle estime le Grand Prieur étoit dans le monde, quand il l'auroit pu ignorer auparavant, depuis ce que ces Messieurs lui en avoient dit; qu'il me taisoit le plus important de leur conversation, quoiqu'il pût bien juger que je ne l'ignorois pas; que c'étoit maintenant à lui à peser le mérite du Grand Prieur contre celui du maréchal d'Harcourt si universellement reconnu, contre ses emplois et ceux du maréchal de Villeroy pendant toute sa vie, contre ceux du maréchal de Villars, tous trois si magnifiquement trai-

1. Nos places. — 2. *J'avois sçcu* corrige *je sçeus*.
3. Nous avons déjà rencontré l'expression *bourrer quelqu'un* dans le tome XXVII, p. 238.
4. Notre auteur a déjà remarqué que le maréchal de Villeroy en imposait toujours au Régent par une vieille habitude : tomes XXXI, p. 143, XXXIII, p. 145, et ci-dessus, p. 86.
5. Les mots *Le Régent* ont été ajoutés sur la marge à la fin d'une ligne, et le mot *Il* biffé au commencement de la ligne suivante.
6. *Il les avoit servis* corrige *ils l'avoient servi*.

tés dans le testament du feu Roi, si grandement établis, et si fort considérés dans le monde; que je ne lui parlois plus de leur dignité à la façon dont il s'en étoit joué, mais qui à force d'injures pouvoient s'en souvenir à propos[1]; que je me contentois du parallèle de ces trois hommes avec le Grand Prieur, et de le supplier comme son serviteur, faisant abstraction de tout autre intérêt que du sien, de réfléchir un peu sur l'effet que feroit dans le monde le troc qu'il feroit au conseil de régence de ces trois hommes-là pour y mettre un bandit, un homme de sac et de corde[2], à qui, depuis tant d'années, il n'y avoit pas un honnête homme qui voulût lui parler. Jamais je ne vis un homme plus embarrassé que M. le duc d'Orléans le fut de ce discours, que je lui fis lentement, tranquillement, posément, et qu'il écouta sans m'interrompre. Il demeura court, et le silence dura un peu. « Monsieur, lui dis-je, en le rompant le premier, nous savons tous le respect que nous devons à un petit-fils de France et à un régent du royaume; ainsi nos représentations seront toujours parfaitement respectueuses. Nous sommes aussi parfaitement éloignés de nous écarter assez de notre devoir pour oser vous faire une menace; mais rendre compte à Votre Altesse Royale d'une résolution prise, et très fermement, et des raisons qui nous engagent à la prendre, est un respect que nous vous rendons, pour que, le cas avenant, vous ne soyez pas surpris de l'exécution. Ayez donc la bonté de ne vous pas méprendre en croyant qu'on veut vous faire peur de vous remettre nos emplois à l'instant, et que, le cas arrivant, nous nous en garderions bien; mais persuadez-vous au contraire que nous le ferons, ainsi que ces Messieurs et moi avons eu l'honneur de vous le dire; que nous nous déshonorerions autrement; que, de plus, nous nous en sommes donné réciproquement parole positive, et que,

1. Phrase peu claire; il faudrait « mais qu'à force d'injures ils pouvoient s'en souvenir à propos ».
2. Locution déjà appliquée à d'Effiat : tome XXVI, p. 208.

quoi qu'il en pût arriver, nous l'exécuterons, avec résolution de ne rien écouter, pas pour une minute, et de rendre le public, même le pays étranger, juge de la préférence. » Cette réplique, prononcée avec le même sens froid[1], acheva d'accabler M. le duc d'Orléans. Il demeura encore quelques moments en silence, puis me dit que c'étoit bien du bruit pour une imagination. « Si cela est, Monsieur, repris-je, mettez-vous à votre aise et nous aussi : promettez à chacun de ces Messieurs et à moi, et donnez clairement et nettement votre parole que jamais le Grand Prieur n'entrera dans le conseil de régence, et trouvez bon en même temps que nous disions que vous nous l'avez promis. » Il fit quelques pas, car nous étions debout, mais sans marcher, puis revint à moi et me dit : « Mais volontiers, je vous la donne, et vous le pouvez dire à ceux qui m'ont parlé. — Non pas, s'il vous plaît, Monsieur; mais, si vous le trouvez bon, je leur dirai de votre part de la venir prendre de vous-même. » Il rageoit à part soi et ne le vouloit pas montrer pour nous persuader qu'il n'avoit jamais songé à mettre le Grand Prieur dans le Conseil, mais à qui il l'avoit promis, et dont il ne savoit comment se défaire. Il voulut donc me faire entendre qu'il n'étoit pas besoin qu'il reparlât à ces Messieurs, qui ne pourroient, sans m'offenser, ne pas ajouter foi à ce que je leur dirois de sa part. Je répondis qu'en telles matières je ne m'offensois pas si aisément, mais qu'il me permettroit de lui dire avec une respectueuse franchise qu'eux et moi desirions sûreté entière, qui ne se pouvoit trouver pour nous que dans ce que je lui proposois. « Voilà un homme bien entêté et bien opiniâtre, » me dit-il; puis tout de suite, avec un peu d'air de dépit : « Oh bien! ajouta-t-il, je la leur donnerai s'ils veulent; » puis changea tout court de conversation. Après qu'elle eut un peu duré, et que je le vis remis avec moi à son ordinaire, je pris congé et

1. On a vu aux tomes II, p. 230, et VII, p. 370, et ailleurs que Saint-Simon écrit tantôt *sang froid*, tantôt *sens froid*.

j'allai ce soir-là et le lendemain rendre compte à d'Antin et aux trois maréchaux de ce que je venois d'emporter. Tous me louèrent fort d'avoir insisté sur la parole à donner à chacun d'eux, et sur la permission de n'en pas faire un mystère. Je m'en applaudis plus qu'eux, parce que j'évitai par là d'en être la dupe, de voir entrer le Grand Prieur au Conseil et M. le duc d'Orléans nier sa parole. Ces quatre ducs ne tardèrent pas à aller recevoir la parole positive de M. le duc d'Orléans, qui la leur donna très nette d'un air aisé, et qui après leur voulut persuader qu'elle ne lui coûtoit rien sur une chose qu'il n'avoit jamais pensé à faire. Ces Messieurs prirent tout pour bon, mais le supplièrent, en se retirant, de n'oublier pas qu'ils avoient sa parole. On peut juger que nous n'en gardâmes pas longtemps le secret avec la permission que j'en avois arrachée. Cela mit le Grand Prieur aux champs[1], et M. le duc d'Orléans en proie à ses reproches, qui en fut quitte pour un peu d'argent, avec quoi il fit taire le Grand Prieur, lequel, se voyant la porte du Conseil tout à fait fermée, fut encore bien aise d'en tirer ce parti. Revenons maintenant où nous en étions, après cet oubli réparé.

L'infant de Portugal retourne de Paris à Vienne.

Le[2] frère du roi de Portugal, lassé d'être depuis quelques mois à Paris logé chez l'ambassadeur de cette couronne, sans distinction et sans recevoir aucune honnêteté du Roi, du Régent, ni du monde à leur exemple[3], songea à se raccommoder avec le roi son frère, qui lui envoya de l'argent pour revenir à sa cour. Ce prince toutefois n'osa s'y fier, et s'en retourna à Vienne[4]. Il avoit fait deux campagnes en Hongrie avec réputation.

1. Locution déjà rencontrée dans nos tomes XIX, p. 7, et XXXII, p. 206.

2. Avec ce paragraphe, l'encre du manuscrit change, ce qui indique un arrêt et une reprise de la rédaction.

3. Nous avons vu le prince Emmanuel de Bragance arriver à Paris en septembre 1718 (notre tome XXXV, p. 303).

4. Notre auteur prend cela à Dangeau, p. 464, 21 janvier. Il arriva

Le duc de Saint-Aignan entre, en arrivant d'Espagne, au conseil de régence. Mort et caractère de Saint-Germain-Beaupré. Mort du prince d'Harcourt.

Le duc de Saint-Aignan arriva d'Espagne, et entra au premier conseil de régence qui se tint après[1].

Saint-Germain-Beaupré[2], ennuyeux et plat important qui n'avoit jamais été de rien[3], mourut chez lui[4]. Il avoit cédé son petit gouvernement de la Marche à son fils, homme fort obscur, en le mariant à la fille de Doublet de Persan, conseiller au Parlement[5], qui trouva le moyen de percer partout et d'être du plus grand monde[6].

Le prince d'Harcourt mourut aussi à Montjeu, chez sa belle-fille, après avoir mené une longue vie de bandit et presque toujours loin de la cour et de Paris[7]. Il en a été ici parlé ailleurs assez pour n'avoir rien à y ajouter.

Mort et aventure

La marquise de Charlus, sœur de Mézières et mère du marquis de Lévis, devenu depuis duc et pair[8], mourut

à Vienne le 28 février, et, dès le surlendemain, l'Empereur, plus courtois que le Régent, lui donna audience (*Gazette* de 1719, p. 146).

1. Arrivé à Paris le 18 janvier, il prit place au conseil de régence le 22 (*Dangeau*, p. 463 et 465; *Gazette*, p. 48). Deux ans après, le 2 avril 1721, il obtint un brevet d'affaires (reg. O[1]65, fol. 73).

2. Louis Foucault: tome IX, p. 13.

3. « Il n'avoit jamais rien fait qu'ennuyer le monde », a-t-il dit dans le tome XX, p. 313.

4. Le château de Saint-Germain-Beaupré était situé près de la Souterraine dans le département actuel de la Creuse; il a été démoli de nos jours; l'abbé Paul Ratier a écrit son histoire en 1862; voyez aussi les *Historiettes de Tallemant des Réaux*, tome V, p. 405. Le marquis y mourut (*Dangeau*, p. 466) le 23 janvier 1719.

5. Ce mariage entre Armand-Louis-François Foucault et Anne-Bonne Doublet de Persan a été raconté en 1713: tome XX, p. 311-314.

6. Elle s'insinua dans l'entourage de Mme de Berry.

7. Alphonse-Henri-Charles de Lorraine, dont nous avons eu le portrait dans le tome X, p. 363-364, mourut dans le courant de janvier (*Dangeau*, p. 467). Il a été à diverses reprises parlé de sa bru, fille du financier Castille, et de leur belle terre de Montjeu, près Autun.

8. Marie-Françoise-de-Paule de Béthisy de Mézières (tome V, p. 25), sœur d'Eugène-Marie de Béthisy, marquis de Mézières (tome XIV, p. 319) et mère de Charles-Eugène, marquis puis duc de Lévis. Sa mère était la troisième femme du père de son mari: *Écrits inédits de Saint-Simon*, tome VI, p. 399, et l'Addition indiquée ci-contre.

riche et vieille[1]. Elle étoit toujours faite comme une crieuse de vieux chapeaux[2], ce qui lui fit[3] essuyer maintes avanies parce qu'on ne la connoissoit pas, et qu'elle trouvoit fort mauvaises. Pour se délasser un moment du sérieux, je rapporterai une aventure d'elle d'un autre genre. Elle étoit très avare et grande joueuse. Elle y auroit percé les nuits[4] les pieds dans l'eau. On jouoit à Paris les soirs gros jeu au lansquenet chez Mme la princesse de Conti, fille de Monsieur le Prince. Mme de Charlus y soupoit un vendredi, entre deux reprises[5], avec assez de monde. Elle n'y étoit pas mieux mise qu'ailleurs, et on portoit en ce temps-là des coiffures qu'on appeloit des commodes, qui ne s'attachoient point, et qui se mettoient et ôtoient comme les hommes mettent et ôtent une perruque et un bonnet de nuit, et la mode étoit que toutes les coiffures de femmes étoient fort hautes[6]. Mme de Charlus étoit auprès de l'archevêque de Reims, le Tellier. Elle prit un œuf à la coque qu'elle ouvrit, et, en s'avançant après pour prendre du sel, mit sa coiffure en feu, d'une bougie voisine, sans s'en apercevoir. L'archevêque, qui la vit tout[7] en feu, se jeta à sa coiffure et la jeta par terre. Mme de Charlus, dans la surprise et l'indignation de se voir ainsi décoiffée

de Mme de Charlus [*Add. St-S. 1567*]

1. Elle mourut le 30 janvier (*Dangeau*, p. 469).

2. Dans l'Addition au *Journal*, il avait dit : « Mme de Charlus avoit le visage, la taille, le port, la saleté et le maintien de ces grosses vilaines vendeuses de morue qu'on voit bouffies et jurantes dans leur tonneau au marché,... et faite et vêtue à se faire donner l'aumône », et dans la notice du duché de Lévis (*Écrits inédits*, tome VI, p. 399) : « Il y auroit des contes à faire sans fin du jeu, de l'avarice et de l'accoutrement de harengère de cette Mme de Charlus. »

3. Les mots *ce qui lui fit* corrigent en interligne *qui lui a fait*, biffé.

4. Tomes VII, p. 98, et XVI, p. 299.

5. Entre deux reprises de jeu.

6. Cette coiffure a été décrite dans notre tome XXIII, p. 285 : « un bâtiment de fil d'archal, de rubans, de cheveux et de toutes sortes d'affiquets, de plus de deux pieds de haut, qui mettoit le visage des femmes au milieu de leurs corps ; » voyez aussi la note 9 de la même page.

7. Il y a bien *tout* dans le manuscrit.

sans savoir pourquoi, jeta son œuf au visage de l'archevêque, qui lui découla partout. Il ne fit qu'en rire, et toute la compagnie fut aux éclats de la tête grise, sale et chenue[1] de Mme de Charlus et de l'omelette de l'archevêque, surtout de la furie et des injures de Mme de Charlus, qui croyoit qu'il lui avoit fait un affront et qui fut du temps sans vouloir en entendre la cause, et après de se trouver ainsi pelée devant tout le monde. La coiffure étoit brûlée ; Mme la princesse de Conti lui en fit donner une ; mais avant qu'elle l'eût sur la tête on eut tout le temps d'en contempler les charmes, et elle de rognonner[2], toujours en furie. M. de Charlus, son mari, la suivit trois mois après[3]. M. de Lévis crut trouver des trésors[4]. Il y en avoit eu ; mais ils se trouvèrent envolés.

Mort de M. de Charlus.

Jeux de hasard défendus.

Les jeux de hasard furent de nouveau sévèrement défendus[5].

Blamont, président aux Enquêtes, revient de son exil en une de ses terres.

Le grand prévôt obtient la survivance de sa charge pour son fils qui a

M. le duc d'Orléans permit au président de Blamont de revenir du lieu de son exil en une de ses terres[6]. Il accorda au grand prévôt[7] la survivance de sa charge pour son fils[8], qui n'avoit que six ans, et donna quelques pe-

1. « *Chenu*, qui est tout blanc de vieillesse ; il est vieux » (*Académie*, 1718). Le *Littré* en cite des exemples de Malherbe, Boileau, Voltaire.

2. Verbe déjà rencontré dans le tome II, p. 70.

3. Dangeau annonça sa mort le 23 avril (tome XVIII, p. 37).

4. C'est ce que dit Dangeau, qui écrivait déjà lors de la mort de la femme : « La communauté avec son mari, qui est encore en vie, a été bonne ; ainsi cela accommodera fort présentement les affaires de M. de Lévis. »

5. Notre auteur prend dans Dangeau, au 1er février (p. 471), que le biribi est défendu partout ; mais il n'y eut pas de nouvelle ordonnance.

6. *Dangeau*, p. 467. En février il eut permission de se rendre à Sées chez l'évêque « son bon ami » (*Les Correspondants de Balleroy*, tome II, p. 19). On escomptait son retour comme prochain.

7. Le grand prévôt était Louis Ier de Bouschet, comte de Montsoreau, que nous avons vu se marier en 1706 (tome XIII, p. 260-261) et succéder à son père en 1714 (tome XXIV, p. 377).

8. Louis II de Bouschet, titré marquis de Sourches, né le 23 no-

tites pensions[1]. Il ordonna aussi une grande levée de milices pour suppléer, mêlées avec quelques troupes, aux garnisons des places en temps de guerre[2].

six ans*.
Milices levées.

Le Parlement rendit, le 4 février, un arrêt qui se contente de supprimer quatre fort étranges pièces et qui défend de les imprimer, vendre ou débiter, sous peine d'être poursuivis comme perturbateurs du repos public et criminels de lèse-majesté[3]. La première intitulée : *Copie d'une lettre du roi catholique, écrite de sa main, que le prince de Cellamare, son ambassadeur, avoit ordre de présenter au roi très-chrétien, du* 3 *septembre* 1718. La seconde intitulée : *Copie d'une lettre circulaire du roi d'Espagne à tous les parlements de France*[4], *datée du*

Quatre pièces, soi-disant venues d'Espagne, assez foiblement condamnées par le Parlement, discutées.

vembre 1711, survivancier de son père en 1719, entra aux mousquetaires en 1727, devint cornette des chevau-légers de la garde en 1728, fut nommé brigadier des armées en janvier 1740, maréchal de camp en décembre 1744, et lieutenant général le 10 mai 1748 ; il mourut le 9 avril 1788. En réalité, le jeune enfant fut pourvu de la charge de grand prévôt par lettres du 13 février 1719 ; mais, par une commission du même jour, le père en conserva l'exercice sa vie durant, avec un brevet de trois cent mille livres et la faculté de rentrer en possession de la charge en cas de mort du fils (Archives nationales, reg. O[1]63, fol. 44-50 ; *Dangeau*, p. 468 et 471). C'est seulement en mai 1746, à la mort du père, que le fils entra en exercice.

1. Dangeau les énumère le 17 janvier (p. 462).

2. Ordonnance pour la levée de 23400 hommes de milice à diviser en trente-neuf bataillons de six cents hommes, datée du 15 janvier 1719 ; un exemplaire imprimé s'en trouve au Dépôt des affaires étrangères, vol. *France* 1235, fol. 7 ; voyez le *Journal de Dangeau*, p. 467.

3. Les cinq derniers mots sont en interligne. — La minute originale de l'arrêt rendu est aux Archives nationales, carton X[1B]8900, avec un exemplaire de l'impression qui en fut faite ; voyez aussi le registre U 362, où se trouve le procès-verbal de la séance de la grand chambre avec quelques détails intéressants, le *Journal de Dangeau*, p. 472, la *Gazette de Rotterdam*, n° 22. Le parlement de Bordeaux avait condamné le même libelle dès le 27 janvier : Archives nationales, AD+752 ; *Gazette de Rotterdam*, n° 20.

4. Le manuscrit porte *à tous les Pl[ts] de Fr. de la France*.

* Les mots *le Grd Prevost* corrigent par surcharge *Survivance au*.

4 septembre 1718. La troisième intitulée : *Manifeste du roi catholique adressé aux trois états de la France, du 6 septembre* 1718. La quatrième intitulée : *Requête présentée au roi catholique au nom des trois états de la France*[1].

Il ne falloit pas être bien connoisseur pour s'apercevoir[2] que pas une de ces quatre pièces n'étoient venues d'Espagne. On ne pouvoit les avoir trouvées dans les valises de l'abbé Portocarrero ni de son compagnon, ni dans les papiers de Cellamare, qui avoient été pris, les premiers à Poitiers, les autres chez l'ambassadeur même[3], qui, dans la plus tranquille confiance, ne se défioit de rien et se reposoit pleinement sur ses précautions, quand cet abbé et lui furent arrêtés et leurs papiers pris, et qui, dans[4] cette entière sécurité, ne les auroit confiés à personne.

1. Un exemplaire de l'imprimé condamné est joint à la minute de l'arrêt : carton X[1B]8900. C'est une petite plaquette de huit pages, petit in-4°, mal imprimée, devenue rare aujourd'hui, qui contient à la suite l'une de l'autre les quatre pièces énoncées. Saint-Simon en avait dans ses papiers des copies qui sont aujourd'hui aux Affaires étrangères, vol. *Espagne*, Mémoires et documents, 92. Vatout les a publiées en appendice à sa *Conspiration de Cellamare*, tome I, p. 395-402. Voyez Lémontey, tome I, p. 207-208, et Dom Leclercq, tome II, p. 254-255 et 258-259. Les originaux des quatre pièces, écrits par Alberoni, signés par Philippe V et contresignés par le secrétaire don Miguel Duran, existent en plusieurs exemplaires au Dépôt des affaires étrangères, vol. *Espagne* 285, et vol. 293, fol. 175-181. Ce dernier registre contient aussi (fol. 120) la minute originale de la Lettre de Philippe V à Louis XV, écrite par Malezieu sous la dictée de la duchesse du Maine, et que Malezieu déchira en deux lorsqu'on la découvrit dans les papiers de la princesse.

2. Le verbe *s'apercevoir* est en interligne, au-dessus de *reconnoistre*, biffé.

3. Contrairement à ce que dit Saint-Simon, on en trouva des copies authentiques dans les papiers qu'emportait l'abbé Portocarrero (Lemontey, p. 219, note), et les originaux signés indiqués ci-dessus furent saisis chez le prince de Cellamare.

4. Il semble qu'il faudrait plutôt *sans* ; mais le manuscrit porte bien *dans*.

Prétendue lettre circulaire du roi d'Espagne aux parlements.

D'Espagne ils ne furent point avoués, quelque colère qui y fût allumée. Outre que le style étoit peu digne d'un grand roi, on y étoit trop instruit du gouvèrnement de France, de tous les siècles et de tous les temps, pour y confondre nos parlements d'aujourd'hui avec[1] ce qui très anciennement s'appeloit le parlement de France, qui étoit l'assemblée législative de la nation, et à qui n'ont jamais ressemblé[2] les États généraux du royaume, qui ne sont connus que longtemps depuis, et qui n'ont jamais eu que la voie[3] de remontrance, et quelquefois aussi consultative, mais simplement et seulement quand il a plu aux rois de les consulter, et limité de plus à la chose qui faisoit la matière de la consultation et non davantage. On n'a pu encore moins confondre[4] ces anciennes et primordiales assemblées connues sous le nom de parlement de France, avec les cours de justice si modernement et si fort par degrés établies telles qu'elles sont aujourd'hui, sous le nom de parlement de Paris, parlement de Toulouse[5], etc., si modernement, dis-je, en comparaison de ces anciens parlements de France. On savoit en Espagne, aussi bien qu'en France, que ces anciens parlements ignoroient les légistes, décorés à la fin du nom de magistrats[6], qu'ils n'étoient composés[7] que du roi et de ses grands et immédiats vassaux; que là se décidoient en peu de jours les

1. Les cinq derniers mots, oubliés, ont été ajoutés en interligne.
2. Saint-Simon avait d'abord écrit : *et qui n'a jamais ressemblé*.
3. Il y a bien *voye* dans le manuscrit, et non *voix*.
4. Après *davantage*, qui est en interligne au-dessus de *plus* biffé, Saint-Simon n'avait mis qu'une virgule et continué ainsi : *de confondre, dis je, ces anciennes*. Il a biffé *dis je*, et ajouté en interligne *On n'a pu encore moins*, ce qui forme une autre phrase.
5. Avant *Tolose*, il a biffé *Dijon*.
6. Voyez la grande digression sur ces premières assemblées et sur l'origine des parlements que notre auteur a intercalée en 1714 : tome XXV, p. 191 et suivantes.
7. Le manuscrit porte *qu'elles n'étoient composées*, à cause de l'idée d'*assemblées*, plus haut.

grandes questions de fief, car la chicane étoit encore à naître, et cette infinité de lois et de coutumes locales qui nourrissent et bouffissent tant de rabats[1] ; que là se décidoit la paix ou la guerre, et là les moyens de celle-ci et les conditions de celle-là ; et que, si on y prenoit la résolution de faire la guerre, c'étoit de l'assemblée même que l'on partoit pour attaquer l'ennemi ou pour défendre les frontières ; enfin là même que se proposoient les lois à faire et qu'elles s'y faisoient quand il en étoit besoin. On n'ignoroit pas aussi en Espagne quelles sont nos cours judiciaires, aujourd'hui connues sous le nom de parlements, et que ces cours, égales entre elles, parfaitement indépendantes les unes des autres, sont établies par les rois sur certains districts, plus ou moins étendus, qu'on appelle ressorts[2], pour y connoître des affaires et des procès de tous les sujets du Roi du district qui leur a été affecté, et pour les juger suivant les lois et ordonnances des rois et les coutumes des lieux, au nom du Roi, mais sans puissance législative, et seulement coactive[3] pour l'exécution de leurs arrêts, lesquels toutefois ne laissent pas d'être cassés au conseil privé du Roi, si la partie qui se prétend mal jugée prouve que l'arrêt prononcé est en contradiction avec une ou plusieurs des ordonnances des rois qui sont en vigueur ; par où il est évident que les parlements ont en ce conseil un supérieur, et combien mal à propos ils avoient usurpé et s'étoient parés du nom de cours souveraines, lorsque le feu Roi le leur fit rayer avec d'autant plus de justice, que ces cours ne tiennent leurs charges et leur autorité que du Roi, seul souverain dans son royaume, et ne peuvent prononcer d'arrêt qu'en son nom[4]. L'Espagne sait aussi

1. Le rabat était l'insigne des magistrats, encore plus que des ecclésiastiques : notre tome XIV, p. 368, note 4.

2. Le mot *ressort* est au singulier dans le manuscrit.

3. « *Coactif,* qui a droit de contraindre » (*Académie,* 1718).

4. Lors de la discussion de l'ordonnance de décembre 1665 sur la fixation du prix des offices des cours de justice, Chamillart père fit obser-

bien que la France que ces tribunaux ne sont compétents que des matières judiciaires, qu'ils ne le sont en aucune sorte de celles d'État ni de celles du gouvernement, et que, toutes les fois qu'à la faveur des temps de besoins ou de trouble ils[1] ont essayé de s'en arroger quelque connoissance, les rois les ont promptement et souvent rudement repris et renfermés dans leurs bornes judiciaires. L'Espagne, ainsi que la France, étoit parfaitement au fait de ce que sont les enregistrements des édits, déclarations, ordonnances, règlements que font les rois, et des traités de paix. On ne prend point en Espagne non plus qu'en France le change que ces compagnies présentent si volontiers en jouant sur la chose et sur le mot[2], comme elles ont tâché de faire sur celui de parlement, commun à l'ancien parlement de France, dont on vient de parler, et au parlement d'Angleterre. qui est l'assemblée qui en représente toute la nation, avec un pouvoir législatif et de l'étendue que tout le monde sait[3]. Les enregistrements des parlements sont connus en Espagne comme en France pour ce qu'ils valent intrinsèquement, c'est-à-dire comme n'ayant aucun trait à ajouter rien à l'autorité du Roi, devant laquelle toute autre disparoît en France, mais simplement *ut notum sit,* c'est-à-dire pour rendre publique et solennellement publique la teneur de la pièce qui s'enregistre, et pour faire une loi au parlement qui l'enregistre, d'y conformer ses jugements. Que si les rois ont permis les remontrances aux parlements, chose dont l'usage ou l'exclusion dépend uniquement de la volonté des rois, ce

ver que le mot *souverain* ne pouvait convenir aux cours et devait être uniquement réservé au Roi (*Lettres de Colbert,* par P. Clément, tome VI, p. 379-382 et 387; *Journal d'Olivier d'Ormesson,* tome II, p. 404; voyez aussi *Œuvres de Louis XIV,* tome I, p. 48). On ne les appela plus désormais que « cours supérieures », au moins en style officiel.

1. Il y a *elles,* par mégarde dans le manuscrit.

2. Les quatre derniers mots ont été ajoutés en interligne.

3. Le manuscrit porte *que tout le monde le sçait,* et *sçait* est en interligne au-dessus de *connoist,* biffé.

n'est que pour éviter les surprises et connoître avec plus de justesse et de réflexion les conséquences du tout ou de partie de la pièce envoyée pour enregistrer, qui se retire ou qui est modifiée si le roi est touché des raisons qui font la matière des remontrances, ou, s'il ne l'est pas, qui s'enregistre nonobstant une ou plusieurs remontrances. A l'égard du rang que les parlements tiennent dans l'État, on le peut voir plus haut, p. 1446 jusqu'à 1484, et p. 1591 et 1592 et 1594[1], et on y verra que ces Compagnies n'y en tiennent et n'y en ont jamais tenu, et qu'elles y sont confondues dans le tiers état, sans jamais avoir fait corps à part. Que si, dans des temps de troubles, comme dans ceux de la minorité de Louis XIV et dans quelques autres, ceux qui vouloient troubler se soient adressés au parlement de Paris, cela ne peut donner à cette compagnie un droit de se mêler du gouvernement, qu'elle n'a pas; cela montre seulement des gens qui vont à la seule assemblée toujours existante, mais seulement pour juger des procès, qui la flattent dans sa chimère d'être les tuteurs des rois, les protecteurs des peuples, le milieu entre le roi et le peuple ; des gens[2] qui se veulent parer du nom et de l'appui du Parlement, et le Parlement qui saisit les moments de figurer, de se faire compter et d'essayer de se faire un titre d'autorité et de puissance, qui s'évanouit avec les troubles, dont la fin remet cette compagnie en règle et dans son état naturel. Il en est en un autre sens de même des trois[3] dernières régences, les seules qui aient été déclarées dans le Parlement, comme on le pourra voir aux lieux ci-dessus où je renvoie[4]. Il est donc évident

1. Ces pages du manuscrit de Saint-Simon correspondent : 1° à la grande digression sur les parlements, signalée plus haut, dans notre tome XXV, depuis la page 203 jusqu'à la page 340 ; 2° aux pages 95-101 et 105-108 de notre tome XXVII.

2. Les mots *des gens* ont été ajoutés en interligne.

3. Le chiffre *3* a été ajouté après coup entre *des* et *d^res^*.

4. Aux pages indiquées du tome XXVII.

que rien n'étoit plus inutile au projet de l'Espagne que d'écrire aux parlements, qui ne sont dans le royaume que de simples juges supérieurs, dont tout le pouvoir et la fonction n'est uniquement que de juger les procès, au nom et par l'autorité du roi, de ceux de ses sujets qui sont dans leur ressort, à quoi ils sont tellement bornés que c'est une autre cour, où [viennent[1]] les grands et immédiats feudataires de la couronne, qui reçoit les hommages qu'ils doivent au roi de leurs fiefs, ou le seul chancelier au choix des feudataires, mais dont les hommages sont enregistrés dans cette autre cour, qui est la Chambre des comptes, laquelle aussi examine, privativement au Parlement et à toutes autres cours, les comptes des comptables du roi, les punit ou les approuve. Mais M. du Maine et le premier président n'avoient garde de manquer une si belle occasion de flatter le Parlement, de tâcher de l'engager avec eux, et d'éblouir le monde ignorant de ce vain nom en telle matière, et Cellamare, qui regardoit M. et Mme du Maine comme les chefs et l'âme du parti qu'il vouloit former, n'avoit garde aussi de s'éloigner en rien de ce qui leur convenoit et de ce qu'ils desiroient.

Prétendu manifeste du roi d'Espagne adressé aux trois états.

Le Manifeste du roi d'Espagne adressé aux trois états de la France est de même espèce que la lettre aux parlements. On vient de voir, et on a vu plus haut, en plusieurs endroits, ce que c'est que les États généraux, et qu'ils n'ont dans l'État ni puissance ni autorité quelconque; qu'ils ne peuvent s'assembler que par la volonté et la convocation du roi, ou, s'il est mineur, du régent, pour faire leurs cahiers de plaintes et de représentations, et répondre uniquement aux consultations, et non entamer rien au delà, quand il plaît au roi, ou au régent le roi étant mineur, de leur en faire, et qui les sépare, quand et comme il lui plaît. L'Espagne ne pouvoit donc ignorer ces choses fondamentales, ni se promettre plus qu'un vain bruit de l'adresse

1. Nous suppléons ce mot, indispensable au sens, et qui n'existe pas dans le manuscrit.

de ce Manifeste ; mais que peut-on dire de l'adresse de ce Manifeste aux États généraux, qui n'étoient ni assemblés ni même convoqués, et qui, par conséquent, n'étoient lors qu'un être de raison, puisque les États généraux n'ont d'existence que lorsqu'ils sont convoqués, et actuellement assemblés par et sous l'autorité du roi, ou, s'il est mineur, du régent ? C'étoit donc une adresse purement en l'air, qui ne portoit sur rien, et de laquelle il ne se pouvoit rien attendre, par conséquent ridicule, inepte, indigne de la majesté du roi d'Espagne. Mais il en fut comme des lettres aux parlements. Le duc du Maine, à faute de mieux, vouloit du bruit, éblouir, imposer par de grands noms aux ignorants, qui font le très grand nombre. Cette méthode lui avoit réussi à museler et à se jouer de cette prétendue noblesse qu'il avoit enivrée des charmes de croire figurer et représenter le second ordre de l'État, qu'il ravala ensuite avec la même facilité, jusqu'à présenter en son prétendu corps une requête à *Nosseigneurs de Parlement*[1], en faveur de celui qui la mettoit à tous usages et qui enfin osa demander à n'être jugé contre les princes du sang que par les États généraux, qui n'ont ni pouvoir ni autorité de juger rien[2]. Le duc du Maine n'étoit pas en mesure de parler des pairs ; il y étoit trop[3] avec le Parlement pour s'adresser ou faire adresser le roi d'Espagne à la noblesse seule ou au clergé. Il fallut donc supposer des États généraux qui n'existoient point, et qui, quand ils sont assemblés par et sous l'autorité royale, comprennent l'un et l'autre avec le tiers état, mais duquel il eut le soin de distinguer les parlements par cette lettre circulaire dont on vient de parler.

Prétendue requête des États généraux de France

La plus folle de ces quatre pièces est sans doute la *Requête au roi d'Espagne des États généraux de la France*, qui n'étoient point, qui n'existoient point, puis-

1. Voyez tome XXXI, p. 249 et suivantes.
2. *Ibidem*, p. 268, 317, 326.
3. Il était trop en mesure.

qu'ils n'étoient ni assemblés ni convoqués. C'étoit donc un fantôme qui parloit en leur nom, et comme un de ces rôles joués sur les théâtres par ces héros morts depuis mille ans. La simple inspection d'une puérilité qui en effet ne pouvoit tromper que des enfants, ne permet pas d'imaginer que le cardinal Alberoni pût être tombé dans des sottises si grossières. Mais tout étoit bon à M. du Maine, à qui l'aveuglement qu'il avoit jeté sur cette prétendue noblesse avoit fait espérer qu'il auroit le même bonheur à infatuer tout le royaume.

au roi d'Espagne.

Prétendue lettre du roi d'Espagne au Roi.

A l'égard de la *Lettre du roi d'Espagne au Roi,* que Cellamare avoit ordre de lui présenter en main propre, qui est une voie usitée entre souverains de se parler et de se faire des représentations, elle n'auroit rien contre la vraisemblance, si le style pouvoit convenir entre deux grands monarques. C'est donc la simple lecture de cette pièce si étrange qui la rend indigne de passer pour venir du roi d'Espagne, et très digne de l'esprit et de l'éloquence du cabinet de Sceaux. Ces pièces firent du bruit, et tombèrent bientôt d'elles-mêmes. M. le duc d'Orléans les méprisa, et n'en fut point affecté.

Philippiques.

Il n'en fut pas de même d'une pièce de vers qui parut presque dans le même temps sous le nom de *Philippiques,* et qui fut distribuée avec une promptitude et une abondance extraordinaire. La Grange[1], élevé autrefois page de

1. François-Joseph de Chancel, sieur de la Grange, dit la Grange-Chancel, né en Périgord le 1er janvier 1677, montra une précocité remarquable pour la poésie. Venu à Paris vers 1692, il eut une place de page dans la maison de la princesse douairière de Conti, fille de Mlle de la Vallière, par la protection de laquelle il réussit à faire représenter le 8 janvier 1694, sur le théâtre des Fossés Saint-Germain, sa première tragédie, *Adherbal.* Il entra ensuite aux mousquetaires, puis eut une lieutenance au régiment d'infanterie du Roi, et enfin, par provisions du 26 août 1701, une charge de maître d'hôtel ordinaire de Madame. De 1697 à 1713, il fit jouer avec succès plusieurs tragédies et opéras. Des dissentiments mal éclaircis et d'ordre littéraire avec le duc de la Force, qui s'était déclaré son protecteur, peut-être intéressé, lui

Mme la princesse de Conti fille du Roi[1], en fut l'auteur, et ne le désavouoit pas. Tout ce que l'enfer peut vomir de vrai et de faux y étoit exprimé dans les plus beaux vers, le style le plus poétique, et tout l'art et l'esprit qu'on peut imaginer[2]. M. le duc d'Orléans le sut et voulut voir ce

attirèrent en juillet 1717 un ordre d'exil dans son pays. Il semble que, n'y ayant pas obéi, il fut enfermé quelque temps à la Bastille (voyez ci-après, aux Additions et Corrections), puis relégué chez lui en Périgord. C'est là qu'il composa ses trois premières *Philippiques* contre le Régent, qui avait servi contre lui la rancune du duc de la Force. Poursuivi de ce chef, il se sauva à Avignon en février 1719; mais, livré par trahison, il fut arrêté et emprisonné aux îles Sainte-Marguerite. Il réussit à s'en évader en 1721, passa d'abord en Sardaigne, puis en Espagne, et enfin en Hollande, où il composa sa quatrième et sa cinquième Philippiques, celle-ci écrite à l'annonce de la mort du Régent. Cet événement semblait devoir lui rouvrir les portes de la France; mais Monsieur le Duc refusa de le laisser rentrer, et il sollicitait encore cette faveur en 1725 (Ravaisson, *Archives de la Bastille*, tome XII, p. 109-112). Ce n'est qu'en 1729 qu'il put revenir à Paris. Après cette époque, il composa encore quelques pièces, mais se retira de bonne heure dans son château natal, où il mourut le 26 décembre 1758.

1. La Grange-Chancel garda bon souvenir de sa première maîtresse et fit son éloge dans l'avant-dernière strophe de sa première Philippique.

2. Comme on l'a vu par une note précédente, il ne peut s'agir ici que des trois premières Philippiques, et probablement de la première seulement, dont les copies manuscrites commencèrent à circuler dès le début de 1719 : voyez la note de Lescure dans son édition des *Mémoires de Mathieu Marais*, tome I, p. 285-286. Ces trois pièces ne furent imprimées qu'en 1723, en Hollande; une autre édition, sans date, en contient quatre; les cinq ne se trouvent que dans l'édition de 1795. Depuis il y en eut plusieurs autres : en 1797, par le fils de l'auteur, en 1858 par M. de Lescure, en 1874, enfin en 1878, par M. Dujarric-Descombes d'après un manuscrit autographe. Comme pour toute œuvre littéraire qui reste longtemps inédite, il y eut des variantes, des strophes supprimées, d'autres ajoutées ou modifiées; il n'existe pas encore des cinq Philippiques, et surtout des trois premières, d'édition critique satisfaisante. Buvat a inséré le texte de celles-ci dans son *Journal* (tome II, p. 126-154, septembre 1720), et l'éditeur a donné en appendice celui des deux dernières. Dom Leclercq, *Histoire de la Régence*, tome II, p. 510-512, a cru que les cinq odes furent écrites de 1717 à 1719.

poème, car la pièce étoit longue[1], et n'en put venir à bout, parce que personne n'osa la lui montrer. Il m'en parla plusieurs fois, et à la fin il exigea si fort que je la lui apporterois, qu'il n'y eut pas moyen de m'en défendre. Je la lui apportai donc; mais de la lui lire je lui déclarai que je ne le ferois jamais. Il la prit donc, et la lut bas debout dans la fenêtre de son petit cabinet d'hiver, où nous étions. Il la trouva tout en la lisant telle qu'elle étoit; car il s'arrêtoit de fois à autre pour m'en parler sans en paroître fort ému. Mais tout d'un coup je le vis changer de visage et se tourner à moi les larmes aux yeux, et près de se trouver mal. « Ah! me dit-il, c'en est trop; cette horreur est plus forte que moi. » C'est qu'il étoit à l'endroit où le scélérat montre M. le duc d'Orléans dans le dessein d'empoisonner le Roi, et tout près d'exécuter son crime[2]. C'est où l'auteur redouble d'énergie, de poésie, d'invocations, de beautés effrayantes et terribles, d'invectives, de peintures hideuses, de portraits touchants de la jeunesse, de l'innocence du Roi, et des espérances qu'il donnoit, d'adjurations à la nation de sauver une si chère victime de la barbarie du meurtrier[3], en un mot tout ce que l'art a de plus

1. Saint-Simon ne parlant que d'une seule pièce, il est croyable que le Régent ne vit que la première ode.

2. Probablement cette strophe, la vingt-deuxième de la première Philippique dans le texte donné par Buvat :

> Royal enfant, jeune monarque
> . . . .
> Tant qu'on te verra sans défense
> Dans une assez paisible enfance,
> On laissera couler tes jours;
> Mais quand, par le secours de l'âge,
> Tes yeux s'ouvriront davantage,
> On les fermera pour toujours.

3. Il est étonnant que Saint-Simon ne dise rien des deux passages où il est personnellement mis en cause : les dix-huitième et dix-neuvième strophes de la seconde Philippique. Cela tend à faire croire qu'il ne connut et ne montra au Régent que la première, comme d'autres indices le font supposer, ainsi qu'il a été dit plus haut.

délicat, de plus tendre, de plus fort et de plus noir, de plus pompeux et de plus remuant[1]. Je voulus profiter du morne silence où M. le duc [d'Orléans] tomba pour lui ôter cet exécrable papier; mais je ne pus en venir à bout. Il se répandit en justes plaintes d'une si horrible noirceur, en tendresse sur le Roi, puis voulut achever sa lecture, qu'il interrompit encore plus d'une fois pour m'en parler. Je n'ai point vu jamais homme si pénétré, si intimement touché, si accablé d'une injustice si énorme et si suivie. Moi-même, je m'en trouvai hors de moi. A le voir, les plus prévenus, pourvu qu'ils ne le fussent que de bonne foi, se seroient rendus à l'éclat de l'innocence et de l'horreur du crime dans laquelle il étoit plongé. C'est tout dire que j'eus peine à me remettre, et que j'eus toutes les peines du monde à le remettre un peu.

Ce la Grange, qui de sa personne ne valoit rien en quelque genre que ce fût, mais qui étoit bon poète[2], et n'étoit que cela, et n'avoit jamais été autre chose, s'étoit par là insinué à Sceaux, où il étoit devenu un des grands favoris de Mme du Maine[3]. Elle et son mari en connurent la vie, la conduite, les mœurs et la mercenaire scélératesse; ils la surent bien employer. Il fut arrêté peu après et envoyé aux îles de Sainte-Marguerite[4], d'où à la fin il obtint de sortir avant la fin de la Régence[5]. Il eut l'audace de se montrer partout dans Paris, et tandis qu'il y paroissoit

1. Les mots *et de plus remuant* ont été ajoutés sur la marge à la fin de la ligne. Saint-Simon n'avait évidemment plus le texte sous les yeux; car la strophe ne mérite pas tant d'épithètes.

2. Il y a eu deux éditions de ses *Œuvres complètes* : en 1734-35, trois volumes, et en 1758, l'année même de sa mort, cinq volumes.

3. On est mal renseigné sur la participation de la Grange-Chancel aux divertissements de Sceaux : Général de Piépape, *La Duchesse du Maine*, p. 67-68.

4. Il y a quelques renseignements de nature anecdotique sur cet emprisonnement dans le *Dictionnaire des ouvrages anonymes* de Barbier, édition 1875, tome III, col. 869-870.

5. Nous avons dit dans une note précédente qu'il s'évada.

aux spectacles et dans tous les lieux publics, on eut l'impudence de répandre que M. le duc d'Orléans l'avoit fait tuer[1]. Les ennemis de M. le duc d'Orléans et ce prince ont été également infatigables, les premiers en toutes les plus noires horreurs, lui à la plus infructueuse clémence, pour ne lui pas donner un nom plus expressif.

La Peyronie premier chirurgien du Roi.

Mareschal, premier chirurgien du Roi[2], dont le fils avoit la survivance[3], mais si dégoûté du métier qu'il ne vouloit plus l'exercer[4], s'accommoda de sa charge avec la Peyronie, fort grand chirurgien[5], qui parut depuis grand et habile courtisan, et qui fit grand bruit à la cour

1. Comme on l'a vu ci-dessus, il ne rentra pas en France; néanmoins le bruit de son assassinat par deux exempts du guet, et par ordre du Régent, courut en juin 1722 : *Journal de Barbier,* tome I, p. 221. *Buvat,* tome II, p. 126, donne une version plus romanesque.

2. Les mots *du Roy* ont été ajoutés en interligne.

3. Les *Mémoires* ont dit en effet en 1706 que cette survivance fut donnée à Georges-Louis Mareschal, « paresseux qui ne promettoit pas d'approcher de son père » : tome XIV, p. 103.

4. Dès 1716, il avait renoncé à la médecine et obtenu une charge de gentilhomme ordinaire du Roi : *ibidem,* note 5. Le père reçut une pension de quatre mille livres (reg. O[1]64, fol. 330 v°).

5. François Gigot de la Peyronie, fils d'un médecin de Montpellier, naquit dans cette ville le 15 janvier 1678, et suivit les cours de la faculté. Il exerçait la chirurgie à Montpellier avec réputation lorsque, en 1714, il fut appelé à Paris pour faire une opération au duc de Chaulnes. Celui-ci lui fit donner en reconnaissance la place de chirurgien de la prévôté de l'hôtel, 8 juin 1715 (reg. O[1] 59, fol. 92); en même temps, il enseigna l'anatomie à l'école de Saint-Côme et fut démonstrateur au Jardin du Roi. En 1719, il obtint la survivance de premier chirurgien du Roi (brevet du 6 février, avec un brevet d'assurance de soixante mille livres : reg. O[1] 63, fol. 38 et 39); mais il ne succéda en fait à Mareschal qu'en 1733. Le Roi avait fondé à sa prière en 1731 l'Académie de chirurgie. M de la Peyronie, ennuyé du mépris dans lequel les médecins tenaient les chirurgiens, se fit recevoir docteur en médecine à la faculté de Reims, et le Roi le nomma en 1743 un de ses médecins par quartier (brevet du 14 mars ; reg. O[1] 87, fol. 103). Il mourut à Versailles le 25 avril 1747, associé libre de l'Académie des sciences depuis plusieurs années. Il avait eu des lettres de noblesse en juin 1721 : reg. O[1] 65, fol. 133.

et dans le monde ; il avoit beaucoup d'esprit et d'ambition[1].

Belle entrée de Stair, ambassadeur d'Angleterre ; ses vaines entreprises et chez le Roi et à l'égard des princes du sang. [Add. StS. 1568]

Stair fit une superbe entrée. Soit ignorance que les ambassadeurs n'entrent à Paris dans la cour du Roi qu'à deux chevaux, ou entreprise, ses carrosses, attelés de huit chevaux, prétendirent entrer. La contestation fut vive ; mais enfin il fallut entrer à deux chevaux, et dételer les six autres[2]. Les jours suivants, il alla voir les princes du sang suivant l'usage. M. le prince de Conti lui rendit sa visite ; mais, ne voyant pas Stair au bas de son escalier pour le recevoir, comme c'est la règle, il attendit un peu dans son carrosse, puis le fit tourner, et alla au Palais-Royal se plaindre de cette innovation. Stair avoit déjà envoyé demander audience à Mmes les princesses de Conti, à qui M. le duc d'Orléans manda de ne le point recevoir qu'il n'eût reçu les princes du sang comme il devoit. Monsieur le Duc suspendit aussi la visite qu'il devoit lui rendre. Stair prétendit que la réception au bas du degré n'étoit[3] pas dans son protocole. Il se fit approuver par les autres ambassadeurs, et blâmer par eux d'en avoir trop fait pour M. le duc de Chartres, qui, quoique premier prince du sang, ne devoit pas être traité différemment des autres princes du

1. Saint-Simon fait allusion à la faveur que Louis XV lui accorda toujours. M. de la Peyronie obtint du Roi l'émancipation des chirurgiens, assimilés autrefois aux barbiers, et qui furent égalés aux docteurs médecins. Il légua sa grosse fortune aux divers établissements de chirurgie de Paris et de Montpellier. Le duc de Luynes fit son éloge à sa mort (*Mémoires*, tome VIII, p. 192-193). Le fait que Saint-Simon ne fait pas allusion à cette mort, peut faire penser que notre auteur écrivait avant cette date cette partie des *Mémoires*.

2. L'entrée eut lieu le 5 février ; le 7, l'ambassadeur fut reçu par le Roi en audience solennelle, le 11, par la duchesse de Berry, le 15, par le Régent et Madame (*Dangeau*, tome XVII, p. 473 et 475 ; *Gazette*, p. 71-72 ; *les Correspondants de Balleroy*, tome II, p. 18 ; *Gazette de Rotterdam*, nos 18 à 20, 22 et 23, où l'on trouve beaucoup de détails). Il y eut une relation imprimée de cette entrée ; un exemplaire en existe dans le ms. 5720 de la Bibliothèque de l'Arsenal.

3. *N'estoit* corrige *n'est*, que Saint-Simon avait pris à Dangeau.

sang[1]. Enfin, au bout de deux mois de lutte et de négociations, Monsieur le Duc et M. le prince de Conti rendirent séparément leur visite à Stair, qui les reçut au bas de son degré[2]. L'audace de cet ambassadeur d'Angleterre, qu'il portoit également peinte dans sa personne, dans ses discours et dans ses actions, avoit révolté toute la France. On a vu en son lieu[3] que le Régent, d'abord par Canillac et par le duc de Noailles, puis par l'abbé Dubois dès qu'il fut à portée d'agir par lui-même, en fut subjugué, et Stair se crut assez le maître du terrain pour hasarder, seul de tous les ambassadeurs des têtes couronnées, une entreprise sur les princes du sang, dont la longue dispute fut honteuse à notre cour. Elle finit pourtant sans innovation, mais uniquement par la persévérance des princes du sang, et sans que Stair en fût plus mal à Londres ni au Palais-Royal.

Mort de Mme de Seignelay ; la bibliothèque de feu M. Colbert achetée par le Roi.

Mme de Seignelay Valsassine[4] mourut en couche[5]. Elle avoit épousé le dernier fils de Seignelay, ministre et secrétaire d'État, qui avoit quitté le petit collet, et qui ne servit point[6]. Il avoit eu dans son partage l'admirable bibliothèque de M. Colbert, son grand-père, qu'il vendit longtemps après au Roi[7].

1. Sur cette visite, voyez le *Journal de Dangeau*, p. 481 ; elle eut lieu le 18 février et fut rendue le 20 par le prince.

2. L'affaire ne fut en effet arrangée qu'à la fin d'avril : *Dangeau*, tomes XVII, p. 483-484 et 485, et XVIII, p. 2, 39 et 42 ; *les Correspondants de Balleroy*, tome II, p. 29, 30 et 48 ; *Lettres de la duchesse de Lorraine*, p. 110 ; mention dans le registre du greffier du Parlement au 25 février (Archives nationales, reg. U 362) ; *Gazette de Rotterdam*, nos 29, 34, 39, 50 et 54. Amelot parle de ces difficultés dans une lettre du 6 mars au cardinal Gualterio (British Museum, ms. Addit. 20365, fol. 362, communication de M. Gaucheron).

3. Tome XXIX, p. 260-265, où a été fait le portrait de l'ambassadeur et parlé de ses relations avec le Régent.

4. Anne de la Tour-et-Taxis de Valsassine ; tome XXXI, p. 73.

5. Le 19 février : *Gazette de Rotterdam*, n° 26 ; elle laissait une fille naissante.

6. On a vu ce mariage se faire en 1717 : tome XXXI, p. 72-73.

7. Léopold Delisle a raconté l'histoire de la bibliothèque de Colbert

Archevêque de Malines; quel. L'Empereur lui impose silence sur la Constitution.

L'archevêque de Malines, qui étoit Hénin-Liétard, des comtes de Bossu, frère du prince de Chimay[1], étoit de ces ambitieux et ignorants dévots, qui avoit fait ses études à Rome[2]. Il y avoit jeté les fondements de la fortune que dès lors il se proposoit, en se dévouant aveuglément aux jésuites[3] et à toutes les chimères ultramontaines. Ses dévots

dans *Le Cabinet des manuscrits de la Bibliothèque impériale*, tome I, p. 439-547, et notamment p. 477-486. Voici quelques renseignements complémentaires. Les livres et manuscrits étaient restés dans la part de Seignelay et furent évalués à trente-six mille livres (Archives nationales, T 532, n° 4). A sa mort, ils furent cédés en bloc par ses fils à leur oncle l'archevêque de Rouen pour soixante-dix mille livres (*Bibliothèque de l'École des Chartes*, 1905, p. 626-627). Celui-ci la légua à son neveu Charles-Éléonor Colbert, alors abbé, plus tard comte de Seignelay, lequel, en 1728, vendit presque tous les imprimés en vente publique; le Catalogue de vente formait trois volumes in-12. L'année précédente, il avait cédé six cents manuscrits pour douze mille livres a Maigret de Sérilly. Enfin, en septembre 1732, il vendit au Roi pour la Bibliothèque royale tous les manuscrits qui lui restaient, moyennant trois cent mille francs. Une lettre de l'abbé Bignon relative à cette acquisition a figuré dans le Catalogue de la vente de M. Monmerqué en 1884, sous le n° 37. Un catalogue manuscrit de la bibliothèque de Colbert existe en six volumes parmi les manuscrits de l'Institut, n° 298-303.

1. Il a déjà été question de la maison d'Hénin-Liétard et des comtes de Bossu, dans le tome XXIV, p. 78. L'archevêque de Malines était Thomas-Philippe de Hénin-Liétard de Bossu, né le 22 novembre 1680; d'abord prévôt de Gand, puis en 1702 vicaire général de ce diocèse, il fut nommé par l'Empereur à l'archevêché de Malines en mars 1714. Elevé au cardinalat dans la promotion du 29 novembre 1719, il prit le nom de cardinal d'Alsace. L'Empereur lui donna le titre de conseiller intime en 1722; il mourut le 6 janvier 1759. Son frère le prince de Chimay était Charles-Louis-Antoine de Hénin d'Alsace (tome VII, p. 338), qui épousa en 1722 la fille de Saint-Simon. — La terre de Bossu, aujourd'hui Boussu-lès-Mons ou sur-Haine, à douze kilomètres Ouest de Mons, près Saint-Ghislain, portait le titre de comté depuis le seizième siècle.

2. La phrase est assez incorrecte. — Le jeune abbé, après avoir étudié la philosophie à Cologne, alla faire sa théologie à Rome, au collège germanique de Saint-Apollinaire, et prit le bonnet de docteur à l'université Grégorienne.

3. Il s'était fait sacrer archevêque à Vienne par le nonce du pape et dans l'église des jésuites le 19 janvier 1716.

Sage et ferme conduite du roi de Sardaigne sur la même matière.

manéges, aidés de sa naissance, l'avoient mis à Malines[1], et obtenu de plus de riches abbayes[2]. La Constitution lui parut une occasion de gagner la pourpre bien importante à ne pas manquer. Il s'y livra donc avec fureur, et il trouva des travailleurs qui suppléèrent à son ignorance par des écrits qui parurent sous son nom[3]. L'Empereur, moins dupe que Louis XIV, et qui n'avoit ni Maintenon ni Tellier, ne s'accommoda pas de tout ce bruit, qu'il fit taire à l'instant par une lettre du prince Eugène à ce prélat, qui lui manda que l'Empereur lui défendoit d'écrire et parler sur la Constitution[4]. Le roi de Sardaigne avoit encore mieux fait chez lui dès les commencements de cette affaire. Il sut qu'elle se glissoit dans ses États, et qu'elle commençoit à y exciter des disputes. Il n'en fit pas à deux fois. Il manda les supérieurs des jésuites de Turin et des maisons les plus proches. Il leur dit ce qu'il apprenoit, qu'il ne vouloit point se laisser mener comme la France, qu'il leur déclaroit que, s'il entendoit parler davantage de cette affaire dans ses États, il en chasseroit tous les jésuites. Les bons Pères lui protestèrent que ce n'étoit point eux qui remuoient ces questions, et qu'ils seroient bien malheureux d'être soupçonnés de ce qui se faisoit sans eux et dont

1. Malines, sur la Dyle, était une simple ville du diocèse de Liège, lorsque en 1559 le pape Paul IV l'érigea en archevêché, avec le titre de primat de Belgique, aux dépens de la métropole de Cambray, en lui donnant pour suffragants Anvers, Bruges, Gand, Ypres, Ruremonde et Bois-le-Duc. L'archevêque jouissait de très gros revenus, et le cardinal de Bouillon avait demandé cet archevêché en 1714 sans pouvoir l'obtenir.

2. La *Gazette*, lors de sa mort, ne lui attribue que l'abbaye d'Afflighem, près d'Alost, dans son diocèse.

3. Au mois de mai 1718, Dangeau avait noté dans son *Journal* (tome XVII, p. 306) : « On dit que l'archevêque de Malines a fait un mandement par lequel il rompt toute communion avec les évêques qui ont appelé au concile ; mais cela n'est pas bien sûr. »

4. C'est encore dans Dangeau, au 25 février 1719 (p. 483), que notre auteur prend ces nouvelles. Le zèle de l'archevêque fut récompensé, puisqu'il fut promu au cardinalat en novembre suivant.

ils ne se mêloient point. Le roi de Sardaigne leur répondit qu'il ne disputeroit point avec eux ; mais, encore une fois, qu'ils pouvoient compter que, au premier mot qu'il en entendroit parler, il les chasseroit tous de ses États et sans retour, et, sans leur laisser l'instant d'ouvrir la bouche, leur tourna le dos et s'en alla. Les Révérends Pères le savoient homme de parole et de fermeté, et ne s'y jouèrent pas. Oncques depuis il n'a été mention quelconque de la Constitution dans tous les États du roi de Sardaigne[1].

Le P. Tellier exilé à la Flèche, où il meurt au bout de six mois. [Add. SᵗS. 1569]

On a vu en son lieu le conseil que j'avois donné à M. le duc d'Orléans sur le traitement à faire au P. Tellier, où je voulois accommoder la reconnoissance des services qu'il en avoit reçus avec la tranquillité publique[2]. Il l'approuva fort et en usa tout autrement[3]. La pension fut modérée, et la liberté ne la fut point. Il voulut aller chez l'évêque d'Amiens, son intime confident[4], et l'obtint. Il en abusa en boute-feu furieux et enragé de n'être plus le maître. Ses commerces en France, ses intrigues aux Pays-Bas, ses cabales partout, ses machinations diverses ne purent demeurer secrètes. Il se déroba, pour aller lui-même animer le parti en Flandres, trop languissant pour son feu. Il en fit tant que l'évêque d'Amiens fut fort réprimandé, et que le P. Tellier fut confiné à la Flèche[5]. Ce tyran de l'Église,

1. Nous ne connaissons rien qui confirme cette anecdote.

2. Tome XXVII, p. 24-25.

3. L'ancien confesseur du Roi avait été autorisé à se retirer à Amiens : tome XXIX, p. 299.

4. Pierre Sabatier : *ibidem*.

5. Dangeau n'en dit pas si long ; il se contente d'écrire au 25 février (p. 483) : « Le P. le Tellier, qui avoit ordre de demeurer à Amiens, a reçu ordre présentement d'aller à La Flèche. » Mais M. de Caumartin de Boissy écrivait à Mme de Balleroy (tome II, p. 39) : « Le Père le Tellier, pendant qu'il a été à Amiens, a voulu tracasser en Flandre au sujet de la Constitution à l'aide du Sabatier. Le prince Eugène l'a mandé à l'Empereur, qui lui a fait donner l'ordre par le Régent de s'en aller à la Flèche » ; et cela concorde absolument avec ce que disent nos *Mémoires*.

indigné de ne pouvoir plus remuer, ce qui étoit la seule consolation de la fin de son règne et de sa terrible domination, se trouva dans une réduction à la Flèche également nouvelle et insupportable,

Ingratitude domestique des jésuites.

Les jésuites, espions les uns des autres, et jaloux et envieux de ceux qui ont le secret, l'autorité et la considération qu'elle leur donne bien au-dessus des provinciaux et des autres supérieurs, sont encore merveilleusement ingrats envers ceux même[1] qui, ayant été dans les premières places, ou qui, ayant servi leur Compagnie avec le plus grand travail et le plus de succès, lui deviennent inutiles par leur âge ou par leurs infirmités. Ils les regardent alors avec mépris, et, bien loin des égards pour leur âge, leurs services et leur mérite, ils les laissent dans la plus triste solitude et leur plaignent tout jusqu'à la nourriture[2]. J'en ai vu trois exemples de mes yeux dans trois jésuites, gens d'honneur et de grande piété, qui avoient eu les emplois de talents et de confiance, et à qui j'étois lié successivement d'une grande amitié[3]. Le premier avoit été recteur de leur maison professe à Paris, provincial de la même province, distingué par d'excellents livres de piété, plusieurs années assistant du général à Rome, à la mort duquel il revint à Paris, parce que leur usage est que le nouveau général a aussi de nouveaux assistants. De retour à la maison professe à Paris à quatre-vingts ans et plus, ils le logèrent sous les tuiles au plus haut étage, dans la solitude, le mépris et le manquement. La direction avoit été la principale occupation des deux autres, dont l'un fut même proposé pour être confesseur de Madame la Dauphine, lui troisième, par les jésuites, quand le P. le

1. Le mot *mesme* a été ajouté en interligne.

2. « On dit qu'*un homme plaint le pain à ses gens*, pour dire qu'il ne donne pas suffisamment de pain à ses gens » (*Académie*, 1718).

3. En 1719, M. de Caumartin de Boissy disait que M. de Saint-Simon « avoit toujours été plus lié avec les jésuites que personne » (*Les Correspondants de Balleroy*, tome II, p. 13).

Comte fut renvoyé[1]. Celui-là fut longtemps malade, dont il mourut[2]. Il n'étoit pas nourri, et je lui envoyai, plus de cinq mois, tous les jours à dîner, parce que j'avois vu sa pitance[3], et jusqu'à des remèdes, et qu'il ne put s'empêcher de m'avouer ce qu'il souffroit du traitement qu'on lui faisoit. Le dernier, fort vieux et fort infirme, n'eut pas un meilleur sort. A la fin, n'y pouvant plus résister, et me le laissant entendre, il me demanda retraite dans ma maison de Versailles, sous prétexte chez eux d'aller prendre l'air. Il y demeura plusieurs mois, et mourut au Noviciat à Paris, quinze jours après qu'il y fut revenu[4]. Tel est le sort de tous les jésuites, sans exception des plus fameux, si on en excepte quelques-uns qui, ayant brillé à la cour et dans le monde par leurs sermons et leur mérite, et s'y étant fait beaucoup d'amis, comme les PP. Bourdaloue, la Rue, Gaillard[5], ont été garantis de la disgrâce générale, parce que, étant visités souvent par des personnes principales de la cour et de la ville, la politique ne permettoit pas de les traiter à l'ordinaire, de peur de faire crier tant de gens considérables qui s'en seroient bientôt aperçus, et qui ne l'auroient pas souffert sans bruit et sans scandale. C'est donc[6] cet abandon, ce mépris et ce reproche tacite de tout soulagement qu'éprouva le

1. En 1700, à propos de l'affaire des cérémonies chinoises : tome VII, p. 167-168.

2. Ces trois derniers mots ont été mis après coup en interligne, ainsi que, deux lignes plus loin, *et jusqu'à des remèdes*.

3. On appelle proprement *pitance* « la portion de pain, vin, viande, etc., qu'on donne à chaque repas dans les communautés » (*Académie*, 1718).

4. Malgré les renseignements que donne notre auteur, surtout sur le premier de ces trois jésuites, il est à peu près impossible de savoir de qui il veut parler.

5. Tomes II, p. 232, IV, p. 85, et II, p. 126.

6. Il y a ici au manuscrit le mot *dans* comme si Saint-Simon avait eu l'intention de tourner autrement sa phrase. Nous le remplaçons par *donc*, parce que c'est la leçon adoptée dans les éditions antérieures ; mais le mot pourrait être supprimé sans inconvénient.

P. Tellier à la Flèche, quoiqu'il eût quatre mille livres de pension. Il avoit maltraité jusqu'aux jésuites. Aucun d'eux n'approchoit de lui qu'en tremblant du temps qu'il étoit confesseur; encore n'y avoit-il que quelques gros bonnets et en petit nombre. Les premiers supérieurs, qu'il gouvernoit à baguette, éprouvoient ses duretés, et tous sa domination, sans la moindre ouverture. Le général même fut réduit à ployer devant lui ce despotisme absolu qu'il exerce sur toute la Compagnie et sur tous les jésuites en particulier. Tous, et ils me l'ont dit dans ces temps-là bien des fois, désapprouvoient la violence de sa conduite et en étoient fort alarmés pour la Société; tous le haïssoient comme on déteste un maître grossier, dur, inaccessible, plein de soi-même, qui se plaît à faire sentir son pouvoir et son mépris. Son exil et la conduite qui le lui attira leur fut un nouveau motif de dépit par le dévoilement des intrigues secrètes où ils avoient grande part et qu'ils avoient grand intérêt à cacher. Tout cela ensemble ne rendit pas au P. Tellier la retraite forcée de la Flèche agréable. Il y trouva des supérieurs et des confrères aigris, qui, au lieu de la terreur générale qu'il avoit imposée aux jésuites mêmes, n'eurent plus que du mépris pour lui et se plurent à le lui faire sentir. Ce roi de l'Église et en partie de l'État, en particulier de sa Société, redevint un jésuite comme les autres, et sous ses supérieurs. On peut juger quel enfer ce fut à un homme aussi impétueux et aussi accoutumé à une domination sans réplique et sans bornes et à en abuser en toutes facons. Aussi ne la fit-il pas longue. On n'entendit plus parler de lui depuis, et il mourut au bout de six mois qu'il fut à la Flèche[1].

1. Il mourut le 2 septembre 1719, dans sa soixante-seizième année. Dangeau annonce sa mort (tome XVIII, p. 118), et notre auteur n'en reparlera plus. La *Gazette* n'en donna pas la nouvelle; mais on la trouve dans la *Gazette de Rotterdam*, n° 103, et Buvat la mentionna dans son *Journal*, tome I, p. 429. Il y a son épitaphe satirique dans le Chansonnier, ms. Franç. 12695, p. 609.

Promotion d'officiers généraux.

Il parut une promotion de six lieutenants généraux et d'un grand nombre de maréchaux de camp et de brigadiers; ce qui fit aussi de nouveaux colonels[1].

Duc de Mortemart vend au duc de Saint-Aignan le gouvernement du Havre. 10000# de pension au vicomte de

Le duc de Mortemart, piqué de ce que la lieutenance de Roi[2] vacante du Havre-de-Grâce ne fut[3] pas donnée à celui pour qui il la demandoit, vendit ce gouvernement au duc de Saint-Aignan[4]. M. le duc d'Orléans donna l'abbaye de Bourgueil à l'abbé Dubois[5]; dix mille livres de pension, en attendant un gouvernement, au vicomte de Beaune[6], à la sollicitation pressante de Monsieur le Duc et de Madame sa mère, et une de vingt mille livres au

1. La promotion est tout au long dans le *Journal de Dangeau*, au 6 mars, tome XVIII, p. 4-13, et elle fut imprimée comme supplément à la *Gazette*, p. 121-132.

2. Les mots *L^ce de Roy*, sont en interligne, au-dessus de *Majorité*, biffé.

3. Il y a bien *fut*, à l'indicatif, dans le manuscrit.

4. Nous avons vu le duc de Mortemart obtenir ce gouvernement après le duc de Beauvillier en 1714 : tome XXIV, p. 274. Dangeau annonce la vente au duc de Saint-Aignan le 2 mars (tome XVIII du *Journal*, p. 2) pour quatre cent mille livres.

5. *Dangeau*, tome XVIII, p. 1 ; *les Correspondants de Balleroy*, tome II, p. 32. Bourgueil, abbaye bénédictine, fondée au dixième siècle au diocèse d'Angers par les ducs d'Aquitaine, valait environ douze mille livres de rente ; elle était vacante par la mort de l'abbé de Louvois.

6. Louis-Joachim de Montaigu, marquis de Bouzols, puis vicomte de Beaune, que Saint-Simon nous a déjà fait connaître sous le premier nom, lorsque, en 1696, il épousa Mlle de Croissy, sœur du secrétaire d'État Torcy (tome III, p. 35), était lieutenant général depuis 1708. Cette pension lui fut donnée, dit Dangeau (tome XVII, p. 483) pour le consoler de n'avoir pu obtenir le gouvernement de Briançon ; il acheta aussitôt du comte de Nogent la lieutenance générale d'Auvergne, dont il fut pourvu par provisions du 4 mars 1719, et c'est alors qu'il prit le nom de vicomte de Beaune. Notre auteur ne semble pas reconnaître sous ce nom le mari de cette marquise de Bouzols, dont il a souvent noté l'esprit, la laideur, la méchanceté et la liaison intime avec Madame la Duchesse (nos tomes III, p. 35, XVIII, p. 18, XIX, p. 260, XXI, p. 365, etc.), ce qui explique l'intervention de cette princesse et de son fils dans la faveur faite au mari.

duc de Tresmes[1]. Comme gouverneur de Paris[2], il avoit un jeu public dans une maison qu'il louoit pour cela, et dont il tiroit fort gros. Il l'avoit prétendu comme un droit depuis qu'il en avoit vu s'établir d'autres par licence, et quelques-uns, depuis la Régence, par permission. Ces jeux étoient devenus des coupe-gorge[3], qui excitèrent tant de cris publics, qu'ils furent tous défendus[4], et celui du duc de Tresmes comme les autres. Ce fut en dédommagement de ce jeu que la pension lui fut donnée. Il ne laissa pas de s'en introduire de temps en temps[5], mais plus modestement. Tout ayant changé de face sous le gouvernement de Monsieur le Duc, premier ministre, Mme de Carignan, arrivée, ancrée, et point du tout oisive pour son intérêt, obtint un jeu à l'hôtel de Soissons, qui lui valut extrêmement[6]. Sur cet exemple, le duc de Tresmes prétendit et obtint le rétablissement du sien. Le rare fut qu'il ne laissa pas de conserver la pension de vingt mille livres qu'il n'avoit eue que pour le lui ôter.

Beaune, et 20 000# au duc de Tresmes, au lieu de son jeu, qui se rétablit après, et la pension lui demeure. L'abbaye de Bourgueil à l'abbé Dubois. [*Add. St-S. 1570 et 1571*]

Le jeune Bournonville[7], petit-fils, par sa mère, du duc

Mariage

1. Dangeau mentionne ce don le 5 mars (tome XVIII, p. 3).

2. Toute la fin de ce paragraphe est la copie exacte de l'Addition que Saint-Simon avait faite au *Journal* à cette occasion et qu'on trouvera plus loin sous le numéro 1571.

3. Nous avons rencontré le mot *coupe-gorge* dans le tome XV, p. 18, pour désigner un des coups du jeu de lansquenet. Ici c'est le sens ordinaire de « lieu où il est dangereux de passer à cause des voleurs », et figurément « une académie de jeu où l'on trompe » (*Académie*, 1718).

4. La défense réitérée a été notée ci-dessus, p. 110.

5. C'est-à-dire, qu'il s'ouvrit encore de temps en temps quelques maisons de jeu.

6. Mme de Carignan n'arriva à Paris qu'en 1720 (notre tome XXXIII, p. 169, note 1). Sur le jeu qui se tint à l'hôtel de Soissons et qui fut fermé en 1741, voyez les *Mémoires de Luynes*, tome III, p. 363, le *Journal de Barbier*, tome III, p. 270, et les *Pièces intéressantes et peu connues pour servir à l'histoire*, par Pierre-Ant. de la Place (1785), tome VII, p. 273.

7. Philippe-Alexandre, prince de Bournonville : tome VIII, p. 290.

de M. de Bournonville avec Mlle de Guiche.

de Luynes et d'une sœur de M. de Soubise[1], et fils du cousin germain paternel de la maréchale de Noailles[2], et frère de la duchesse de Duras[3], épousa la seconde fille du duc de Guiche, mort maréchal duc de Gramont[4]; c'est celle qui épousa depuis mon fils aîné[5].

Profusion au Grand Prieur.

Le Grand Prieur attrapa de M. le duc d'Orléans un don sur les loteries de Paris de plus de vingt-cinq mille écus de rente[6].

Mariage du prince électoral de Saxe déclaré avec une archiduchesse.

Le mariage du prince électoral de Saxe fut arrêté et déclaré avec une des archiduchesses[7].

Le roi Jacques en Espagne.

Le roi Jacques partit assez publiquement de Rome, s'embarqua à Nettuno, 8 février[8], et aborda en Espagne, d'où il se rendit à Madrid[9].

1. Sa mère, Marie-Charlotte-Victoire d'Albert de Luynes, était fille du duc Louis-Charles et de sa seconde femme Anne de Rohan, sœur de François, prince de Soubise.

2. Son père était Alexandre-Albert-François-Barthélemy, duc de Bournonville (tome I, p. 257), dont le père était frère de celui de la maréchale de Noailles, Marie-Françoise de Bournonville.

3. La duchesse de Duras était Angélique-Victoire de Bournonville (tome VIII, p. 290).

4. Catherine-Charlotte-Thérèse de Gramont (tome XIII, p. 125). Le mariage fut célébré le 28 mars par le cardinal de Noailles ; il avait fallu une dispense de Rome à cause de la parenté des époux (*Dangeau*, tome XVIII. p. 3, 19 et 23, 27 et 28 mars ; *Journal de Buvat*, tome I, p. 369). Le contrat de mariage, du 27 mars, est dans le registre Y 302 des Archives nationales, fol. 61.

5. Ce second mariage et ses circonstances ont été racontés dans le tome XXVII, p. 244-252.

6. *Dangeau*, p. 3 et 13 ; c'était, paraît-il, pour être employé à la rédemption des captifs.

7. Marie-Josèphe-Bénédicte d'Autriche (tome XVII, p. 93), aînée des filles du défunt empereur Joseph, épousa Frédéric-Auguste le 20 août 1719 ; mais cette union était décidée et annoncée dès le mois de mars (*Dangeau*, p. 20-21 ; *Gazette de Rotterdam*, nos 39 et 42, correspondances de Vienne) ; voyez ci-après, p. 343.

8. Les mots *8 fr* sont en interligne. Nettuno est un petit port au sud de Rome, entre Ostie et Gaëte, sur la mer Tyrrhénienne.

9. Saint-Simon ne s'appesantit pas sur les aventures du Prétendant, quoique le *Journal de Dangeau* et les gazettes soient remplis des

Retour de Turin et grâces faites à M. de Prye. [*Add. St-S. 1572*]

Prye revint avec sa femme de son ambassade de Turin[1]. Je ne remarque ce retour que par le bruit et le mal que fit cette femme, qui fut maîtresse publique de Monsieur le Duc, et de la cour, et de l'État, quand et tant qu'il fut premier ministre. Prye eut douze mille [livres] de pension et quatre-vingt-dix mille livres de gratification[2].

Rémond; quel, son caractère. [*Add. St-S. 1573*]

Rémond, dont il a été parlé ailleurs[3], fut introducteur des ambassadeurs[4]. Comme il devint une espèce de petit

bruits qui couraient à son égard. Il quitta en effet Rome le 8 février ostensiblement avec un cortège assez nombreux; mais, à peu de distance de la ville, il réussit à donner le change aux espions. Il y a des récits variés sur le subterfuge qu'il employa, de même que sur le lieu de l'embarquement, Nettuno, Cività-vecchia ou Livourne; on prétendit même qu'il avait été arrêté et emprisonné à Milan. Son bâtiment joignit des vaisseaux espagnols qui l'amenèrent à Roses, en Catalogne. Il semble que, tandis que le duc d'Ormond s'embarquait au Passage avec quelques troupes pour se rendre en Écosse, il resta en Espagne attendant le résultat de cette expédition, qui fut dispersée par la tempête et ne réussit pas. Voyez le *Journal de Dangeau,* tome XVIII, p. 2, 3, 15-21, 29, 33, 34, 40, 44; celui *de Buvat,* tome I, p. 357-358, 363, 364, 372, 390; notre *Gazette*, p. 114, 151, 173, 177, 196, 271; la *Gazette de Rotterdam,* n°s 27, 30, 33, 34 et 36; les *Correspondants de Balleroy,* tome II, p. 26-28, 35-36, 40-41; les *Mémoires du marquis de Franclieu,* p. 142 et suivantes, etc.; Saint-Simon mentionnera l'insuccès de l'entreprise et le retour du Prétendant à Rome, ci-après, p. 342, où sera placée l'Addition que notre auteur avait faite au *Journal de Dangeau,* à propos de la nouvelle de son départ pour Rome. Il y a au Dépôt des affaires étrangères, vol. *Espagne* (Mémoires et documents) 238, une correspondance d'Alberoni au sujet du voyage du prince en Espagne.

1. Il était déjà revenu depuis quelques semaines, lorsque Dangeau annonça le 19 mars (p. 18) qu'il ne retournerait pas à Turin. On l'attacha sans titre à la personne du jeune Roi.

2. Cette dernière phrase a été ajoutée après coup à la fin du paragraphe; l'indication vient de Dangeau.

3. Nicolas-François Rémond; tomes XXIX, p. 261-294 (où a déjà été fait un portrait du personnage), et XXX, p. 1-5 et 56.

4. Il succéda à Foucault de Magny qui s'était sauvé en Espagne, et il y eut quelques difficultés parce que Rémond n'avait pas les deux cent vingt mille livres nécessaires; Law les lui fournit, et il obtint la

personnage, et, quoique subalterne, fort dangereux, il est à propos de le faire encore mieux connoître. Il étoit fils de Rémond, fermier général, connu sous le nom de Rémond le Diable[1]. Ce fils étoit un petit homme qui n'étoit pas achevé de faire, et comme un biscuit manqué[2], avec un gros nez, de[3] gros yeux ronds sortants, de gros vilains traits, et une voix enrouée comme un homme réveillé en pleine nuit en sursaut. Il avoit beaucoup d'esprit; il avoit aussi de la lecture et des lettres, et faisoit des vers[4]. Il avoit encore plus d'effronterie, d'opinion de soi, et de mépris des autres. Il se piquoit de tout savoir, prose, poésie, philosophie, histoire, même galanterie[5];

charge, grâce au Régent, quoique Sainctot, déjà titulaire de la seconde charge, eût offert trente mille francs de plus à M. Foucault père; le brevet de provision est du 18 juin (reg. O[1] 63, fol. 151), et il prêta serment le 21 (*Dangeau,* tome XVIII, p. 14, 60, 61 et 66). Il obtint un brevet d'assurance de cent cinquante mille livres en décembre 1721 (reg. O[1] 65, fol. 266).

1. François Rémond, sieur de la Renouillère, mêlé de bonne heure aux affaires de finances, ne fut intéressé en nom dans les fermes générales qu'à partir de 1679; il mourut en août 1699 (*Mercure* du mois, p. 199-200). Les Rémond de Montmort, de Bréviande, de Saint-Mard, sont ses descendants. On a de lui un rapport d'inspection sur le Bourbonnais en 1682, qui est aux Archives nationales, carton G[7] 1143. Il est parlé de ce fermier général dans les pamphlets *Pluton maltôtier* et *les Partisans démasqués.* L'origine de son surnom de Rémond le Diable est inconnue; mais on peut remarquer que Rémond était justement le nom de ce chanoine de Notre-Dame, dont la miraculeuse résurrection pour annoncer sa damnation éternelle fut, selon la légende, la cause de la conversion de saint Bruno. Est-ce pour rappeler le surnom de son père que notre Rémond se fit faire, pour le carnaval de 1719, un habit de velours noir et feu avec des bas pourpre (E. Raunié, *Chansonnier historique du dix-huitième siècle,* tome III, p. 116-117).

2. Qualification déjà donnée à Mme de Castries : tome III, p. 332.

3. Avant ce *de* il a biffé *de gros nés.*

4. On a de lui des *Dialogues des dieux.*

5. « C'est un homme qui a beaucoup d'esprit et de belles-lettres, disait Mathieu Marais (*Mémoires,* tome I, p. 283); il joue, il aime les femmes et la cour; c'est un marchand mêlé. » Le marquis de Franclieu parle de lui dans ses *Mémoires,* p. 15-17.

ce qui lui procura force ridicules aventures et brocards. Ce qu'il sut le mieux fut de tâcher à faire fortune, pour quoi tous moyens lui furent bons. Il fut le savant[1] des uns, le confident et le commode[2] des autres, et de plus d'une façon, et ne se cachoit pas de la détestable, le rapporteur quand on le voulut et que cela lui parut utile. Il s'attacha à Canillac, à Nocé, aux ducs de Brancas, puis de Noailles, sur tous à l'abbé Dubois, dont il alloit disant pis que pendre, pour faire parler les gens et le lui aller redire ; enfin à Stair, dont il devint le panégyriste et l'homme à tout faire[3]. Sa souplesse, l'ornement de son esprit, son aisance à parler et à frapper, sa facilité à adopter le goût de chacun, une sorte d'agrément qu'on trouvoit dans sa singularité, le mirent quelque temps fort à la mode, dont il sut tirer un grand parti pécuniaire. Il en avoit espéré d'autres, qui s'évanouirent avec son cardinal Dubois. Tel qu'il étoit, il ne laissa pas de trouver et de conserver des entrées et de la familiarité dans plusieurs maisons distinguées. Il a fini par épouser une fille du joaillier Rondé[4], en quoi il n'y a eu ni disparité ni mé-

1. Le manuscrit porte bien *sçavant* ; dans l'Addition à Dangeau indiquée ci-contre, on lit *le suivant des uns*, et cette leçon est peut-être la véritable.

2. Au sens d'entremetteur ; voyez ci-après, p. 169.

3. Voyez tome XXIX, p. 261-264.

4. Laurent Rondé, qui est indiqué dans le *Livre commode des adresses de Paris en 1692* (tome I, p. 248) comme demeurant rue Bertin Poirée et « trafiquant de barres, lingots et grenailles d'or et d'argent », devint en 1710 « joaillier metteur en œuvre des pierreries du Roi » à la place de Montarsy, et obtint par brevet du 8 mai le logement de celui-ci aux galeries du Louvre (reg. O[1] 54, fol. 72). C'est lui qui avait été chercher à Londres en 1717 le diamant *le Régent*, si l'on en croit le *Journal de Buvat*, tome I, p. 281-282. Nous ignorons le nom de sa fille et la date du mariage de celle-ci avec Rémond. C'est sans doute à son fils, aussi joaillier du Roi que s'adresse une lettre du 31 janvier 1747, relative aux joyaux que la Reine et les princesses devaient offrir à la nouvelle Dauphine, dont on trouvera le texte dans le registre O[1] 392, p. 55.

salliance[1], et par donner souvent des soupers à bonne et honorable compagnie. Il avoit eu la charge de Maguy. Il ne la garda pas longtemps, voyant ses espérances trompées, et qu'elle ne le menoit à rien[2].

Mimeure; quel, son caractère, sa mort. [Add. StS. 1574]

Mimeure[3] mourut officier général[4], dont je crois avoir parlé ailleurs. Il étoit fils d'un président du parlement de Dijon[5]. Je ne sais par quelle protection il avoit été attaché à Monseigneur dès sa jeunesse[6], chez qui il avoit les entrées; mais il n'alla jamais dans aucun lieu où on mangeât avec lui[7]. Son esprit souvent plaisant sans songer à l'être, et l'ornement de son esprit joint à beaucoup de modestie et de savoir-vivre, l'avoit mêlé avec le grand monde et fait desirer dans les meilleures compagnies[8]. Il étoit aimé et estimé, sur un pied agréable, et le méritoit: il étoit honnête homme et fort brave, sans se piquer de rien, et fort doux, aimable et sûr dans le commerce; il servit toute sa vie, presque toujours dans la gendar-

1. Les Rémond avaient été maintenus dans leur noblesse par arrêt de l'intendant de Champagne du 22 mars 1708.

2. Il démissionna en décembre 1723.

3. Jacques-Louis Valon, marquis de Mimeure: tome XI, p. 218.

4. Il était lieutenant général depuis mars 1718. Il mourut à Auxonne le 3 mars 1719 (*Dangeau*, p. 13).

5. Nicolas Valon, seigneur de Hauteroche, nommé conseiller au parlement de Dijon en 1630.

6. Voyez A. Floquet, *Bossuet précepteur du Dauphin*, p. 126.

7. C'est-à-dire que, n'étant pas d'une qualité à s'asseoir à table avec le Dauphin, il s'absentait des occasions où cela se présentait.

8. Poëte précoce, il y a des vers de lui dans le *Mercure* de juillet 1677, p. 89-93, alors qu'il n'avait pas vingt ans; néanmoins il ne produisit aucune œuvre sérieuse, et c'est comme amateur et protecteur des poëtes que Boileau le fit entrer à l'Académie en 1707, à la place de Cousin. Son discours de réception, le 1er décembre, est dans le *Recueil des harangues*, tome II, p. 692-699; voyez d'Artigny, *Nouveaux mémoires d'histoire et de littérature,* tome VI, première partie, p. 125-131; d'Alembert, *Histoire de l'Académie française,* tome III, p. 421-435, et Muteau, *La Bourgogne à l'Académie française*, p. 49 et suivantes. Voltaire parle de lui dans ses *Écrivains du siècle de Louis XIV*, et cite avec éloge une *Ode à Vénus* imitée d'Horace.

merie, avec réputation. Il se maria à la fin de sa vie[1], et fut regretté de beaucoup d'amis.

Mort et caractère de Terrat. La Houssaye, conseiller d'État, lui succède.

Terrat, chancelier et surintendant des affaires et finances de M. le duc d'Orléans[2], mourut[3] en même temps[4]. Il avoit un râpé de l'Ordre[5]. Il étoit fort vieux et fort riche[6], fort homme d'honneur et fort désintéressé. Il étoit chancelier de Monsieur quand, à la mort de Béchameil, qui étoit surintendant, il eut sa charge, dont il refusa absolument les appointements[7]. Ce fut une perte pour M. le duc d'Orléans, dont il gouvernoit très bien les affaires[8]. Il vivoit fort honorablement, et n'étoit déplacé en rien; il étoit généralement aimé et estimé; il ne laissa point d'enfants[9]. Je n'ai point su qui il étoit; je crois que c'étoit

1. Il avait épousé Charlotte-Madeleine de Carvoisin d'Achy. N'ayant oint d'enfants, ils se firent le 8 juin 1709 une donation mutuelle au dernier mourant (Archives nationales, reg. Y 282, fol. 460 v°). La femme mourut en 1724 d'un cancer au sein; il y a dans le tome I de la *Correspondance de Voltaire* plusieurs lettres qui lui sont adressées. Voyez aux Additions et Corrections.

2. Gaston-Jean-Baptiste Terrat: tome VIII, p. 356.

3. Avant ce verbe, Saint-Simon a biffé un premier *mourut*.

4. Dangeau inscrit au 19 mars dans son *Journal* ces trois mots: « M. Terrat mourut »; voyez la *Gazette*, p. 156.

5. On a vu dans le tome XI, p. 208-211, ce que c'était que le râpé des charges de l'ordre du Saint-Esprit. Terrat avait eu en 1715 celui de la charge de trésorier; tome XXIX, p. 48.

6. Il avait quatre-vingts ans. Dangeau lui attribuait cent mille livres de rente en 1699 (tome VII, p. 65), et Buvat prétend qu'à sa mort on trouva chez lui douze millions en espèces (*Journal*, tome I, p. 365). Sa terre de Chantôme, dans la Marche, avait été érigée en marquisat en décembre 1695 (Archives nationales, X^{1A} 8691, fol. 77 v°).

7. Il avait succédé à Boisfranc comme chancelier de Monsieur en février 1688, et passa en cette qualité auprès du duc d'Orléans à la mort de Monsieur; c'est en mai 1703 qu'il y joignit la surintendance, et le *Mercure* fit alors son éloge (mai 1703, p. 222-223).

8. En décembre 1707, il donna une fête en l'honneur de la prise de Lerida par son maître (*Mercure*, p. 631-643).

9. Il avait épousé en premières noces en avril 1699 Mlle de Ginestous de la Tourette (*Dangeau*, tome VII, p. 65), qu'il perdit le 10 janvier 1705 (*Mémoires de Sourches*, tome IX, p. 159). Il se remaria en

peu de chose ; aussi étoit-il fort éloigné de s'en faire accroire[1]. La Houssaye, conseiller d'État[2], eut les deux charges de Terrat chez M. le duc d'Orléans[3], qui le conduisirent à être enfin contrôleur général des finances.

Mort d'un fils de l'électeur de Bavière élu évêque de Munster.

Un fils de l'électeur de Bavière fut élu évêque de Munster. Il étoit allé se promener en Italie, et mourut à Rome sans avoir su son élection[4].

Mort et caractère de Puyzieulx. Belle-Isle s'accommode lestement de son gouvernement d'Huningue. Cheverny a sa place de conseiller d'État d'épée.

La mort de Puyzieulx, duquel on a déjà parlé lorsque son esprit et son adresse le firent si singulièrement chevalier de l'Ordre[5], devint le commencement et la base de la prodigieuse fortune de Belle-Isle. Les chartreux, qui sont accoutumés à donner quelquefois de grands repas, en donnèrent un à beaucoup de gens distingués de la cour et des conseils. J'en fus prié, et Puyzieulx, que tout le monde aimoit, et qui étoit bon et joyeux convive, en fut aussi. Le repas fut également grand et bon[6],

octobre 1706 avec Louise-Anne d'Ambly de Chaumont, nièce de la maréchale de la Motte (*Sourches*, tome X, p. 188 ; *Mercure* du mois, p. 323-329 ; contrat du 29 septembre dans le registre Y 279, fol. 85 v°), et n'eut de postérité d'aucune des deux.

1. Il était de famille bourgeoise, fils d'un trésorier général des finances de Monsieur Gaston ; un de ses frères fut conseiller au parlement de Metz. Voyez au Cabinet des titres le volume 629 des Dossiers bleus.

2. Félix le Pelletier de la Houssaye : tome XXI, p. 373.

3. *Dangeau*, tome XVIII, p. 20.

4. Philippe-Maurice-Marie-Dominique-Joseph de Bavière, second fils de l'Électeur, né le 5 août 1698, avait été élu évêque de Paderborn le 19 mars 1719, et de Munster le 21, à la mort de François-Arnold de Metternich qui possédait ces deux évêchés. Le jeune prince se trouvait alors à Rome ; il y tomba malade de la petite vérole et mourut le 12 mars ; la nouvelle n'en parvint en Allemagne qu'après l'élection (*Gazette*, p. 163, 174 et 186 ; *Dangeau*, tome XVIII, p. 21 et 26). Voyez plus loin, p. 179.

5. Roger Brûlart, marquis de Puyzieulx : tomes III, p. 206, et XII, p. 320-322. Il mourut le 28 mars (*Dangeau*, p. 21 et 23 ; *Gazette*, p. 168), à soixante-dix-neuf ans.

6. Saint-Simon racontant qu'il assista à ce repas offert par les chartreux, on ne peut révoquer en doute son témoignage ; mais nous n'avons rencontré aucune autre mention de ces repas.

et la compagnie, quoique fort nombreuse, de très bonne humeur. Puyzieulx en fit la joie; mais, pour un homme fort près de quatre-vingts ans, gros et court, il y mangea beaucoup, et tant que, la nuit même, il se sentit d'une indigestion et de fièvre, qui l'emporta en fort peu de jours. Ce fut grand dommage, pour sa probité, sa valeur, sa modestie, l'ornement de son esprit, qui avoit également l'agréable et le solide, et qui en faisoit tout à la fois un homme de guerre, un homme capable de bien manier les affaires les plus délicates et un homme de la meilleure compagnie, qui étoit estimé partout et recherché de ce qui étoit le plus distingué[1]. Son père[2] s'étoit ruiné à ne rien faire; il étoit resté peu de bien à Puyzieulx, et son frère[3], qui n'avoit presque rien, avoit été trop heureux d'être écuyer de M. le prince de Conti, qui le traita toujours avec distinction. Puyzieulx étoit conseiller d'État d'épée, dont Cheverny eut la place[4]; il avoit[5] aussi le gouvernement d'Huningue[6]. Sa famille, le voyant moribond et n'ayant que des filles[7], songea promptement à profiter de la facilité du temps pour en faire une pièce d'argent[8], et Belle-Isle, fort à l'affût de tout ce qui pou-

1. Il y a déjà eu un portrait de M. de Puyzieulx au tome XII, p. 320.

2. Louis-Roger Brûlart, marquis de Sillery : tome V, p. 86.

3. Carloman-Philogène Brûlart, chevalier, puis comte de Sillery : tome I, p. 256.

4. M. de Cheverny avait l'expectative de la première place vacante; mais il n'en fut pourvu que le 2 novembre 1720 (reg. O¹ 64, fol. 307). Dès le 2 avril 1719, le Régent avait donné des lettres de conseillers d'État d'épée surnuméraires aux marquis de Brancas et de Canillac (reg. O¹ 63, fol. 93 v°-94 v°).

5. Tout ce qui précède, depuis *estoit*, a été ajouté après coup en interligne, au-dessus d'un premier *avoit*, biffé.

6. Ce gouvernement rapportait environ quinze mille livres à son titulaire.

7. M. de Puyzieulx avait eu un fils, tué à Almanza en 1707. Il lui restait trois filles, Mmes de Montmartin, d'Asnois et de Genlis.

8. Au sens d'une certaine somme; nous avons eu *une pièce de pain* dans le tome XXXII, p. 112.

voit l'avancer, conclut bientôt ce marché[1]. Il étoit ami intime de le Blanc, qui l'avoit mis dans quelque privance avec l'abbé Dubois et Law. Il ne faisoit qu'être maréchal de camp, par conséquent fort loin d'un gouvernement, bien plus d'un de cette importance. Ces trois protecteurs, avec le maréchal de Bezons, frère de la mère de le Blanc[2], qui entraîna d'Effiat, joints avec la famille de Puyzieulx, emportèrent d'emblée l'agrément du Régent, et toute l'affaire fut menée si brusquement et si secrètement, qu'on ne la sut que lorsqu'elle fut consommée, la veille de la mort de Puyzieulx. Une grâce si singulière excita les cris de tout ce qui se proposoit de demander cette récompense dès qu'elle seroit vacante. L'adresse de Belle-Isle excita ceux des moins à portée et le blâme des importants, parmi lesquels les maréchaux de Villeroy, Villars, Huxelles se signalèrent, autant que leur frayeur de toute la suite de l'affaire du duc du Maine le leur permit, c'est-à-dire qu'ils ne se contraignirent pas avec leurs familiers, qu'ils encouragèrent secrètement les plaintes, et qu'ils se contentèrent d'ailleurs d'un silence de désapprobation. Tant de bruit, et la réflexion tardive sur sa matière, fit assez repentir le Régent pour être tenté de révoquer la permission ; mais le marché étoit signé et l'argent compté ; il ne se trouvoit d'autre moyen que l'autorité, par un changement subit de volonté qui ne pouvoit se couvrir de surprise. Ceux qui avoient obtenu cette permission du Régent lui firent honte de reculer, et Belle-Isle demeura paisible gouverneur d'Huningue ; mais il en resta[3] une dent contre lui à M. le duc d'Orléans, qu'il lui a toujours, mais assez inutilement, gardée[4].

1. *Dangeau*, p. 23.

2. Suzanne Bazin, sœur du maréchal, avait épousé Louis le Blanc, maître des requêtes, père du ministre ; elle était morte à cinquante-un ans, le 4 juin 1699.

3. *Resta* est en interligne au-dessus de *demeura*, biffé à cause de la répétition.

4. Locution qui a déjà été relevée dans le tome XXIV, p. 222.

Inquiétude des maréchaux de Villeroy, Villars et Huxelles ; Villars, dans la frayeur, me prie de parler à M. le

Ce qui tenoit de si court les trois maréchaux dont on vient de parler, étoit ce qu'ils sentoient en leur âme et conscience sur l'affaire du duc du Maine. Orceau, des postes, avoit été arrêté[1], Boisdavid[2] en Saintonge, et amené à la Bastille[3], où il arrivoit journellement des gens pris dans les provinces[4] ; même le duc de Richelieu fut mis à la Bastille[5]. La peur étoit grande que quelqu'un

1. François Orceau de Fontettes, trésorier général des galères, intéressé à la ferme des postes (Saint-Simon écrit *Orseau*), avait épousé Françoise-Agnès Quentin de la Vienne, fille du premier valet de chambre du Roi, dont la femme était une Orceau. Une autre Orceau avait épousé Louis Rouillé, le premier contrôleur général des postes. L'arrestation de François Orceau remontait au 18 janvier, et Saint-Simon lit mal Dangeau, qui dit (p. 463) que « cela n'a point de rapport aux affaires d'Espagne ». Plusieurs membres de sa famille avaient été taxés par la Chambre de justice de 1716 (*Journal de Buvat*, tome I, p. 202).

2. François de Montaigu, chevalier de Boisdavid, appartenait à une famille du Poitou ; il avait un frère aîné, appelé le comte de Montaigu, qui était alors enseigne aux gardes françaises et qui devint brigadier d'infanterie en janvier 1740.

3. Il fut arrêté à l'île de Ré au milieu de mars par les soins du gouverneur de Saintonge, le comte de Chamilly, et amené à La Rochelle, puis transféré à la Bastille, où il entra le 29 avril ; il ne tarda guère à obtenir des adoucissements à sa captivité et fut enfin relâché le 31 décembre 1719 (*Dangeau*, tome XVIII, p. 20, 22, 40, 63, 93, 144 et 193 ; Ravaisson, *Archives de la Bastille*, tome XIII, p. 243-244 ; Funck-Brentano, *Les Lettres de cachet*, p. 192, n° 2464 ; *Journal de Buvat*, tome I, p. 371 ; *Mémoires de Mme de Staal*, tome I, p. 187, 196, 239 et 244). Il y a aussi des renseignements sur lui dans les dossiers Bastille 10677-78 à la Bibliothèque de l'Arsenal.

4. Le relevé des prisonniers de la Bastille (Funck-Brentano, *Les Lettres de cachet*, p. 191-192) montre qu'il y entra en effet un certain nombre de comparses en mars-avril 1719.

5. Le jeune duc fut arrêté chez lui dans la matinée du 29 mars par un lieutenant et des archers de la prévôté et mené aussitôt à la Bastille, avec son valet de chambre Bertel et son intendant Sandrier. On prétendait avoir saisi sur lui ou chez lui des lettres d'Alberoni, prouvant qu'il avait promis de livrer aux Espagnols la place de Bayonne, où son régiment était alors en garnison (*Dangeau*, p. 23-24 ; Ed. de Barthélemy, *Gazette de la Régence*, p. 324-325 ; *Journal de Buvat*,

duc d'Orléans; je le fais et le veux rassurer.

d'eux ne parlât, et qu'on ne mît la main sur le collet[1] à des gens de leur connoissance qui en savoient encore plus, qui étoient encore libres et tâchoient de faire bonne contenance. Il courut même un bruit que le maréchal de Villars alloit être arrêté[2]. Sa frayeur éclata sur son visage et dans sa conduite. Il n'osoit plus sortir de chez lui, et il s'informoit de ce qui se disoit sur lui avec une inquiétude indécente[3]. Lui et sa femme m'avoient toujours extrêmement ménagé de tout temps. Ils avoient fermé les yeux et les oreilles à mes façons et à mes propos sur leur duché[4], et depuis encore sur leur pairie[5], et m'avoient sans cesse également cultivé et Mme de Saint-Simon. Ils m'envoyèrent prier d'aller chez eux avec instance. J'y allai, et je trouvai le maréchal dans des transes et dans un abattement incroyable. Il me dit sans façon qu'il savoit qu'il alloit être arrêté, qu'il s'y attendoit à tous les instants, que ce n'étoit qu'avec la dernière inquiétude qu'il sortoit de chez lui pour le conseil de régence, ou pour aller au Palais-Royal le moins qu'il pouvoit, même sans se croire en sûreté chez lui; que cela prenoit fort sur sa santé, que les

tome I, p. 369-370; *Correspondance de Madame,* recueil Brunet, tome II, p. 83-84, 92, 98, 103, et recueil Jæglé, tome III, p. 15 et 22-23; *Mémoires du marquis d'Argenson,* édition Rathery, tome I, p. 23-24; *du maréchal de Villars,* tome IV, p. 133-134; *de Mme de Staal,* tome I, p. 179; Funck-Brentano, *Les Lettres de cachet,* p. 191, n°s 2454-55 et 2457; dossiers Bastille, à la Bibliothèque de l'Arsenal, n°s 12479 et 12547). Un exposé de ses agissements délictueux est dans le volume *Espagne* 288, fol. 115, au Dépôt des affaires étrangères.

1. « On dit *mettre à quelqu'un la main sur le collet,* pour dire l'arrêter et le faire prisonnier » (*Académie,* 1718).

2. Mécontent du Régent depuis longtemps, il s'était lié, au moins secrètement avec ses ennemis (notre tome XXXIII, p. 109).

3. Voyez ce que dit le maréchal de ses craintes dans ses propres *Mémoires,* tome IV, p. 123-124; il ne parle pas de la visite que notre auteur va raconter, mais seulement d'une au garde des sceaux d'Argenson.

4. Tome XII, p. 373-375.

5. En 1709 : tomes XVIII, p. 202-203, et XIX, p. 108-109.

avis lui en venoient de toutes parts, que le bruit en étoit public, qu'il n'y avoit pas moyen de vivre de la sorte ; qu'il s'apercevoit depuis du temps que M. le duc d'Orléans ne le voyait plus de bon œil[1], et qu'il étoit embarrassé et froid avec lui, qu'il ne savoit quel mauvais office on lui avoit rendu ; s'étendit sur son attachement et sa fidélité, et me conjura de parler à M. le duc d'Orléans, et de tâcher à le faire expliquer sur son compte. Sa femme, beaucoup plus tranquille que lui, me pria de la même chose. Je les assurai[2], comme il étoit vrai, que je n'avois rien remarqué en M. le duc d'Orléans qui eût pu donner lieu aux bruits qui couroient, et que je croyois qu'il se faisoit tort à lui-même d'en avoir de l'inquiétude. Ce n'étoit pas que je[3] fusse persuadé qu'il dût être dans la sécurité. On a vu comme le hasard fit savoir si peu avant le lit de justice l'assemblée mystérieuse du duc du Maine avec lui chez le maréchal de Villeroy[4], et toutes ses liaisons y étoient conformes. Mais M. le duc d'Orléans étoit si essoufflé des deux tours de force qu'il n'avoit pu éviter de faire coup sur coup, si éloigné de ces coups d'éclat, si peu capable encore de les soutenir, beaucoup moins de les oser pousser, que j'ai toujours cru les gros complices en pleine sûreté, même les plus médiocres. Je parlai donc à M. le duc d'Orléans, qui n'étoit pas fâché de la peur que le maréchal avoit prise, mais qui me répondit ce qu'il falloit pour le rassurer. Je le rendis aussitôt au maréchal et à la maréchale ; elle en prit thèse pour le rassurer. Ils me remercièrent beaucoup tous deux, mais le maréchal toujours fort dans l'inquiétude. Elle fit une telle impression sur lui, qu'il en maigrit à vue d'œil. Son sang se corrompit ; il lui vint un mal au col qui menaça d'un

1. Locution que signalait le *Dictionnaire de l'Académie* de 1718.
2. Au-dessus de ces mots, Saint-Simon a biffé *le fis et*, qu'il avait ajouté en interligne.
3. Il avait d'abord écrit : *je ne fusse*.
4. Tome XXXV, p. 89.

cancer[1]. Le remède de Garus[2] l'en garantit, dont il prit souvent depuis, et en porta toujours dans sa poche. Mais il languit toujours jusqu'à l'élargissement du duc et de la duchesse du Maine; après quoi il reprit bientôt son embonpoint et sa première santé, en sorte que la cause de son mal fut manifestement visible[3].

Manège et secret sur les prisonniers; politique de l'abbé Dubois sur l'affaire du duc et de la duchesse

Le Blanc alloit souvent à la Bastille et à Vincennes[4], et, sans que je le lui eusse demandé, ne manquoit point de venir le même jour, le soir, chez moi me rendre compte de ce qu'il avoit appris des prisonniers, et de ce qu'il s'étoit passé entre eux et lui, ainsi que de tout ce qui lui revenoit sur cette affaire ; mais les prisonniers, à ce qu'il

1. Dans ses *Mémoires*, Villars parle d'abord seulement de fièvre, d'estomac dérangé, de santé très chancelante pendant toute l'année 1719 (p. 124); mais plus tard (p. 132-133), il avoue une tumeur, qu'on fut obligé d'ouvrir, et il ne fut guéri que par le remède de Garus, comme le dit Saint-Simon.

2. Cet élixir, qui n'était qu'un perfectionnement du célèbre « élixir de propriété » inventé par Paracelse, était obtenu par la macération prolongée dans l'alcool de diverses épices, telles qu'aloès, myrrhe, muscade, cannelle, safran, etc. ; on y ajoutait un sirop de fleurs d'oranger et de capillaire, de manière à former une liqueur stomachique très agréable. Nous allons retrouver l'empirique Garus plus loin, p. 262, lorsqu'il sera appelé pour soigner la duchesse de Berry.

3. Ce qui précède, depuis *et sa pre santé*, a été ajouté après coup dans le blanc resté à la fin du paragraphe et en interligne. — Comparer avec ce récit la première rédaction, dans l'Addition à Dangeau, no 1558, ci-après, p. 382.

4. Dangeau note deux visites de M. le Blanc à Vincennes et à la Bastille les 31 mars et 3 avril (p. 25 et 27) ; mais il y en eut beaucoup d'autres, dans lesquelles il reçut les déclarations des inculpés, notamment de Malezieu (18 avril), l'abbé Brigault (24 avril), Boisdavid (14 mai), dont les originaux sont dans le volume *Espagne* 291. Voyez aussi les *Mémoires de Mme de Staal*, tome I, p. 180, 194, 200-203, etc. Les déclarations de Boisdavid et de l'abbé Brigault dont on vient de parler ont été publiées par Lémontey, *Histoire de la Régence*, tome II, p. 400 et 409. Le chevalier du Menil en fit une aussi, au début d'août, que nous n'avons pas, mais dont on connaît l'existence par un billet de le Blanc à M. de Launey (Ravaisson, *Archives de la Bastille*, tome XIII, p. 268).

m'assuroit toujours, ne disoient rien ou que les riens qu'il me rapportoit. Belle-Isle, qui s'étoit fort initié chez moi par Charost et par Mme de Lévis[1], qui n'étoit qu'un avec le Blanc et qui entroit dans tout ce qu'il pouvoit, venoit raisonner avec moi en cadence des visites de le Blanc. Je ne fus pas longtemps à démêler que je n'en saurois jamais davantage, comme il arriva en effet, excepté ce qu'il fallut tout à la fin en dire au conseil de régence pour excuser les emprisonnements et les exécutions de Bretagne. M. le duc d'Orléans n'en savoit pas plus que moi, ou, si on lui en disoit quelque chose de plus, ce fut sous un secret recommandé plus pour moi que pour personne. L'abbé Dubois, maître absolu de M. le duc d'Orléans, faisoit trembler, excepté moi, tout ce qui approchoit ce prince. L'abbé[2] craignoit le nerf de mes conversations et de n'être pas le maître de son aiguière[3], s'il venoit jusqu'à moi des découvertes dont je pusse battre le Régent[4], et venir à bout de son incurie et de sa débonnaireté. On a vu, lors de l'arrêt[5] de l'abbé Portocarrero, l'adresse et la hardiesse dont Dubois[6] se saisit de tous les papiers[7]. Il n'eut pas moins de soins de s'emparer de ceux de Cellamare, que le Blanc, qui l'y accompagnoit, n'étoit pas pour lui disputer. Il s'étoit donc ainsi rendu seul maître du secret et du fond de l'affaire, et tellement que M. le duc d'Orléans ni personne n'en pouvoient savoir que ce qu'il vouloit bien leur dire. Le Garde des sceaux, qui alloit rarement interroger les prisonniers, et le Blanc

du Maine et des leurs.

1. Déjà dit ci-dessus, p. 77.
2. *L'abbé* est en interligne au-dessus d'*il*, biffé.
3. Locution rencontrée plus haut, p. 6.
4. Les mots *le Régent* sont en interligne. On a déjà rencontré la locution *battre quelqu'un*, au sens de l'attaquer, l'obséder, dans le tome XIX, p. 222.
5. Au sens d'arrestation.
6. Encore ici *Dubois* est en interligne au-dessus d'*il*, biffé.
7. Ci-dessus, p. 20 et suivantes.

qui les voyoit bien plus souvent, et à qui venoient tous les avis sur cette affaire, étoient dans l'entière frayeur et la plus soumise dépendance de l'abbé Dubois, avec lequel ils concertoient chaque jour ce qu'ils devoient dire à M. le duc d'Orléans sur les avis et sur ce qu'ils avoient tiré ou n'avoient pu tirer des prisonniers, et rendoient compte, au sortir d'avec lui, au redoutable abbé de tout ce qui s'étoit passé entre eux et le Régent.

Dubois vouloit faire la peur entière au duc et à la duchesse du Maine et aux prisonnniers pour tirer tout d'eux, et y mettre si bon ordre qu'il n'y eût plus rien à craindre; il vouloit aussi épouvanter les maréchaux pour les humilier et les contenir; mais il étoit bien éloigné d'aller plus loin. Il vouloit régner sans trouble, et parvenir à la pourpre et à la place et à toute l'autorité de premier ministre sans embarras au dedans, pour n'avoir à vaincre sur le chapeau, qui le conduisoit à l'autre, que les difficultés du dehors. Il vouloit de plus se préparer une domination absolue, sans contradiction. Il sentoit quel seroit le cri public, le dépit et l'impétuosité de Monsieur le Duc sur un second maître et de son infimité[1]; de combien de personnages il seroit escorté dans un mécontentement qui seroit universel. Il y redoutoit les mouvements que le Parlement y pourroit faire, à qui, dans un cas si étrange, chacun se réuniroit. Il se proposoit donc de mettre[2] entre ses seules mains la vie et toute la fortune du duc du Maine et de ses enfants et celles de ses complices, pour s'acquérir sur eux l'obligation de leur avoir lui seul rendu le tout, et à ses plus importants croupiers[3], pour s'en faire une protection sûre contre le cri public et contre les princes du sang, et s'acquérir le Parlement,

1. Ce mot inusité a déjà été employé par notre auteur dans le tome XXXIV, p. 310.

2. Avant *mettre*, il a biffé *se*.

3. *Croupier*, au figuré, a passé dans nos tomes XXV, p. 84, et XXVI, p. 44.

au moins l'arrêter et le rendre neutre et sans mouvement, par le crédit du duc et de la duchesse du Maine sur le premier président, qui s'y trouvoit en son particulier tout de son long[1], et sur les principaux moteurs de la Compagnie. Je ne répondrois pas aussi que, sans s'être commis à confier le fond du sac[2] à M. le duc d'Orléans, il n'ait profité de son incroyable foiblesse, de son insensibilité aux plus cruelles injures encore plus incroyable, de son penchant à ne rien pousser et à des *mezzo-termine* déplorables, pour lui persuader cette politique à l'égard de tous ceux qui avoient trempé dans le complot, et que, profitant des sueurs[3] que l'opiniâtre impétuosité de Monsieur le Duc avoit données au Régent lorsqu'il lui força la main au dernier lit de justice sur la destitution du duc du Maine, sur l'éducation du Roi, sur un établissement pour M. le comte de Charolois, sur une augmentation d'une pension de cent cinquante mille livres pour soi-même[4], il n'ait fait comprendre au Régent la nécessité indispensable d'une barrière contre la hauteur et l'avidité des princes du sang, et que cette barrière ne se pouvoit trouver que dans la conservation du duc du Maine, de ses rangs, de ses établissements, et de ses complices les plus considérables. Je ne doute pas non plus qu'il n'ait fait peur à son maître des maréchaux de Villeroy, dont Tallard seroit inséparable, Villars et Huxelles, du premier président et de nombre d'autres, qui, venant à être publiquement convaincus, feroient avec le duc du Maine un groupe formidable dont le Régent seroit d'autant plus embarrassé par le nombre, les établissements, la paren-

1. Tome XXXIII, p. 83-84, et ci-dessus, p. 44.

2. « On dit proverbialement et figurément *voir le fond du sac*, pour dire, pénétrer dans ce qu'une affaire a de plus secret, de plus caché » (*Académie*, 1718).

3. Au sens de peines, soucis, tracas, comme dans le tome XXI, p. 38.

4. Voyez notre précédent volume, p. 49-65, 113-116, etc.

tèle[1] et le poids dans le monde, que, criminels par les lois, il resteroit vrai toutefois qu'ils ne l'étoient directement que contre le Régent, subsidiairement contre l'État, mais pour le sauver du prétendu mauvais gouvernement, point du tout contre la personne du Roi, dont la conservation contre les périls du poison deviendroit leur prétendue apologie, et produiroit tôt ou tard de funestes effets. Il n'en falloit pas tant pour étourdir un prince au fond timide, ennemi des grands coups, parfaitement insensible aux plus cruelles et aux plus dangereuses injures, bon et doux par nature, choisissant toujours le plus aisé comme tel, par foiblesse, dans les affaires grandes ou épineuses, et par incapacité de les suivre et d'en soutenir le poids, enfin livré et abandonné à l'abbé Dubois, auquel il ne pouvoit plus résister sur quoi que ce fût.

La même politique fausse et très dangereuse pour M. le duc d'Orléans. Je le lui représente très fortement, ainsi que l'énorme conduite à son égard du duc du Maine et de ses principaux croupiers, et le danger d'une continuelle impunité. Je ne trouve que refuites et misère.

Mais cette politique, si bonne et si fort dans le vrai pour la fortune où tendoit l'abbé Dubois, n'étoit ni bonne ni dans le vrai pour son maître. Plus M. du Maine et ses plus considérables complices lui auroient une obligation signalée de la vie, des honneurs, des établissements, plus cette obligation à ne jamais l'oublier seroit aux dépens de M. le duc d'Orléans. Quelques marques de clémence et de misère, quand elle est gratuitement poussée à l'extrême, que ce prince eût données, jamais de grands coupables ne pardonnent à ceux contre qui ils ont commis de grands crimes, et il étoit tout naturel qu'ils fussent persuadés et que l'abbé Dubois leur fît délicatement entendre qu'il les avoit habilement arrachés des mains de son maître, sans quoi ils étoient perdus. Le coup double et prodigieux que le Régent venoit si nouvellement de frapper au dernier lit de justice sur le Parlement et sur le duc du Maine, n'avoit causé ni trouble ni rumeur, mais une frayeur extrême, un silence de tremblement, une soumission entière. Cet exemple devoit donc l'encourager,

1. Mot déjà relevé dans le tome XIV, p. 363.

puisque c'étoit aux mêmes gens qu'il avoit affaire et prévenus de plus du crime d'État. C'est ce que je lui avois représenté plus d'une fois, et que le pardon, ni le semblant de manquer de preuves quand on en a, ne réconcilient jamais ceux qui ont manqué un grand coup à celui contre qui il étoit préparé ; que, le péril couru, plus il est grand[1], plus il irrite ; qu'un tel bienfait reçu redouble la haine et la rage de qui s'est vu dans la main et à la merci de qui les pouvoit exterminer, leur fait mépriser une générosité qu'ils imputent à foiblesse, qui les excite à prendre mieux leurs mesures, ou, s'ils ne le peuvent pendant le reste de la Régence, à renverser le Régent auprès du Roi majeur, avec d'autant plus de hardiesse qu'alors il n'y a plus de crime ; qu'il n'est point de régence dont le gouvernement ne puisse être attaqué, ni de vie et de mœurs telles que celles de M. le duc d'Orléans à couvert sous l'abri de son rang. Je m'étendis un peu avec le Régent sur les points de son gouvernement qu'on pourroit rendre très répréhensibles aux yeux d'un jeune roi majeur, avec le secours d'une bonne et secrète cabale, en quoi le duc du Maine étoit un grand et dangereux ouvrier, en quoi les maréchaux de Villeroy, Villars, Huxelles, par leurs emplois dans la Régence, comme témoins de près, et d'autres joints à eux, aideroient le duc du Maine : Law et sa banque ; l'alliance d'Angleterre jusqu'à l'ensorcellement, pour la fortune de l'abbé Dubois, conséquemment avec l'Empereur, les deux plus grands et plus naturels ennemis de la France ; la rupture pour eux seuls, et malgré la Hollande entraînée de force[2], contre l'Espagne, après tant de sang et de trésors répandus pour la conserver, et avec qui la plus étroite union étoit si naturelle et si utile ; la facilité de fasciner les yeux d'un jeune roi et de lui tourner toute cette conduite à intérêt particulier contre celui de l'État, pour monter sur le trône sans obstacle, s'il fût

1. Plus le pardon est grand.
2. Ces trois mots ont été ajoutés en interligne.

mésarrivé[1] au Roi ou s'il lui mésarrivoit encore sans enfant mâle, et de là revenir aux anciennes horreurs pour lui faire craindre pour sa vie, tant que son précédent régent ne seroit pas mis en lieu de sûreté. Je ne trouvai que foiblesse ou dissimulation. Cela ne m'arrêta pas. Je lui demandai quel retour il trouvoit dans le maréchal de Villeroy pour l'avoir traité avec une distinction qui ne différoit pas du respect, sans jamais aucun refus ni aucun délai à toutes ses demandes, qui étoient continuelles pour faire montre de son crédit et de sa protection, souvent en choses considérables ; pour avoir accru son autorité à Lyon fort au delà de raison et d'usage, au point qu'il y étoit uniquement et absolument le maître de tout ; enfin pour l'avoir admis fort dangereusement au secret de la poste, et à la lecture que Torcy lui venoit faire des extraits, et encore en d'autres confidences. Je lui demandai quel retour il trouvoit dans le maréchal d'Huxelles pour avoir comblé ses desirs en lui confiant le secret et l'administration des affaires étrangères, et de[2] son ami, le premier président, en l'accablant d'argent et outre cela de pensions. Enfin je vins au duc du Maine, et je lui demandai quel los[3] il en avoit reçu, pour ne l'avoir pas destitué à la mort du Roi, comme tout le monde, tous les seigneurs, le Parlement même s'y attendoit et le desiroit alors[4], avec un empressement qu'il ne pouvoit ignorer : « Mais, me répondit-il d'une voix basse, honteuse et foible, c'est mon beau-frère. — Comment votre beau-frère ! repris-je avec feu : est-ce donc un titre à lui pour vous étrangler comme il y a tâché et buté[5] toute sa vie ? Avez-vous oublié la honte et

1. S'il fut arrivé malheur. Le *Dictionnaire de l'Académie* de 1718 indiquait ce verbe, que la dernière édition a conservé.
2. Il y a bien *de* dans le manuscrit ; il faudrait plutôt *dans*.
3. Au sens de récompense : voyez nos tomes XVII, p. 271, et XXIV, p. 359.
4. *Alors* est en interligne.
5. Avoir pour but : tome XIII, p. 213.

le désespoir de Monsieur, le vôtre alors à vous-même, la fureur et les larmes publiques de Madame d'un mariage si étrangement disproportionné[1] ? Avez-vous oublié que l'intérêt de ce beau-frère vous a éloigné du commandement des armées, dont Monsieur mourut de colère et de dépit après la prise qu'il en avoit eue avec le Roi le jour même[2] ? Avez-vous oublié jusqu'à quel point il intéressa Mme de Maintenon à votre perte, lors de votre affaire d'Espagne, malgré tous les efforts de Mme la duchesse de Bourgogne auprès d'elle en votre faveur, et de combien près vous frisâtes les derniers malheurs[3] ? Avez-vous oublié les horreurs dont ce cher beau-frère vous affubla à la mort de Monseigneur le Dauphin et de Madame la Dauphine, du petit prince leur fils, et de M. le duc de Berry ensuite[4] ; qu'il en persuada le Roi par Mme de Maintenon, et qu'ils l'ont toujours été, la cour, Paris, les provinces, les pays étrangers ; l'art et le soin de répandre cette opinion jusqu'à en rendre le doute ridicule, et le soin vigilant de la renouveler de temps en temps et de lui donner une couleur nouvelle ? Enfin avez-vous oublié le testament et le codicille du Roi, la dispute si forte de M. du Maine en plein Parlement contre vous, et si impudemment soutenue en faveur du codicille[5], et ce que vous seriez devenu si l'une de ces deux pièces, que personne n'ignore que le Roi fit malgré lui, avoit subsisté, bien pis si toutes deux avoient été exécutées ? Tous ces crimes à votre égard sont antérieurs à votre régence, sans que vous ayez jamais donné le moindre ombrage à M. du Maine, que celui qu'il a voulu prendre de votre naissance et de votre droit. Vous avez cru par la conduite que vous avez si longtemps sou-

1. Tome I, p. 58 et suivantes.
2. Tome VIII, p. 264-269, 316 et suivantes.
3. Tome XVIII, p. 63 et suivantes.
4. Tomes XXII, p. 370-399, XXIII, p. 62-63, et XXIV, p. 262-263.
5. Tome XXIX, p. 21-25.

tenue et tant que vous l'avez pu à son égard, aux dépens des princes du sang et de toute justice, regagner ce bâtard brûlant de la soif de régner. Il vous en a payé, dans le temps même qu'il jouissoit de votre plus grand déni de justice, par la requête au Parlement de cette prétendue noblesse, et par son appel aux États généraux ou au Roi majeur[1], avec la criminelle audace de vous attaquer vous-même sur l'incompétence et le défaut de pouvoir d'un régent. Enfin vous voyez ce qu'il vient de brasser, et par tant d'expériences anciennes et nouvelles ce que vous devez attendre de lui, si vous le laissez en état de continuer. »

Ces propos, que je renouvelois de temps en temps, jetoient M. le duc d'Orléans dans un trouble extrême. Il sentoit tout le poids de mes raisons ; mais il étoit enchaîné par les prestiges de l'abbé Dubois. Tantôt il s'excusoit sur le défaut de preuves, et je lui remettois ce qu'il en avoit dit à Monsieur le Duc et à moi, que M. et Mme du Maine étoient des plus avant dans la conspiration, comme je l'ai rapporté en son temps[2]. Une autre fois, il alléguoit le danger d'entreprendre un homme[3] si grandement établi, et je lui démontrois qu'après le grand pas de l'avoir fait arrêter lui et Mme du Maine, et confinés en deux prisons éloignées, le danger du retour seroit bien plus grand, mortellement offensés qu'ils seroient, et que de plus ils se le devoient montrer[4] comme innocents. Enfin, retranché sur l'embarras de leurs enfants, aussi grandement établis[5] que le père, dont ils avoient les survivances, et le gouvernement de Guyenne de plus, qui sûrement ne trempoient point dans le complot du père, et que par conséquent on

1. Tome XXXI, p. 249-252, 268, 317 et 336.
2. Ci-dessus, p. 44.
3. « On dit *entreprendre quelqu'un* pour dire le poursuivre, le persécuter, le pousser, le railler » (*Académie*, 1718).
4. Ils se devoient montrer offensés ; *le* est en interligne.
5. Le mot *establis* a été remis en interligne.

ne pouvoit dépouiller, je lui demandai où il avoit vu ou lu qu'on eût jamais laissé aux fils des criminels d'État, convaincus et punis comme tels, des établissements dont ils pussent abuser; qu'il prît garde qu'une telle condamnation emportoit confiscation des biens patrimoniaux, quoique les enfants ne fussent pas coupables, à plus forte raison l'extinction des titres, honneurs, etc., et la privation des gouvernements et des charges dans le père, et des survivances dans ses fils, lesquels, bien que non coupables, perdoient par la condamnation du père la succession entière du patrimoine, qui, sans cela, leur étoit de tout droit acquis, à plus forte raison des grâces dont le père étoit justement dépouillé; qu'il étoit du plus évident danger de les leur laisser, et sur lesquelles ils ne pouvoient avoir un droit en rien comparable au droit qu'ils avoient aux biens de leur père, qui étoit leur patrimoine, duquel toutefois ils ne laissoient pas d'être de tout droit totalement privés par la confiscation inséparable de la condamnation; qu'à la vérité on n'y touchoit jamais au bien et aux reprises de la mère, qui demeuroient après elle aux enfants; mais ici, la mère se trouvant aussi coupable que le père, la condamnation emportoit confiscation de tout le bien maternel comme du bien paternel. A cette réponse, M. le duc d'Orléans n'eut point de réplique, baissa la tête et demeura quelque temps rêveur, puis me dit: « Mais Mme du Maine, vous ne sauriez nier qu'elle ne soit princesse du sang. — Non, certes, lui répondis-je; mais vous ne me prouverez pas aussi qu'elle la soit davantage que les deux ducs d'Alençon, père et fils[1], que le connétable de Bourbon[2], que Monsieur le Prince, propre grand-père de Mme du Maine, qui tous aussi étoient princes du sang bien reconnus pour tels, et néanmoins atteints, convaincus, et solennellement jugés et condamnés comme criminels d'État. Vous savez

1. Jean II et René. Saint-Simon a mentionné leur procès dans le tome XV, p. 302.
2. Charles III: tome IV, p. 43.

après combien de prison et à quelles conditions[1] l'un de ces ducs d'Alençon eut sa grâce, ce que devint le connétable de Bourbon, et que, quelque desir qu'on eût d'une paix aussi avantageuse que fut alors celle des Pyrénées, la passion extrême de la Reine votre grand mère du mariage du Roi avec l'infante sa nièce, quelque pressé qu'en fût le cardinal Mazarin et la Reine même, dans la frayeur qu'ils avoient eue l'un et l'autre de ce qui avoit pensé arriver de la nièce du cardinal, qui épousa depuis le connétable Colonne[2], et de ce qui étoit toujours possible à l'égard de quelque autre tant que le Roi ne seroit pas marié, on aima mieux hasarder la paix et le mariage, essuyer toutes les longueurs à conclure, les persécutions et les propositions de toutes les sortes de don Louis de Haro en faveur de Monsieur le Prince, même aux dépens du roi d'Espagne, que de souffrir qu'il tirât aucune sorte d'établissement des Espagnols, ni qu'il rentrât dans son gouvernement, ni dans sa charge de grand maître de France, qui à la fin, mais sans stipulation, furent donnés à Monsieur son fils, mais quelque temps après, grâce dont, pour conclure, on n'étoit convenu que verbalement, secrètement, et comme une grâce et une galanterie personnelle au roi d'Espagne et à son ministre. Aujourd'hui que vous commencez la guerre, vous ne traitez ni mariage nécessaire et pressé, vous ne traitez point la paix, vous ne sauriez craindre qu'on se persuade au dedans ni au dehors, après l'éclat fait sur l'ambassadeur d'Espagne et ce que vous savez déjà sur M. et Mme du Maine de leurs complots avec lui, qu'on leur fasse accroire des crimes pour les perdre, et vous en saurez bien davantage quand il plaira à l'abbé Dubois de vous instruire à fond par les papiers dont

1. Il y a *quelles* au pluriel et *condition* au singulier, dans le manuscrit.

2. Marie Mancini. Saint-Simon a déjà fait allusion à l'amour du jeune Roi pour elle : tome XIII, p. 104 ; voyez A. Renée, *Les nièces de Mazarin*, et L. Perey, *La connétable Colonna*.

vous convenez qu'il s'est saisi, qu'il a vus lui seul, et qu'il ne vous a pas montrés. Grand Dieu ! ajoutai-je avec dépit de ne trouver que de la filasse, pour ne pas dire du fumier[1], grand Dieu ! quel précieux présent avez-vous fait à ce prince de la plus difficile vertu du christianisme, de cette vertu tellement surhumaine, si contraire à la nature et à la plus droite raison quand elle n'est pas miséricordieusement éclairée et[2] entraînée par votre grâce toute-puissante, cette vertu, l'écueil des plus grands hommes, le plus dur et le plus continuel combat des plus grands saints, cette vertu toutefois à qui vous prescrivez des bornes pour la conservation des États et des hommes, enfin ce pardon des ennemis, sans lequel[3], ô mon Dieu, nul ne vous verra ; et vous l'accordez à un prince qui vit comme un homme qui compte pour rien le bonheur éternel de vous voir, ô profondeur immense de vos jugements terribles ! qui, par l'usage et en même temps par le mépris d'un présent si rare et si exquis, va faire tout ce qui le peut conduire aux plus redoutables malheurs, et le va faire non-seulement sans éprouver en soi la plus légère violence qu'éprouvent si fortement[4] en ces occasions les personnes les plus à Dieu, mais avec l'incurie, la facilité, l'insensibilité la plus prodigieuse, la plus incroyable, la plus unique ! »

Trois crimes du duc du Maine à punir à la fois. Premier : attentat d'usurper l'habileté de succéder à la couronne.

Une si violente exclamation, précédée d'aussi fortes raisons, ébranla assez M. le duc d'Orléans pour se mettre à raisonner sur le dépouillement. Alors, quoique sans espérance par sa mollesse, son peu de tenue, l'intérêt et l'ensorcellement de l'abbé Dubois, mais pour n'avoir rien à me reprocher à moi-même, je lui dis qu'il avoit beau jeu à réparer les fautes précédentes qui lui avoient fait tout pardonner au plus cruel et au plus gratuit ennemi qui fût

1. Image qui peint la faiblesse et la mollesse du Régent.
2. Les mots *éclairée et* sont en interligne.
3. Saint-Simon avait d'abord écrit *auquel sans v^s*, qu'il a biffé pour mettre en interligne *sans lequel*.
4. *Si fortem^t* ajouté en interligne.

jamais, et au plus continuellement acharné contre ses droits, son honneur et sa vie, ce que lui même ne se pouvoit dissimuler; qu'au crime présent pour lequel le duc du Maine se trouvoit maintenant arrêté, il en pouvoit rappeler deux autres, et les faire d'autant mieux valoir, que le criminel avoit d'autant plus pernicieusement abusé du silence et de la patience[1] à l'égard de tous les deux : le premier, d'avoir attenté à se faire prince du sang, puis à se faire déclarer capable de succéder à la couronne, contre l'honneur de la loi de Dieu, contre la loi unanime de la France et de tous les pays chrétiens, où le fils d'un double adultère ne peut, en aucun cas, recueillir rien des biens de la famille dont il est sorti, combien moins une couronne : contre le droit de la nation en cas d'extinction de tous les mâles de la race régnante, contre le respect et le droit des princes du sang, enfin contre la précieuse vénération due à la loi salique qui distingue si grandement la couronne de France de toutes les autres couronnes. Je le fis souvenir de ce que je lui avois proposé à cet égard vers la fin de la vie du Roi, pour l'exécuter dès qu'il ne seroit plus, et de la nécessité que je lui en avois prouvée, et de laquelle il n'étoit pas disconvenu, de mettre un tel frein à l'ambition de pouvoir être rendu capable de succéder à la couronne, que la vue certaine de la profondeur du précipice retînt bâtards, sujets trop puissants, premiers ministres, favoris démesurés, princes étrangers trop établis et appuyés, d'attenter à ce crime qui en prépare tant d'autres, et d'abuser ou de la folle tendresse, ou de la foible complaisance, ou de l'âge, ou de l'imbécillité d'un roi, ou de l'entêtement extravagant de sa toute-puissance même, pour renverser l'État; que le silence sous lequel il l'avoit laissé couler, avoit donné le temps au duc du Maine de commettre le second, de le tromper par ce ramas de prétendue noblesse,

1. L'auteur avait d'abord écrit *de vostre silence et de vostre patience*; il a biffé les deux *vostre* et les a remplacés par *la* en interligne : puis il a biffé le premier *la* et corrigé *de* en *du* avant *silence*.

dont plusieurs étoient, et de son aveu, à lui et des principaux de sa maison, en apparence, quoi qu'on eût pu lui dire et follement, contre les ducs, en effet contre lui-même, comme il y avoit bientôt paru par leur belle requête au Parlement, et de là par l'appel des bâtards du Régent, comme incompétent et impuissant, aux États généraux ou au Roi devenu majeur, autre crime d'État, et toujours connu et puni comme tel, de contester la puissance royale et d'en faire aucune distinction du Roi mineur ou majeur, et par là M. du Maine l'avoit réduit en la presse où il s'étoit trouvé entre les princes du sang et les bâtards, et après une longue et criante injustice, ou déni de justice, en faveur des bâtards, forcé, par leur audace à ventiler[1] son pouvoir de régent, de les déclarer déchus et non habiles à succéder à la couronne, mais avec de tels ménagements de rang et contre les termes exprès de l'arrêt qu'il venoit de rendre, que cette foiblesse avoit encouragé M. et Mme du Maine à entreprendre ce qui les retenoit maintenant en prison, dans la rage de n'avoir pas été maintenus ou soufferts dans l'habileté de succéder à la couronne, et dans le mépris de tout ce qui leur étoit conservé, compté par eux pour rien, sinon pour une foiblesse sur laquelle ils pouvoient toujours compter, quelque chose qu'ils osassent entreprendre.

Après ce tableau ramassé et raccourci, je représentai à M. le duc d'Orléans qu'au moins pouvoit-il maintenant mettre deux aussi lourdes fautes à profit et les faire bien payer à ces deux premiers crimes à l'appui du troisième qui en étoit la suite et le fruit : reprendre le premier, en montrer l'énormité, le danger extrême de l'exemple dans un royaume Très chrétien, et l'unique qui suive la loi salique comme loi fondamentale pour la succession à la couronne depuis tant de siècles, l'exposer au sort de la Russie, à l'ambition de quiconque qui auroit la force des

1. Menacer, discuter, comme dans les tomes VI, p. 67, et XXX, p. 177.

établissements en main et qui posséderoit un roi ; faire sentir que de se faire prince du sang et habile à succéder à la couronne, après tous les princes du sang, comme fils du Roi, et de transmettre à sa postérité, à se faire préférer aux princes du sang, comme bien plus proches qu'eux par la qualité de fils du Roi, il n'y avoit guères de distance, avec la force en main, et à quiconque obtient ce droit, une violente tentation de se faire place nette et s'abréger le chemin du trône ; dire que le respect pour la mémoire du Roi et la considération d'une alliance, quoiqu'elle n'eût jamais dû être, l'estime de la probité du comte de Toulouse, qui n'avoit eu ni voulu avoir aucune part aux démarches de son frère pour s'élever aussi monstrueusement, avoit arrêté Son Altesse Royale sur la justice qu'il devoit aux princes du sang, à la nation entière, à soi-même, d'une entreprise si criminelle, qui n'alloit à rien moins qu'à déshonorer la mémoire du feu Roi, quoiqu'on sût bien qu'il avoit eu là-dessus la main forcée comme sur les dispositions de son testament et de son codicille en faveur du duc de Maine ; que, le cas avenant, cette prétention à la couronne pouvoit renverser l'État par le choc des forces de l'intrus et de celles de la nation, qui ne se laisseroit pas priver d'un si beau droit, qui lui étoit si certainement et si constamment acquis, et dont les étrangers sauroient profiter pour s'agrandir des provinces à leur bienséance ; et de là s'étendre sur la nécessité d'un châtiment tel qu'il ôtât pour toujours un pareil dessein de la tête des plus ambitieux et des plus puissants, et de celle des rois par orgueil ou par foiblesse, auxquels le royaume n'appartient point comme une terre à un particulier, mais comme un fidéicommis qui est perpétuellement affecté à l'aîné de génération en génération, à moins qu'une couronne présente, une vaste monarchie, un trône étranger vacant où un prince françois est appelé par le testament du dernier roi mort sans postérité de lui ni de ses prédécesseurs rois de sa maison, testament appuyé de l'exprès consentement et des vœux de toute cette nation, ne fasse préférer une couronne présente aux futurs les plus contingents, et que toute l'Europe, avec la monarchie vacante, ne stipule la renonciation à la possible succession[1], avec le gré et le consentement du roi de France et les solennités célébrées pour cette renonciation ; qu'un roi de France n'a pas le pouvoir de disposer de sa couronne, laquelle suit de droit et par elle-même cette aînesse de génération en génération ; et, si la race masculine vient à manquer, le droit commun acquiert alors tout son droit, qui donne à la nation celui de se choisir un roi et sa postérité légitime masculine pour lui succéder tant qu'elle durera de génération en génération par aînesse ; appuyer sur l'attentat de troubler cet ordre, et sur tous les points qui viennent d'être mis sous les yeux.

Second : les moyens pris pour soutenir cette usurpation.

Passer de là au second crime : ameutement de gens à qui on fait usurper le nom de la noblesse, sans convocation du Roi, ou du Régent en son nom, s'il est mineur, à qui seul elle appartient, par conséquent sans légitimes assemblées des bailliages pour le choix des députés, par conséquent sans mission, sans pouvoir de personne, des gens ramassés de toutes parts pour faire nombre, et dont plusieurs se trouveroient bien empêchés de prouver leur noblesse ; éblouir des gens distingués par la leur[2] à fraterniser en égaux avec ce vil mélange ; abuser des fantaisies qu'on leur a inspiré de loin pour les ramasser et les animer, se les dévouer après à soi pour tout faire, jusqu'à avilir le nom du second, mais du plus illustre, des trois états, que ce ramas se prétend être, par une requête au Parlement, plus basse et plus humble que celle du moindre particulier; le traiter de Nosseigneurs[3], en nom collectif de la noblesse, et avoir recours à sa justice, à son

1. *Succession* a été ajouté en interligne.
2. Par leur noblesse.
3. Reproche déjà adressé à la requête de la noblesse, lorsqu'elle fut remise en 1717 : tome XXXI, p, 251; voyez ci-dessus, p. 118.

autorité, à sa protection, au nom de la noblesse, et en chose où ces mêmes suppliants prétendent le droit de juger. Se peut-il rien de plus contradictoire en soi, de plus injurieux au second corps de l'État, en tous les points et en tous les genres, de plus insultant au pouvoir du Régent et à la majesté royale, de plus visiblement et prochainement tendant à révolte et à félonie, et sous un roi mineur, à nier toute autorité, pour n'en reconnoître qu'autant qu'on le veut bien, et qu'elle peut et veut bien servir aux vues qu'on s'est formées? Montrer enfin l'énormité de cet attentat, le crime et le danger de ses diverses branches, qui ne viennent d'être touchées qu'en deux mots.

Troisième : sa conspiration avec l'Espagne.

Joindre à ces deux crimes le troisième qui a fait arrêter le duc et la duchesse du Maine. Les preuves des deux premiers sont claires. De ce dernier, qui est le fruit des deux premiers, les preuves seront évidentes quand il plaira à l'abbé Dubois de montrer les papiers de Cellamare et ceux de l'abbé Portocarrero, qui n'ont été vus que de lui seul[1], et qui ne sont pas sortis de sous sa clef, et quand il plaira à son maître de se faire l'effort de le lui commander de façon à se faire obéir.

Conduite à tenir à l'égard du duc et de la duchesse du Maine, de leurs principaux complices et des enfants du duc du Maine.

C'étoit bombarder[2] rudement la foiblesse du Régent, et tâcher à l'exciter à force de boulets rouges[3]. Je lui laissai prendre haleine et voulus voir quel effet la batterie[4] auroit produit. Il m'avoit laissé tout dire sans aucune interruption, et je lui voyois l'âme fort en peine. Nous fûmes quelques moments en silence. Il le rompit le premier pour me répondre que ce que je lui avois représenté étoit bel et bon sur M. et Mme du Maine, mais que je ne prenois

1. *Seul* ajouté en interligne.

2. Au sens figuré d'attaquer à coups répétés ; nous en avons déjà trouvé un exemple dans le tome XIV, p. 266.

3. Les lexiques du temps ne donnaient pas au figuré cette locution empruntée, comme la précédente et la suivante, aux usages des sièges.

4. A rapprocher de l'emploi du verbe *battre*, ci-dessus, p. 147.

pas garde à ce qui étoit avec eux de personnages engagés peut-être dans la même affaire et sous les mêmes preuves, et, à faire un si grand coup de filet, que le filet en pourroit rompre.

Ma réplique fut prompte. Je l'assurai qu'il ne devoit pas avoir assez mauvaise opinion de mon jugement de n'avoir pas pensé à une partie si principale de cette affaire, dont j'avois bien compté de l'entretenir, après avoir achevé sur M. et Mme du Maine ; que, pour venir à cette autre partie, je le suppliois de se représenter toutes les conspirations qu'il avoit lues, dont il n'y avoit aucune qui n'eût son chef, et des complices principaux et distingués par la force qu'ils y pouvoient ajouter, outre le nombre des autres dont les personnes étoient de peu ou rien ; qu'en cela on dépendoit des preuves, qu'il n'étoit pas permis de retrancher ni de grossir ; que plus le nombre des complices considérables seroit grand, plus le crime du chef le seroit, et le danger de l'État aussi, plus la punition très sévère deviendroit indispensable, plus la clémence et la justice devroient marcher de front, plus le crime des personnages que le chef de la conspiration auroit débauchés de leur devoir devoit à plomb retomber sur sa tête, plus la bonté du Régent auroit de quoi se satisfaire, en montrant ne chercher que la sûreté présente et future du royaume, et de la succession à la couronne, par la punition du chef et du criminel de trois grands crimes, comme du plus grand coupable, du plus dangereux ou du seul dangereux, de celui qui feroit exemple à la postérité, et en pardonnant généreusement aux personnages qu'il auroit entraînés, qui, ensemble et par eux-mêmes, n'étoient point à craindre, et par la timidité qu'il en avoit éprouvée, et par les qualités de leur esprit, et par l'impuissance de leurs établissements, qui ne sont plus que des noms sans force et sans autorité dangereuse[1] ; qu'il prît bien garde que passer les

1. *Dangereuse* ajouté en interligne.

yeux clos à côté d'un tel complot, précédé de tant d'autres par le même, étoit la plus insigne preuve de crainte et de foiblesse, et le plus puissant convi[1] à recommencer avec plus de succès ; que voir le crime d'une façon publique, telle que de mettre en prison le duc et la duchesse du Maine, et leur pardonner après sans plus d'examen, revient au premier[2] ; mais qu'articuler les preuves juridiquement, ne punir que le chef et pardonner aux autres, si ce n'est à quelques gens obscurs trop signalés, c'est courage, c'est justice, c'est exemple, c'est sûreté, c'est générosité, c'est clémence, c'est rendre à jamais les personnages pardonnés hors de mesure d'oser remuer, et, quelque malveuillants[3] qu'ils puissent être, hors d'état de toute sorte d'opposition, et par crainte et par honneur, en un mot, c'est savoir discerner, laisser les boucheries aux Christierns[4] et aux Cromwells, ne vouloir que l'indispensable à l'exemple et à la sûreté, n'être sévère que par la nécessité, et clément et généreux par grandeur et par nature. Mais, pour arriver à ce point, il faut un jugement juridique, où tous les pairs soient juridiquement convoqués et sans excuses admises, parce que, en cas de pairie et de crime, nulle sorte de cause de récusation ne peut en exclure aucun, et appeler[5] avec eux les officiers de la couronne. J'ajoutai que, le comte de Toulouse n'ayant trempé dans aucun des trois crimes de son frère, sa considération ne devoit ni ne pouvoit retenir, puisqu'il étoit en pleine innocence, et que, à l'égard même de Mme du Maine, sa condamnation se pouvoit commuer à passer le reste de sa vie bien et sûrement enfermée, sans commu-

1. Au sens d'invitation, comme dans le tome XXVI, p. 26.
2. C'est à dire, à crainte et à faiblesse.
3. Telle est l'orthographe de Saint-Simon.
4. Christiern II, roi de Danemark en 1513, surnommé *le Néron du Nord*, à cause de ses cruautés dans son royaume et surtout en Suède, dont il s'était fait élire roi en 1519.
5. *Appeler* ajouté en interligne.

nication avec personne, en faveur de sa qualité de princesse du sang.

Le Régent écouta tout, puis me dit : « Mais les enfants, qui sont innocents, qu'en feriez-vous ? — Les enfants, repris-je, il est vrai qu'ils sont innocents ; mais il les faut empêcher de devenir coupables, et leur ôter les ongles[1] pour qu'ils ne puissent venger leurs malheurs domestiques, ne leur laisser ni charge, ni gouvernement, ni le comté d'Eu, petite province trop sur le bord de la mer et d'un petit port, et trop voisine de l'Angleterre ; ni Dombes, trop près de Savoie, qui ne fut jamais qu'un franc alleu[2], encore tout au plus, que les ducs de Montpensier ont par degrés fait souveraineté, Mademoiselle encore plus, à quoi M. du Maine a fait mettre la dernière main, depuis le don que Mademoiselle fut forcée de lui en faire, avec Eu et d'autres encore, pour tirer M. de Lauzun de Pignerol[3]. Il restera encore le duché d'Aumale et[4] de grands biens aux enfants de M. du Maine, dont vous leur ferez présent sur la confiscation, sans compter l'immensité de meubles, les maisons et les pierreries, dont vous savez que Mme du Maine en cacha et en emporta pour un million, que la Billarderie découvrit et qu'il rapporta[5], ce qui, pour le dire en passant, vous montre bien que Mme du Maine n'avoit perdu ni jugement ni desseins, pour être arrêtée, et que ce million de pierreries n'étoit pas destiné à la parer dans sa prison. J'appelle cela, ajoutai-je, faire un bon et grand parti aux enfants qui sont innocents, et les mettre seulement hors d'état de devenir criminels[6]. »

1. Locution déjà rencontrée dans le précédent volume, p. 209.

2. En droit féodal, on appelait *alleu* ou *franc-alleu* une terre libre de toute obligation féodale ; il s'opposait au bénéfice ou fief, qui était une terre dépendant d'un suzerain.

3. Voyez notre tome I, p. 31-32 et 124-125.

4. Les cinq mots *le Duché d'Aumale et* ont été ajoutés en interligne.

5. Ci-dessus, p. 54, note 5.

6. Le marquis d'Argenson, dans ses *Mémoires* (édit. Rathery,

Mollesse, foiblesse, ensorcellement du Régent par Dubois. Je cesse de parler au Régent du duc du Maine, qui peu à peu est rétabli. Adroit manège de le Blanc et de Belle-Isle.

M. le duc d'Orléans fut un peu ébranlé de ce plan et des raisons qui le soutenoient. Il raisonna assez dessus avec moi. Mais je n'en conçus pas une meilleure espérance. Ce plan, tout juste, tout sage, tout nécessaire qu'il me paroissoit, se trouvoit en contradiction avec le naturel du maître, et qui, bien pis étoit, avec les vues et l'intérêt de l'abbé Dubois, et ce valet avoit ensorcelé M. le duc d'Orléans. Je ne me trompai pas. Je retrouvai ce prince s'affoiblissant tous les jours sur cette affaire, de sorte que, content[1] d'avoir fait ce que je croyois de mon devoir à tous égards, je ne lui en parlai plus, et le mis ainsi fort à son aise sur les divers et prompts adoucissements qu'il donna par reprises au duc et à la duchesse du Maine jusqu'à leur liberté, et depuis. Je l'avois pourtant fort flatté sur la distribution de leurs charges et gouvernements, et je lui avois bien déclaré que je ne voulois d'aucun de ces grands morceaux, ni même de leurs cascades[2], parce que je lui parlois là-dessus sans aucun intérêt. Je ne songeai donc plus à percer les mystères du complot et des complices que l'abbé Dubois se réservoit à lui seul, ni les dépositions des prisonniers, dont le Blanc ne me disoit que des riens souvent absurdes, parce qu'il ne lui étoit pas permis de me dire mieux; mais, après le retour du duc et de la duchesse du Maine en leur précédent état, je n'eus pas de peine à m'apercevoir, par l'amitié qu'ils ont toujours depuis témoignée à Belle-Isle et à le Blanc, qu'ils les avoient bien et efficacement servis, même auprès de

tome I, p. 46), reproche en termes violents cette attitude à notre auteur : « Ce petit boudrillon, dit-il, vouloit qu'on fît le procès à M. le duc du Maine et qu'on lui fît couper la tête, et le duc de Saint-Simon devoit avoir la grande maîtrise de l'artillerie. Voyez un peu quel caractère odieux, injuste et anthropophage de ce petit dévôt sans génie, plein d'amour propre et ne servant d'ailleurs aucunement à la guerre. »

1. Avant *content*, il a biffé *comptant*, mot qui pouvait aussi bien s'employer dans la phrase.

2. Événements qui découlent successivement d'une même cause, comme dans le tome I, p. 6, et souvent depuis.

l'abbé Dubois, dont ils avoient très bien suivi l'esprit et imité la politique. Elle réussit si bien que bientôt, c'est-à-dire au commencement d'avril, Madame la Princesse obtint que Mme du Maine, qui faisoit la malade, fût conduite de Dijon à Chalon-sur-Saône[1], avec la permission de l'y aller voir[2].

Duc de Richelieu et Saillans à la Bastille; leur folie. Traité du premier; ils sont bientôt élargis. Singularité de

On sut néanmoins en ce même temps par M. le duc d'Orléans, qui le rendit public, qu'il avoit quatre lettres au cardinal Alberoni du duc de Richelieu, dont trois étoient signées de lui, qu'il s'engageoit à livrer Bayonne, où son régiment et celui de Saillans[3] étoient en garnison, pour quoi Saillans, qui étoit du complot, avoit été mis à la Bastille[4], et que le marché du duc de Richelieu étoit d'avoir le régiment des gardes[5]. Le rare est que, quatre

1. Saint-Simon écrit ici *Chalons-sur-Saone*.

2. La duchesse demandait depuis longtemps à quitter le château de Dijon, dont l'insalubrité, disait-elle, nuisait à sa santé, et Madame la Princesse insista tellement auprès du Régent, qu'il consentit à ce qu'elle fût transférée au château de Chalon-sur-Saône. La Billarderie alla la prendre à Dijon et l'amena dans sa nouvelle résidence, dans les premiers jours de mai 1719 (*Dangeau*, p. 22 et 24; *Journal de Buvat*, tome I, p. 376; *Gazette de Rotterdam*, nº 56; *Correspondance de Madame*, recueil Brunet, tome II, p. 86; général de Piépape, *La Duchesse du Maine*, p. 205-206). Saint-Simon reviendra sur ce transfert, plus loin, p. 230.

3. Charles-François d'Estaing, marquis de Saillans, neveu du gouverneur de Metz (tome XXIII, p. 167), avait débuté comme mousquetaire en 1702, et passa dès l'année suivante au régiment de cavalerie du Roi en qualité de capitaine. Il avait eu en 1706 un régiment d'infanterie, et était brigadier de la dernière promotion, 1er février 1719. Il devint maréchal de camp le 20 février 1734, fut nommé lieutenant général le 18 octobre de la même année et mourut le 29 septembre 1746, âgé de soixante-trois ans.

4. Il y entra le 29 mars, mais fut relâché dès le 4 mai, sa culpabilité n'ayant pas été prouvée (Funck-Brentano, *Les Lettres de cachet*, p. 191; *Dangeau*, p. 24 et 42). A propos de son arrestation, le Régent écrivit le 13 avril au vieux marquis du Terrail, son père, une lettre courtoise (reg. KK 1325 des Archives nationales; voyez dans notre prochain volume le nº 4 de l'appendice I).

5. Il semble que le jeune duc n'était point mêlé à la conspiration de

la promotion de l'Ordre dont je fus moins de* dix ans après.

jours après ce récit public de M. le duc d'Orléans, auquel il ajouta que, si M. de Richelieu avoit quatre têtes, il avoit dans sa poche de quoi les faire couper toutes quatre[1], on donna à M. de Richelieu un de ses valets de chambre, des livres, un trictrac et une basse de viole, qu'il demanda[2]. On se moqua dans le monde avec raison de la belle idée de deux jeunes colonels qui se crurent assez maîtres de leurs régiments, et leurs régiments assez maîtres de Bayonne, pour se figurer de pouvoir livrer cette place[3]. Qui[4] m'auroit dit que, moins de dix ans après, je serois chevalier de l'Ordre en même promotion de huit que les deux fils du duc du Maine en princes du sang, MM. de Richelieu, Cellamare et d'Alègre, m'auroit bien étonné[5].

Conduite étrange de Mme la duchesse

Mme la duchesse de Berry vivoit, à son ordinaire, dans le mélange de la plus altière grandeur, et de la bassesse et de la servitude la plus honteuse, des retraites les plus

Cellamare et avait avec celui-ci une intrigue d'un autre genre. Il avait alors une liaison avec Mlle de Charolais, sœur du duc de Bourbon, et on crut qu'il voulait se rendre assez considérable pour qu'on ne pût lui refuser cette alliance princière (*Correspondance de Madame*, recueil Brunet, tome II, p. 103; *Mémoires de Mme de Staal*, tome I, p. 179).

1. Dangeau disait seulement (p. 24) : « M. le duc d'Orléans a répondu à gens qui lui ont voulu parler pour M. de Richelieu qu'il avoit dans sa poche de quoi lui faire faire son procès » (29 mars); voyez aussi l'article du 30 mars.

2. *Dangeau*, p. 27, 3 avril.

3. Nous donnerons aux Additions et Corrections une lettre de M. Amelot au cardinal Gualterio sur ces arrestations.

4. Toute cette dernière phrase a été ajoutée après coup dans le blanc resté à la fin du paragraphe et en interligne.

5. Saint-Simon se trompe, et l'erreur est étrange de sa part : la promotion de chevaliers du Saint-Esprit de 1728, dont il fit partie, fut non pas de huit, mais de quatorze ; elle comprenait bien le prince de Dombes, le comte d'Eu et le maréchal d'Alègre, mais point le duc de Richelieu et le prince de Cellamare, qui ne furent que de la promotion de 1729. Il lui aurait suffi de regarder dans son *Moréri* pour constater que sa mémoire lui était infidèle.

* Les mots *moins de* ont été ajoutés en interligne.

austères, fréquentes mais courtes, aux Carmélites du faubourg Saint-Germain[1], et des soupers les plus profanés par la vile compagnie, et la saleté et l'impiété des propos, de la débauche la plus effrontée et de la plus horrible frayeur du diable et de la mort, lorsqu'elle tomba malade à Luxembourg[2]. Il faut tout dire, puisque cela sert à l'histoire, d'autant plus qu'on ne trouvera dans ces *Mémoires* aucunes autres galanteries répandues que celles qui tiennent nécessairement à l'intelligence nécessaire de ce qu'il s'est passé d'important ou d'intéressant dans le cours des années qu'ils renferment. Mme la duchesse de Berry ne vouloit se contraindre sur rien : elle étoit indignée que le monde osât parler de ce qu'elle-même ne prenoit pas la peine de lui cacher, et toutefois elle étoit désolée de ce que sa conduite étoit connue. Elle étoit grosse de Rions ; elle s'en cachoit tant qu'elle pouvoit. Mme de Mouchy étoit leur commode[3], quoique les choses à cet égard se passassent tambour battant[4]. Rions et la Mouchy étoient amoureux l'un de l'autre, et vivoient avec toute sorte de privances, et de facilité pour les avoir[5]. Ils

de Berry, de Rions et de la Mouchy.

1. Voyez nos tomes XXIX, p. 380-381, et XXXII, p. 235. En ce carême de 1719, elle alla passer à ce couvent les après-dînées des vendredis (*Dangeau*, p. 21) ; elle y dîna et y resta l'après-midi du dimanche 26 mars (p. 22).

2. Dès le mardi 28 mars, Dangeau annonce qu'elle a été « saignée du pied le soir et a eu de grandes convulsions aux mains et aux pieds » ; le 29, nouvelle saignée.

3. Nous avons déjà rencontré cet adjectif pris substantivement, ci-dessus, p. 137, appliqué à Rémond au sens d'entremetteur, ou tout au moins de complaisant, de confident facile ; le *Dictionnaire de l'Académie* ne le donne pas ; le *Littré* n'a relevé aucun des exemples de notre auteur et n'en cite qu'un seul d'Hamilton, dans les *Mémoires de Gramont*. Saint-Simon l'avait déjà appliqué à Langlée (Addition à Dangeau, notre tome VII, p. 391) et à Mme d'O (tome III, appendice, p. 473). On peut en signaler d'autres emplois par le marquis d'Argenson, Bussy-Rabutin, la duchesse de Lorraine, etc.

4. Locution familière déjà relevée dans le tome VIII, p. 345.

5. Déjà dit tome XXIX, p. 379.

se moquoient ensemble de la princesse, qui étoit leur dupe, et de qui ils tiroient de concert tout ce qu'ils pouvoient. En un mot, ils étoient les maîtres d'elle et de sa maison, et l'étoient avec insolence, jusque-là que M. et Mme la duchesse d'Orléans, qui les connoissoient et les haïssoient, les craignoient et les ménagoient.

Conduite de Mme de Saint-Simon.

Mme de Saint-Simon, fort à l'abri de tout cela, extrêmement aimée et respectée de toute la maison, et respectée même de ce couple qui se faisoit tant redouter et compter, ne voyoit Mme la duchesse de Berry que pour les moments de représentation qu'elle arrivoit à Luxembourg, dont elle revenoit dès qu'elle étoit finie, et ignoroit parfaitement tout ce qu'il s'y passoit, quoiqu'elle en fût parfaitement instruite.

Scandaleuse maladie de Mme la duchesse de Berry à Luxembourg.

La grossesse vint à terme, et ce terme, mal préparé par les soupers continuels fort arrosés de vins et de liqueurs les plus fortes[1], devint orageux et promptement dangereux. Mme de Saint-Simon ne put éviter de s'y rendre assidue dès que le péril parut; mais jamais elle ne céda aux instances de M. et de Mme la duchesse d'Orléans et de toute la maison, ni pour y coucher dans l'appartement qu'on lui avoit toujours réservé, et où elle ne mit jamais le pied, ni même pour y passer les journées, sous prétexte de venir se reposer chez elle. Elle trouva Mme la duchesse de Berry retranchée[2] dans une petite chambre de son appartement, qui avoit des dégagements commodes et hors de portée, et qui que ce fût dans cette chambre que la Mouchy et Rions, et une femme ou deux de garde-

1. Madame (*Correspondance*, recueil Brunet, tome II, p. 81) parle le 25 mars de soupers avec le Régent dans une maison près de Versailles, d'où on ne revient qu'au milieu de la nuit. « Il est d'ailleurs impossible de se bien porter, écrit-elle plus tard (p. 85), avec son affreuse gloutonnerie : chaque soir elle se met à table à huit ou neuf heures et elle mange jusqu'à trois heures du matin. »

2. Emploi figuré du terme de guerre, au sens de mise à couvert contre les importunités et les indiscrétions.

robe affidées; le nécessaire au secours avoit les dégagements libres. M. et Mme la duchesse d'Orléans, Madame même n'entroient pas quand ils vouloient, à plus forte raison la dame d'honneur ni les autres dames, la première femme de chambre ni les médecins: tout cela entroit de fois à autre, mais des instants. Un grand mal [de] tête ou le besoin de sommeil les faisoit souvent prier de vouloir bien ne point entrer, et, quand ils entroient, de s'en aller après quelques instants. Eux-mêmes, qui ne voyoient que trop de quoi il s'agissoit, ne se présentoient pas le plus souvent pour entrer, se contentoient de savoir des nouvelles par Mme de Mouchy, qui entre-bâilloit à peine la porte, et ce manége ridicule, qui se passoit devant la foule du Luxembourg, du Palais-Royal, et de beaucoup d'autres gens qui, par bienséance ou par curiosité, venoient savoir des nouvelles, devint la conversation de tout le monde. Le danger redoublant, Languet, célèbre curé de Saint-Sulpice[1], qui déjà s'étoit rendu assidu, parla des sacrements à M. le duc d'Orléans. La difficulté fut qu'il pût entrer pour les proposer à Mme la duchesse de Berry. Mais il s'en trouva bientôt une plus grande: c'est que le curé, en homme instruit de ses devoirs, déclara qu'il ne les administreroit point, ni ne souffriroit qu'ils lui fussent administrés, tant que Rions et Mme de Mouchy seroient non-seulement dans sa chambre, mais dans le Luxembourg. Il la fit[2] tout haut, et devant tout le monde exprès, à M. le duc d'Orléans, qui en fut moins choqué qu'embarrassé. Il prit le curé à part, et le tint longtemps à tâcher de lui faire goûter quelques tempéraments. Le voyant inflexible, il lui proposa à la fin de s'en rapporter au cardinal de Noailles. Le curé l'accepta sur-le-champ, et promit de déférer à ses ordres, comme étant son évêque, pourvu qu'il eût la liberté de lui expliquer ses raisons.

1. Jean-Baptiste-Joseph Languet de Gergy: tome XXXIII, p. 165.
2. Il fit cette déclaration.

L'affaire pressoit, et Mme la duchesse de Berry se confessoit pendant cette dispute à un cordelier son confesseur[1]. M. le duc d'Orléans se flatta sans doute de trouver le diocésain plus flexible que le curé, avec lequel il étoit très opposé de sentiment sur la Constitution[2], et qui pour la même affaire étoit si fort entre les mains du Régent : s'il l'espéra, il se trompa.

Le cardinal de Noailles arriva ; M. le duc d'Orléans le prit à l'écart avec le curé, et la conversation dura plus d'une demi-heure. Comme la déclaration du curé avoit été publique, le cardinal-archevêque de Paris jugea à propos que la sienne la fût aussi. En se rapprochant tous trois du monde et de la porte de la chambre, le cardinal de Noailles dit tout haut au curé qu'il avoit fait très dignement son devoir, qu'il n'en attendoit pas moins d'un homme de bien, éclairé comme il l'étoit, et de son expérience ; qu'il le louoit de ce qu'il exigeoit, avant d'administrer ou de laisser administrer les sacrements à Mme la duchesse de Berry ; qu'il l'exhortoit à ne s'en pas départir et à ne se laisser pas tromper sur une chose aussi importante ; que, s'il avoit besoin de quelque chose de plus pour être autorisé, il lui défendoit, comme son évêque diocésain et son supérieur, de laisser administrer ou d'administrer lui-même les sacrements à Mme la duchesse de Berry, tant que M. de Rions et Mme de Mouchy seroient dans la chambre, même dans le Luxembourg, et n'en seroient pas congédiés. On peut juger de l'éclat d'un si indispensable scandale, de l'effet qu'il fit dans cette pièce si remplie, de l'embarras de M. le duc d'Orléans, du bruit que cela fit incontinent partout. Qui que ce soit, pas même les chefs de la Constitution, les plus violents ennemis du cardinal de Noailles, les évêques du plus bel air, les femmes du

1. Dangeau note la confession le 31 mars (p. 25); ce cordelier était le P. Binet, d'après la *Gazette de Rotterdam*, nº 44.

2. Languet de Gergy était en effet partisan déterminé de la bulle Unigenitus comme tous les sulpiciens et les jésuites.

plus grand monde, les libertins même, pas un seul ne blâma ni le curé ni son archevêque, les uns par savoir les règles ou par n'oser les impugner[1], le gros et le plus nombreux par l'horreur de la conduite de Mme la duchesse de Berry, et par la haine que son orgueil lui attiroit.

Question après entre le Régent, le cardinal et le curé, tous trois dans le coin de la porte, qui d'eux porteroit cette résolution à Mme la duchesse de Berry, qui ne s'attendoit à rien moins, et qui, toute confessée, comptoit à tous moments de voir entrer le saint sacrement et le recevoir. Après un court colloque, que l'état de la malade pressa, le cardinal et le curé s'éloignèrent un peu, tandis que M. le duc d'Orléans se fit entr'ouvrir la porte et appeler Mme de Mouchy. Là, toujours la porte entr'ouverte, elle dedans, lui dehors, il lui déclara de quoi il étoit question. La Mouchy, bien étonnée, encore plus indignée, le prit sur le haut ton, dit ce qu'il lui plut sur son mérite et sur l'affront que des cagots[2] entreprenoient de lui faire et à Mme la duchesse de Berry, qui ne le souffriroit et n'y consentiroit jamais, et qui la feroit mourir dans l'état où elle étoit, si on avoit l'imprudence et la cruauté de le lui dire. La conclusion pourtant fut que la Mouchy se chargea d'aller dire à Mme la duchesse de Berry ce qui étoit résolu sur les sacrements; on peut juger ce qu'elle y sut ajouter du sien. La réponse négative ne tarda pas à être rendue par la même à M. le duc d'Orléans, en entre-bâillant la porte. Avec une telle commissionnaire, il devoit bien s'attendre à la réponse qu'il en reçut. Aussitôt après, il fut la rendre au cardinal et au curé. Le curé, ayant là son archevêque, et de même avis que lui, se contenta de hausser les épaules; mais le cardinal dit à M. le duc d'Or-

1. Combattre, discuter. Saint-Simon a déjà employé ce verbe, que mentionne l'*Académie*, dans ses Considérations préliminaires (tome I, p. 2) et dans un autre passage des *Mémoires* (tome XXIV, p. 365).

2. Dans notre tome XII, p. 88, il a été parlé de « ces cagots abrutis de barbichets des Missions ».

léans que Mme de Mouchy, l'une des deux personnes indispensables à renvoyer, et sans retour, n'étoit guères propre à faire entendre règle et raison à Mme la duchesse de Berry; que c'étoit à lui, son père, à lui porter cette parole et à la porter à faire le devoir d'une chrétienne, si près de paroître devant Dieu, et le pressa d'aller lui parler. On n'aura pas peine à croire que son éloquence n'y gagna rien. Ce prince craignoit trop sa fille, et auroit été un foible apôtre avec elle.

Le refus réitéré fit prendre sur-le-champ au cardinal le parti de parler lui-même à Mme la duchesse de Berry, accompagné du curé, et, comme il vouloit s'y acheminer tout de suite, M. le duc d'Orléans, qui n'osa l'en empêcher, mais qui eut peur de quelque révolution subite et dangereuse dans Madame sa fille, à l'aspect et au discours des deux pasteurs, le conjura d'attendre qu'on l'eût disposée à les voir. Il alla donc faire un autre colloque dans cette porte, qu'il se fit entre-bâiller, dont le succès fut pareil au précédent. Mme la duchesse de Berry se mit en furie, répondit des emportements contre ces cafards[1] qui abusoient de son état et de leur caractère pour la déshonorer par un éclat inouï, et n'épargna pas Monsieur son père de sa sottise et de sa foiblesse de le souffrir. Qui l'auroit crue, on auroit fait sauter les degrés[2] au cardinal et au curé. M. le duc d'Orléans revint à eux fort petit[3] et fort en peine, et qui ne savoit que faire entre sa fille et eux. Il leur dit qu'elle étoit si foible et si souffrante qu'il falloit qu'ils différassent, et les entretint comme il put. L'attention et la curiosité de tout ce grand monde

1. « *Cafard*, hypocrite, bigot », disait l'*Académie* de 1718. Saint-Simon, qui écrit *caffard*, avait déjà appliqué ce terme injurieux au sulpicien le Peletier : notre tome IV, p. 273.

2. Il y a *le* au singulier et *degrés* au pluriel dans le manuscrit.

3. « On dit qu'*un homme est petit devant un autre*, pour dire qu'il s'abaisse devant lui par respect ou par crainte » (*Académie*, 1718). Dans notre tome XII, p. 297, nous avons vu Saumery « petit comme une fourmi » devant sa femme; voyez ci-dessus, p. 83, note 6.

qui remplissoit cette pièce étoit extrême, qui sut enfin ce détail par-ci par-là, et tout de suite après dans la journée. Mme de Saint-Simon, avec quelques dames de Mme la duchesse de Berry, et quelques autres qui étoient venues savoir des nouvelles, étoit assise dans une embrasure de fenêtre, un peu au loin, qui voyoit tout ce manége, et qui de temps en temps étoit instruite de ce qui se passoit.

Le cardinal de Noailles demeura plus de deux heures avec M. le duc d'Orléans, desquels à la fin le monde principal se rapprocha. Le cardinal, voyant enfin qu'il ne pouvoit entrer dans la chambre sans une sorte de violence et fort contraire à la persuasion, trouva indécent d'attendre inutilement davantage. En s'en allant, il réitéra ses ordres au curé, et lui recommanda de veiller à n'être point trompé sur les sacrements, qu'on tenteroit peut-être d'administrer clandestinement. Il s'approcha ensuite de Mme de Saint-Simon, la prit en particulier, lui conta ce qui s'étoit passé, s'en affligea avec elle et de tout l'éclat qu'il n'avoit pu éviter. M. le duc d'Orléans se hâta d'annoncer à Madame sa fille le départ du cardinal, dont lui-même se trouva fort soulagé. Mais, en sortant de la chambre, il fut étonné de trouver le curé collé tout près de la porte, et encore plus de la déclaration qu'il lui fit que c'étoit là le poste qu'il avoit pris et dont rien ne le feroit sortir, parce qu'il ne vouloit pas être trompé sur les sacrements. En effet, il y demeura ferme quatre jours, et les nuits de même, excepté de courts intervalles pour la nourriture et quelque repos qu'il alloit prendre chez lui, fort près de Luxembourg, et laissoit en son poste deux prêtres jusqu'à son retour ; enfin, le danger passé, il leva le siège[1]. Mme la duchesse de Berry, bien accouchée

1. Notre auteur est le seul contemporain qui raconte ces incidents d'ordre religieux avec tous ces détails ; Dangeau n'en dit rien, ni Madame, ni les correspondants si bien informés cependant de la marquise de Balleroy. Il dut les connaître par Mme de Saint-Simon, pré-

d'une fille[1], n'eut plus qu'à se rétablir, mais dans un emportement égal contre le curé et contre le cardinal de Noailles, auxquels elle ne l'a jamais pardonné[2], et fut de plus en plus ensorcelée des deux amants, qui se moquoient d'elle, et qui ne lui étoient attachés que pour leur fortune et leur intérêt, qui restèrent encore du temps enfermés avec elle, sans voir M. et Mme la duchesse d'Orléans qu'à peine et des moments, Madame de même, mais qui, excepté les premiers jours, n'y alloit presque point.

Mme la duchesse de Berry ne se vouloit pas montrer à qui que ce fût en couche, ni se contraindre là-dessus pour personne. Personne aussi, à commencer par Mme de Saint-Simon, n'eut d'empressement à la voir, parce que personne n'ignoroit ce qui tenoit la porte close. Mme de Saint-Simon la vit pourtant des instants; mais c'étoit toujours Mme la duchesse de Berry qui lui mandoit d'entrer, sans que Mme de Saint-Simon lui en eût fait rien dire, ni qu'elle s'y fût présentée. Elle y demeuroit des moments,

sente à la scène et renseignée, comme il vient d'être dit, par le cardinal de Noailles lui-même. Buvat est le seul qui rapporte (*Journal*, tome I, p. 372) que le cardinal de Noailles, ayant été averti de l'état de la princesse « lorsqu'il s'habilloit pour aller dire pontificalement la messe en la chapelle du Grand Châtelet et pour assister à la cérémonie qui s'y fait tous les ans le jour des Rameaux, courut en diligence au palais du Luxembourg, où il resta longtemps pour consoler cette princesse, et après dîner Son Éminence y retourna et y resta jusqu'à sept heures du soir ». Sur la maladie elle-même, on peut voir la *Correspondance de Madame*, recueil Brunet, tome II, p. 85, les *Correspondants de Balleroy*, tome II, p. 43 et 46, le *Journal de Dangeau*, tome XVIII, p. 25 à 27, et la *Gazette de Rotterdam*, n° 44.

1. On ne sait rien sur cet enfant, qui ne vécut sans doute pas.

2. La *Gazette de Rotterdam* (n° 47) dit cependant qu'en remerciement de sa guérison elle donna deux cent mille livres pour continuer la construction de la nouvelle église de Saint-Sulpice, et elle fit rendre le pain bénit le jour de Pâques par un de ses aumôniers en son nom. Les gens de sa maison firent célébrer un *Te Deum* à cette église et aux Carmes déchaussés (*Gazette de Rotterdam*, nos 45 et 47; *Journal de Buvat*, p. 374).

prenoit pour bon ce que Mme la duchesse de Berry lui disoit de sa santé, et se retiroit au plus vite.

Rions, conduit par le duc de Lauzun, son grand oncle, épouse secrètement Mme la duchesse de Berry.

Rions, comme on l'a dit[1], cadet de Gascogne qui n'avoit rien, quoique de bonne maison, étoit petit-fils d'une sœur du duc de Lauzun[2], dont les aventures avec Mademoiselle, qui voulut l'épouser, ne sont ignorées de personne. Cette parité de son neveu et de lui leur mit en tête le même mariage. Cette pensée délectoit l'oncle, qui se croyoit revivre en la personne de son neveu, et qui le conduisoit dans cette trame. L'empire absolu qu'il avoit usurpé sur cette impérieuse princesse, à qui, de propos délibéré, il faisoit chaque jour essuyer ses caprices qui lui ôtoient jusqu'à la moindre liberté, et des humeurs brutales qui la faisoient pleurer tous les jours et plus d'une fois[3], le danger qu'elle avoit couru dans sa couche, l'horreur de l'éclat où elle s'étoit vue entre les derniers sacrements et la rupture entière avec ce dont elle étoit affolée, la peur du diable, qui la mettoit hors d'elle-même au moindre coup de tonnerre, qu'elle n'avoit jamais craint jusqu'alors, enhardirent l'oncle et le neveu. C'étoit l'oncle qui avoit conseillé à son neveu de traiter sa princesse comme il avoit lui-même traité Mademoiselle. Sa maxime étoit que les Bourbons vouloient être rudoyés et menés le bâton haut, sans quoi on ne pouvoit se conserver sur eux aucun empire. Rions, maître du cœur de la Mouchy, qui l'étoit de l'esprit de leur princesse, lui fut d'un merveilleux usage à son dessein[4]. Tous deux y trouvoient leur compte. Ils avoient tremblé de l'éclat qui venoit d'arriver sur eux, dont l'occasion pouvoit revenir encore et les perdre. La peur du diable et des réflexions

1. Tome XXIX, p. 376 et suivantes.

2. Diane-Charlotte de Caumont-Lauzun, marquise de Nogent : tome XII, p. 283 ; voyez aussi tome XXIX, p. 378.

3. *Ibidem*, p. 378-379.

4. C'est-à-dire que Mme de Mouchy, maîtresse de l'esprit de la princesse, fut d'un merveilleux usage à Rions, qui était maître de son cœur à elle. La phrase, mal tournée, est logiquement incompréhensible.

pouvoient à la fin produire le même effet, au lieu que Rions n'avoit plus rien à craindre, et n'avoit [qu'à] jouir de la plus incompréhensible fortune en réussissant à épouser, et la Mouchy à se tout promettre d'une union où elle auroit tant de part, et tous deux[1] sûrs de se posséder l'un l'autre, sans appréhender rien pour leurs secrets plaisirs. Je m'en tiens ici à cette préparation de scène, qui commença au plus tard à l'époque de cette maladie et de l'éclat dont on vient de parler. Il n'est pas temps encore d'en dire davantage[2].

Mme la duchesse de Berry rouvre le jardin de Luxembourg; se voue au blanc pour six mois, change de capitaine des gardes.

Mme la duchesse de Berry[3], infiniment peinée de la façon dont tout le monde, jusqu'au peuple, avoit pris sa maladie et ce qu'il s'y étoit passé, crut regagner quelque chose en faisant rouvrir au public les portes du jardin de Luxembourg, qu'elle avoit fait fermer il y avoit longtemps[4]. On en fut bien aise ; on en profita ; mais ce fut tout[5]. Elle se voua aussi au blanc pour six mois. Ce vœu fit un peu rire le monde[6]. Il survint quelques piques avec le marquis de la Rochefoucauld[7], qui remit sa place de capitaine des gardes, que Mme la duchesse de Berry donna au comte d'Uzès[8] ; car, pourvu qu'elle eût des noms, elle n'en cherchoit pas davantage.

1. Le mot *deux* a été ajouté en interligne.

2. Saint-Simon reviendra sur cette affaire plus loin, p. 217, et il affirmera alors le mariage secret.

3. Les mots *de Berry* sont en interligne. — 4. Tome XXX, p. 77.

5. Dangeau dit simplement : « Mme la duchesse de Berry a fait rouvrir toutes les portes du jardin du Luxembourg, ce qui cause une grande joie à tout ce quartier-là par la commodité du passage et de la promenade » (p. 27, 5 avril); voyez aussi *les Correspondants de Balleroy*, tome II, p. 43, et la *Gazette de Rotterdam*, n° 46, qui indique qu'il y avait deux portes au jardin, une sur la rue d'Enfer et l'autre du côté des Carmes.

6. Voyez *les Correspondants de Balleroy*, p. 43 ; *Dangeau*, p. 28 ; *Buvat*, p. 375-376 ; *Gazette de Rotterdam*, n° 47.

7. Barthélemy, marquis de la Rochefoucauld, d'abord chevalier de Roye : tome II, p. 336.

8. François de Crussol : tome VII, p. 184. Dangeau ne raconte

Canillac et le marquis de Brancas, qui avoient des expectatives de conseiller d'État, obtinrent, en attendant les places, d'en faire les fonctions avec les appointements[1].

Canillac et le marquis de Brancas entrent au conseil des parties.

Le prince Clément[2] fut élu évêque de Munster, au lieu de son frère, mort à Rome[3], et aussitôt après, de Paderborn[4]. Le Pape donna au cardinal Albano, son neveu, la charge de camerlingue, par la mort du cardinal Spinola[5].

Prince Clément de Bavière est évêque de Munster et de Paderborn. Le cardinal Albano est fait camerlingue.

Le duc d'Albret, qui avoit épousé une fille de feu M. et Mme de Barbezieux, malgré toute la famille[6], et plaidé fortement là-dessus au Parlement, puis au conseil de régence, refit son mariage suivant l'arrêt de ce conseil[7]. Il épousa donc une seconde fois sa femme chez Caumartin, conseiller d'État, dont le frère, évêque de Vannes, leur donna à minuit la bénédiction nuptiale dans la chapelle

Le duc d'Albret épouse de nouveau la fille de feu Barbezieux.

point ces « piques » ; mais il y eut des tiraillements pour le successeur ; on prétendit même que Mme de Berry voulait donner la charge au frère aîné de Rions (*Dangeau*, p. 30-31, 34 et 41 ; *Gazette de Rotterdam* n° 47).

1. Il y avait entre ces deux seigneurs, au sujet de leur rang au Conseil, une contestation assez futile que Dangeau explique et que le Régent trancha par une cote mal taillée (*Journal*, p. 33 et 36 ; voyez ci-dessus, p. 141, note 4). Le brevet qui la régla en faveur de Canillac est dans le registre O[1] 63, p. 119 v°. Après la mort de Dangeau, Canillac le remplaça comme conseiller d'État d'épée (reg. O[1] 64, fol. 252 v°, brevet du 11 septembre 1720).

2. Clément-Auguste de Bavière : ci-dessus, p. 71, note 2.

3. Ci-dessus, p. 140.

4. Paderborn, ville de Westphalie, siège d'un évêché fondé au huitième siècle et suffragant de Mayence. La double élection du prince Clément à ces deux évêchés eut lieu les 26 et 27 mars (*Gazette*, p. 206 ; *Dangeau*, p. 26).

5. Jean-Baptiste Spinola, dit le cardinal de San-Cesareo (tome VII, p. 351), était mort à Rome le 19 mars (*Gazette*, p. 198). Clément XI désigna son neveu Annibal comme camerlingue dans le consistoire du 29 (*Gazette*, p. 211 ; *Dangeau*, p. 31).

6. Tome XXXIII, p. 165-166.

7. Croyant que notre auteur ne reparlerait plus de ce mariage, nous en avions exposé les suites dans le tome XXXIII, p. 166, note 2. L'arrêt du conseil des parties, du 3 avril (*Dangeau*, p. 27), rejeta les oppositions des Louvois, mais déclara le mariage non valablement fait.

de la maison[1]. Si on savoit et si on se soucioit en l'autre monde de ce qui se passe en celui[-ci], je pense que M. de Turenne et M. de Louvois seroient tous deux bien étonnés[2].

Mort de Mme de Maintenon; sa vie et sa conduite

Le samedi au soir 15 avril, veille de la Quasimodo, mourut à Saint-Cyr la célèbre et fatale Mme de Maintenon[3]. Quel bruit cet événement en Europe, s'il fût ar-

1. *Dangeau*, p. 27, 4 avril. Nous connaissons déjà ces deux frères Caumartin (notre tome II, p. 193 et 194). Les différents arrêts intervenus dans le procès furent imprimés à l'époque en une petite plaquette in-4° qui se termine par l'acte du nouveau mariage régularisé par l'évêque de Vannes (Archives nationales, AD † 753, au 5 avril 1719).

2. Le duc d'Albret était petit-neveu de Turenne et sa femme petite-fille de Louvois. L'inimitié constante entre ces deux hommes est bien connue : nos tomes II, p. 264, IV, p. 80, V, p. 254, XXVIII, p. 47-48, etc.

3. Le 4 avril, Dangeau insérait dans son *Journal* (p. 27) qu'elle avait depuis quelques jours une fièvre assez violente et que cela, joint à son grand âge, faisait craindre pour sa vie. Le 15 il annonça sa mort (p. 32), en ajoutant ces simples mots : « C'étoit une femme d'un si grand mérite, qui avoit tant fait de bien et tant empêché de mal durant sa faveur, qu'on n'en sauroit rien dire de trop. » Sur la copie du *Journal* qu'il possédait, Saint-Simon a écrit en marge de cette phrase : « Voilà bien fadement, salement et puamment mentir à pleine gorge. » De son côté, Madame écrivait à la raugrave Louise (*Correspondance*, recueil Brunet, tome II, p. 93) : « La vieille gueuse est crevée à Saint-Cyr samedi passé 15 avril, entre quatre et cinq heures du soir. La nouvelle de l'arrestation du duc du Maine et de sa femme l'a fait tomber évanouie, et cela peut avoir été la cause de sa mort.... Elle a eu durant vingt jours une fièvre continuelle; un orage qui est survenu a fait rentrer la maladie, ce qui l'a étouffée. » Et dans une autre lettre (p. 94) : « Si elle était morte vingt ans plus tôt, je m'en serais cordialement réjouie; mais maintenant cela ne me fait ni plaisir ni peine. » Sur la maladie et la mort de Mme de Maintenon, on peut consulter d'abord le récit de Mlle d'Aumale dans ses *Souvenirs*, tome I, p. 229-240, le *Journal de Buvat*, p. 379, la *Gazette de la Régence*, par Ed. de Barthélemy, p. 334, les *Mémoires de Languet de Gergy*, p. 479 et suivantes, ceux *du maréchal de Villars*, tome IV, p. 126, *les Correspondants de Balleroy*, tome II, p. 46 (cinq mots d'annonce sèche), le ms. Clairambault 1165, fol. 204 et suivants, et Th. Lavallée, *Madame de Maintenon et la maison royale de Saint-Cyr*, p. 283 et suivantes, avec (p. 405) le texte de l'acte de décès relevé sur les registres de la paroisse.

rivé quelques années plus tôt[1] ! On l'ignora peut-être à Versailles, qui en est si proche ; à peine en parla-t-on à Paris[2]. On s'est tant[3] étendu sur cette femme trop et si malheureusement fameuse, à l'occasion de la mort du Roi[4], qu'il ne reste rien à en dire que depuis cette époque. Elle a tant, si puissamment et si funestement figuré pendant trente-cinq années, sans la moindre lacune, que tout, jusqu'à ses dernières années de retraite, en est curieux.

à Saint-Cyr. [*Add. St-S.* 1575]

Elle se retira à Saint-Cyr au moment même de la mort du Roi[5], et eut le bon sens de s'y réputer morte au monde, et de n'avoir jamais mis le pied hors de la clôture de cette maison. Elle ne voulut y voir personne du dehors, sans exception que du très petit nombre dont on va parler, rien demander ni recommander à personne, ni se mêler de rien où son nom pût être mêlé[6]. Mme de Caylus, Mme de Dangeau, Mme de Lévis étoient admises, mais peu sou-

1. Amelot écrivait de même le 17 avril au cardinal Gualterio (British Museum, ms. Addit. 20365, fol. 371) : « Dans un autre temps sa mort auroit été une nouvelle plus considérable qu'elle ne l'est aujourd'hui. »

2. Il est exact que la *Gazette de France* ne mentionne pas cette mort ; mais il y eut à ce silence quelque raison politique. Par contre, les gazettes étrangères l'annoncèrent : voyez particulièrement la *Gazette de Rotterdam*, n° 48, qui avait déjà noté sa maladie (n° 38), et qui donnait d'ailleurs de temps en temps de ses nouvelles : dans son n° 24 de 1718, un correspondant de Paris lui écrivait le 6 mai : « Une personne qui a été voir Mme de Maintenon à Saint-Cyr et l'entretint durant une petite heure, assure qu'elle conserve beaucoup de fraîcheur, de présence d'esprit et de politesse. »

3. *Tant* est en interligne. — 4. Dans notre tome XXVIII, p. 189-294.

5. Tome XXVII, p. 291.

6. On trouvera à la fin du présent volume, appendice IV, un certain nombre de lettres inédites de Mme de Maintenon ou adressées à elle pendant cette dernière période de sa vie, qui fourniront quelques renseignements sur son existence et sur les relations qu'elle avait conservées. Elles complètent celles que M. Geffroy a publiées pour cette époque de septembre 1715 à avril 1719 dans le tome II de *Madame de Maintenon d'après sa correspondance authentique*, et les lettres à

vent, les deux dernières encore plus rarement à dîner[1]. Le cardinal de Rohan la voyoit toutes les semaines, le duc du Maine aussi, et passoit trois et quatre heures avec elle tête à tête. Tout lui rioit quand on le lui annonçoit ; elle embrassoit son mignon avec la dernière tendresse, quoiqu'il puât bien fort[2] ; car elle l'appeloit toujours ainsi[3]. Assez souvent le duc de Noailles[4], dont elle paroissoit se soucier médiocrement, de sa femme encore moins, quoique sa propre nièce, qui y alloit fort rarement et d'un air contraint et mal volontiers ; aussi la réception étoit pareille ; le maréchal de Villeroy, tant qu'il en pouvoit prendre le temps, et toujours avec grand accueil ; presque point le cardinal de Bissy ; quelques évêques obscurs et fanatiques quelquefois ; assez souvent l'archevêque de Rouen, Aubigny ; Blouin de temps en temps ; et l'évêque de Chartres, Mérinville, diocésain et supérieur de la maison[5]. Une fois la semaine, quand la reine d'Angleterre étoit à Saint-Germain, [elle] alloit dîner avec elle ; mais de Chaillot, où

Mme de Caylus qui forment le tome III des *Souvenirs de Mlle d'Aumale* par le comte d'Haussonville.

1. Deux des lettres que nous donnerons à l'appendice IV, p. 448-449 parlent des visites de ces trois dames et des autres personnes qui vont être énumérées.

2. C'est le seul passage de ses Mémoires et de ses autres écrits où Saint-Simon mentionne cette infirmité du duc ; aucun contemporain croyons-nous, n'y a fait allusion.

3. Dans une lettre de 1681 au marquis de Montchevreuil (original, vente Charavay du 5 février 1844), elle écrivait : « Quoique l'on fasse, *mon mignon* sera un ignorant, et, si on lui apprend quelque chose malgré lui, il l'oubliera ou fera semblant de l'avoir oublié, quand il n'agira plus par la crainte. » C'est en effet l'appellation familière qu'elle donnait au prince dans son enfance : voyez la *Correspondance générale*, par Th. Lavallée, tome II, p. 169, 182, 203, etc. L'avait-elle conservée lorsque le duc du Maine était parvenu à l'âge d'homme ?

4. Elle lui écrivait pourtant en 1716 : « Vous êtes un des hommes du monde que je vois le moins » : ci-après, appendice IV, p. 454.

5. La lettre assez raide qu'elle écrivit à ce prélat le 2 juillet 1716 et qu'on trouvera à l'appendice IV, ne semble pas montrer une grande sympathie entre eux.

elle passoit des temps considérables, elle n'y alloit pas. Elles avoient chacune leur fauteuil égal, vis-à vis l'une de l'autre[1]. A l'heure du dîner, on mettoit une table entre elles deux, leur couvert, les premiers plats et une cloche. C'étoit les jeunes demoiselles de la chambre[2] qui faisoient tout ce ménage, et qui leur servoient à boire, des assiettes et un nouveau service, quand la cloche les appeloit; la reine leur témoignoit toujours quelques bontés. Le repas fini, elles desservoient et ôtoient tout de la chambre, puis apportoient et rapportoient le café. La reine y passoit deux ou trois heures tête à tête; puis elles s'embrassoient; Mme de Maintenon faisoit trois ou quatre pas en la recevant et en la conduisant; les demoiselles, qui étoient dans l'antichambre, l'accompagnoient à son carrosse, et l'aimoient fort, parce qu'elle leur étoit fort gracieuse. Elles étoient charmées surtout du cardinal de Rohan, qui ne venoit jamais les mains vuides et qui leur apportoit des pâtisseries et des bonbons de quoi les régaler plusieurs jours. Ces bagatelles faisoient plaisir à Mme de Maintenon. Il est pourtant vrai que, avec ce peu de visites, qui ne se hasardoient point qu'elle n'en marquât le jour et l'heure, qu'on envoyoit lui demander, excepté son mignon, toujours reçu à bras ouverts, il arrivoit rarement des journées où elle n'eût personne. Ces temps-là et les vuides des matinées étoient remplis par beaucoup de lettres qu'elle recevoit et de réponses qu'elle faisoit, presque toutes à des supérieurs de communautés de prêtres ou de séminaires, à des abbesses, même à de simples religieuses[3]; car le goût de direction surnagea toujours

1. Sur ses relations avec la reine Marie d'Este, voyez le tome XXVIII, p. 243 et 277, et les *Mémoires de Languet de Gergy*, p. 470.

2. Il va parler de ces « demoiselles » à la page suivante.

3. Saint-Simon revient sur ce qu'il avait dit à ce sujet dans le tome XXVIII, p. 219-221, et nous avons montré alors combien il exagéroit; ses dires sont encore bien moins exacts pour cette dernière période de la vie de Mme de Maintenon.

à tout, et, comme elle écrivoit singulièrement bien et facilement, elle se plaisoit à dicter ses lettres. Tous ces détails, je les ai sus de Mme de Thibouville, qui étoit Rochechouart, sans aucun bien, et mise enfant à Saint-Cyr[1]. Mme de Maintenon, outre ses femmes de chambre, car nul homme de ses gens n'entroit dans la clôture[2], avoit deux, quelquefois trois anciennes demoiselles, et six jeunes, pour être de sa chambre, dont, vieilles et jeunes, elle changeoit quelquefois. Mlle de Rochechouart fut une des jeunes. Elle la prit en amitié, et autant en une sorte de petite confiance que son âge le pouvoit permettre, et, comme elle lui trouvoit de l'esprit et la main bonne, c'étoit à elle qu'elle dictoit toujours. Elle n'est sortie de Saint-Cyr qu'après la mort de Mme de Maintenon, qu'elle a toujours fort regrettée, quoiqu'elle ne lui ait rien donné. Le mariage que son total manquement de bien fit faire pour elle à d'Antin, qui l'eut toujours chez lui depuis sa sortie de Saint-Cyr, ne fut pas heureux. Thibouville[3] mangea son bien à ne rien faire, quoique très considérable, vendit son régiment dès que la guerre pointa, et se conduisit de façon que sa femme n'eut de ressource qu'à se retirer chez l'évêque d'Évreux, son frère[4]. La maison

1. Louise-Élisabeth de Rochechouart-Montigny, née le 5 décembre 1702, entrée à Saint-Cyr en 1713, épousa le marquis de Thibouville (ci-après) le 10 décembre 1731, et mourut le 31 juillet 1772, au château de Montigny, en Beauce, sans avoir eu d'enfants.

2. On verra plus loin, p. 191, note 1, qu'elle n'avait conservé de ses gens qu'un seul valet de chambre, pour le dehors, les courses, etc.

3. Henri de Lambert d'Herbigny, né le 4 décembre 1710, et titré marquis de Thibouville (Saint-Simon écrit *Tibouville*), acheta le régiment de dragons de la Reine en décembre 1731, mais s'en démit dès le mois de janvier 1734. Ami et correspondant de Voltaire, auteur de quelques romans et de deux tragédies, très dépensier, il se trouva enveloppé en mars 1744 dans la banqueroute du notaire Laideguive, ce qui acheva de le ruiner. Il survécut à sa femme et vivait encore en 1776.

4. Pierre-Jules-César de Rochechouart-Montigny, né le 8 mars 1698, d'abord vicaire général d'Orléans sous l'évêque Fleuriau, prieur de Saint-Laud de Rouen en 1724, fut nommé à l'évêché d'Évreux en

de campagne de l'évêché d'Évreux n'est qu'à cinq petites lieues de la Ferté[1]; nous voisinions continuellement, et ils passoient souvent des mois entiers à la Ferté[2]. Ce détail est peu intéressant; mais ce que je n'ai pas vu ou manié moi-même, je veux citer comment je le sais et d'où je l'ai pris[3].

Mme de Maintenon, comme à la cour, se levoit matin et se couchoit de bonne heure[4]. Ses prières duroient longtemps; elle lisoit aussi elle-même des livres de piété; quelquefois elle se faisoit lire quelque peu d'histoire par ces jeunes filles[5], et se plaisoit à les faire raisonner dessus et à les instruire. Elle entendoit la messe d'une tribune tout contre sa chambre, souvent quelques offices, très rarement dans le chœur. Elle communioit, non comme le dit Dangeau dans ses *Mémoires,* ni tous les deux jours, ni à minuit, mais deux fois la semaine[6], ordinairement

septembre 1733, fut transféré à Bayeux en août 1756, se démit de son évêché en 1776, et se retira alors dans son château de Montigny, où il mourut le 24 janvier 1781.

1. Les évêques d'Évreux étaient seigneurs de Condé-sur-Iton, près Breteuil, où ils possédaient une belle maison, que l'évêque Rochechouart fit augmenter et embellir. Cette seigneurie n'était guère en effet qu'à vingt-cinq kilomètres Nord de la Ferté-Vidame, en passant par Verneuil-au-Perche.

2. Comme M. de Rochechouart fut évêque d'Évreux de 1733 à 1756, c'est en effet pendant la période où Saint-Simon préparait et écrivait ses *Mémoires* qu'il eut avec lui et avec sa sœur ces relations d'amitié.

3. Notre auteur reviendra encore dans la suite des *Mémoires*, tome XVII de 1873, p. 186, sur les communications que lui fit Mme de Thibouville.

4. Ceci, comme ce qui va suivre, est confirmé par Mlle d'Aumale (*Souvenirs*, tome I, p. 212-213 et 216-218).

5. En 1716, Dangeau lui communiqua son Journal manuscrit, et elle eut grand plaisir à le lire (Lettres à Mme de Caylus, dans le tome III des *Souvenirs de Mlle d'Aumale*, p. 111, 113, 116, 117, etc.).

6. Saint-Simon a mal lu Dangeau, qui ne parlait de cette communion à minuit que pendant sa dernière maladie (p. 32). Mlle d'Aumale (*Souvenirs*, tome I, p. 216) écrit : « Elle se levoit ordinairement à

entre sept et huit heures du matin, puis revenoit dans sa tribune, où ces jours-là elle demeuroit longtemps. Son dîner étoit simple, mais délicat et recherché dans sa simplicité, et très abondant en tout[1]. Le duc de Noailles, après Mornay, et Blouin[2] ne la laissoient pas manquer de gibier de Saint-Germain et de Versailles, ni les Bâtiments de fruits[3]. Quand elle n'avoit point de dames de dehors, elle mangeoit seule, servie par ces demoiselles de sa chambre, dont elle faisoit mettre quelques-unes à table trois ou quatre fois l'an tout au plus. Mlle d'Aumale[4], qui

six heures, alloit à la messe, communioit trois ou quatre fois la semaine, comme elle faisoit étant à la cour. »

1. Cela est en contradiction avec ce que dit Mlle d'Aumale (p. 213) : « Elle se réduisoit à se servir de tout ce qu'il y avoit de plus simple pour sa nourriture et pour tout le reste de son service ; elle ne vouloit à ses repas qu'une seule chose, quoiqu'elle eût été accoutumée à une grande chère. Il est vrai aussi qu'elle a toujours été fort sobre. »

2. Le duc de Noailles avait remplacé Mornay comme gouverneur et capitaine des chasses de Saint-Germain en octobre 1717 (notre tome XXXII, p. 201-202) ; Blouin était gouverneur de Versailles.

3. Rien ne confirme cette affirmation ; elle vient sans doute de Mme de Thibouville.

4. Marie-Jeanne d'Aumale, d'une bonne famille de Picardie, baptisée le 4 juillet 1683, fut reçue à Saint-Cyr à l'âge de sept ans, en novembre 1690 ; elle y resta jusqu'à la fin de 1705, où Mme de Maintenon l'appela auprès d'elle comme secrétaire pour remplacer Mlle d'Osmond, qui venait d'épouser le marquis d'Havrincourt (notre tome XII, p. 423). Mlle d'Aumale resta auprès de sa maîtresse jusqu'à la mort de celle-ci ; elle se retira alors à Vergies en Picardie, auprès de sa mère qui vivait encore. Il semble qu'elle habita ce château tout le le reste de sa vie, ne faisant que de courts et rares voyages à Saint-Cyr, à Paris, ou chez son amie la marquise d'Havrincourt. C'est cependant à Soissons qu'elle mourut en décembre 1756. On peut voir sur sa vie la notice que M. le comte d'Haussonville a placée en tête du tome Ier de ses *Souvenirs sur Mme de Maintenon*. Louis XIV lui avait donné le 30 avril 1711 une pension de deux mille livres (Archives nationales, reg. O[1] 55, fol. 40) et, la même année, une gratification de quarante mille livres (*Ibidem*, carton G[7] 1024, 29 mai) ; peut-être était-ce le capital de la pension. M. Asselin a publié en 1875 dans les *Mémoires de l'Académie d'Arras*, un certain nombre de lettres d'elle

étoit vieille[1], et qu'elle avoit eue longtemps à la cour, n'étoit pas de ce côté la plus distinguée[2]. Il y avoit un souper neuf[3] pour cette Mlle d'Aumale et pour les demoiselles de la chambre, dont elle étoit comme la gouvernante ; Mme de Maintenon ne prenoit rien le soir[4]. Quelquefois, dans les fort beaux jours sans vent, elle se promenoit un peu dans le jardin.

Elle nommoit toutes les supérieures, première et subalternes[5], et toutes les officières[6]. On lui rendoit un compte

et de Mme d'Havrincourt. Le dévouement de Mlle d'Aumale pour Mme de Maintenon est proclamé par les Dames de Saint-Cyr : voyez la note mise par M. d'Haussonville à la p. 218 du tome Ier des *Souvenirs*. Le 23 janvier 1720, elle fit don à son neveu Jacques-Antoine d'Aumale d'une somme de trente mille livres à prendre après son décès, à l'occasion de son mariage avec Mlle de Polastron (Archives nationales, Y 302, fol. 176).

1. Au printemps de 1719, elle n'avait pas trente-six ans.

2. Ce n'était que par exception qu'elle mangeait avec Mme de Maintenon (Th. Lavallée, *Lettres historiques et édifiantes*, tome II, p. 239).

3. C'est-à-dire que ce n'était pas la desserte de la table de la maîtresse, mais un repas préparé spécialement.

4. « Il y avait quelques années qu'elle ne soupoit point, et qu'elle prenoit tous les soirs une petite tasse de chocolat, et, le même soir qu'elle vint à Saint-Cyr, elle cessa d'en prendre, de peur d'apporter dans la maison l'usage d'une délicatesse » (*Souvenirs de Mlle d'Aumale*, tome I, p. 213).

5. Il n'y avait qu'une supérieure à Saint-Cyr, et on ne comprend pas ce que Saint-Simon veut dire en parlant de « première et subalternes ». C'était en 1719, Marie-Madeleine de Glapion, qui avait succédé en décembre 1716 à Mme de la Poype de Vertrieux. Mme de Glapion, née en 1674 et appartenant à une famille noble de Normandie, était entrée dès 1682 à la maison de Noisy qui avait précédé l'établissement de Saint-Cyr ; elle fit profession parmi les dames de Saint-Louis le 23 novembre 1695 ; elle fut supérieure du 16 décembre 1716 au 30 mars 1723, et du 2 juin au 29 septembre 1729, date de sa mort.

6. On appelle *officières* dans les communautés celles qui ont des charges, comme assistante, maîtresse des novices, dépositaire, etc. Lavallée (*Mme de Maintenon et la maison royale de Saint-Cyr*, p. 144 et suivantes) a exposé les fonctions des différentes charges et le mode d'élection de la supérieure, qui n'était point nommée par Mme de Maintenon, pas plus que les officières.

succinct du courant ; mais, de tout ce qui étoit au delà, la première supérieure prenoit ses ordres. Elle étoit Madame tout court dans la maison, où tout étoit en sa main ; et, quoiqu'elle eût des manières honnêtes et douces avec les dames de Saint-Cyr, et de bonté avec les demoiselles, toutes trembloient devant elle. Il étoit infiniment rare qu'elle en vît d'autres que les supérieures et les officières ; encore n'étoit-ce que lorsqu'elle en envoyoit chercher, ou encore plus rarement, quand quelqu'une se hasardoit de lui faire demander une audience, qu'elle ne refusoit pas[1]. La première supérieure venoit chez elle quand elle vouloit, mais sans en abuser ; elle lui rendoit compte de tout et recevoit ses ordres sur tout. Mme de Maintenon ne voyoit guères qu'elle. Jamais abbesse fille de France, comme il y en a eu autrefois, n'a été si absolue, si ponctuellement[2] obéie, si crainte, si respectée[3], et, avec cela, elle étoit aimée de presque tout ce qui étoit enfermé dans Saint-Cyr. Les prêtres du dehors étoient dans la même soumission et dans la même dépendance. Jamais, devant ses demoiselles, elle ne parloit de rien qui pût approcher du gouvernement ni de la cour, assez souvent du feu Roi avec éloge, mais sans enfoncer rien, et ne parlant jamais des intrigues, des cabales, ni des affaires.

On a vu[4] que, lorsque, après la déclaration de la Ré-

1. Ceci est encore contredit par Mlle d'Aumale (*Souvenirs*, tome I, p. 217) : « Après son dîner, elle alloit à la récréation avec les dames, à la communauté », etc. Voyez aussi les *Mémoires de Languet de Gergy*, p. 477.

2. Saint-Simon a écrit ici *puncutellem*[t], par mégarde.

3. Encore en contradiction avec Mlle d'Aumale (p. 223) : « Comme tout étoit réglé dans la maison, elle ne vouloit jamais y rien changer, quoique, dans les trois ans et demi qu'elle y vécut depuis la mort du Roi et voyant les choses de suite, il lui vînt des vues différentes de ce qu'elle avoit établi, et qu'elle auroit voulu changer ; mais elle me dit : « Je ne voudrois pas changer la moindre chose ; car ce seroit un « exemple pour, dans la suite, changer continuellement. »

4. Tome XXIX, p. 37.

gence, M. le duc d'Orléans alla voir Mme de Maintenon à Saint-Cyr, elle ne lui demanda quoi que ce soit que sa protection pour cette maison. Il l'assura, elle Mme de Maintenon, que les quatre mille francs[1] que le feu Roi lui donnoit tous les mois lui seroient payés de même avec exactitude chaque premier jour des mois, et cela fut toujours très ponctuellement exécuté. Ainsi, elle avoit du Roi quarante-huit mille livres de pension. Je ne sais même si elle n'avoit pas conservé celle de gouvernante des enfants du Roi et de Mme de Montespan[2], quelqu'autres qu'elle avoit dans ce temps-là[3], et les appointements de seconde dame d'atour de Madame la Dauphine Bavière, comme la maréchale de Rochefort, première dame d'atour de la même, conservoit encore les siens, et comme la duchesse d'Arpajon, dame d'honneur, avoit touché les siens, tant qu'elle avoit vécu, depuis la mort de Madame la Dauphine Bavière. Outre cela, Mme de Maintenon jouissoit de la terre de Maintenon et de quelques autres biens[4].

1. Il y a *4000*ᵗᵗ dans le manuscrit avec l'abréviation de *livres*; nous mettons cependant *francs*, parce que le participe *payés*, qui va suivre, est au masculin dans le manuscrit.

2. Il est exact qu'elle avait conservé ces appointements et ceux de seconde dame d'atour de la Dauphine, dont il va être parlé; ils montaient ensemble à quinze mille livres (*Souvenirs de Mlle d'Aumale*, tome I, p. 188); mais elle les avait abandonnés à sa nièce Caylus (*ibidem*, p. 216, note); pour le droit de navigation sur la rivière d'Eure dans l'étendue de ses terres, elle le céda au Roi sans compensation en décembre 1716 (procès-verbaux du conseil de régence: ms. Franç. 23672, fol. 121).

3. Saint-Simon écrit bien *quelqu'autres*, pour *quelques autres*, suivant un usage assez commun en ce temps.

4. Lors de la mort de Mme de Maintenon, les bruits les plus absurdes coururent sur sa fortune. Jean Buvat inscrivait gravement dans son *Journal* (tome I, p. 379) qu'elle laissait à sa nièce la duchesse de Noailles trois cent cinquante mille livres de rente, trois millions de pierreries et un très riche mobilier. Or, ce que dit Mlle d'Aumale d'une part, d'autre part son testament et son inventaire après décès publiés en 1903 par Couard-Luys dans *Mémoires et recueils composés à l'aide de documents conservés dans les archives de Seine-et-Oise*,

Saint-Cyr, par sa fondation, étoit chargé, en cas qu'elle s'y retirât, de la loger, elle et tous ses domestiques et équipages, et de les nourrir, gens et chevaux, tant qu'elle en voudroit avoir, pour rien, aux dépens de la maison[1], ce qui fut fidèlement exécuté jusqu'aux bois, charbon, bougie, chandelle, en un mot, sans que, pour elle ni pour pas un de ses gens ni chevaux, il lui en coûtât[2] un sou, en aucune sorte que ce puisse être, que pour l'habillement de sa personne et de sa livrée. Elle avoit au dehors un maître d'hôtel, un valet de chambre, des gens pour l'office et la cuisine, un carrosse, un attelage de sept ou huit che-

tome II, n° XI, montrent que sa situation était bien plus modeste. Son revenu à Saint-Cyr ne dépassait guère soixante-quatre mille francs, soit quarante-huit mille de pension et les revenus de Maintenon, qui étaient environ de seize à dix-sept mille. Elle employait tout cela en charités et en pensions à des gens nécessiteux, sa dépense personnelle étant insignifiante (*Aumale*, p. 216). On trouva dans sa cassette trente-trois mille livres en espèces, qui servirent à payer les legs aux pauvres, aux couvents et aux domestiques. Le testament, assez court (extraits dans les *Souvenirs d'Aumale*. tome I, p. 240-242), est daté du 11 décembre 1718 ; elle laissait à sa nièce Noailles la terre de Maintenon, qui lui était assurée par son contrat de mariage, et un diamant qu'elle portait au doigt, présent de Louis XIV, estimé mille livres ; à sa nièce Caylus un service de vermeil, sa vaisselle d'argent et un ameublement de damas cramoisi ; à Mlle d'Aumale seize pièces de vaisselle d'argent et un meuble de damas bleu, des souvenirs à l'évêque de Chartres, un portrait de Louis XIV sur émail et un crucifix à l'archevêque de Rouen. L'inventaire après décès décrit l'appartement : « au fond du corridor bas près le chœur de l'église, ayant vue sur la petite cour de la maison du côté du nord », et se composant de deux antichambres, une chambre à coucher et une garde-robe. Le mobilier est des plus simples ; les vêtements et le linge sont prisés trois cents livres. Dans le public, on revint vite sur les évaluations exagérées des premiers jours : le 22 mai l'abbé Tamisier écrivait de Paris au cardinal Gualterio (British Museum, ms. Addit. 20376, fol. 208) : « Mme de Maintenon n'est pas morte riche, et sa succession ne va guère à plus de trente mille livres de rente », ce qui était encore presque le double du chiffre exact ; voyez aussi la *Gazette de Rotterdam*, n° 50.

1. Déjà dit dans le tome XXIX, p. 38.

2. Avant *luy*, Saint-Simon a biffé *ne*, et *coustast* corrige *cousta pas*.

vaux, et un ou deux de selle[1], et au dedans, Mlle d'Aumale et ses femmes de chambre, et les demoiselles dont on a parlé, mais qui étoient de Saint-Cyr[2] : toute sa dépense n'étoit donc qu'en bonnes œuvres et en gages de ses domestiques.

J'ai souvent admiré que les maréchaux d'Harcourt, si intrinsèquement lié avec elle, Tallard[3], Villars, qui lui devoit tant, Mme du Maine et ses enfants, pour qui elle avoit fait fouler aux pieds toutes les lois divines et humaines, le prince de Rohan et tant d'autres ne l'aient jamais vue[4].

La chute du duc du Maine au lit de justice des Tuileries lui donna le premier coup de mort[5]. Ce n'est pas trop présumer que de se persuader qu'elle étoit bien instruite des mesures et des desseins de ce mignon, et que cette espérance l'ait soutenue; mais, quand elle le vit arrêté, elle succomba : la fièvre continue la prit, et elle mourut à quatre-vingt-trois ans, avec toute sa tête et tout son esprit[6].

1. Tout cela est absolument faux. Dès son entrée à Saint-Cyr, elle avait renvoyé ses domestiques, vendu son carrosse et ses chevaux, ne gardant qu'un valet de chambre pour le dehors et les courses, et deux femmes de chambre (*Souvenirs de Mlle d'Aumale*, tome I, p. 211-212, et tome III, p. 81, lettre à Mme de Caylus; notre tome XXIX, p. 38), et c'est aussi ces trois seuls domestiques auxquels elle fait de petits legs dans son testament.

2. Les six derniers mots ont été ajoutés en interligne.

3. Ce nom a été ajouté en interligne, ainsi que plus bas *le P. de Rohan*.

4. C'est qu'elle se refusa à toutes visites dès sa retraite à Saint-Cyr, sauf pour ses proches et quelques gens intimes (*Souvenirs d'Aumale*, tome I, p. 222).

5. Voyez dans le tome XXXV, p. 208, et note 6, et ce qu'en dit Madame : ci-dessus, page 180, note 3.

6. Elle fut enterrée le 17 avril au milieu du chœur de l'église de Saint-Cyr (quoiqu'elle eût demandé à être mise dans le cimetière des religieuses), sous une dalle de marbre noir (Piganiol de la Force dit *blanc*), sur laquelle on grava une épitaphe composée par l'abbé de Vertot, dont il y a des textes très différents suivant les auteurs qui

Mort d'Aubigny archevêque de Rouen. Bezons, archevêque de Bordeaux, lui succède, et le frère du Garde des sceaux à Bezons. [Add. StS. 1576]

Les regrets de sa perte, qui ne furent pas universels dans Saint-Cyr, n'en passèrent guères les murailles[1]. Je n'ai su qu'Aubigny, archevêque de Rouen[2], son prétendu cousin[3], qui fut assez sot pour en mourir[4] : il fut tellement saisi de cette perte qu'il en tomba malade et la suivit bientôt[5]. Bezons, archevêque de Bordeaux, passa à Rouen, et Argenson, archevêque d'Embrun[6], frère

l'ont reproduite (*Souvenirs de Mlle d'Aumale*, tome I, p. 239-240; *Mémoires de Languet de Gergy*, p. 483-486; Lavallée, *Madame de Maintenon et Saint-Cyr*, p. 284-285 et 407; *Journal de Buvat*, tome I, p. 379; Germain Brice, *Description de Paris*, édition 1752, tome II, p. 161; Piganiol de la Force, *Description de Paris*, édition 1765, tome IX, p. 390; Bibliothèque nationale, Dossier bleu 879, fol. 67, et ms. Clairambault 293, fol. 127-143). La tombe fut violée en 1794 par les révolutionnaires, le cadavre exhumé, insulté et enfoui au cimetière (Lavallée, *Saint-Cyr*, p. 385). — L'apposition des scellés sur l'appartement avait eu lieu dès le 15 avril par les soins d'Auvery, prévôt et juge du bailliage de Saint-Cyr; ils furent levés le 17 pour l'inventaire qui dura deux jours (publication de Couard-Luys, citée ci-dessus, p. 189, note 4).

1. A l'occasion de cette mort, le Régent assura la supérieure de Saint-Cyr de la continuation de sa protection : Archives nationales, KK 1325, 18 avril; notre prochain volume, appendice I, n° 5.

2. Claude-Maur d'Aubigny : tome VIII, p. 77.

3. Sur cette prétendue parenté, voyez le même tome VIII de nos *Mémoires*, p. 77-78, et appendice VII.

4. Il avait été moins sévère dans l'Addition à Dangeau indiquée ci-contre.

5. Il mourut le 22 avril : *Gazette*, p. 216; *Dangeau*, p. 37; *Correspondance de Madame*, recueil Brunet, tome II, p. 108; *Revue rétrospective de Rouen et de la Normandie*, tome I, 1837, n° 8. Le rédacteur de la *Gazette de la Régence*, publiée par Édouard de Barthélemy, écrivait (p. 333) : « L'archevêque de Rouen est mort samedi sans avoir rendu l'esprit, parce qu'il n'en avoit pas. C'est un constitutionnaire de moins. Il étoit pour les cent-une propositions et n'en entendoit pas une. » Il avait eu beaucoup de difficultés dans son diocèse à propos de la bulle *Unigenitus* (Fallue, *Histoire du diocèse de Rouen*, tome IV, p. 270-305; lettre de Mme de Maintenon du 8 mars 1716 dans le tome III des *Souvenirs de Mlle d'Aumale*, p. 94, et les deux lettres de lui qu'on trouvera ci-après à l'appendice IV, p. 456-457).

6. Les mots *Arch. d'Ambrun* sont en interligne au-dessus de *Ev.*

du Garde des sceaux, passa à l'archevêché de Bordeaux[1].

Érection de grands officiers de l'ordre de Saint-Louis à l'instar de ceux de l'ordre du Saint Esprit.

M. le duc d'Orléans fit ériger des officiers de l'ordre de Saint-Louis presque à l'instar de celui du Saint-Esprit, avec des appointements et des marques, moyennant finance à proportion[2]. Le Garde des sceaux fut chancelier et garde des sceaux de cet ordre ; le Blanc, prévôt et maître des cérémonies ; Armenonville en râpé[3], et Morville, son fils, en titre de greffier[4]. Bientôt après, le Garde des sceaux,

dans la Guyenne, biffé. — François-Élie de Voyer d'Argenson : tome XXVI, p. 97.

1. *Dangeau,* p. 37, 39 et 40. M. de Bezons ne prit possession de Rouen que le 12 janvier 1720.

2. Ce fut une véritable réorganisation de l'ordre de Saint-Louis que consacrait l'édit d'avril 1719. Il en confirmait l'institution, portait la dotation annuelle à quatre cent cinquante mille livres de rentes, augmentait le nombre des grand'croix et des commandeurs et le taux et le nombre des pensions, laissoit illimité le nombre des chevaliers, réglait le port et la forme des insignes, et enfin instituait des officiers : trois grands officiers, chancelier-garde des sceaux, grand prévôt-maître des cérémonies, et secrétaire-greffier, pris parmi les grand'croix ; douze petits, un intendant, trois trésoriers servant par années, trois contrôleurs, un aumônier, un receveur particulier et agent, un garde des archives et deux hérauts d'armes. Toutes ces charges étaient héréditaires et vénales, ce qui procura quelque argent au Trésor royal. Le *Dictionnaire de Moréri,* tome VI, deuxième partie, p. 466-467, a donné un bon résumé de ce long édit en 31 articles, qui fut imprimé en plaquette spéciale (Archives nationales, AD+ 753, et U 362, au 1er juillet). Mazas, *Histoire de l'ordre de Saint-Louis,* tome I, p. 299-301, s'y est peu arrêté et a même mal interprété certaines dispositions ; il semble cependant avoir fait la loi de l'ordre jusqu'à la fin de la monarchie. Cet édit ne fut pas enregistré au Parlement, mais exécuté en vertu des lettres patentes promulguées dans le lit de justice du 26 août 1718, dont nous avons déjà vu l'application à propos de la Banque royale (ci-dessus, p. 42). Nous donnerons plus loin, à l'appendice V, divers textes se rapportant à cet édit.

3. On a vu dans le tome XI, p. 208-211, et dans plusieurs autres endroits des *Mémoires,* ce que signifiait ce mot pour les charges de l'ordre du Saint-Esprit.

4. Ce qui précède, depuis *Armenonville,* est en interligne au-dessus des mots suivants biffés : *puis un fils de Bernard le fameux Banquier Tresorier et Greffier.* — Dangeau mentionne cette combinaison

Nouveaux règlements sur l'ordre de Saint-Louis et leurs inconvénients.

conservant les marques, fit passer sa charge à son second fils, dont l'aîné eut le râpé[1]. Tous ceux-là portèrent le grand cordon rouge et la croix brodée d'or, cousue sur leurs habits. Trois gros trésoriers de la marine et de l'extraordinaire des guerres furent trésoriers de l'ordre[2] et portèrent le grand cordon rouge comme les commandeurs, mais non la croix brodée sur leurs habits comme les grand'croix et comme les trois principales charges ci-devant dites. D'autres gens moindres, la plupart des bureaux, eurent les autres petites charges avec la croix à la boutonnière, comme les simples chevaliers[3]. Bientôt après il fut réglé, au conseil de régence, que les rachats qui revenoient au Roi[4] seroient affectés, par un édit enregistré, à l'ordre de Saint-Louis, et que les grand'croix, commandeurs, et même les chevaliers, de Saint-Louis qui avoient des pensions sur cet ordre les perdroient, s'ils devenoient chevaliers du Saint-Esprit. Ces deux règlements passèrent: le premier en forme[5], l'autre par l'usage, malgré leurs inconvénients. Celui du premier regardoit essentiellement tout le monde, parce qu'il ôtoit au roi la liberté de remet-

(p. 37), mais ne dit rien de la création d'officiers, de l'augmentation du nombre des membres de l'ordre, ni de l'ordonnance rendue à ce sujet. Il y avait déjà un greffier auparavant (voyez *Dangeau*, tome VI, p. 415); mais il n'exerçait que par commission.

1. Nous connaissons ces deux fils, Pierre-Marc, comte d'Argenson, et René-Louis, marquis d'Argenson (notre tome XX, p. 327), qui devaient l'un et l'autre devenir des personnages sous le règne de Louis XV.

2. Voyez ci-après aux Additions et Corrections.

3. Cela ne vient pas de Dangeau ; l'article VI de l'édit énuméroit les nouvelles charges d'officiers, telles qu'elles sont énoncées ci-dessus dans la note 2 de la page 193.

4. On appelait *rachat* ou *relief*, en matière féodale, ce que le nouveau vassal payait au seigneur dominant pour les mutations qui étaient sujettes à ce droit.

5. C'est l'article II qui énonçait les droits casuels affectés à la dotation de l'ordre ; on en trouvera l'énumération dans l'extrait des registres du Parlement donné à l'appendice V, p. 464.

tre les rachats qui lui étoient dus, et à ses sujets de toute qualité une gratification qui s'accordoit aisément pour peu que les débiteurs de ces rachats fussent graciables[1] par leurs services ou par leur considération; le second, parce que le cordon bleu ne valant que mille écus[2], et les grandes croix, les unes six mille livres, les autres huit mille francs, les commanderies, les unes quatre mille livres, les autres six mille livres, et les pensions des chevaliers, plusieurs de mille livres, de quinze cent livres et de deux mille livres, il se pouvoit trouver parmi tous ceux-là des maréchaux de France et d'autres à être chevaliers du Saint-Esprit, mais pauvres, qui perdroient, à devenir chevaliers du Saint-Esprit, un revenu qui faisoit toute leur aisance, comme il arriva en effet. Il fut réglé aussi qu'ils demeureroient par simple honneur ce qu'ils étoient dans l'ordre de Saint-Louis, et que leurs pensions seroient distribuées en détail dans le même ordre. Au moins eût-il mieux valu rendre vacant ce qu'ils y étoient, pour faire en leurs places d'autres grand' croix et d'autres commandeurs, puisque, recevant l'ordre du Saint-Esprit, ils quittoient la croix d'or brodée sur leurs habits pour y porter celle d'argent du Saint-Esprit, et tous le grand cordon rouge, et ne gardoient que le petit ruban rouge et la petite croix de Saint-Louis attachés au bas du cordon bleu[3]. On fut encore choqué de voir des homme de robe et des gens de plume et de finances porter, pour de l'argent, des marques précisément militaires et des croix sur eux et à leurs armes (car qui n'a

1. L'*Académie* de 1718 ne connaissait *graciable* qu'au sens de « rémissible, digne de pardon » ; ici c'est plutôt « susceptible d'une grâce, d'une faveur ».

2. Les titulaires de l'ordre du Saint-Esprit ne jouissaient en effet que d'une pension de trois mille livres (les statuts primitifs disaient mille écus d'or), fournie par le produit du droit de marc d'or levé sur les offices de judicature.

3. Comme l'a dit plus haut notre auteur, aucune de ces dispositions n'est prescrite par un règlement écrit ; nous ne savons si elles furent réellement en usage.

pas des armes aujourd'hui?) sur lesquelles on voyoit écrites ces paroles en lettres d'or : *Præmium bellicæ virtutis*[1].

Extraction, caractère, fortune de Monti.

Monti, dont il a été souvent parlé ici dans ce qui y a été copié de M. de Torcy sur les affaires étrangères[2], eut ordre, par une lettre de cachet, de sortir incessamment du royaume, et défense en même temps d'aller en Espagne[3]. Il étoit colonel réformé, et, comme il avoit de l'esprit et du sens, il étoit bien reçu dans les meilleures compagnies, et avec cela fort honnête homme, quoique ami intime d'Alberoni. Il étoit pauvre, et de Bologne[4], où il avoit plusieurs frères et un à Rome, fort distingué dans la prélature, qui à la fin est devenu cardinal[5]. Il y a deux familles Monti, qui ne sont point parentes : l'une ancienne et fort noble[6],

1. La croix de l'ordre de Saint-Louis était d'or à huit pointes, cantonnée de fleurs-de-lys, chargée d'une effigie de saint Louis sur champ de gueules, entourée d'une bordure d'azur avec l'inscription *Ludovicus magnus instituit 1693* ; au revers une épée nue sur champ de gueules, passée dans une couronne de lauriers et nouée d'une écharpe blanche, entourée d'une pareille bordure avec, en lettres d'or, *Bellicæ virtutis præmium*. On peut voir aux Invalides, au Musée de l'armée, des spécimens de croix de Saint-Louis.

2. Antoine-Félix, marquis Monti : tomes XXX, p. 257-258, 328, XXXII, p. 313-314, 333, XXXIII, p. 188, 220-221, etc.

3. *Dangeau*, p. 34, qui ajoute : « On lui conserve son rang et ses appointements. Il est apparent qu'on ne lui donne la lettre de cachet que parce qu'il est ami intime du cardinal Alberoni. »

4. Écrit ici *Boulogne*.

5. Philippe-Marie Monti était secrétaire de la congrégation de la Propagande, lorsque Benoît XIV le créa cardinal dans la grande promotion de 1743. Il mourut le 17 janvier 1754. Un autre frère, qualifié aussi marquis Monti, eut en juin 1715 la charge de général des postes à Rome (*Gazette*, p. 318) et mourut en fonctions à Bologne en mars 1725 (*Gazette*, p. 201).

6. Il y avait en Toscane une ancienne famille Monti, qui, au seizième siècle, fournit à Florence des gonfaloniers et à laquelle appartenait le pape Jules III, un grand maître de Malte et plusieurs cardinaux ; on y rattache ordinairement la branche des Monti de Rezé établie en France ; mais les généalogies sont très incertaines, et il est quasi impossible de reconnaître si les diverses familles italiennes du nom de Monti viennent d'une souche commune, ou non.

l'autre qui n'est ni l'un ni l'autre, dont étoit celui dont il s'agit ici[1]. Son mérite, et des hasards qui dépassent de beaucoup le temps de ces *Mémoires,* lui procurèrent des emplois fort importants au dehors et un très principal lors de la seconde catastrophe du roi Stanislas en Pologne, dont il s'acquitta très judicieusement[2]. Il y avoit la disposition de grandes sommes fournies par la France, dont il rapporta plus d'un million qu'il pouvoit très aisément s'approprier sans qu'on en pût avoir nulle connoissance. Le ministère même fut très agréablement surpris de revoir ce million, auquel il étoit bien loin de s'attendre[3]. Monti, qui avoit déjà le régiment Royal-Italien[4], fut fait chevalier de l'Ordre[5]; mais ce fut tout. On le laissa mourir de faim, et il en mourut en effet peu après, quoique en grande considération et en grande estime. Le ministère lui parloit même quelquefois des affaires. Il étoit encore dans la force de l'âge quand il mourut de déplaisir de sa misère[6], et n'avoit point été marié. Il fut fort regretté, et mérita de l'être.

Laval, dit la Mentonnière,

M. de Laval, dit *la Mentonnière,* d'une blessure qu'il avoit reçue au menton, qui lui en faisoit porter une par

1. Dans une lettre qui se trouve dans la copie de la correspondance de Vendôme (Bibliothèque nationale, ms. Franç. 14171, fol. 324 v°), il est dit que notre Monti était fils d'un marchand de Bologne; certaines généalogies indiquent son père comme gonfalonier de cette ville.

2. Voyez la note 1 de la page 257 de notre tome XXX, et la notice que lui a consacrée le *Dictionnaire de Moréri,* tome VII, p. 734. C'est en 1729 qu'il fut envoyé en Pologne pour remplacer l'abbé de Livry; ses instructions sont dans le *Recueil des instructions aux ambassadeurs en Pologne,* tome II, p. 1-24. Il quitta Paris le 31 mai (*Gazette,* p. 276).

3. Nous n'avons pas trouvé la confirmation de cette anecdote.

4. Il avait ce régiment depuis 1731.

5. Dans la promotion de janvier 1737. Peu après son retour en France, on l'avait nommé lieutenant général (juin 1736).

6. Il mourut le 12 mars 1738, à cinquante-cinq ans. Le duc de Luynes (*Mémoires,* tome II, p. 61) confirme qu'il était fort estimé.

mis à la Bastille. [*Add. St-S. 1577*]

besoin ou pour se faire remarquer[1], fut mis à la Bastille[2]. Cette détention renouvela très vivement et d'une façon marquée les alarmes de ceux qui ne se sentoient pas nets de l'affaire de Cellamare et du duc du Maine. Il venoit d'attraper une pension[3], et il se trouva à la fin qu'il étoit une clef de meute[4] et le plus coupable de tous, sans qu'il lui en soit rien arrivé qu'une courte prison. C'est le même Laval dont il a été parlé à propos de la prétendue noblesse et de l'effronterie de ses mensonges en confondant hardiment les Laval Montfort avec les Laval Montmorency, dont il étoit, et neveu paternel de la duchesse de Roquelaure[5].

Cellamare duc de Giovenazzo, arrive en Espagne;

Peu après, le prince de Cellamare, conduit par de Liboy, gentilhomme ordinaire du Roi, qui ne l'avoit point quitté depuis le jour qu'il fut arrêté à Paris[6], arriva à la frontière et passa en Espagne[7]. Il fut aussitôt déclaré

1. Guy-André de Montmorency, marquis de Laval: tome XV, p. 298, note 2.

2. Comme impliqué dans l'affaire de Cellamare; il entra à la Bastille le 23 avril, et n'en sortit que le 10 janvier 1721 (*Dangeau,* p. 37; *Correspondance de Madame,* recueil Brunet, tome II, p. 99 et 102; Funck-Brentano, *Les Lettres de cachet,* p. 192). Sur sa détention, on peut voir les *Mémoires de Mme de Staal,* tome I, p. 207, 247-248, etc. Dès le courant de mai, ses parents la duchesse de Roquelaure et le marquis de Laval vinrent solliciter du Régent sa mise en liberté; mais il leur répondit qu'il était beaucoup plus coupable qu'ils ne le croyaient (*Gazette de Rotterdam,* n° 56).

3. Saint-Simon fait erreur : le marquis de Laval qui venait d'« attraper une pension » n'était pas *La Mentonnière,* mais un autre Laval, Guy-Claude-Roland de Montmorency, qui avait été fait maréchal de camp en février précédent comme Dangeau le spécifie bien (p. 29), qui devint maréchal de France en 1747 et mourut le 14 novembre 1751. M. de Laval *la Mentonnière* avait bien eu une pension du Régent, de six mille livres, mais en juin 1717, et notre auteur en a parlé dans le tome XXXI, p. 230, où aurait dû être être placée l'Addition à Dangeau que nous indiquons ci-contre.

4. Voyez sur cette locution notre tome XVI, p. 239.

5. Notre tome XXXI, p. 199, 231 et suivantes.

6. Ci-dessus, p. 27-29 et 38.

7. Il était à Saint-Jean-Pied-de-Port le 28 mars, et il adressa de là à l'abbé Dubois une lettre de remerciement : ci-après, appendice II.

vice-roi de Navarre[1], et, comme son père étoit mort[2], il prit tout à fait le nom de duc de Giovenazzo, auquel on n'avoit pu s'accoutumer en France par l'usage de l'y avoir toujours appelé prince de Cellamare.

est aussitôt fait vice-roi de Navarre.

Rare baptême de Marthon.

Je ne puis passer sous silence une bagatelle de soi très peu intéressante, mais parfaitement ridicule, pour ne rien dire de pis. On obtint mille écus de pension pour Marthon, fils de Blanzac, et colonel du régiment de Conti[3]. Il avoit vingt-quatre ou vingt-cinq ans. Quand il fallut lui expédier sa pension, point de nom de baptême. On chercha ; il se trouva qu'il avoit été ondoyé tout au plus. On suppléa donc les cérémonies pour lui donner un nom. On le dispensa de l'habit blanc ; il fut tenu par M. le prince de Conti et Mme la duchesse de Sully[4].

L'abbesse de Chelles, sœur du maréchal de Villars, se démet et se retire dans un couvent à Paris avec une pension de 12000[lt] du Roi. Madame

Madame d'Orléans, religieuse professe à Chelles par fantaisie, humeur et enfance[5], ne put durer qu'en régnant où elle étoit venue pour obéir. L'abbesse, fille de beaucoup de mérite, sœur du maréchal de Villars[6], se lassa bientôt d'une lutte où Dieu et les hommes étoient pour elle, mais qui lui étoit devenue insupportable, et qui troubloit toute la paix et la régularité de sa maison. Elle ne songea donc qu'à céder et à avoir de quoi vivre ailleurs. Elle obtint douze mille livres de pension du Roi[7], vint à Paris

1. Dangeau l'annonce le 19 mai (p. 49) ; la *Gazette* n'en parla pas.
2. L'année précédente : tome XXXIII, p. 152.
3. Louis-Armand-François de la Rochefoucauld-Roye de Blanzac, titré comte de Marthon, plus tard duc d'Estissac : tome XIX, p. 286.
4. C'est Dangeau qui raconte cette histoire (p. 38). La duchesse de Sully était Madeleine-Armande du Cambout : tome IV, p. 302.
5. Tomes XXXI, p. 171-172, et XXXV, p. 16.
6. Agnès de Villars : tome XXXI, p. 172.
7. Les négociations pour cette affaire furent assez longues ; la princesse était venue s'installer au Val-de-Grâce ; elle ne retourna à Chelles, comme abbesse, que le 25 mai (*Dangeau*, p. 30, 35, 38, 39, 41, 43, 50, 51 et 52 ; *Journal de Buvat*, p. 384 et 389 ; *Correspondance de Madame*, recueil Brunet, tome II, p. 95, 106, 107, 110, 111 et 113-114). Il y a aux Archives nationales, carton K 544, n° 26, diverses pièces relatives à cette transmission de l'abbaye : démission de Mme de Villars, nomi-

d'Orléans lui succède, se démet, se retire à la Madeleine; leur caractère. [Add. StS. 1578]

loger chez son frère en attendant un appartement dans un couvent[1]. Elle le trouva chez les bénédictines du Cherche-Midi[2] près la Croix-Rouge[3]; elle s'y retira, elle y vécut plusieurs années faisant l'exemple et les délices de la maison, et y est enfin morte fort regrettée[4]. Pour achever de suite une matière qui ne vaut pas la peine d'être reprise, et dont la fin passe les bornes du temps de ces *Mémoires*, la princesse qui lui succéda[5] se lassa bientôt de sa place. Tantôt austère à l'excès, tantôt n'ayant de religieuse que l'habit, musicienne, chirurgienne, théologienne, directrice, et tout cela par sauts et par bonds, mais avec beaucoup d'esprit[6], toujours fatiguée et dégoûtée de ses diverses situations, incapable de persévérer en aucune, aspirante à d'autres règles et plus encore à la liberté[7], mais sans vouloir quitter son état de reli-

nation de la princesse, copie de la bulle du pape, etc. *La Gazette de Rotterdam*, n° 58, explique par quelle combinaison on arriva au règlement de la pension.

1. *Dangeau*, p. 45.

2. Ce couvent fondé en 1634, dans la rue du Chasse-Midi ou Cherche-Midi, par des religieuses de la Congrégation de Notre-Dame venues de Laon, sous le titre de Notre-Dame de Consolation, passa en 1669 aux mains des bénédictines de l'abbaye de Malnoue, qui en firent un prieuré indépendant, l'abbesse de Malnoue ne conservant que le droit de confirmer l'élection des prieures.

3. Ce carrefour, connu dès la fin du quinzième siècle, tirait son nom soit d'une croix peinte en rouge, soit plutôt d'une enseigne.

4. Le 17 septembre 1723.

5. Nous verrons sa bénédiction comme abbesse, ci-après, p. 343.

6. Ces cinq mots ont été ajoutés en interligne.

7. Voyez son portrait par sa grand'mère Madame (*Correspondance*, recueil Brunet, tome II, p. 29 et 204), qui parle de ses « dents de perle », de sa gaieté, de sa franchise, de son bégaiement, que notre auteur a aussi noté (tome XXIV, p. 33), et les *Mémoires de Maurepas*, tome I, p. 126 et suivantes. « Elle est digne fille de mon frère », disait la duchesse de Lorraine (*Lettres*, publiées par A. de Bonneval, p. 162), et le marquis d'Argenson (*Mémoires*, édition Janet, tome I, p. 245) : « Elle a de l'esprit, mais tourné aux petites choses; elle est *moine* des pieds à la tête. » Ses « Confessions », en trente-huit pages,

gieuse, [elle [1]] se procura enfin la permission de se démettre [2] et de faire nommer à sa place une de ses meilleures amies de la maison [3], dans laquelle néanmoins elle ne put durer longtemps. Elle vint donc s'établir pour toujours dans un bel appartement du couvent des bénédictines de la Madeleine de Traînel [4], auprès duquel Mme la duchesse d'Orléans, qui avoit quitté Montmartre, s'étoit fait un établissement magnifique et délicieux, avec une entrée dans la maison [5], où elle alloit passer les bonnes fêtes et quelquefois se promener. Madame de Chelles peu à peu reprit la dévotion et la régularité, et, quoique en princesse, mena une vie qui édifia toujours de plus en plus jusqu'à sa mort, qui n'arriva que plusieurs années après dans la même maison sans en être sortie [6].

forment le manuscrit 6108 de la Bibliothèque de l'Arsenal ; elles ont été imprimées en 1863 par Lescure, dont on pourra consulter aussi l'ouvrage *Les Filles du Régent*. Un autre examen de conscience, écrit probablement en 1737, est conservé à la bibliothèque de Chantilly, ms. XVIII^{B} II, n° 1387. La princesse fit faire son portrait en médaille en 1722 par la Monnaie (lettre de Launay, garde de la Monnaie des médailles, au P. Sébastien Truchet, du 3 janvier, dans le carton M 855, n° 11^{41}, aux Archives nationales).

1. Cet *elle* a été biffé par erreur ici dans le manuscrit.

2. C'est le 3 octobre 1734 que la princesse se démit de son abbaye.

3. Anne de Clermont de Gessans, née le 15 février 1697 et élevée à Saint-Cyr, d'abord religieuse à Chelles, puis abbesse de Beaurepaire au diocèse de Vienne en 1726, succéda à Madame d'Orléans à Chelles et prit possession de l'abbaye le 25 janvier 1735.

4. Tome XXXIII, p. 114.

5. Nous n'avons pas de renseignements sur cette maison, dont rien n'existe aujourd'hui. Elle est indiquée sur le plan de l'abbé de Lagrive (1728), et l'on distingue la disposition des bâtiments et des jardins, peu étendus, contigus au couvent de Traînel du côté de la Croix Faubin, avec entrée sur la rue de Charonne. La duchesse d'Orléans protégeait le couvent voisin, auquel elle fit en 1743 un don de quatre cents livres de rente, ratifié par l'abbesse de Chelles, sa fille (Archives nationales, S*4603, dernier feuillet). Voyez ci-après aux Additions et Corrections.

6. Elle mourut de la petite vérole dans la nuit du 19 au 20 février 1743 (*Gazette*, p. 96 ; *Mémoires du duc de Luynes*, tome IV, p. 415). Mathieu Marais (*Journal*, tome III, p. 177-178) prétend qu'à la fin de sa vie

Diminution d'espèces. Élargissement du quai du Louvre. Guichet, place et fontaine du Palais-Royal.

On diminua les espèces par un arrêt du Conseil[1]. On commença aussi le très nécessaire élargissement du quai le long du vieux Louvre[2], et d'accommoder la place du Palais-Royal en symétrie d'architecture en face, avec une fontaine et un grand réservoir[3]. Je fis tout ce que je pus auprès de M. le duc d'Orléans pour faire changer le guichet du Louvre, le mettre vis-à-vis la rue Saint-Nicaise, et le faire de la largeur de cette rue[4], sans avoir pu, en faveur d'une telle commodité pour un passage qui fait la

elle s'était ralliée au jansénisme, et il est de fait que les *Nouvelles ecclésiastiques* de 1743 firent son éloge, p. 77. Nous donnerons plus loin à l'appendice VI un résumé de son inventaire après décès, et des renseignements sur l'appartement qu'elle habitait.

1. Dangeau, 7 mai (p. 43) : « Au conseil de régence, on approuva la résolution qu'on a prise de diminuer le prix des louis d'or de vingt sols : ils ne vaudront plus que trente-cinq livres ; mais on ne diminue rien sur l'argent. » L'arrêt fut publié le même jour et imprimé (Archives nationales, AD†754).

2. Une délibération du Bureau de la Ville, du 17 mars 1719, avait décidé l'agrandissement du quai de l'École et du devant de la terrasse du Louvre, conformément aux plans et devis dressés par les architectes (Archives nationales, H 1848, fol. 46 ; *Dangeau*, p. 42).

3. Il y avait déjà une place devant l'entrée du Palais-Royal, qu'Anne d'Autriche avait fait faire pendant sa régence par la démolition de l'hôtel de Sillery, entre le débouché des rue Fromenteau et Saint-Thomas-du-Louvre sur la rue Saint-Honoré. Cette démolition n'avait laissé vis-à-vis du Palais que des masures sales et délabrées. Le Régent fit construire au-devant par l'architecte Robert de Cotte un bâtiment à deux étages, qu'on nomma « château d'eau », renfermant un réservoir d'eau d'Arcueil et au milieu une fontaine ornée de statues de Coustou le jeune (Piganiol de la Force, *Description de Paris*, 1765, tome II, p. 347-348, avec vue du château d'eau). Ces travaux se firent non pas aux frais de la Ville, comme le dit Dangeau, mais à ceux du Régent.

4. Il s'agit du guichet ouvert sous les galeries du Louvre, vis-à-vis l'emplacement de notre actuel pont du Carrousel ; c'était le seul passage de voitures entre le quai et le vieux quartier qui se trouvait derrière les galeries. Il ouvrait sur la rue des Orties, en face la petite ruelle Matignon, et la rue Saint-Nicaise ne tombait dans la rue des Orties qu'une vingtaine de mètres plus à l'Ouest. Le déplacement de ce guichet aurait demandé des travaux très coûteux. La rue Saint-Nicaise allait de la rue des Orties à la rue Saint-Honoré.

communication d'une partie de Paris, surmonter la rare considération du Régent pour Launay, fameux et très riche orfèvre du Roi[1], qui étoit logé dans l'emplacement de ce guichet[2], et qu'il auroit fallu déranger et loger ailleurs.

Efforts peu heureux sur l'Écosse.

Le chevalier de Saint-Georges[3] avoit été très bien reçu en Espagne[4]. Alberoni, enragé contre l'Angleterre, et qui n'avoit de ressource qu'à y jeter des troubles, fit équiper une flotte; mais, à peine fut-elle en mer qu'une tempête la dispersa et la maltraita fort[5]. Cependant les lords Marshall, Tullibardine et Seaforth[6], partis du port du Passage sur des frégates avec beaucoup d'armes, étoient heureusement arrivés en Écosse[7].

Tyrannie maritime des Anglois. Cilly prend le port

Ce port du Passage[8], qu'Alberoni avoit entrepris de fortifier et où il avoit le dépôt principal de construction pour l'Océan, étoit le point secret de la jalousie de l'Angleterre depuis que ce cardinal s'étoit sérieusement

1. Nicolas de Launay : tome XVII, p. 408.

2. C'est-à-dire, dans l'emplacement où il aurait fallu ouvrir le nouveau guichet, en face de la rue Saint-Nicaise.

3. Il avait d'abord écrit *S. Jacq.*, qu'il a biffé pour mettre *Georges*.

4. On a vu ci-dessus, p. 134, son départ secret de Rome pour l'Espagne. Il arriva à Madrid à la fin de mars et fut logé au Retiro (*Gazette*, p. 173 et 196).

5. Voyez la *Gazette*, p. 214-215, 226, 239 et 257, et la *Gazette de Rotterdam*, n° 56, qui ne donnent que des nouvelles assez vagues sur ce désastre.

6. Saint-Simon écrit *les lords Maréchal, Tullybaldine et Seaford*. — Georges Keith, maréchal héréditaire d'Écosse, et appelé en conséquence le comte Marshall (1693-1778), était neveu par sa mère, Marie Drummond, du duc de Perth; William Murray, titré marquis de Tullibardine (1689-1746), était fils aîné du duc d'Atholl; quant au comte de Seaforth, il se nommait William Mackensie et mourut en 1740. Il y a de bons articles sur ces trois seigneurs avec des renseignements sur leur expédition de 1719 en Écosse dans la *National biography*, tomes X, p. 1209, XII, p. 607, et XIII, p. 1305.

7. Sur ce débarquement, voyez les nouvelles de la *Gazette*, p. 238-239, 250-251, 261, et de la *Gazette de Rotterdam*, n°s 55, 56 et 58; Dangeau en parle dans son *Journal*, p. 29, 44, 46 et 140.

8. Tome XVI, p. 340.

du Passage et y brûle toute la marine renaissante de l'Espagne.

appliqué à rétablir la marine d'Espagne[1] : les Anglois ne vouloient souffrir de marine à aucune puissance de l'Europe. Elle étoit venue à bout, par l'intérêt de l'abbé Dubois, à obtenir formellement qu'il ne s'en formât point en France, et qu'on y laissât tomber le peu qui en restoit. La ruine de la flotte d'Espagne par une angloise très supérieure avoit été l'objet du secours de Naples et de Sicile pour le moins autant que l'attachement aux intérêts de l'Empereur, et la guerre déclarée à l'Espagne en conséquence de la Quadruple alliance avoit en point de vue principal la destruction de la marine d'Espagne renaissante au Passage[2]. L'union de l'Angleterre avec la Hollande n'empêchoit pas cette couronne d'abuser de sa supériorité sur la République, et de lui donner souvent des occasions de plaintes sur le trouble de ses navigations et de son commerce, et les plus clairvoyants de ces pays de liberté sentoient le poids de cette alliance léonine[3], et que, si l'Angleterre avoit jamais autant de moyens que de volonté, elle ne traiteroit pas mieux leur marine, pour en avoir seule en Europe, et c'est ce qui avoit rendu les Hollandois si rétifs à la Quadruple alliance, dans laquelle ils n'étoient
[*Add. St-S. 1579*] enfin entrés qu'après coup[4], malgré eux et foiblement, parce qu'ils étoient fâchés de la destruction de la marine renaissante de l'Espagne, à quoi ils voyoient que tout tendoit principalement. En effet, dès que Cilly[5] se fut em-

1. Il a été dit dans le tome XXXII, p. 328, qu'Alberoni y faisait construire six vaisseaux de guerre.

2. Voyez ci-après, p. 236, note 8, la phrase bien caractéristique d'une lettre de Berwick citée par Lémontey.

3. « *Léonin*, qui appartient au lion, qui est propre au lion. Il n'a guère d'usage qu'en cette phrase : *société léonine*, qui veut dire société où le plus fort tire tout l'avantage de son côté » (*Académie*, 1718).

4. Dangeau annonce leur signature au traité le 13 février 1719 (tome XVII, p. 477), et Saint-Simon a fait alors la courte Addition que nous indiquons en marge.

5. Claude du Fay d'Athies, marquis de Cilly, lieutenant général : tome XII, p. 191.

paré de quelques petits forts sur la Bidassoa[1], il marcha secrètement et brusquement au port du Passage[2], le prit et les forts commencés pour le défendre, brûla six vaisseaux qui étoient sur les chantiers, un amas immense d'autres bois et de toutes les choses nécessaires aux constructions, et n'y laissa chose quelconque dont on pût faire le moindre usage[3]. Ce coup fit exulter l'Angleterre, et fixa la certitude du chapeau sur la tête de Dubois. Il montra une joie odieuse de cette funeste expédition, et toute la France une douleur dont personne ne se contraignit, et qui embarrassa le Régent pendant quelques jours. Le grand but se trouvant rempli, on se soucia médiocrement depuis des expéditions militaires sur la frontière d'Espagne.

Les plus confidents du duc et de la duchesse du Maine sortent de la Bastille et sont mis en pleine liberté.

Dans cette satisfaction angloise et si peu françoise de l'abbé Dubois et de son maître, Mlle de Montauban fort attachée à Mme du Maine, le fils de Malezieu, Dadvisard et l'avocat Bargeton, qui étoient à la Bastille, furent mis en pleine liberté[4], quoique Saillans, en sortant de

1. Le château de Béhobie (en espagnol *Bioby*), qui commandait le passage de la Bidassoa par l'île des Faisans, assiégé le 21 avril par les troupes françaises, se rendit le lendemain (*Gazette*, p. 228; *Dangeau*, p. 34 et 39). La *Gazette de Rotterdam*, n° 56, raconte avec plus de détail les premières opérations.

2. La belle rade du Passage n'est qu'à quelques lieues de la frontière française sur la route de Saint-Sébastien. L'expédition était décidée dès le mois de janvier, comme le montre une phrase d'une lettre du Régent au maréchal de Berwick, dont on trouvera le texte à l'appendice I de notre prochain volume, sous le n° 1.

3. Le fort Sainte-Élisabeth qui défendait la rade se rendit le 24 avril, et l'occupation du port suivit immédiatement; la nouvelle en fut apportée à Paris dès le 29 par le chevalier de Saint-Pé, aide-de-camp de M. de Cilly (*Gazette*, p. 228; *Dangeau*, p. 40; *Gazette de Rotterdam*, n° 56; Dépôt de la Guerre, vol. 2561).

4. Dangeau, en notant ces mises en liberté le 16 mai (p. 48), disait « le secrétaire de M. Dadvisart »; ce secrétaire, qui s'appelait Jacques Lagasse, entré le 29 décembre en même temps que son patron, fut libéré par ordre du 15 mai, en même temps que Bargeton et Mlle de Montauban; Dadvisard lui-même ne sortit que le 23 octobre suivant (ci-après,

cette prison, eût été exilé chez son père en Auvergne[1].

Merveilles du Missi[ssi]pi. Law et le Régent me pressent d'en recevoir. Je le refuse ;

Law faisoit toujours merveilles avec son Missisipi. On avoit fait comme une langue pour entendre ce manége et pour savoir s'y conduire, que je n'entreprendrai pas d'expliquer, non plus que les autres opérations de finances[2]. C'étoit à qui auroit du Missisipi. Il s'y faisoit presque tout

p. 363). Quant au fils Malezieu, Dangeau avait bien annoncé son emprisonnement en décembre (tome XVII, p. 445), et cela est confirmé par Mme de Staal (*Mémoires*, tome I, p. 187 et 210) ; mais il ne figure pas dans la Liste des prisonniers de la Bastille donnée par Funck-Brentano, *Les Lettres de cachet*, p. 189-190. C'était Pierre de Malezieu, qui servit d'abord dans la marine, mais devint dès 1706 lieutenant provincial de l'artillerie à Mézières, et eut le titre de lieutenant général de l'artillerie en mai 1716 ; il commanda à ce titre au département de la Moselle (mars 1726), puis à celui d'Alsace (avril 1729). Nommé brigadier d'infanterie en avril 1721, il succéda à son père le 4 mars 1727 comme secrétaire général des Suisses et Grisons, passa maréchal de camp en août 1734 et lieutenant général des armées le 20 février 1743. Il commanda l'artillerie de l'armée du Rhin pendant la campagne de 1744 et celle de l'armée du Roi en 1746. Nommé commandeur de l'ordre de Saint-Louis le 1er mars 1750 avec trois mille livres de pension, il mourut le 21 mars 1756, âgé de quatre-vingts ans.

1. *Dangeau*, p. 42, 4 mai.

2. Nous suivrons l'exemple prudent de Saint-Simon. Indiquons seulement deux décisions du conseil de régence : le 22 mai, il approuva la suppression des compagnies des Indes orientales et de la Chine et leur réunion à la Compagnie d'Occident, en créant vingt-cinq millions d'actions nouvelles de cinq cent cinquante livres chacune, qui ne pouvaient être levées qu'en argent comptant (Bibliothèque nationale, ms. Franç. 23673, fol. 111 ; comparez *Dangeau*, p. 51 et suivantes). Le 27 août, le procès-verbal du conseil de régence, siégeant au Palais-Royal (Saint-Simon était absent), est ainsi conçu : « Mgr le duc d'Orléans a expliqué un nouveau projet de finance par lequel Sa Majesté casse et annule, à commencer au 1er octobre prochain, le bail des fermes générales fait à Aymard Lambert, pour les cinq années qui en restent à expirer, accorde le bail desdites fermes générales à la Compagnie des Indes pour neuf ans, continue les privilèges de ladite compagnie jusqu'en l'année 1770, et accepte le prêt que ladite Compagnie des Indes fait à Sa Majesté de douze cents millions pour servir à l'acquittement de toutes les dettes de l'État. M. le duc de la Force, président du conseil de finance, a rapporté le projet de l'arrêt dressé en conséquence, et il a été approuvé » (*Ibidem*, fol. 112 v°).

mais je reçois le paiement d'anciens billets de l'Épargne.

à coup des fortunes immenses. Law, assiégé chez lui de suppliants et de soupirants, voyoit forcer sa porte, entrer du jardin par ses fenêtres, tomber dans son cabinet par sa cheminée. On ne parloit que par millions[1]. Law, qui, comme je l'ai dit, venoit chez moi tous les mardis entre onze heures et midi[2], m'avoit souvent pressé d'en recevoir sans qu'il m'en coûtât rien, et de le gouverner, sans que je m'en mêlasse, pour me valoir plusieurs millions. Tant de gens de toute espèce y en avoient gagné, plusieurs par leur seule industrie, qu'il n'étoit pas douteux que Law ne m'en fît gagner encore plus et plus rapidement; mais je ne voulus jamais m'y prêter. Law s'adressa à Mme de Saint-Simon, qu'il trouva aussi inflexible. Enrichir pour enrichir, il eût bien mieux aimé m'enrichir que tant d'autres, et m'attacher nécessairement à lui par cet intérêt, dans la situation où il me voyoit auprès du Régent. Il lui en parla donc pour essayer de me vaincre par cette autorité. Le Régent m'en parla plus d'une fois : j'éludai toujours. Enfin, un jour qu'il m'avoit donné rendez-vous à Saint-Cloud, où il étoit allé travailler pour s'y promener après, étant tous deux assis sur la balustrade de l'Orangerie qui couvre la descente dans le bois des Goulottes[3], il me parla encore du Mississipi, et me pressa infiniment d'en recevoir de Law; plus je résistai, plus il me pressa, plus il s'étendit en raisonnements ; à la fin il se fâcha, et me dit que c'étoit être trop glorieux aussi, parmi tant de gens de ma qualité et de ma dignité qui couroient après, de refuser obstinément ce que le Roi me vouloit donner, au nom duquel tout se faisoit. Je lui répondis que cette conduite

1. L'engouement du public pour toutes les affaires lancées par Law est trop connu pour que nous y insistions; notre auteur y reviendra à diverses reprises : ci-après, p. 367, et suite des *Mémoires*, tome XVI, p. 349.

2. Tome XXX, p. 93-94, et XXXIII, p. 2.

3. Nous avons déjà parlé de l'Orangerie de Saint-Cloud dans le tome XIX, p. 269, et des Goulottes dans le tome XXXV, p. 245.

seroit d'un sot et d'un impertinent encore plus que d'un glorieux; que ce n'étoit pas aussi la mienne; que, puisqu'il me pressoit tant, je lui dirois donc mes raisons; qu'elles étoient que, depuis la fable du roi Midas[1], je n'avois lu nulle part, et encore moins vu, que personne eût la faculté de convertir en or tout ce qu'il touchoit; que je ne croyois pas aussi que cette vertu fût donnée à Law, mais que je pensois que tout son savoir étoit un savant jeu, un habile et nouveau tour de passe-passe, qui mettoit le bien de Pierre dans la poche de Jean, et qui n'enrichissoit les uns que des dépouilles des autres; que tôt ou tard cela tariroit, le jeu se verroit à découvert; qu'une infinité de gens demeureroient ruinés; que je sentois toute la difficulté, souvent l'impossibilité des restitutions, et de plus à qui restituer cette sorte de gain? que j'abhorrois[2] le bien d'autrui, et que pour rien je ne m'en voulois charger, même d'équivoque. M. le duc d'Orléans ne sut trop que me répondre, mais néanmoins parlant, rebattant[3] et mécontent, revenant toujours à son idée de refuser les bienfaits du Roi. L'impatience heureusement me prit: je lui dis que j'étois si éloigné de cette folie que je lui ferois une proposition dont je ne lui aurois jamais parlé sans tout ce qu'il me disoit, et dont non-seulement je ne m'étois pas avisé, mais, comme il étoit vrai, qui[4] me tomboit en ce moment dans l'esprit pour la première fois. Je lui expliquai ce qu'autrefois je lui avois quelquefois conté, dans nos conversations inutiles, des dépenses qui avoient ruiné mon père à la défense de Blaye contre le parti de Monsieur le Prince, à y être bloqué dix-huit mois, à avoir payé la garnison, fourni des vivres, fait fondre du canon, muni la place, entretenu dedans cinq cents gentilshommes qu'il

1. Rapportée par Ovide, au premier livre des *Métamorphoses*.
2. Il écrit ici *haborrois*.
3. On a déjà rencontré *rebattre quelque chose*, au sens de répéter, dans nos tomes VI, p. 311, XVIII, p. 324, et XIX, p. 261.
4. Ce *qui* est en interligne, précédé d'un *mais* répété inutilement.

y avoit ramassés, et fait plusieurs dépenses pour la conserver au Roi sans rien prendre sur le pays, n'ayant tiré que du sien[1]; qu'après les troubles on lui avoit expédié pour cinq cent mille livres d'ordonnances dont il n'avoit jamais eu un sou, et dont M. Foucquet alloit entrer en payement lorsqu'il fut arrêté. Je dis après à M. le duc d'Orléans que, s'il vouloit entrer dans la perte de cette somme et dans celle d'un si long temps sans en rien toucher, tandis que mon père et moi portions, pour ce service essentiel rendu au Roi, bien plus que la somme, et de plus les intérêts tous les ans depuis, ce seroit une justice que je tiendrois à grande grâce, et que je recevrois avec beaucoup de reconnoissance, en lui rapportant mes ordonnances à mesure des payements pour être brûlées devant lui. M. le duc d'Orléans le voulut bien : il en parla dès le lendemain à Law ; mes billets ou[2] ordonnances furent peu à peu brûlées dans le cabinet de M. le duc d'Orléans[3], et c'est ce qui a payé ce que j'ai fait à la Ferté[4].

1. Déjà dit dans le tome I, p. 199 ; voyez aussi l'appendice II du même volume, p. 460-462 et 469-470.

2. Les mots *billets ou* ont été ajoutés en interligne.

3. Il ne semble pas être resté trace de ces paiements, et nous ignorons la valeur des remboursements faits.

4. Nous sommes très mal renseignés sur les travaux que notre auteur fit dans sa terre et à son château de la Ferté-Vidame, les archives de ce domaine n'existant plus. Mais il paraît probable que Saint-Simon n'employa pas à la Ferté la totalité des sommes à lui remboursées. Nous le voyons en effet, dans les derniers mois de cette même année 1719, faire deux acquisitions importantes. Le 11 octobre, il achète du marquis d'Hautefort, par devant le notaire Le Roy, une grande maison sise rue Neuve-Saint-Dominique, vis-à-vis le couvent de Bellechasse, pour 105395 livres ; le 11 novembre, il acquiert encore de la duchesse de Richelieu née Rouillé, pour 54766 livres, cinq cent quarante-sept toises deux tiers de terrain, rue de l'Université, depuis l'hôtel Richelieu jusqu'à la rue de Bellechasse. Ce terrain se trouvait jouxtant les dépendances de la maison acquise le mois précédent, et de ce fait Saint-Simon devenait possesseur d'un vaste enclos s'étendant le long de la rue de Bellechasse, sur la droite en venant de la Seine, entre les rues de l'Université et Saint-Dominique. Or ses affaires très embarrassées

Blamont rappelé à sa charge, devient l'espion du Régent et le mépris et l'horreur du Parlement. [*Add. StS. 1580*]

Le président Blamont eut permission de revenir à Paris et d'y faire sa charge aux Enquêtes[1]; il avoit fait son marché avec le Régent, qui, moyennant quelque gratification secrète, fit de ce beau magistrat, si ferme et si zélé pour sa Compagnie, un très bon espion[2], qui lui rendit compte depuis avec exactitude de tout ce qui se passoit de plus intérieur dans le Parlement[3]. Il en fut reçu comme le défenseur et le martyr, et jouit quelque temps des applaudissements républicains[4]; mais à la fin il fut découvert et parfaitement haï, méprisé et déshonoré dans sa Compagnie et dans le monde.

Mort

Pécoil mourut en ce temps-ci[5]. C'était un vieux et plat

ne lui auraient pas permis des acquisitions aussi importantes, s'il n'y avait employé une partie du montant des remboursements précités. Les minutes des deux actes dont nous venons de parler doivent exister dans le minutier du successeur du notaire Le Roy; des expéditions en sont mentionnées dans l'inventaire des papiers de notre duc fait lors de sa mort en 1755 (Armand Baschet, *Le Cabinet du duc de Saint-Simon*, p. 176-178). La maison et une partie du terrain furent revendues 56000 livres, probablement à perte, en 1739, à un sieur Mesnager, maître menuisier. — Saint-Simon fit mieux; car le 28 janvier 1720, il remboursa, probablement sur les mêmes fonds, à la veuve du traitant Pierre des Chiens, une vieille dette de 46689 livres qu'il avait à l'égard de son mari (A. Vitu, *La Maison mortuaire de Molière*, p. 256-257).

1. *Dangeau*, p. 47. Les gens du Roi annoncèrent ce même jour cette nouvelle au Parlement, qui en témoigna sa satisfaction et vota des remerciements au Régent. M. de Blamont s'attarda quelque temps à Sées chez l'évêque, son ami, où il avait eu précédemment permission de séjourner; il ne rentra à Paris que le 4 juin et reprit ses fonctions le 6 (Archives nationales, U 363).

2. Un « pigeon privé », disait-il dans l'Addition indiquée ci-contre.

3. Mathieu Marais écrit dans ses *Mémoires* en septembre 1720 (tome I, p. 442) : « Le président de Blamont, cet homme si ferme et qui s'est fait exiler, a tourné du côté de la régence : il a fait son fils mousquetaire; on lui a promis quelque régiment. Il y a eu aussi quelque ordonnance du Trésor royal qui a achevé de le corrompre. »

4. On voit que Saint-Simon donne cette qualification à ce qui était opposé au gouvernement.

5. Claude III Pécoil, sieur de Villedieu et marquis de Septême, baptisé en l'église Saint-Paul de Lyon le 11 avril 1655, d'abord con-

maître des requêtes, qui n'avoit jamais su rapporter un procès ni aller en intendance, fort obscur et riche à millions, ne laissant qu'une fille unique[1]. Cet article ne semble pas fait pour tenir place ici; mais l'étrange singularité au rapport de laquelle il donne lieu m'a engagé à ne pas l'omettre. Ce Pécoil étoit petit-fils d'un regrattier[2] de Lyon[3], dont le fils, père du maître des requêtes, travailla si bien et fut si prodigieusement avare qu'il gagna des millions[4], mourant de faim et de froid auprès, n'habillant presque pas ni soi ni sa famille, et le magot[5] croissant toujours. Il avoit fait chez lui à Lyon[6] une cave pour y déposer son argent avec toutes les précautions possibles, avec plusieurs portes dont lui seul gardoit les clefs. La dernière étoit de fer et avoit un secret à la serrure qui n'étoit connu que de lui et de celui qui l'avoit fait, qui étoit difficile et sans lequel cette porte ne pouvoit s'ouvrir. De temps en temps il y alloit visiter son argent et y en porter de nouveau, tellement qu'on ne laissa pas de s'apercevoir chez lui qu'il alloit quelquefois dans cette cave, qu'on soupçonna exister

de Pécoil père, digne d'un avare, mais affreuse.

seiller au Parlement en 1682, avait acheté en 1695 une charge de maître des requêtes; il mourut vers le 14 mai 1719 (*Dangeau*, p. 47), âgé de soixante-quatre ans.

1. Ci-après, p. 212-213.

2. On appelait *regrattiers* les petits marchands qui revendaient en détail les denrées ou autres marchandises achetées en gros. — Nous donnerons à la fin du présent volume, à l'appendice VII, des renseignements puisés aux sources authentiques, qui rectifient tout ce que Saint-Simon dit des Pécoil, et semblent ne laisser rien subsister de l'histoire macabre qu'il va raconter.

3. Claude Ier Pécoil, banquier à Lyon et bourgeois de cette ville, en fut échevin en 1655-1657 et mourut le 22 décembre 1662.

4. Claude II Pécoil, seigneur de Villedieu et marquis de Septême en Viennois, banquier à Lyon comme son père, fut receveur des deniers communs de la ville, échevin en 1671-74 et 1681-82, prévôt des marchands en 1685-86; il mourut le 14 décembre 1719, à quatre-vingt treize ans, après son fils le maître des requêtes.

5. Tome XXIX, p. 96.

6. Il demeurait rue Saint-Dominique, sur la paroisse d'Ainay.

par ces voyages à la dérobée. Un jour qu'il y étoit allé, il ne reparut plus. Sa femme, son fils, un ou deux valets qu'ils avoient, le cherchèrent partout, et ne le trouvant ni chez lui ni dans le peu d'endroits où quelquefois il alloit, se doutèrent qu'il étoit allé dans cette cave. Ils ne la connoissoient que par sa première porte qu'ils avoient découverte dans un recoin de la cave ordinaire. Ils l'enfoncèrent avec grand'peine, puis une autre et parvinrent à la porte de fer; ils y frappèrent, crièrent, appelèrent, ne sachant comment l'ouvrir ou la rompre. N'entendant rien, la crainte redoubla; ils se mirent à tâcher d'enfoncer la porte; mais elle étoit trop épaisse et trop bien prise dans la muraille pour en venir à bout; il fallut du secours. Avec de leurs voisins et un pénible travail ils se firent un passage; mais que trouvèrent-ils? des coffres-forts de fer bien armés de grosses barres[1], et le misérable vieillard mort le long de ces coffres, les bras un peu mangés, le désespoir peint encore sur ce visage livide, une lanterne près de lui dont la chandelle étoit usée, et la clef dans la porte, qu'il n'avoit pu ouvrir cette fois après l'avoir ouverte tant d'autres. Telle fut l'horrible fin de cet avare[2]. L'horreur et l'effroi les firent bientôt remonter; mais les voisins qui avoient aidé au travail et les mesures qu'il fallut prendre, quoique avec le moindre bruit qu'il fût possible, empêchèrent que l'affaire fût assez étouffée. Elle est si épouvantable, et le châtiment y est si terriblement marqué, que j'ai cru qu'elle ne devoit pas être oubliée.

La fille unique de Pécoil et d'une fille de le Gendre,

1. Cette description rappelle le caveau de Bourvallais dont a parlé Buvat (*Journal*, tome I, p. 136-137).

2. L'histoire sera racontée une seconde fois dans la suite des *Mémoires*, tome XVII de 1873, p. 161; nous répétons qu'elle semble controuvée: voir l'appendice VII. On la retrouve dans les *Mémoires de Duclos* et dans les *Pièces intéressantes et peu connues* de P.-A. de la Place, tome I, p. 141, qui l'ont prise à Saint-Simon. Mary Lafon en a fait le sujet d'une historiette qu'elle a contée dans le *Musée des familles*, 1858, p. 81-91, mais en la plaçant en 1780.

riche, honnête et fameux marchand de Rouen[1], épousa depuis le duc de Brissac[2]; car, excepté ma sœur et la Gondy, sa belle-mère[3], il est vrai que MM. de Brissac n'ont pas été heureux ni délicats en alliances[4].

Digne refus, belle et sainte retraite, curieuse mais inintelligible déclaration de l'abbé Vittement sur le règne sans bornes et sans épines du cardinal Fleury. [*Add. St-S. 1581 et 1582*]

On a parlé ailleurs de l'abbé Vittement[5], que son seul mérite fit sous-précepteur du Roi, chose bien rare à la cour, et sans qu'il y pensât ni personne pour lui. Il y vécut en solitaire, mais sans être farouche ni singulier, et s'y fit généralement aimer et fort estimer. Il vaqua en ce temps-ci une abbaye de douze mille livres de rente. M. le duc d'Orléans proposa au Roi de la lui donner et de le lui apprendre lui-même. Le Roi en fut ravi, l'envoya chercher sur-le-champ, et le lui dit. Vittement lui témoigna toute sa reconnoissance, et le supplia avec modestie de le dispenser de l'accepter. Il fut pressé par le Roi, par le Régent, par le maréchal de Villeroy, qui étoit présent. Il répondit qu'il avoit suffisamment de quoi vivre. Le maréchal insista, et lui dit qu'il en feroit des aumônes. Vittement répondit humblement que ce n'étoit pas la peine de recevoir la charité pour la faire, tint bon et se retira[6].

1. Nous connaissons Thomas le Gendre, dont le fils Collande obtint un régiment en 1702 (tome X, p. 96-97). Sa fille Catherine-Marie épousa vers 1701 Claude III Pécoil, et mourut le 24 décembre 1749, âgée d'environ soixante-cinq ans; le duc de Luynes parle dans ses *Mémoires* (tome X, p. 42) de sa mort et de son testament. Son portrait, fait par Rigaud en 1701, fut gravé par S. Valée en 1709.

2. Catherine-Madeleine Pécoil, titrée marquise de Septême, née le 5 mars 1707, épousa le 22 octobre 1720 Charles-Timoléon-Louis de Cossé, duc de Brissac (notre tome XX, p. 272); elle resta veuve en 1732, et mourut le 1er mai 1770. Nous verrons ce mariage se faire dans la suite des *Mémoires*, tome XVII de 1873, p. 161.

3. Marguerite-Françoise de Gondy (tome III, p. 18) et Marguerite-Gabrielle-Louise de Saint-Simon (tome I, p. 22). — Les mots *il est vray que*, qui suivent, ont été ajoutés sur la marge du manuscrit.

4. Voyez notre tome XIX, p. 134, note 3.

5. Jean, abbé Vittement: tomes V, p. 157-158, et XXX, p. 78. L'abbé Desjardins a publié en 1884 une notice biographique sur Vittement.

6. Saint-Simon prend tout ce récit à Dangeau, p. 48-49, et c'est à

Cette action, qui a si peu d'exemple, et faite avec tant de simplicité, fit grand bruit et augmenta l'estime et le respect même que sa vertu lui avoit acquis. Mais elle incommoda Monsieur de Fréjus, qui voyoit croître l'affection du Roi pour Vittement. Dès que celui-ci s'en aperçut, il compta sa vocation finie, d'autant plus que, s'il[1] avoit su se faire aimer et goûter, il n'en espéroit rien pour le but qu'il avoit uniquement en vue. Bientôt après, Monsieur de Fréjus, qui s'inquiétoit de lui, lui conseilla doucement la retraite. Il la fit sur-le-champ, avec joie[2], à la Doctrine chrétienne[3], d'où il ne sortit plus, et où il ne voulut presque recevoir personne.

On a de lui une prophétie aussi célèbre que surprenante, dont on a vainement cherché la clef, et que Bidault[4] m'a

cette occasion qu'il a écrit la seconde des Additions que nous indiquons ci-contre. D'après la notice du *Moréri*, ce refus était l'effet d'un vœu qu'il avait fait dans sa jeunesse de n'accepter aucun bénéfice tant qu'il aurait de quoi subsister en pauvre prêtre.

1. *S'il* est en interligne, au-dessus de *qu'il*, biffé.

2. En 1722. Les registres de la Maison du Roi ne contiennent à cette époque la mention d'aucune pension ou gratification.

3. La congrégation de la Doctrine chrétienne, formée de prêtres séculiers engagés par des vœux simples, avait été fondée à Avignon à la fin du seizième siècle par le bienheureux César de Bus et approuvée par Clément VIII en 1597. Son objet était l'enseignement du catéchisme d'après les règles du concile de Trente. En 1616, Paul V la réunit à la congrégation des Somasques; mais, à la suite de difficultés intérieures, elle en fut disjointe par Innocent X en 1647. Leur maison de Paris, appelée la maison de Saint-Charles parce que la chapelle en était dédiée à saint Charles Borromée, avait été fondée en 1627 dans la rue des Fossés-Saint-Victor; c'était là où résidait ordinairement le général de la congrégation. Au milieu du dix-huitième siècle, les Pères de la Doctrine chrétienne avaient en France cinquante-huit maisons, divisées en trois provinces.

4. Augustin-François Bidault (Saint-Simon écrit *Bidault, Bidauld* et *Bidaut*) avait succédé en 1694 comme valet de chambre ordinaire du Roi à son père, dont il avait la survivance depuis plusieurs années; il fut ensuite attaché à la personne du duc de Bourgogne, et, après la mort du prince, reprit ses fonctions auprès du Roi; il était encore en place en 1722. Il était aussi horloger du Roi, et avait à ce titre un

contée. Bidault étoit un des valets de chambre que le duc de Beauvillier avoit choisis pour mettre auprès de Mgr le duc de Bourgogne. Il avoit de l'esprit, des lettres, du sens, encore plus de vraie et solide piété. Son mérite, joint à une grande et respectueuse modestie, l'avoit distingué dans son état. M. de Beauvillier l'aimoit, et Mgr le duc de Bourgogne avoit beaucoup de bonté pour lui. Il avoit le soin de ses livres; cela me l'avoit fait connoître et, encore plus familièrement, depuis[1] le soin dont il voulut bien se charger des affaires que la Trappe pouvoit avoir à Paris. On le mit auprès du Roi dès son enfance, et, quand il commença à avoir quelques livres, il en fut chargé. Cela lui donna du rapport avec Vittement et les lia bientôt d'amitié et de confiance. Bidault venoit chez moi quelquefois et voyoit Vittement dans sa retraite. Effrayé des premiers rayons de la toute-puissance de Fréjus, devenu tout nouvellement cardinal[2], il en parla à Vittement, qui, sans surprise aucune, le laissa dire. Bidault, étonné du froid tranquille et silencieux dont il étoit écouté, pressa Vittement de lui en dire la cause. « Sa toute-puissance, répondit-il tranquillement, durera autant que sa vie, et son règne sera sans mesure et sans trouble. Il a su lier le Roi par des liens si forts, que le Roi ne les peut jamais rompre. Ce que je vous dis là, c'est que je le sais bien. Je ne puis vous en dire davantage; mais, si le cardinal meurt avant moi, je vous expliquerai ce que je ne puis faire pendant sa vie. » Bidault me le conta quelques jours après, et j'ai su depuis que Vittement avoit parlé en mêmes termes à d'autres[3]. Malheureusement il est mort avant le cardinal, et a emporté ce curieux secret avec lui. La suite n'a que trop montré combien Vittement avoit dit vrai.

logement aux Galeries du Louvre, où le petit Louis XV alla visiter ses « ouvrages » le 21 février 1719 (*Gazette*, p. 96).

1. *Depuis* est en interligne. — 2. C'est donc en 1726 ou peu après.

3. Le marquis d'Argenson, dans ses *Mémoires* (éd. Rathery, tome II, p. 409), confirme ce récit.

Jamais, depuis sa retraite, il n'a songé à voir le Roi ni à visiter personne. Il a vécu dans la Doctrine chrétienne, dans la pénitence et dans la médiocrité la plus frugale, dans une séparation entière, dans une préparation continuelle à une meilleure vie, et il y est saintement mort au bout de quelques années[1]. Le maréchal de Villeroy l'alloit voir quelquefois malgré lui, et en revenoit toujours charmé, quoi[qu'] il y trouvât souvent des morales courtes, mais bien placées, que peut-être il n'y cherchoit pas.

12000# d'augmentation d'appointements de gouvernement à Castries.

Castries, gouverneur de Montpellier et chevalier d'honneur de Mme la duchesse d'Orléans, dont il a été parlé quelquefois ici[2], obtint que le port de Cette fût mis en gouvernement pour lui, uni à celui de Montpellier avec des appointements particuliers de douze mille [livres] payés par la province[3].

Mme la duchesse de Berry va demeurer à Meudon, où sa maladie empire et sa volonté de déclarer son mariage augmente. M. le duc d'Orléans me le confie

La maladie de Mme la duchesse de Berry, dont on a parlé[4], la prit le 26 mars, et le jour de Pâques se trouva le 9 avril. Elle étoit tout à fait bien, mais sans vouloir voir personne. La semaine de Pâques après la semaine sainte étoit fâcheuse à Paris, après le scandale qu'on a raconté. D'ailleurs les visites de M. le duc d'Orléans devenoient rares et pesantes. Le mariage de Rions causoit de violentes querelles et force pleurs. Pour s'en délivrer et sortir en même temps de l'embarras des pâques, elle résolut de s'aller établir à Meudon le lundi de Pâques.

1. Il mourut le 31 août 1731, à Dormans, son pays natal, où il était allé passer quelques jours. Il fut enterré dans la chapelle du collège de Beauvais ou de Dormans à Paris. Le *Dictionnaire de Moréri*, qui lui consacre une longue notice, a donné son épitaphe qu'Émile Raunié a reproduite, avec un extrait de son testament, dans son *Épitaphier du vieux Paris*, tome I, p. 339-340. La bibliothèque d'Amiens conserve parmi ses manuscrits des *Commentaires sur les Évangiles* et d'autres travaux faits par lui.

2. Joseph-François de la Croix, marquis de Castries : tomes III, p. 328, XXIX, p. 345-347, etc.

3. Saint-Simon prend cela dans le *Journal de Dangeau*, p. 54.

4. Ci-dessus, p. 170 et suivantes.

On eut beau lui représenter le danger de l'air, du mouvement du carrosse et du changement de lieu au bout de quinze jours, et de beaucoup moins depuis le grand danger où elle s'étoit vue, rien ne put lui faire supporter Paris plus longtemps. Elle partit donc[1], suivie de Rions et de la plupart de ses dames et de sa maison. M. le duc d'Orléans m'apprit alors le dessein arrêté de Mme la duchesse de Berry de déclarer le mariage secret qu'elle avoit fait avec Rions[2]. Mme la duchesse d'Orléans étoit à Montmartre pour quelques jours, et nous nous promenions dans le petit jardin de son appartement. Le mariage ne me surprit que médiocrement par cet assemblage de passion et de peur du diable, et par le scandale qui venoit d'arriver. Mais je fus étonné au dernier point de cette fureur de le déclarer dans une personne si superbement glorieuse. M. le duc d'Orléans s'étendit avec moi sur son embarras, sa colère, celle de Madame, qui se vouloit porter aux dernières extrémités[3], le dépit extrême de Mme la duchesse d'Orléans. Heureusement le gros des officiers destinés à servir sur les frontières d'Espagne partoient tous les jours, et Rions n'étoit resté qu'à cause de la maladie de Mme la duchesse de Berry. M. le duc d'Orléans trouva plus court de se donner une espérance de délai en faisant partir Rions, se flattant que cette déclaration se différeroit plus aisément en absence qu'en présence. J'approuvai fort cette pensée, et dès le lendemain Rions reçut à Meudon un ordre sec et positif de partir sur-le-champ pour joindre son régiment dans

Mme la duchesse de Berry, déjà considérablement mal, se fait transporter à la Meute.

et fait subitement partir Rions pour l'armée du maréchal de Berwick.

1. Le mercredi de Pâques, 12 avril : *Dangeau*, p. 30 ; *les Correspondants de Balleroy*, tome II, p. 43, lettre du 13 avril datée par erreur du 1er ; *Gazette de Rotterdam*, n° 47.

2. Un correspondant de Mme de Balleroy parle de ce mariage dès 1718 (tome I, p. 222).

3. La princesse n'en dit rien dans sa *Correspondance* à l'époque même ; mais plus tard (recueil Brunet, t. II, p. 153 et 175-176) elle confirma la réalité du mariage, en ajoutant qu'elle n'aurait consenti « de l'éternité à pareille impertinence. » Voyez à la page suivante.

l'armée du duc de Berwick. Mme la duchesse de Berry en fut d'autant plus outrée qu'elle en sentit la raison, et par conséquent son impuissance de retarder le départ, à quoi Rions, de son côté, n'osa se commettre. Il obéit donc[1], et M. le duc d'Orléans, qui n'avoit pas encore été à Meudon, fut plusieurs jours après sans y aller[2]. Ils se craignoient l'un l'autre, et ce départ n'avoit pas mis d'onction entre eux. Elle lui avoit dit et répété qu'elle étoit veuve, riche, maîtresse de ses actions, indépendante de lui, répétoit ce qu'elle avoit ouï dire des propos de Mademoiselle quand elle voulut épouser M. de Lauzun, grand-oncle de Rions, y ajoutoit les biens, les honneurs, les grandeurs qu'elle prétendoit pour Rions dès que leur mariage seroit déclaré, et se mettoit en furie jusqu'à maltraiter fortement de paroles M. le duc d'Orléans, dont elle ne pouvoit supporter les raisons ni les oppositions. Il avoit essuyé de ces scènes à Luxembourg dès qu'elle fut mieux, et il n'en essuya pas de moins fortes à Meudon dans le peu de visites qu'il lui fit. Elle y vouloit déclarer son mariage, et tout l'esprit, l'art, la douceur, la colère, les menaces, les prières et les instances les plus vives de M. le duc d'Orléans ne purent qu'à grand'peine pousser en délais le temps avec l'épaule[3]. Si on en avoit cru Madame, l'affaire auroit été finie avant le voyage de Meudon ; car M. le duc d'Orléans auroit fait jeter Rions par les fenêtres de Luxembourg[4].

1. La *Gazette de Rotterdam*, n° 49, lettre de Paris du 17 avril, annonce l'ordre donné ; M. de Rions ne partit que le 26 (*Dangeau*, p. 39).

2. Saint-Simon se trompe : Dangeau note des visites du Régent à sa fille à Meudon le 19 avril, le 26, jour même du départ de Rions, et le 1er mai, où il alla dîner avec elle (p. 34, 38 et 40).

3. Locution déjà rencontrée dans nos tomes XX, p. 114, et XXI, p. 3.

4. Le bruit courut que dans sa route vers la frontière, il avait été arrêté et mené à Pierre-Encise, à l'instigation de Madame (*Journal de Buvat*, tome I, p. 383).

Le voyage si prématuré de Meudon et des scènes si vives n'étoient pas pour rétablir une santé si nouvellement revenue des portes de la mort[1]. Le desir extrême qu'elle eut de cacher son état au public[2] et de soustraire à sa connoissance la situation où elle se trouvoit avec Monsieur son père, dont on remarquoit la rareté des visites qu'il lui faisoit[3], l'engagèrent à lui donner un souper sur la terrasse de Meudon, sur les sept heures du soir[4]. En vain on lui représenta le danger du serein et du frais du soir sitôt après l'état où elle avoit été et dans l'état chancelant où sa santé se trouvoit encore ; ce fut pour cela même qu'elle s'y opiniâtra, dans la pensée qu'un souper sur la terrasse, sitôt après l'extrémité où elle avoit été, ôteroit à tout le monde la persuasion de sa couche, et feroit croire qu'elle étoit toujours avec M. le duc d'Orléans comme elle y avoit été, nonobstant la rareté inusitée de ses visites, qui avoient été remarquées. Ce souper en plein air ne lui réussit pas. Dès la nuit même elle se trouva mal. Elle fut attaquée d'accidents causés par l'état où elle étoit encore et par une fièvre irrégulière que la contradiction qu'elle trouvoit à la déclaration de son mariage ne contribuoit pas à diminuer. Elle se dégoûta de Meudon[5] comme les malades de corps et d'esprit, qui, dans leur chagrin, se prennent à l'air et aux lieux. Elle étoit embarrassée de ce que les visites de

1. Depuis le 18 avril, Dangeau enregistre fréquemment des nouvelles de la santé de la princesse, qui est fort languissante, a toujours la fièvre, etc. (p. 34, 35, 38, 39, 41).

2. Dangeau note le 3 mai que les nouvelles qui viennent de Meudon sont contradictoires.

3. Il n'alla pas à Meudon entre le 1er et le 12 mai, et Dangeau le remarque (p. 45).

4. Saint-Simon est seul à parler de ce souper dont il n'est question nulle part. La *Gazette de Rotterdam*, n° 59, raconte seulement que, le 8 mai, Mme de Berry envoya chercher sa sœur l'abbesse de Chelles avec trois religieuses pour les recevoir à Meudon.

5. Nous la verrons revenir à la Muette, plus loin, p. 220 et 253.

M. le duc d'Orléans ne se rapprochoient point, et de ce que Madame et Mme la duchesse d'Orléans n'alloient presque point la voir, quoique considérablement malade. Son orgueil en souffroit plus que sa tendresse, qui étoit nulle pour ces princesses, et qui commençoit à se tourner en haine par leur résistance à ses plus ardents desirs. La même raison commençoit à lui faire prendre les mêmes sentiments pour Monsieur son père ; mais elle espéroit le ramener à ses volontés par l'empire qu'elle avoit sur lui, et elle étoit de plus peinée que le monde s'aperçût de la rareté de ses visites et ne diminuât la considération qu'elle tiroit du pouvoir si connu qu'elle avoit sur lui, quand il paroîtroit qu'il n'étoit plus le même. Quelque contraire que lui fût l'air, le mouvement, le changement de lieu dans l'état où elle se trouvoit, rien ne put l'empêcher de se faire transporter de Meudon à la Meute, couchée entre deux draps, dans un grand carrosse, le dimanche 14 mai[1], où elle espéra que la proximité de Paris engageroit M. le duc d'Orléans à la venir voir plus souvent, et Mme la duchesse d'Orléans aussi, au moins par bienséance. Ce voyage fut pénible par les douleurs qui s'étoient jointes aux autres accidents, que ce trajet augmenta et que le séjour de la Meute ni les divers remèdes ne purent apaiser que par de courts intervalles, et qui devinrent très violentes[2].

Mort d'Effiat; singularité étrange de sa dernière

Le marquis d'Effiat, dont on a parlé ici en plusieurs endroits et suffisamment pour le faire connoître[3], se trouva fort mal à quatre-vingt-un ans[4] dans sa belle maison

1. *Dangeau*, p. 46 ; *Buvat*, tome I, p. 387 ; *Gazette de Rotterdam*, n° 60.

2. Tout ceci sera répété ci-après, p. 253, lorsqu'il racontera la suite de la maladie.

3. Son portrait a été fait dans le tome XXII, p. 392-393, et nous l'avons rencontré fréquemment dans nos derniers volumes ; voyez aussi l'appendice XXVI de notre tome VIII.

4. Les mots *à 81 ans* sont en interligne, au-dessus de *le 23 may*, biffé.

de Chilly, près de Paris[1], où il étoit allé prendre du lait[2]. Il fut ramené à Paris le 23 mai, mais si mal qu'on n'en espéroit plus. Le maréchal de Villeroy, son bon ami et sa dupe en bien des choses, courut chez lui, et pour se donner le vernis de sa conversion, si convenable à sa place de gouverneur du Roi, vint à bout de lui faire recevoir ses sacrements sur-le-champ[3]. Sa maladie diminua et traîna. C'étoit, comme on l'a vu ici, un homme dont le fond de la vie étoit obscur par goût, par habitude et par la plus sordide avarice. Il avoit toujours quelques femmes de rien et de mauvaise vie qui l'amusoient, qui en espéroient, et qui lui coûtoient peu[4]. Il avoit la meute de Monsieur, que M. le duc d'Orléans lui avoit conservée[5]. Il étoit maître de leur écurie comme leur premier écuyer. Ainsi c'étoit à leurs dépens qu'il couroit le cerf, tous les étés, chez lui à Montrichard[6], ou dans les forêts

maladie. [*Add. St-S. 1583*]

1. Chilly, autrefois Chailly et aujourd'hui Chilly-Mazarin, à quatre lieues au sud de Paris, avait été acheté en 1596 par Martin Ruzé, qui légua ce domaine (1613) à son neveu Antoine Coiffier. Celui-ci, devenu par la suite surintendant des finances et maréchal de France, fit ériger la terre en marquisat en mai 1624 (Archives nationales, X^1A 8654, fol. 410); elle passa ensuite à son gendre le maréchal de la Meilleraye, appartint quelque temps à la Grande Mademoiselle et revint enfin à notre marquis d'Effiat, petit-fils du maréchal. Patrice Salin a écrit en 1867 une notice sur le village, l'église et le château. Ce château, bâti sur les plans de l'architecte Métezeau, et dont on vantait la magnificence, fut abandonné au dix-huitième siècle et tomba en ruines; des vues en furent gravées par Chastillon et par Silvestre.

2. Sur la médication par le lait, voyez notre tome XVII, p. 120.

3. *Dangeau*, p. 51 et 52.

4. Il était prodigieusement avare, dit le commentaire du Chansonnier (ms. Franç. 12692, p. 200), quoique riche de quarante mille écus de rente et sans enfants. Il se refusait le nécessaire, et à plus forte raison à sa maîtresse, la Saint-Quentin.

5. A condition qu'ils chasseraient ensemble, dit la *Gazette d'Amsterdam*, de 1701, n° LI.

6. Petite ville de Touraine, dans l'élection d'Amboise, avec un ancien château bâti par Foulques Nerra, comte d'Anjou; cette seigneu-

voisines de Montargis dont il étoit capitaine[1]. Il y voyoit peu de noblesse du pays, à qui il faisoit très courte chère.

La chasse et les filles l'avoient peu à peu apprivoisé avec du Palais[2], qui chassoit les étés avec lui et le voyoit les hivers. Il n'en voyoit guères d'autres avec familiarité, et, malgré cette liaison, du Palais, qui avoit de l'esprit et du monde, étoit honnête homme, connu pour tel, et voyoit bonne compagnie à Paris[3], et avoit très bien servi. Il eut grand soin d'Effiat pendant sa maladie, qui ne voulut voir que lui. Tous les jours sur les sept heures du soir, Effiat le renvoyoit et, comme par politesse et amitié, il le forçoit de s'en aller. Du Palais, au bout de quelques jours, s'aperçut de la régularité de l'heure et de l'inquiétude d'Effiat à se défaire de lui. Comme de longue main il étoit familier dans la maison, il en parla aux valets de chambre. Ils se regardèrent et lui dirent ensuite qu'ils étoient dans le même cas et dans la même curiosité; qu'eux-mêmes étoient chassés de la chambre à cette même heure, avec des défenses si expresses d'y rentrer et d'y laisser personne sans exception quelconque, et par quelque raison que ce put être, jusqu'à ce qu'il sonnât, qu'ils ne savoient ce que ce pouvoit être. Mais ce qu'ils ajoutèrent est bien plus étrange. Ils dirent à du Palais qu'ils

rie appartenait au marquis d'Effiat du chef de sa mère, Isabelle d'Escoubleau de Sourdis.

1. La terre de Montargis faisait partie de l'apanage du duc d'Orléans : notre tome V, p. 355.

2. Gilbert-François de Rivoire, marquis du Palais, d'une famille de Bourbonnais et dont le père avait été condamné par les grands jours d'Auvergne en 1665 (Fléchier, *Les Grands jours d'Auvergne*, p. 138-145), avait commandé un régiment de cavalerie de 1706 à 1714, et était lieutenant des gardes du corps; il avait été fait brigadier dans la promotion de février 1719, et mourut le 14 juin 1737 (*Mercure* du mois, p. 1460), âgé de soixante-six ans environ.

3. Dans l'appendice XXVI de notre tome VIII, p. 634, Saint-Simon avait dit que « sa belle figure recherchée des dames et l'attachement que Mme de Bouillon Mancini avoit eu pour lui les dix dernières années de sa vie l'avoient fait beaucoup connoître dans le monde. »

s'étoient mis à écouter à la porte ; que, tantôt plus tôt, tantôt plus tard, ils y entendoient parler leur maître et une autre voix avec lui, étant très sûrs qu'il n'y avoit et ne pouvoit y avoir que le malade dans la chambre ; qu'ils ne pouvoient distinguer que rarement quelques mots qui leur avoient paru indifférents ; que ce colloque duroit souvent une heure et plus, très rarement court ; que, rentrant dans la chambre au bruit de la sonnette, ils n'y remarquoient aucun changement en rien, mais leur maître fort concentré[1] en lui-même, et d'ailleurs comme ils l'avoient laissé. Ce récit augmenta tellement la curiosité de du Palais, qu'il accepta la proposition que lui firent les valets de chambre d'éprouver lui-même ce qu'ils lui racontoient. Du Palais, sortant de chez d'Effiat qui à l'ordinaire l'avoit congédié, demeura avec eux, écouta et entendit comme eux parler d'Effiat et l'autre voix, et quelquefois l'élever l'un et l'autre, mais sans en entendre que quelques mots rares, indifférents et seuls. Du Palais voulut se donner encore le même passe-temps et se le donna deux ou trois fois encore. Il raisonna avec les valets de chambre, et ne purent deviner ce que ce pouvoit être, d'autant que du Palais, qui connoissoit cet appartement comme le sien, savoit comme eux que, depuis sa sortie de la chambre d'Effiat, il étoit impossible que par aucune voie il s'y fût glissé personne. Il fut tenté de tourner d'Effiat là-dessus ; mais, n'osant trop, il se contenta de lui montrer sa surprise de l'heure fixe de son renvoi. Effiat fit la sourde oreille, puis battit la campagne[2] sur l'heure de la société, et qu'il ne vouloit pas abuser de son amitié et de son assiduité, puis, l'heure venue, le renvoya comme de coutume. Du Palais fit semblant de sortir et demeura près de la porte. Un peu après, du Palais ne sait s'il lui échappa quelque mouvement ; mais d'Effiat

1. Écrit *consentré*, comme nous l'avons remarqué dans le volume précédent.
2. Tome XV, p. 203.

s'aperçut qu'il étoit là, se mit en colère, lui dit que, quand il le prioit de s'en aller, il vouloit qu'il s'en allât; qu'il ne savoit par quel esprit il se cachoit dans sa chambre; que c'étoit l'offenser cruellement; qu'en un mot, s'il vouloit continuer à le voir, et qu'il demeurât son ami, il le prioit de sortir sur-le-champ, et de ne lui faire pareil tour de sa vie. Du Palais répondit d'où il étoit ce qu'il put[1]; l'autre à répéter avec empressement « Sortez donc ; mais sortez. » Il sortit en effet, et se tint en dehors à la porte. Le colloque, à ce qu'il entendit, ne tarda pas à commencer. Ni lui ni les valets de chambre n'en ont jamais pu découvrir davantage[2].

Sur les neuf heures[3], quelque femme de l'espèce dont j'ai parlé, et quelque complaisant, venoient l'amuser; quelquefois du Palais y revenoit. Effiat ne sortoit point de son lit, et eut sa tête libre et entière jusqu'à sa mort, qui arriva le 3 juin[4]. Il laissa un prodigieux argent comptant, de grands biens et de belles terres, fit des legs considérables, et des fondations fort utiles pour l'éducation de pauvres gentilshommes. Il donna Chilly à M. le duc d'Orléans, qui ne le voulut pas accepter, et le rendit à la famille. Le duc Mazarin, fils de sa sœur[5], en hérita, et de

1. Il y a *pust*, au subjonctif, dans le manuscrit.

2. Cette anecdote avait été déjà racontée deux fois par notre auteur, et de manière quelque peu différente : d'abord dans l'Addition que nous indiquons ci-dessus, n° 1583, et ensuite dans la notice insérée dans notre tome VIII, p. 634-635. Dans l'Addition, c'est Cominges qui est le héros de l'aventure, et non du Palais ; mais cette attribution est sûrement erronée ; car Cominges était mort dès 1712 (notre tome XXIII, p. 70-72).

3. Pendant le temps de sa maladie.

4. *Dangeau*, p. 56-57 ; *Gazette*, p. 287 ; etc. Son service se fit à Saint-Eustache ; mais il fut enterré dans l'église de Chilly, où sa pierre tombale existe encore, très mutilée et indiquant le 2 juin comme date de sa mort.

5. Saint Simon fait ici une erreur. Paul-Jules de la Porte de la Meilleraye, duc Mazarin (notre tome III, p. 15), qui hérita en effet de M. d'Effiat, n'était point fils de sa sœur, mais petit-fils de sa tante,

la plupart de ses biens. Il fit du Palais exécuteur de son testament, et lui donna un diamant de mille pistoles[1]. Il avoit beaucoup de pierreries. C'est le premier particulier à qui j'ai vu une croix du Saint-Esprit de diamants fort belle sur son habit, au lieu de la croix d'argent brodée, et tout l'habit garni de boutons et de boutonnières de diamants. A la considération que M. le duc d'Orléans lui avoit toujours témoignée, on fut surpris et lui mortifié de ce qu'il ne l'alla point voir, et il parut si peu touché de sa maladie et de sa mort, que les maréchaux de Villeroy, Villars, Tessé, Huxelles et autres en prirent une nouvelle inquiétude[2]. L'écurie et les équipages de M. le duc d'Orléans, qu'Effiat entretenoit moyennant une somme, se trouvèrent dans un grand délabrement. Biron fut, deux jours après, choisi par M. le duc d'Orléans pour remplir cette charge lucrative[3]. Il faut dire maintenant où j'ai pris

Biron premier écuyer de M. le duc d'Orléans.

Marie Coiffier-Ruzé d'Effiat, première femme du maréchal de la Meilleraye (notre tome XXVI, p. 360). M. d'Effiat n'avait pas de sœur.

1. Saint-Simon prend tous ces détails à Dangeau. Madame écrivait (recueil Brunet, tome II, p. 115) : « Hier est mort à Paris, à l'âge de quatre-vingts ans, un homme qui, durant les trente années que j'ai passées avec mon mari, m'a fait bien du mal ; Dieu veuille le lui pardonner ! C'est le marquis d'Effiat, qui était grand écuyer et grand veneur de Monsieur, et qui avait gardé ces fonctions auprès de mon fils. Il lui a légué une belle maison d'une valeur de cent mille livres ; mon fils n'a pas voulu l'accepter ; il l'a rendue aux héritiers. C'était un homme extrêmement riche ; il avait des caisses pleines d'or et d'argent, et, le feu ayant pris dans son appartement, six hommes ne purent les emporter, tant elles étaient lourdes. Il n'a pas laissé d'enfants, et ses héritiers sont dans l'allégresse. » A propos de l'argent comptant, Dangeau dit deux millions, et la *Gazette de Rotterdam* quatre (nº 69). Voyez aussi la *Gazette de la Régence*, p. 336, et *les Correspondants de Balleroy*, tome II, p. 64. Il est curieux de remarquer que dans l'hôtel qu'il possédait dans la rue Vieille-du-Temple, on trouva un trésor lorsqu'on le démolit en 1882.

2. Parce qu'ils supposèrent que le Régent était au courant des relations de M. d'Effiat avec le duc du Maine.

3. Charles-Armand de Gontaut, duc de Biron, devint en effet premier écuyer du duc d'Orléans, mais dans des conditions très différentes

ce récit curieux ; car j'étois fort éloigné d'avoir jamais eu aucun commerce avec d'Effiat[1]. Du Palais avoit épousé la mère de Lanmary[2], et vivoit avec lui dans la plus étroite amitié[3], contre l'ordinaire de telles parentèles[4] ; il conta tout ce que je viens d'écrire à Lanmary, qui étoit fort de mes amis et en est encore, qui me le rendit incontinent après[5].

de celles qu'avait M. d'Effiat (*Dangeau*, p. 57 et 59 ; *les Correspondants de Balleroy*, p. 61-62). Quant à la charge de premier veneur, d'Effiat en avait vendu la survivance avant sa mort à M. de Barbançon.

1. Déjà dit dans le tome XVIII, p. 297.

2. Le marquis du Palais avait épousé, le 31 janvier 1704 (*Mercure* de février, p. 271), Jeanne-Marie Perrault, fille du fameux président de la Chambre des comptes, mariée en premières noces, le 30 mai 1681, au marquis de Lanmary, qui avait été tué en Italie le 22 juillet 1702 ; elle mourut le 28 janvier 1719. Son fils du premier mariage, Marc-Antoine-Front Beaupoil de Saint-Aulaire, marquis de Lanmary, né le 25 octobre 1689, avait eu dès septembre 1702 la charge de grand échanson qu'avait son père (*Mémoires de Sourches*, tome VII, p. 361). Entré aux mousquetaires en 1706, il eut une cornette de cavalerie en avril 1709, un guidon aux gendarmes de Berry en septembre suivant, passa enseigne à ceux d'Anjou (juin 1712), sous-lieutenant à ceux de Bourgogne (avril 1713) et en devint capitaine-lieutenant en octobre 1730. Il se démit en 1731 de sa charge de grand échanson, fut nommé brigadier en février 1734, maréchal de camp en mars 1738, quitta alors sa compagnie des gendarmes et fut désigné comme ambassadeur à Stockholm en août 1741 (instructions dans le *Recueil des instructions*, p. 351 et suivantes). Pendant son ambassade, il passa lieutenant général (janvier 1748), mais mourut en Suède le 24 avril 1749. Il fut néanmoins reçu le 25 mai chevalier du Saint-Esprit, le Roi l'y ayant nommé en janvier précédent. — M. du Palais, ayant perdu sa femme en janvier 1719, se remaria le 13 mai 1728 avec une jeune fille de vingt ans, Marie-Catherine-Dorothée de Roncherolles de Pont-Saint-Pierre, qui elle-même convola en secondes noces en 1739 avec le marquis de Rothelin (*Mémoires de Luynes*, tome II, p. 434).

3. Le marquis de Sourches (*Mémoires*, tome XIII, p. 41) rapporte une belle action de désintéressement accomplie par M. du Palais en 1711 au profit de son beau-fils.

4. *Parentèle*, mot déjà rencontré dans nos tomes XIV, p. 363, et XXIX, p. 69.

5. Comment expliquer alors que, dans l'Addition à Dangeau, n° 1583, il ait mis l'aventure sur le compte de Cominges ?

Mort de la Vieuville et de Mme de Leuville; quelle elle étoit.

La Vieuville mourut à Paris[1]; il étoit veuf de la dame d'atour de Mme la duchesse de Berry[2], et avoit été chevalier d'honneur de la Reine, mais le plus pauvre et obscur homme du monde[3].

Mme de Leuville mourut aussi à soixante-sept ans[4]. Son mari, mort très jeune, étoit frère de la femme d'Effiat, duquel on vient de parler, morte jeune aussi, et tous deux sans enfants[5]. Le chancelier Olivier[6] étoit leur trisaïeul paternel, mort en 1560, dont le père fut premier président du parlement de Paris, après avoir été avocat du Roi, comme on parloit alors, c'est-à-dire avocat général, et président à mortier[7]. Ce fut lui qui commença la race, car son père, qui étoit de Bourgneuf, près de la Rochelle[8],

1. René-François, marquis de la Vieuville, mourut le 9 juin 1719 (*Dangeau*, p. 60-61).

2. Marie-Louise de la Chaussée d'Eu d'Arrest, que nous avons vu mourir en 1715 (tome XXIX, p. 45); son mari s'était remarié dès avril 1716 à la veuve de Breteuil (notre tome XXX, p. 75).

3. C'était, a-t-il dit en 1710 (tome XIX, p. 341-342), « une manière de pécore lourde et ennuyeuse à l'excès. » Au dire de M. de Caumartin de Boissy (*les Correspondants de Balleroy*, tome II, p. 49), il avait encore des maîtresses malgré son âge.

4. Marguerite de Laigue, mariée le 10 novembre 1670 à Charles Olivier (ci-après), veuve en 1671, morte le 20 avril 1719 (*Dangeau*, p. 35-36). Elle fut inhumée dans l'église des Jacobins de la rue Saint-Dominique; Piganiol de la Force (*Description de Paris*, 1765, tome VIII, p. 155) rapporte son épitaphe.

5. Charles Olivier, marquis de Leuville, cornette des chevau-légers de la garde, mourut en novembre 1671, à l'âge de vingt-deux ans. Sa sœur, Marie-Anne Olivier, marquise d'Effiat (tome XXVI, p. 371), avait quarante-six ans lorsqu'elle mourut en 1684. C'est pour leur père que la terre de Leuville avait été érigée en marquisat en juin 1650 (Archives nationales, X[1A] 8658, fol. 105).

6. François Olivier: tome XI, p. 188.

7. Jacques II Olivier, seigneur de Leuville, d'abord conseiller au Parlement, avocat général en 1502, président à mortier en 1507, chancelier du duché de Milan en 1510, premier président en 1517, mort le 20 novembre 1519.

8. Bourgneuf, dans le département actuel de a Charente inférieure, arrondissement de la Rochelle.

ne fut jamais que procureur au Parlement[1]. Mme de Leuville dont on parle ici étoit nièce de Laigue, un des Importants de la Fronde[2], qu'on prétendit que la fameuse Mme de Chevreuse avoit, à la fin, épousé secrètement[3]. Sa nièce tâcha aussi d'être importante[4]. Elle avoit beaucoup d'esprit, de domination, d'intrigue, et d'amis qui se rassembloient chez elle et qui lui donnoient de la considération[5]. C'étoit une femme qui, sans tenir à rien, eut l'art de se faire compter : elle étoit riche et médiocrement bonne.

Pensions données à Coëtanfao,

Je fis rendre à Coëtanfao une ancienne pension qu'il avoit eue du feu Roi de six mille livres[6], et donner parole

1. Jacques Olivier, seigneur de Leuville près Châtres, procureur au Parlement, mort en 1488. Saint-Simon prend toutes ces indications dans son *Moréri*.

2. Geoffroy, marquis de Laigue (Saint-Simon écrit *Laigues*), d'une famille protestante du Dauphiné, baptisé le 10 novembre 1614, eut une compagnie aux gardes françaises en 1643, devint maréchal de camp en 1649, remplaça Jarzé en janvier 1650 comme capitaine des gardes du corps du duc d'Anjou frère de Louis XIV, et non pas de Gaston d'Orléans. Il obtint par la suite un titre de conseiller d'État, mais se retira après la Fronde et mourut le 19 mai 1674. Son épitaphe aux Jacobins est donnée par Piganiol à la suite de celle de sa sœur (ci-dessus, p. 227, note 4). Sur son rôle dans les intrigues de la Fronde, on peut voir tous les Mémoires de cette époque, Retz, Mme de Motteville, Guy Joly, Dubuisson-Aubenay, le jeune Brienne, etc.

3. Tallemant des Réaux, *Historiettes*, tome III, p. 81-82 ; *Histoire amoureuse des Gaules*, tome I, p. 144, note, et II, p. 89 ; Chéruel, *Histoire de France sous la minorité*, tome IV, p. 44-45 ; etc.

4. Son oncle lui avait fait une donation considérable en 1671 (Archives nationales, Y 221, fol. 147 v°), et l'institua sa légataire universelle.

5. Le commentaire du Chansonnier, ms. Franç. 12692, p. 193, la qualifie de femme pleine d'esprit et de bon sens, veuve fort jeune et riche, jouissant de tous les plaisirs de la vie, sans souci des médisants qui l'accusaient de grandes privautés avec son cousin germain le comte de Relingue ; on les croyait même mariés, et elle se consola difficilement de sa mort, arrivée en septembre 1704. Il est curieux de remarquer que ce Relingue fut enterré aussi aux Jacobins de la rue Saint-Dominique (voyez Piganiol).

6. *Dangeau*, p. 53.

de l'Ordre, par M. le duc d'Orléans, pour la première promotion qui se feroit. Fourilles, aveugle et ancien capitaine aux gardes, fort pauvre[1], eut quatre mille livres de pension, et Ruffey, sous-gouverneur du Roi[2], une de six mille[3]. Savines[4] obtint six mille [livres] d'augmentation d'appointements à son gouvernement d'Embrun[5]; Béthune, distingué dans la marine, eut une pension de trois mille livres[6], et la Billarderie, conducteur de Mme du Maine à

à Fourilles, à Ruffey, à Savines, à Béthune, à la Billarderie.

1. Henri de Chaumejan, marquis de Fourilles : tomes I, p. 257, et XXXI, p. 15.

2. Anne-Louis Damas, marquis de Ruffey : tome X, p. 56.

3. Dangeau annonce ces deux grâces les 16 et 23 juin (p. 64 et 67).

4. Antoine de la Font, marquis de Savines (Saint-Simon écrit *Savine*), baptisé le 16 février 1669 et mort le 12 avril 1748, débuta comme page du Roi en 1685, entra aux mousquetaires en 1687, et reçut le gouvernement d'Embrun le 23 juin de cette même année sur la démission de son père. Il eut une compagnie de cavalerie en août 1688 et un régiment en mai 1695. Nommé enseigne aux gardes du corps en mars 1702, il reçut le grade de brigadier en février 1704, celui de maréchal de camp en mars 1709, et passa lieutenant aux gardes du corps en avril 1710. Lieutenant général des armées en octobre 1718, il conserva sa charge aux gardes jusqu'en avril 1727 et reçut alors six mille livres de pension. On le nomma en juillet 1734 directeur de la cavalerie, et il fut reçu chevalier du Saint-Esprit le 17 mai 1739. S'étant démis en faveur de son neveu du gouvernement d'Embrun, le Roi lui donna en août 1743 celui de Bergues, qu'il conserva jusqu'à sa mort.

5. *Dangeau*, p. 70, 27 juin. Le gouvernement d'Embrun valait environ huit mille livres, et le gouverneur était suppléé par un lieutenant de Roi.

6. Le 22 avril, Dangeau insérait dans son *Journal* (p. 36) : « On a donné une pension de mille écus à M. de Béthune, qui travaille depuis longtemps à une machine pour trouver les longitudes, que M. le duc d'Orléans a vue et approuvée, et beaucoup de gens qui s'y connoissent la trouvent fort ingénieusement imaginée. » C'était Louis, comte de Béthune, de la branche de Selles, baptisé le 15 juin 1663, capitaine de vaisseau depuis 1705 ; il passa chef d'escadre en novembre 1720, devint lieutenant général des armées navales en mars 1734 et mourut à Rochefort le 10 novembre suivant, ne laissant qu'une fille. Sa pension fut portée à deux mille écus en décembre 1719, lorsqu'il perdit sa femme (*Dangeau*, tome XVIII, p. 184).

Dijon, en eut une de six mille livres [1]. Trois semaines après, il y fut chercher la même avec un chirurgien et deux femmes de chambre, et la mena à Chalon-sur-Saône presque en pleine liberté; elle y arriva le 24 mai [2].

L'épouse du roi Jacques se sauve d'Inspruck; est reçue à Rome en reine.

La fille aînée du prince Jacques Sobieski [3], arrêtée avec sa mère à Inspruck par ordre de l'Empereur, depuis quelques mois, allant à Rome épouser le roi Jacques [4], trouva moyen de se sauver la nuit en chaise de poste escortée par quatre hommes à cheval. On trouva sur sa table un écrit par lequel elle marquoit que c'étoit par ordre de sa famille [5]. Elle arriva le 2 mai à Bologne; elle y fut épousée le 7 par le lord Murray [6], chargé de la procuration du roi Jacques, en partit le 9 pour Rome, où elle fut reçue et traitée en reine [7].

1. Dangeau (p. 42) disait seulement mille écus.

2. Voyez ci-dessus, p. 167. Saint-Simon se trompe sur la date de l'arrivée, qui eut lieu dans les premiers jours de mai. Le registre 2575 du Dépôt de la Guerre renferme la correspondance du secrétaire d'État le Blanc avec les officiers qui gardèrent la princesse à Chalon-sur-Saône, et particulièrement avec Georges de Renard des Angles ou Desangles, brigadier d'infanterie, commandant du château; il s'y trouve aussi plusieurs lettres d'un certain abbé Desplannes, aumônier, qui joua auprès d'elle le rôle d'espion. Une partie de ces correspondances a été publiée par Ravaisson dans le tome XIII des *Archives de la Bastille*.

3. Elle était non pas l'aînée, mais la troisième.

4. Tome XXXV, p. 303-305.

5. Sur cette évasion, voyez la *Gazette*, p. 271-272, la *Gazette de Rotterdam*, n° 63, correspondances de Rome, Bologne, Venise et Vienne, le *Journal de Dangeau*, p. 43, celui *de Buvat*, p. 357-358, et surtout une relation inédite publiée par O'Kelly de Galway à la suite de son *Mémoire historique et généalogique sur la famille de Wogan* (1896).

6. Ce lord Murray (Saint-Simon écrit *Mourray*) doit être Georges Murray, cinquième fils du duc d'Atholl (1694-1760); mais il semble qu'il accompagnait alors son frère Tullibardine à l'expédition d'Écosse.

7. Saint-Simon prend à Dangeau (p. 52-53) ces indications, qui sont en partie erronées. La princesse arrivée à Bologne le 2 mai en effet, en partit le 12 pour Rome, où elle arriva le 15 au soir, et alla loger au monastère des Ursulines; elle eut le 17 une audience du Pape, qui la traita en reine (*Gazette*, p. 284 et 293-294; *Gazette de Rotterdam*,

Le Roi en pompe à Notre-Dame; étrange arrangement de son carrosse.

Quelle que fût la persécution sans bornes et sans mesure, et ouverte depuis si longtemps et avec une si scandaleuse animosité, contre le cardinal de Noailles[1], elle ne put empêcher que le Roi fit une démarche publique qui ne sentoit ni le prélat réprouvé ni son église hérétique. Il fut, l'après-dînée du jour de la Pentecôte, après avoir entendu le sermon aux Tuileries, à Notre-Dame en pompe. Il fut reçu à la porte par le cardinal de Noailles pontificalement revêtu, à la tête de son chapitre, avec les cérémonies accoutumées, et par lui conduit au chœur, où ce prélat entonna le *Te Deum,* qui fut continué par la musique et terminé par la bénédiction que le cardinal donna[2]. Le chœur étoit nouvellement achevé[3], et la chapelle de la Vierge aussi, qui fut trouvée très magnifique, laquelle fut toute aux dépens du cardinal, ainsi que l'admirable vitrage sur la porte collatérale, que le cardinal avoit tout refait, quoiqu'il ne fût obligé à aucune de ces deux grandes dépenses[4]. Après la bénédiction, il

nos 66 et 69; *Mercure* de juin, p. 153-154). Il n'est parlé nulle part d'un mariage par procureur à Bologne; en outre, la *National biography* dit à tort qu'elle fut mariée par procureur le 28 mai à Avignon, ce qui est manifestement faux; car la princesse ne quitta pas Rome jusqu'au retour du roi Jacques en Italie en septembre. Voyez ci-après, p. 342.

1. Les cinq derniers mots, oubliés, ont été remis en interligne.

2. *Journal de Dangeau,* p. 54; *Journal de Buvat,* tome I, p. 396; *Gazette,* p. 275-276. Les procès-verbaux du chapitre de Notre-Dame manquent pour l'année 1719, et nous ne connaissons d'autre relation de cette visite royale que celle du *Mercure,* mai, p. 200-201.

3. Le chœur et le nouvel autel, commencés en 1699 en exécution du vœu de Louis XIII (notre tome VI, p. 54, note 3), étaient achevés depuis 1714.

4. La chapelle ou plutôt l'autel de la Vierge dont parle ici Saint-Simon se trouvait dans le bras méridional du transept; elle fut en effet très richement refaite par le cardinal de Noailles, qui chargea le sculpteur Antoine Vassé de toute la décoration; lors de sa mort, en 1729, il fut inhumé devant l'autel (Piganiol de la Force, *Description de Paris,* 1765, tome I, p. 352-355). La chapelle Saint-Denis, qui faisait pendant à celle-ci dans l'autre bras du transept, fut aussi refaite par le cardinal. Quant à la rose méridionale, ce ne fut qu'en 1725 que le

conduisit le Roi autour du chœur et à cette chapelle, et de là à son carrosse. Le Roi y étoit avec peu de dignité, et comme si on eût voulu le mettre incognito, malgré la pompe de sa suite. Il y fut entre M. le duc d'Orléans et M. le comte de Clermont sur le derrière ; le prince Charles, grand écuyer, sur le devant, entre M. le duc de Chartres et Monsieur le Duc ; le maréchal de Villeroy, gouverneur, et le duc de Charost, capitaine des gardes en quartier, aux portières[1]. On fut très étonné de cet arrangement ; le Roi en cérémonie, comme il étoit là, devoit être seul sur le derrière, M. le duc d'Orléans, régent, et Monsieur le Duc, surintendant de l'éducation, seuls sur le devant, les portières comme elles étoient. M. le duc de Chartres et M. le comte de Clermont n'y avoient que faire pour offusquer[2] le Roi et faire de son carrosse un coche[3], le prince Charles encore moins. Bien est vrai que le grand écuyer entre les grands officiers y a la première place ; mais il n'est pas moins vrai que le grand chambellan, le premier gentilhomme de la chambre, et même le premier écuyer, y entrent de préférence à lui ; c'est ce qui a été expliqué ailleurs ici assez clairement pour n'avoir pas besoin d'être répété[4]. On trouva aussi fort singulier que M. le duc de Chartres fût sur le devant, tandis que M. le comte de Clermont étoit sur le derrière. Il avoit neuf ans et M. de Chartres quinze, qui, de la taille dont il étoit, n'auroit pas plus pressé le Roi que M. le comte de Clermont.

cardinal la fit complètement réparer, en même temps que la voûte adjacente, et cela lui coûta deux cent mille livres (*ibidem*, p. 357). En souvenir de la munificence de l'archevêque, le chapitre de la cathédrale fit placer dans la chapelle Saint-Martin et Sainte-Anne, affectée à la sépulture de la famille de Noailles, une longue inscription dont le texte est rapporté par Piganiol (p. 363-366).

1. Saint-Simon prend ces indications à Dangeau ; mais il les copie mal : le petit comte de Clermont, qui allait avoir dix ans, fut placé entre le jeune Roi et le Régent.

2. Au sens de cacher. — 3. Une voiture publique.

4. Nos tomes XXIX, p. 322, et XXXI, p. 174-175.

Le maréchal de Berwick fit ouvrir la tranchée le 27 mai devant Fontarabie[1]. Pendant ce siége, où étoit M. le prince de Conti, il reçut une lettre anonyme par laquelle on lui promettoit de le faire roi de Sicile, s'il vouloit passer en Espagne. Il s'en moqua avec raison, et l'envoya à M. le duc d'Orléans[2]. La proposition ne pouvoit venir d'Espagne[3]. M. le prince de Conti n'avoit ni place, ni

Siège de Fontarabie Folle lettre anonyme à M. le prince de Conti.

1. Sur le siège de Fontarabie, l'on peut voir les nouvelles de la *Gazette*, p. 276, 288, 298-299, 310-311, et de la *Gazette de Rotterdam*, nos 68, 70, 71 et 72; Dangeau donne aussi quelques détails, p. 56, 58, 60, 61, 64 et 65. La correspondance et le journal du siège sont au Dépôt de la guerre, vol. 2560 à 2562, et la capitulation à celui des affaires étrangères, vol. *Espagne* 292, fol. 228 et 242.

2. Saint-Simon prend cette mention à Dangeau, p. 64. Le prince envoya en effet cette lettre au Régent, qui lui répondit qu'il la regardait comme une « très mauvaise plaisanterie » (Archives nationales, KK 1325, 19 juin; voyez notre prochain volume, appendice I, n° 11). Une copie de ce billet anonyme* est conservée dans le carton K 570, n° 156; nous en donnons le texte aux Additions et Corrections.

3. L'Espagne faisait répandre dans les troupes françaises des écrits tendancieux (*Gazette de Rotterdam*, n° 75), et c'est pour cela que le Régent fit écrire de la part du Roi au maréchal de Berwick la lettre que la même *Gazette* inséra dans son numéro 73 et qui fut imprimée et répandue dans les troupes et dans le public. Notre auteur écrivait à ce propos à l'abbé Dubois, de la Ferté, le 9 juin (lettre inédite, Dépôt des affaires étrangères, vol. *France* 1235, fol. 40, autographe) : « ..... J'ai lu à plusieurs reprises la lettre du Roi à M. de Berwick, et il n'y en a eu aucune qui ne m'ait fait un nouveau plaisir. La grâce de la diction y est jointe à la force des raisons, à la majesté du style, au ménagement du roi d'Espagne, et aux louanges les plus propres et les mieux séantes des deux nations. La brèveté si convenable au Roi n'empêche pas d'y développer les contrariétés de conduite, l'intérêt personnel, les attentats du ministre d'Espagne, et, sans descendre à la bassesse de la plus légère injure, tout le tissu de la lettre le rend si odieux et si difforme, et son joug si palpable et si honteux au roi d'Espagne et à sa nation, qu'il ne se peut rien ajouter à la délicatesse de cette pièce si fine, si forte, si ménagée, et si capable de décréditer entièrement le crédit et l'autorité de ce cardinal en Espagne et en France, même parmi ceux qui ont pu s'y laisser tromper. Je vous félicite de cet ouvrage

* Ces trois premiers mots ont été ajoutés après coup.

suite, ni parti, ni réputation ; son acquisition n'eût pas valu que l'Espagne se dépouillât de la Sicile pour l'avoir, et il n'y auroit été que fort à charge. La proposition de plus étoit ridicule ; quinze mille Impériaux venoient d'y passer de Naples, et avoient déjà obligé le marquis de Lede de leur abandonner son camp de Melazzo[1], avec ses malades, ses blessés, et toutes les provisions de vivres et de fourrages qu'il y avoit amassées[2]. Il recommanda ceux qu'il y laissoit au général Zum Jungen[3], qui, aussitôt après, laissa le commandement de l'armée impériale à Mercy[4], et la Sicile ne fut pas longtemps à changer de maître[5]. Mais la conjuration du duc et de la duchesse du Maine, enhardie après les frayeurs des emprisonnements par leur courte durée et par la conduite du Régent et de l'abbé Dubois à cet égard, faisoit bois

achevé, comme du plus utile et du mieux écrit de la Régence, et je vous exhorte d'en faire répandre des exemplaires partout à milliers dedans et dehors le royaume, où nos alliés se verront traités avec toute la dignité convenable au Roi et à eux. Mais ce qui m'en a le plus touché est la manière également naturelle et puissante dont tout ce que ce premier ministre a voulu faire est retorqué contre lui, sans lui laisser aucun mot raisonnable à répondre. Je mande qu'on m'en envoie une cinquantaine d'exemplaires, que je répandrai en ces pays-ci, quelque déserts qu'ils soient ; cela est toujours excellent..... »

1. Melazzo, sur la mer Tyrrhénienne, à trente-cinq kilomètres à l'Ouest de Messine, possédait une très forte citadelle, devant laquelle le marquis de Lede était venu mettre le siège.

2. Il y a *amassés*, au masculin, dans le manuscrit. — Les troupes impériales avaient débarqué le 28 mai, et le marquis décampa dès le 26, aussitôt qu'il aperçut leur flotte à la hauteur de Stromboli, et se retira du côté de Messine (*Gazette*, p. 300, 327 et 330).

3. Jean-Jérôme, baron von ou zum Jungen : notre tome XXIII, p. 92. Les correspondants de la *Gazette* ne le désignent pas comme commandant en chef de l'expédition, mais parlent seulement du comte de Mercy ; c'est Dangeau qui donne son nom.

4. Claude-Florimond, comte de Mercy : tome XV, p. 183.

5. Le texte allemand de la convention conclue entre le marquis de Lede et M. de Mercy pour l'évacuation de la Sicile est dans le *Corps diplomatique* de Du Mont, tome VIII, deuxième partie, p. 27.

de toute flèche[1] et ne désespéroit pas encore de réussir.

Mort du fils d'Estaing. Prise de Fontarabie, puis de Saint-Sébastien. On brûle à Santona trois vaisseaux espagnols prêts à être

Le fils unique d'Estaing, aide de camp de Joffreville[2], fut tué devant Fontarabie, sans enfants de la fille unique de Mme de Fontaine Martel[3]. L'armée d'Espagne étoit vers Tafalla, à trois lieues de Fontarabie[4]. Coigny, par ordre du duc de Berwick, visitoit cependant, avec un léger détachement, les gorges et les passages de toute la chaîne des Pyrénées pour les bien reconnoître[5]. Fontarabie capitula le 16 juin[6]. Traînel, gendre de le

1. Il veut dire : « faisoit flèche de tout bois », au sens d'employer tous les moyens possibles. L'*Académie* de 1718 ne donnait que la locution *ne savoir de quel bois faire flèche,* dont notre auteur s'est servi dans le tome XVI, p. 36.

2. François le Danois, marquis de Joffreville : tome XXVIII, p. 313.

3. Louis-Claude d'Estaing, titré marquis de Murol, était, non pas le fils unique, mais le second fils de François III, comte d'Estaing (tome XIII, p. 43). Il fut blessé dans la nuit du 10 au 11 juin et mourut le 13 (*Dangeau,* p. 65 et 66). C'est son frère aîné, Charles-François-Marie, qui avait épousé en 1716 Henriette-Madeleine-Julie de Fontaine-Martel : notre tome XXX, p. 345.

4. Tafalla (Saint-Simon écrit *Taffala*), petite ville de la Navarre, au sud de Pampelune, est à beaucoup plus de trois lieues de Fontarabie ; Saint-Simon lit mal Dangeau, p. 65.

5. « Le marquis de Coigny est détaché avec quinze bataillons et soixante-cinq escadrons qu'on fait venir de Languedoc et qu'on étendra le long des Pyrénées » (*Dangeau,* p. 61).

6. *Gazette,* p. 312 et p. 323-324, où sont énumérées les conditions de la capitulation ; *Gazette de Rotterdam,* n° 77 ; *Dangeau,* p. 66 ; vol. Guerre 2562. Le Roi prescrivit le chant d'un Te Deum à cette occasion ; dans la lettre circulaire qu'il adressait à cet effet aux évêques et aux bonnes villes, on lui faisait dire : « Toute l'Europe sait par quels motifs nous avons été forcé de déclarer la guerre au roi d'Espagne, et avec quelle douleur nous tournons nos premières armes contre un prince dont la personne et les intérêts nous doivent être si chers. Quoique Dieu paroisse, par les succès qu'il nous accorde, approuver la justice et la droiture de nos intentions, nous ne ressentirions aucune joie de ces avantages si ce n'étoit des acheminements à la tranquillité générale, que nous tâchons avec nos alliés d'obtenir du roi d'Espagne. La prise de Fontarabie ne nous flatte donc point pour la gloire et la conquête, mais seulement par l'espoir de parvenir à une paix avanta-

lancés à la mer.

Blanc[1], en apporta la nouvelle. Le duc de Berwick fit aussitôt après le siége de Saint-Sébastien[2]. Il y eut quelque désertion dans ses troupes, mais pas d'aucun officier[3]. L'armée d'Espagne n'étoit pas en état de se commettre avec celle du maréchal de Berwick. Saint-Sébastien capitula le 1er août[4]. Bulkeley, frère de la maréchale de Berwick, en apporta la nouvelle[5]. Quinze jours après, M. de Soubise apporta celle du château[6], et qu'on avoit brûlé, dans un petit port près de Bilbao nommé Santoña[7], trois gros vaisseaux espagnols qui étoient sur le chantier prêts à être lancés à la mer[8].

geuse aux deux nations » (Archives nationales, H 1848, registres du bureau de la Ville, fol. 68 v°, et K 139, n° 7 ; *Gazette de Rotterdam* n° 80 ;) le texte de toutes les lettres envoyées à cette occasion est dans le registre O¹63, fol. 161 v° à 166 v° ; il est curieux de noter qu'une de ces lettres fut adressée au duc du Maine comme grand maître de l'artillerie pour faire tirer le canon de l'Arsenal, quoique le prince fût alors en prison.

1. Claude-Constant-Esprit Jouvenel de Harville des Ursins, marquis de Traînel, dont on a vu le mariage avec Mlle le Blanc en 1717 : tome XXXI, p. 345.

2. *Gazette*, p. 347-348, 360, 372, 383-384 et 395-396 ; les correspondances et pièces militaires sont dans le volume 2563 du Dépôt de la guerre.

3. La *Gazette de Rotterdam* (n° 79) évalue à cinq cents hommes les tués et blessés du siège de Fontarabie, avec autant de déserteurs.

4. *Gazette*, p. 396. Le journal du siège et le texte de la capitulation sont dans le volume *Espagne* 292, fol. 221, 226, 230 et 232, au Dépôt des affaires étrangères.

5. *Dangeau*, p. 98. Ce frère de la maréchale de Berwick, François, comte Bulkeley, servait d'aide-de-camp à son beau-frère depuis 1703 : tome XIV, p. 422.

6. On le sut à la cour le 23 août ; le château s'était bien défendu, et il avait fallu transformer le siège en blocus : *Dangeau*, p. 103, 104-105 et 110. Jules-François-Louis de Rohan, prince de Soubise (tome XVII, p. 11), était le fils aîné du prince de Rohan.

7. Petit port de la Vieille Castille entre Bilbao et Santander.

8. Cette expédition avait eu lieu par mer : un détachement de sept cent cinquante hommes commandés par le chevalier de Givry fut embarqué le 11 août sur des frégates anglaises et réussit à débarquer

L'archevêque de Narbonne mourut dans son diocèse[1]. Il s'appeloit le Goux[2]; il étoit frère de la Berchère qui avoit passé sa vie maître des requêtes[3], dont le fils, guères plus esprité[4] mais fort riche, étoit devenu conseiller d'État et chancelier de M. le duc de Berry, parce qu'il avoit épousé une fille du chancelier Voysin[5]. Le prélat avoit été

Mort, fortune et caractère de la Berchère, archevêque de Narbonne. Beauvau, archevêque de Toulouse, lui succède.

le 12 au soir sur la plage de Santoña. Il s'empara du port, incendia trois vaisseaux en construction et beaucoup de matériel et de bois; on évaluait la perte espagnole à deux ou trois millions (*Gazette*, p. 420; vol. Guerre 2563). Le maréchal de Berwick écrivait le 8 août au Régent que l'on avait brûlé Santoña, « afin que le gouvernement de l'Angleterre puisse faire voir au parlement prochain que l'on n'a rien négligé pour diminuer la marine d'Espagne » (Cité par Lémontey, *Histoire de a Régence*, tome I, p. 268).

1. Charles le Goux de la Berchère, mentionné déjà par incidence dans notre tome XVII, p. 150, note 4, était né en 1647. Docteur en théologie, il fut nommé aumônier ordinaire du Roi le 4 janvier 1672 et évêque de Lavaur en juin 1677 (*Mercure* de juillet, p. 197-200). Désigné pour l'archevêché d'Aix en novembre 1685 par l'amitié que lui portait le P. de la Chaise, on le jugea insuffisant pour cette grande place (*Mémoires de Sourches*, tome I, p. 327), et on le transféra à Albi avant qu'il fût sacré, dès janvier 1687. Il administra pendant plusieurs années le diocèse comme vicaire capitulaire et ne fut préconisé que le 5 octobre 1693. Transféré à Narbonne en 1703, à la mort du cardinal Bonsy (*Mercure* d'août, p. 245-252), il mourut dans cette ville le 2 juin 1719; la *Gazette*, en annonçant sa mort (p. 287), l'appelle Claude.

2. Ces le Goux étaient une famille de robe de Bourgogne, originaire de Nuits; le père de l'archevêque avait été premier président du parlement de Dijon, puis de celui de Grenoble. Leur généalogie est au Cabinet des titres, dossier bleu 8302.

3. Urbain le Goux: tome XX, p. 221.

4. Terme picard, au dire du *Littré*, qui, selon le *Dictionnaire de Trévoux*, fut très en vogue dans la société précieuse. Littré ne cite que le présent exemple; notre auteur l'avait déjà employé à propos des Aligre dans l'Addition à Dangeau, n° 295 : notre tome VI, p. 451, et on le rencontre dans le *Voyage de Chapelle et Bachaumont*, dans les *Historiettes de Tallemant des Réaux*, tome IV, p. 27, et dans une lettre publiée dans les *Archives de la Bastille*, par Ravaisson, tome XI, p. 232.

5. Il a été parlé du mariage de M. de la Rochepot, Louis le Goux

évêque de Lavaur, puis archevêque d'Aix, après de Toulouse[1], enfin de Narbonne. C'étoit un grand vilain homme, sec et noir, avec des yeux bigles[2], qui avoit été ami intime du P. de la Chaise[3]. L'âme en étoit aussi belle que le corps en étoit désagréable[4] : très bon évêque et pieux, sans fantaisie et sans faire peine à personne, adoré partout où il avoit été, beaucoup d'esprit et facile, et l'esprit d'affaires et sage[5], possédant au dernier point toutes

de la Berchère, avec Mlle Voysin, et aussi de l'acquisition de la charge en 1710 : tome XX, p. 221.

1. Il veut dire Albi. Dangeau (p. 59) ne faisait pas cette erreur.

2. « *Bigle*, louche, qui a un œil ou les deux yeux tournés en dedans » (*Académie*, 1718) ; aujourd'hui ce mot a presque disparu de l'usage. Littré en donne des exemples de Voiture et de Voltaire. Le portrait de l'archevêque gravé en 1702 par J.-F. Cars ne permet pas de distinguer cette particularité.

3. Voyez les *Mémoires de l'abbé Legendre*, p. 107.

4. On trouve son éloge dans le *Mercure*, septembre 1703, p. 43-55, et juin 1719, p. 125-127 ; ses oraisons funèbres par Maboul, évêque d'Alet, et par le P. Beaufils sont indiquées dans la *Bibliothèque historique de la France* du P. Lelong, tome I, n°s 9179 et 9180 ; un éloge historique par Gauteron est dans les *Mémoires de la Société des sciences de Montpellier*, tome II, p. 78 ; voyez aussi les *Souvenirs du président Joly de Blaisy*, p. 18, 42, etc. Le duc de Beauvillier, son ancien ami, écrivait à son sujet à l'évêque d'Alet le 17 octobre 1703 (*Annuaire-Bulletin de la Société de l'histoire de France*, 1922, p. 193) : « Il me paroît avoir les meilleures intentions du monde et que son cœur est simple, droit et ingénu. Il a même un goût foncier pour la solitude, et je croirois qu'en l'aidant pour le tourner un peu plus qu'il n'est vers la vie intérieure, il seroit disposé à plus d'oraison qu'il n'en a..... Portez-le doucement à modérer un peu son activité et à s'appliquer, en rentrant en lui-même et en parlant un peu moins, à faire croître en lui le germe intérieur que je croirois y apercevoir. » C'est lui qui eut en 1708 l'initiative de l'*Histoire générale de Languedoc* entreprise par les Bénédictins, et il contribua à la nouvelle édition de la *Gallia christiana*. On trouvera quelques lettres de lui dans le ms. Franç. 5894 de la Bibliothèque nationale, et on connaît des livres de musique reliés à ses armes (Catalogue du libraire Claudin de janvier 1889). H. Lautier, curé de Dourgne, lui dédia en 1678 un livre intitulé *le Lis mystique*.

5. Les mots *et sage* ont été ajoutés en interligne.

celles du clergé, et venant à bout des plus difficiles sans faire peine à personne, allant au bien, parlant franchement aux ministres et en étant cru et considéré. Ce fut une perte qui ne fut pas réparée par M. de Beauvau, qui lui succéda, après avoir été évêque de Bayonne, ensuite de Tournay, puis archevêque de Toulouse[1].

Mort, caractère et infortune de Du Pin.

Du Pin, célèbre docteur de Sorbonne[2] par sa vaste et profonde érudition, et par le grand nombre et la qualité

1. René-François de Beauvau du Rivau : tome XVI, p. 295. Il fut nommé à Narbonne en novembre 1719 (*Dangeau*, p. 150).

2. Louis Ellies du Pin (on disait plus souvent *Dupin*), fils de Louis Ellies, écuyer, sieur du Pin en Normandie, naquit à Paris et y fut baptisé le 17 juin 1657. Après avoir fait ses études au collège d'Harcourt, il prit successivement tous ses grades en Sorbonne et reçut le bonnet de docteur le 1er juillet 1684 ; il avait été admis auparavant aux ordres sacrés. Il entreprit aussitôt la publication d'une *Bibliothèque universelle des auteurs ecclésiastiques*, dont le premier volume parut en 1686 et qui suscita des critiques de la part des Bénédictins. M. de Harlay, archevêque de Paris, y releva des erreurs de doctrine et le Parlement le condamna le 16 avril 1693 (voyez Allaire, *La Bruyère dans la maison de Condé*, tome II, p. 511-513). Du Pin put cependant continuer son ouvrage sous un titre différent et conserva la chaire de physique qui lui avait été donnée au Collège Royal. En 1703, l'affaire du *Cas de conscience* attira de nouveau sur lui les foudres du pouvoir : il fut exilé à Châtellerault par lettre de cachet du 20 mars ; un arrêt du Conseil d'État du 26 mars révoqua le privilège d'impression de ses œuvres, et il fut remplacé dans sa chaire du Collège Royal (Archives nationales, O1 47, fol. 45 et 89, et reg. E 1923 ; Depping, *Correspondance administrative*, tome IV, p. 226 ; Sainte-Beuve, *Port-Royal*, tome VI, p. 174-175). Il obtint son rappel moyennant rétractation ; mais sa chaire ne lui fut pas rendue. En 1710, nouvel orage, le lieutenant de police Argenson se transporta lui-même chez le docteur pour enlever deux coffres de ses papiers (lettre du 27 juillet indiquée dans le Catalogue d'Étienne Charavay, no 52975). Enfin, en 1719, sa correspondance avec Guillaume Wake, archevêque de Cantorbery, au sujet de la possibilité de la réunion de l'église anglicane à l'église romaine, sembla suspecte ; le 10 février, ses papiers furent encore une fois saisis (*Nouvelle biographie générale de Didot*, vo Dupin). Cette nouvelle persécution dut contribuer à avancer sa mort, qui arriva le 6 juin 1719.

Misère de notre conduite à l'égard de Rome.
[*Add. S^tS. 1584*]

de ses ouvrages[1], mourut en même temps[2]. Il fut un étrange exemple de la conduite, si funestement répétée en France par la suggestion des jésuites et de leurs adhérents. Dans[3] les temps de brouillerie avec Rome, sur les propositions de l'assemblée du clergé de 1682, etc., la cour se servit très avantageusement de sa plume, et, pour plaire à Rome depuis, le laissa manger aux poux[4]. Il fut réduit à imprimer pour vivre[5] : c'est ce qui a rendu ses ouvrages si précipités, peu corrects, et ce qui enfin le blasa[6] de travail et d'eau-de-vie qu'il prenoit en écrivant pour se ranimer, et pour épargner d'autant sa nourriture. Bel et bon esprit, juste, judicieux quand il avoit le temps de l'être, et un puits de science et de doctrine, avec de la droiture, de la vérité et des mœurs[7].

1. La liste en est donnée dans le *Moréri* et dans la *Nouvelle biographie générale*. Un mémoire historique inédit sur l'affaire de la grâce forme le ms. Franç. 19036 à la Bibliothèque nationale. Saint-Simon possédait deux traités de lui dans sa bibliothèque, n°s 108 et 123 de son *Catalogue*, et avait eu recours à son érudition lorsque, en 1718, il avait été chargé d'étudier la question des bulles des évêques (notre tome XXXIII, p. 156, note 2).

2. *Dangeau*, p. 59 ; *Gazette*, p. 288 ; *Gazette de Rotterdam*, n° 71. Il fut inhumé dans le cimetière de Saint-Séverin, où son libraire Vincent fit placer une épitaphe latine composée par Rollin et dont le texte est donné par le *Dictionnaire de Moréri*. Cousin issu de germain de Jean Racine, il avait été le parrain de son fils Louis en 1692 (*Dictionnaire critique* de Jal, p. 1032).

3. Toute la fin de l'article est la copie de l'Addition indiquée ci-contre, moins l'incidente *sur les propositions de l'assemblée du clergé de 1682*, qui a été ajoutée malheureusement ; car il ne semble pas que M. du Pin ait rien publié avant 1686.

4. Locution que ne donnent pas les lexiques. Le *Littré* dit qu'elle s'applique aux personnes malpropres. Notre auteur veut dire qu'on le laissa végéter dans l'indigence.

5. C'est-à-dire : à composer des ouvrages et non pas à se livrer au travail manuel de l'imprimeur.

6. Verbe déjà appliqué à Mme de Vendôme : tome XXXIII, p. 133.

7. L'abbé Legendre (*Mémoires*, p. 160-164) a donné un portrait peu flatteur de son caractère à propos de ses affaires de 1693, mais reconnaît sa science, sa facilité de travail et sa vaste érudition.

Impudence des Te Deum. [*Add. St-S. 1585*]

Madame la Duchesse, qui avoit été longtemps fort mal[1], fut si considérablement mieux qu'on la crut guérie. Il y eut pour cela un *Te Deum* aux Cordeliers, que l'hôtel de Condé fit chanter plus que très mal à propos[2]. Le *Te Deum* est une action publique jusqu'alors réservée au public et aux rois pour remercier Dieu solennellement, au nom du public, des grâces qui intéressent l'un ou l'autre, ou plutôt inséparablement tous les deux. Celui-ci ne porta pas bonheur à Madame la Duchesse[3]; c'étoit la jeune, sœur de M. le prince de Conti. Des princes du sang on les vit tôt après tomber aux moindres particuliers[4].

Mort, fortune et caractère de Nyert. [*Add. St-S. 1586*]

Nyert, premier valet de chambre[5], mourut en ce même temps[6]; c'étoit un des plus méchants singes, auxquels il ressembloit fort, et des plus gratuitement dangereux qu'il y eût parmi ce qu'on pouvoit appeler les affranchis du feu Roi, qui, par leurs entrées à toute heure et leur familiarité avec lui, étoient des personnages fort comptés et redoutables aux ministres mêmes. Celui-ci l'amusoit aux dépens de tout le monde avec le jugement d'un valet d'esprit et d'expérience. Aussi l'avarice, l'envie et la haine étoient peintes sur son visage décharné[7]. Il

1. Il s'agit de Madame la Duchesse la jeune, Marie-Anne de Bourbon-Conti, comme Saint-Simon va le dire plus loin. Elle était gravement malade depuis le commencement de 1718, et on l'avait cru perdue à diverses reprises (*Dangeau*, tomes XVII, p. 434, 435, 437, 461, etc., XVIII, p. 15, 21, etc.; *Les Correspondants de Balleroy*, tomes I, p. 392 et 394, et II, p. 20, 44, 47, 53 et 58).

2. *Dangeau*, p. 62, annonce en effet la guérison le 15 juin en même temps que le *Te Deum*; ce qui amena notre auteur à rédiger l'Addition indiquée ci-contre.

3. Nous la verrons mourir l'année suivante.

4. On en avait chanté aussi à l'occasion du rétablissement de la duchesse de Berry: ci-dessus, p. 176, note 2.

5. François-Louis de Nyert: tome I, p. 171.

6. Le 13 juin: *Dangeau*, p. 63. L'Addition que Saint-Simon avait faite à cette occasion a été placée dans notre tome I, p. 367, sous le n° 46, parce qu'il y était plus question de son père que de lui-même.

7. Le portrait est plus corsé dans l'Addition ci-contre. Saint-

étoit fils d'un excellent musicien, dont la voix et le luth étoient admirables[1]; il étoit au marquis de Mortemart, premier gentilhomme de la chambre de Louis XIII[2], du temps que mon père l'étoit aussi, père de la trop fameuse Mme de Montespan. et duc et pair des quatorze de 1663. Louis XIII, s'opiniâtrant dans les Alpes en 1629, à forcer le célèbre Pas de Suse malgré la nature[3], et ce qui étoit peut-être plus, malgré le cardinal de Richelieu, et malgré tous ses généraux, qui jugeoient l'entreprise impraticable, s'ennuyoit fort les soirs au retour de ses recherches assidues des passages, parce que le cardinal lui écartoit le monde à dessein, dans l'espérance de l'abandon plus prompt de [ce] projet, que tous jugeoient impossible. Mon père, alors en grandes charges et en grande faveur, cherchoit à amuser le Roi, qui aimoit fort la musique, et lui proposa, dans cette solitude des soirs, d'entendre Nyert. Le Roi le goûta fort, tellement qu'au retour de ce triomphant voyage, où le Roi s'étoit couvert[4] de lauriers si purs et si uniquement dus à lui seul, mon père trouva jour à lui donner Nyert; il en parla à M. de Mortemart avant de rien entreprendre, qui fut ravi de faire cette fortune, et qui même[5] pria mon père d'en parler au Roi. Le héros le prit, et mon père, dans la suite,

Simon avait toujours trouvé Nyert assez mal disposé à son égard (nos tomes XVIII, p. 95, et XXII, p. 45); c'est sans doute pour cela qu'il en fait un portrait si noir. Au contraire, le maréchal de Villars, auquel il rendit service en 1693, le considérait comme un homme d'honneur et naturellement vertueux (*Mémoires*, tome I, p. 163). Mais Louville l'estimait méchant (notre tome X, p. 447).

1. Pierre de Nyert, mort en 1682. Tout ce qui va suivre a déjà été raconté au début de nos Mémoires (tome I, p. 171-176).

2. Gabriel de Rochechouart : *ibidem*.

3. Notre tome I, p. 172-174, et appendice III, p. 492-495.

4. Il avait d'abord écrit *s'estoit* à la fin d'une ligne, et *chargé* au commencement de la suivante; il a biffé *chargé* et écrit *couvert* sur la marge après *s'estoit*.

5. *Mesme* a été ajouté en interligne.

le fit premier valet de chambre. Son fils, dont on parle ici, ne lui ressembla en rien, et le fils que celui-ci laissa[1] ressembla encore moins au père. Il fut modeste, très honnête homme, et un saint; il dura peu[2]. Il laissa deux fils de même caractère que lui, qui ne durèrent pas non plus[3]. Le singe qui a donné lieu à cet article avoit attrapé le petit gouvernement de Limoges[4] et celui des Tuileries[5], lequel passa à son fils avec sa charge de premier valet de chambre.

On donna le plaisir au Roi d'aller voir le feu de la   Le Roi à

1. Louis de Nyert, marquis de Gambais: notre tome XXXIV, p. 312.

2. Il mourut le 27 mars 1736, à quarante-neuf ans.

3. *Non plus* a été ajouté en interligne. De ces deux fils, l'aîné, Alexis, mourut quelques heures avant son père (voyez l'Addition à Dangeau indiquée ci-contre); il avait obtenu le 25 juillet 1712 la survivance de la capitainerie du Louvre (reg. O[1] 56, fol. 14). Le second, Alexandre-Denis, succéda à son père lors de sa mort (1736) comme premier valet de chambre, charge dont il avait la survivance, et il obtint le 20 avril suivant celle de capitaine du Louvre (reg. O[1] 80, p. 230-236). Il mourut le 30 janvier 1744 à trente-quatre ans, sans alliance; ses charges furent distribuées entre diverses personnes (*Mémoires de Luynes*, tome V, p. 322). C'était un amateur d'art distingué, d'après P.-J. Mariette, qui fait son éloge dans son *Abecedario* (*Archives de l'art français*, tome IV, p. 56-57).

4. Ce gouvernement, de peu d'importance et de nulle utilité, fut supprimé en 1736, à la mort de Louis de Nyert (Expilly, *Dictionnaire géographique*, tome IV, p. 269), lequel en avait eu la survivance le 1er mai 1719, six semaines avant la mort de son père (reg. O[1] 63, fol. 129).

5. Saint-Simon veut dire *du Louvre*, comme dans l'Addition; le gouvernement et capitainerie des Tuileries appartenait à Bontemps (*État de la France*, 1722, tome I, p. 464-467). — La survivance de ce gouvernement du Louvre avait été accordée le 30 juin 1693 au fils cadet de François de Nyert (reg. O[1] 37, fol. 206-208), comme successeur éventuel de René Seguin, et elle avait été reportée à la mort de ce cadet sur son aîné Louis, 18 juin 1699 (reg. O[1] 43, fol. 179). Mme de Nyert avait obtenu, peu avant la mort de son mari, de conserver, sa vie durant, la jouissance de leur appartement au Louvre (reg. O[1] 63, fol. 132 v°, 5 mai 1719).

l'hôtel de ville, voit le feu de la Saint-Jean. Fatuités du maréchal de Villeroy. [Add. StS. 1587]

Saint-Jean à l'hôtel de ville, qui fut, à cause de lui, beaucoup plus beau qu'à l'ordinaire. Quantité de dames de la cour et de seigneurs y furent conviés par le duc de Tresmes[1]. On ne doutoit point que, le Roi ayant huit ans, la galanterie dont le maréchal de Villeroy s'étoit piqué toute sa vie et se piquoit encore ne fît manger les dames avec lui. La pédanterie de gouverneur l'emporta. Il fit souper le Roi seul dans une chambre particulière et à son heure accoutumée. Le premier maître d'hôtel[2], soutenu de Monsieur le Duc comme grand maître, prétendit le servir, parce que le souper du Roi fut fait par la bouche[3]. Le prévôt des marchands[4] revendiqua son droit ; un *mezzo-termine*, si chéri du Régent, finit la dispute. Il fit signer un billet au prévôt des marchands, par lequel il reconnut que ce seroit sans conséquence à l'égard du premier maître d'hôtel qu'il serviroit le Roi, et en effet il le servit[5]. Après ce solitaire souper, la fatuité du maréchal de Villeroy se déploya toute entière. Il fit faire au Roi la prière comme s'il alloit se coucher, et se fit moquer par tout le monde. Après, le Roi vit le feu. Le Roi parti, il y eut plusieurs tables magnifiquement servies pour tout ce qui avoit été convié, et un bal à l'hôtel de ville termina la fête[6].

1. Comme gouverneur de Paris.
2. Le marquis de Livry : tome II, p. 84.
3. C'est-à-dire par les officiers du service de la bouche du Roi : tome VIII, p. 162.
4. Charles II Trudaine : tome XXXI, p. 34.
5. Dangeau raconte sommairement ce conflit (p. 67), et c'est à cette occasion que Saint-Simon fit l'Addition indiquée ci-contre, n° 1587.
6. La *Gazette* donna une courte relation de la fête (p. 322-323), et la *Gazette de Rotterdam* n'en parla qu'à l'avance (n° 77). On trouve dans les registres du Bureau de la Ville (Archives nationales, H 1848, fol. 60-62) une « Explication du feu d'artifice tiré en la présence du Roi la veille de Saint-Jean-Baptiste 1719 », et l'état de la dépense des « collations » fournies à cette occasion, qui monta à 3352 livres. L'« Explication » fut même imprimée (Bibliothèque nationale, Lb^{38}, n° 143).

Mort et caractère de Chamlay. [*Add. St-S. 1588*]

On a tant parlé de Chamlay[1] dans ces *Mémoires*, qu'on n'a rien à y ajouter. Il étoit extrêmement gros[2]; sa grande sobriété et un exercice à pied journalier et prodigieux ne purent le garantir de l'apoplexie. Il en eut plusieurs attaques qui lui avoient fort abattu le corps et l'esprit[3]. Il en mourut à Bourbon[4]. C'étoit un homme d'un mérite très rare, qui, en quelque état qu'il fût, fut fort regretté. Il étoit grand croix de Saint-Louis, dès la fondation de l'ordre[5], et maréchal général des logis des armées du Roi, qu'il avoit exercé avec la plus grande capacité et distinction, et la confiance de M. de Turenne et des meilleurs généraux des armées[6]. On a vu ailleurs combien il eut toujours la confiance du Roi, et la probité, la modestie et le désintéressement avec lequel il en usa[7].

1. Jules-Louis Bolé, marquis de Chamlay : tome I, p. 266.

2. Voyez son portrait dans notre tome XXVIII, p. 79-80.

3. Dangeau en a mentionné une particulièrement violente en juin 1715 (tome XV, p. 436 : voyez notre tome XXVI, p. 208).

4. Le 21 juin. Dangeau l'annonce le 25 (p. 68). Il habitait rue du Colombier (aujourd'hui rue Jacob), près de la rue des Petits-Augustins (*Topographie historique du vieux Paris*, tome IV, p. 249).

5. Chamlay était commandeur depuis la création (mai 1693) ; il fut fait grand croix en octobre suivant (*Dangeau*, tome IV, p. 283 et 376).

6. Outre les mémoires fournis par lui aux divers secrétaires d'État de la guerre, Louvois, Barbezieux, Chamillart et Voysin, et qui se retrouvent en grande partie à leur date dans les volumes du Dépôt de la guerre, Chamlay avait conservé par devers lui un grand nombre de projets, plans, notes, mémoires, correspondances, rédigés ou recueillis par lui pendant sa longue carrière. Cet ensemble, formant vingt et un volumes, fut remis en 1729 à ce Dépôt par ses héritiers. Malheureusement on dispersa ces volumes parmi les autres suivant les dates auxquelles ils se rapportaient ; on peut cependant aujourd'hui les retrouver sans trop de peine. Beaucoup des travaux de Chamlay ont été utilisés par C. Rousset pour son *Histoire de Louvois*, par l'abbé Esnault dans *Michel Chamillart*, et par les historiens des guerres de Louis XIV. Deux autres volumes de papiers existent au Dépôt des affaires étrangères, *France* 450 et 451.

7. Voyez particulièrement notre tome XXVIII, p. 71 et 78-82. — Chamlay avait une vieille liaison avec Mme de la Taste (notre

La Cour des monnoies obtient la noblesse. Le chevalier de Bouillon obtient 30000# de gratification. Sainte-Menehould brûlée ; autre incendie à Francfort.

M. le duc d'Orléans, à qui tout couloit entre les doigts, accorda la noblesse aux officiers de la Cour des monnoies[1], et dix mille écus au chevalier de Bouillon[2].

Il y eut un grand incendie à Francfort-sur-le-Mein[3], et en Champagne toute la ville de Sainte-Menehould fut brûlée[4].

On a souvent parlé de Nancré, assez nouvellement revenu d'Espagne[5], charmé d'Alberoni, avec qui il étoit aussi assez homogène, lorsqu'il vint mourir ici en vingt-quatre heures[6]. C'étoit un des hommes du monde le plus

tome XXIV, p. 267), et il laissa une bâtarde, nommée Julie du Fresne, à qui les héritiers naturels de Chamlay disputèrent la succession. Nous ne connaissons sur Chamlay que deux travaux assez courts : l'un publié en 1877 dans le *Cabinet historique*, par M. A. de Boislisle, l'autre cité plus haut, de Jules d'Auriac (1899); ce personnage mériterait une étude plus approfondie.

1. Cet édit datait du mois de mars; mais il ne fut porté au Parlement pour être enregistré qu'en juin. On trouvera dans le registre U 363 des Archives nationales le sommaire des délibérations du Parlement les 23 et 27 juin, et la mention de l'enregistrement ce même jour, avec un exemplaire imprimé de l'édit; voyez le *Journal de Dangeau*, p. 70.

2. Le chevalier de Bouillon portait alors le nom de prince d'Auvergne, et c'est sous ce nom que *Dangeau* mentionne cette gratification, le 30 juillet (p. 95).

3. Le feu prit par accident à une maison dans la nuit du 26 au 27 juin et gagna avec tant de rapidité que près de cinq cents maisons furent détruites (*Gazette de Rotterdam*, n°s 79, 81 et 82; *Dangeau*, p. 73-74).

4. Saint-Simon prend cette nouvelle à Dangeau (p. 105), comme la précédente. Notre *Gazette* ne parla ni de l'un ni de l'autre événement; mais la *Gazette de Rotterdam* annonça dans son n° 96 : « Les bourgs de Sainte-Menehould et de la Charité ont presque été entièrement consumés par le feu du ciel. Il n'y a que trente-cinq maisons dans le premier qui en aient été garanties. » Voyez le *Journal de Buvat*, tome I, p. 423 et 425. Le cardinal de Noailles recommanda la détresse des sinistrés à la charité des fidèles de son diocèse par un mandement du 21 août (Archives nationales, U 362).

5. On l'a vu rentrer à Paris le 29 novembre 1718 (notre tome XXXV, p. 324).

6. Le 7 juillet : *Dangeau*, p. 74; *Gazette*, p. 348.

raffiné et dont le cœur et l'âme étoient le plus parfaitement corrompus, avec beaucoup d'esprit, des connoissances et beaucoup de souplesse et de liant. Il avoit servi, puis fait le philosophe; après, s'étoit accroché au Palais-Royal par Canillac et par les maîtresses, de là à M. de Torcy, et le plus sourdement qu'il avoit pu à tout ce qui approchoit du feu Roi; il ne tint pas à lui d'en devenir l'espion, puis l'organe[1]. On a vu ici qu'il le fut bien étrangement lors des Renonciations[2]. Valet de Nocé, enfin âme damnée de l'abbé Dubois, qui le porta aux négociations étrangères, et à d'autres plus intérieures, Nancré[3] comptoit voler haut, lorsque tout à coup il lui fallut quitter ce monde.

sur-le-Mein. Mort et caractère de Nancré*. [*Add. St-S. 1589*]

Ce n'étoit pas la peine de tant de bruit de part et d'autre, d'importuner les tribunaux, le Régent et le conseil de régence sur le mariage du duc d'Albret avec une fille de Barbezieux[4]. Elle mourut presque incontinent après[5] en couche d'un fils qui mourut dix ou douze ans après[6].

Mort de la duchesse d'Albret le Tellier.

M. le duc d'Orléans remplit dignement la place de Nancré, capitaine de ses suisses, de vingt mille livres de rente par les profits[7]. Nancré n'étoit point marié, étoit

Clermont Chaste, quel; est capitaine des suisses

1. Le portrait du marquis de Nancré a déjà été fait dans nos tomes XVIII, p. 404, XXIII, p. 157, et XXXII, p. 245-246.

2. En 1712 : tome XXIII, p. 156-158.

3. Notre auteur a écrit par mégarde ici *Nocé*, au lieu de *Nancré*.

4. Voyez nos tomes XXXI, p. 347, XXXIII, p. 51 et 165-166, et ci-dessus, p. 179-180.

5. Elle mourut dans la nuit du 7 au 8 juillet, à vingt-trois ans : *Dangeau*, p. 73-75 ; *Gazette*, p. 348 (qui dit le 9) ; *les Correspondants de Balleroy*, tome II, p. 64-65, où se trouve une lettre émue et détaillée de M. de Caumartin de Boissy, qui était parent de la jeune femme. Un récit de ses obsèques par un greffier du Parlement sera inséré ci-après, aux Additions et Corrections.

6. Godefroy-Géraud de la Tour d'Auvergne, titré duc de Château-Thierry, né le 2 juillet, mort le 29 mai 1732, dans sa treizième année.

7. Les appointements n'étaient que de trois mille six cents livres ;

* Saint-Simon a biffé ici les mots *Clermont Chattes a sa charge*, qui se retrouvent plus loin.

de M. le duc d'Orléans. [*Add. SᵗS. 1590 et 1591*]

sans suite, et n'avoit point de brevet de retenue. Le Régent[1] la donna à Clermont-Chaste, frère de Roussillon et de l'évêque-duc de Laon[2], qui n'avait rien vaillant, et qui, des plus riantes espérances, étoit tombé dans la plus cruelle disgrâce, à laquelle la mort de Monseigneur avoit mis le dernier sceau, et qui a été racontée ici sous l'an [1694[3]], avec l'aventure célèbre de Mlle Choin et de Mme la princesse de Conti[4]. Clermont, en naissance, en honneur, en probité, étoit le parfait contraste de Nancré[5]. Ce choix fut fort applaudi[6].

mais le capitaine disposait de toutes les charges et places qui venaient à vaquer par mort dans la compagnie, qui toutes lui devaient un droit d'entrée, comme il a été dit déjà dans notre tome XII, p. 426.

1. Les mots *le Régent* sont en interligne, au-dessus d'*il*, biffé.

2. François-Alphonse, comte de Clermont-Chaste (tome II, p. 186), frère de Louis-Anne, évêque de Laon (tome IX, p. 10), et de Charles-Balthazar, titré comte de Roussillon. Ce dernier fut capitaine de cavalerie en 1677, puis mestre-de-camp lieutenant du régiment de cavalerie de la Reine en 1684. Sa santé l'obligea de se démettre de ce régiment en février 1691 (*Mémoires de Sourches*, tome III, p. 360 et 363), et de se contenter des fonctions honorifiques de sénéchal du Velay, titre qu'il avait depuis 1685. Il ne mourut que le 20 avril 1740 à quatre-vingt-deux ans. Rigaud fit son portrait en 1694, ainsi que celui de sa première femme née Caillebot de la Salle. C'est à propos de la mort de cette dame en 1707 que notre auteur a fait sur ces trois frères l'Addition que nous plaçons ici, nº 1591, et où il insère sur l'évêque de Laon une anecdote qui n'a pas trouvé place dans les *Mémoires*, mais qu'il avait reproduite à la fin de la notice inédite que nous avons donnée à l'appendice V de notre tome VIII, p. 442.

3. Cette date est restée en blanc dans le manuscrit.

4. Aventure racontée dans notre tome II, p. 183-191.

5. La branche de Clermont-Chaste, malgré le mot cruel de l'évêque de Noyon rapporté dans l'Addition nº 1591, appartenait à la très ancienne maison de Clermont, en Dauphiné, dont les Clermont-Tonnerre étaient eux-mêmes issus (*Histoire généalogique*, tome VIII, p. 924). Elle tirait son nom du bourg de Chaste, aujourd'hui Chatte, dans le département actuel de l'Isère, canton de Saint-Marcellin.

6. Après la mort du Régent, M. de Clermont-Chaste resta capitaine des gardes du duc d'Orléans, son fils, comme gouverneur de Dauphiné: voyez ci-après, p. 293 et 312, et l'Addition nº 1602.

Le Garde des sceaux marie son second fils, perd sa femme, pousse ses deux fils.

Le Garde des sceaux maria son second fils[1] à la fille fort riche du président Larcher[2]. Ce mariage ne fut pas heureux[3] ; mais le jeune époux fit dans la suite la plus brillante fortune de son état[4]. Le mariage de son père avec une sœur de Caumartin, intendant des finances fort accrédité et conseiller d'État, n'avoit pas été non plus fort heureux[5] ; il perdit sa femme de la petite vérole quelques mois après le mariage de son fils[6]. Il en avoit deux fils : celui-ci plein d'esprit et d'ambition, et fort galant de plus, et un aîné qui étoit et fut toujours un balourd[7]. Le

1. Pierre-Marc de Voyer, comte d'Argenson : tome XX, p. 327.

2. Anne Larcher, née le 6 mars 1706, après la mort de son père, était fille de Pierre Larcher, seigneur de Pocancy, mort à vingt-cinq ans le 19 février 1706, n'étant conseiller au Parlement que depuis juillet 1704. Saint-Simon en le qualifiant de président le confond avec son parent Michel Larcher, président en la Chambre des comptes, mort en 1715. Dangeau annonce le mariage prochain dès le 3 mai (p. 42) ; il n'eut lieu en réalité que le 24, et il est curieux qu'il n'en soit pas mention dans la Correspondance de la marquise de Balleroy si liée avec les Argenson. La comtesse d'Argenson ne mourut que le 14 avril 1754. Sa mère, Anne-Thérèse Hébert de Buc, restée veuve fort jeune, s'était remariée le 23 novembre 1718 avec un Talon, capitaine aux gardes françaises.

3. Son beau-frère le marquis d'Argenson parle dans ses *Mémoires* (tomes V, p. 290 et 305, et VII, p. 160) de sa conduite méprisable, de ses mœurs dépravées et surtout de son avidité à profiter malhonnêtement dans les affaires de la guerre.

4. A l'époque où écrit notre auteur, le comte d'Argenson est secrétaire d'État de la guerre.

5. Marguerite Lefèvre de Caumartin, sœur de Louis-Urbain (tomes II, p. 194, et VI, p. 321).

6. Elle mourut le 1er août 1719, à quarante-sept ans (*Dangeau*, p. 96 ; *Gazette*, p. 383 ; *les Correspondants de Balleroy*, tome II, p. 67-68 et 71).

7. C'est le marquis d'Argenson, secrétaire d'État des affaires étrangères (tome XX, p. 327). Son maintien embarrassé, et surtout une affectation de bonhomie et de trivialité, le faisaient regarder comme peu intelligent ; on l'avait même surnommé la Bête. En 1746, le duc de Luynes note (*Mémoires*, tome VII, p. 338-340) la grossièreté d'expressions dont il usait à l'égard des ministres étrangers. Il est cer-

père ne fut pas longtemps à les mettre dans les emplois de leur état, et, malgré leur jeunesse, à les faire conseillers d'État, tous deux à peu de distance l'un de l'autre[1].

Mort de Chauvelin, conseiller d'État. [*Add. St-S. 1592*]

Chauvelin, conseiller d'État, mourut aussi[2]. Il avoit été intendant de Picardie[3], avec peu de lumière, mais beaucoup de probité. Il étoit père de l'avocat général dont il a été parlé ici[4], et de Chauvelin dont la prodigieuse élévation et la lourde chute ont fait depuis tant de bruit[5].

Mort, extraction, fortune du duc de Schönberg.

Le duc de Schönberg mourut subitement en une de ses maisons, près de Londres, à soixante-dix-neuf ans[6]. Il étoit fils du dernier maréchal de Schönberg, qui avoit

tain qu'on le jugeait alors tout différemment de ce qu'on pense aujourd'hui de sa capacité.

1. L'aîné en janvier 1720, l'autre en janvier 1724. Le père qui n'était encore que conseiller d'État semestre, quoique garde des sceaux, remplaça Chauvelin comme ordinaire par lettres du 1er août 1719; l'ambassadeur Châteauneuf eut sa place de semestre (reg. O¹ 63, fol. 193 et 193 v°; *Gazette*, p. 394-395).

2. Louis III Chauvelin (notre tome XXIII, p. 68); il mourut le 30 juillet (*Gazette*, p. 383; *Dangeau*, p. 95); il avait soixante-dix-neuf ans.

3. Intendant de Franche-Comté dès 1675, il passa à Amiens en décembre 1683 et y resta jusqu'en janvier 1694; Saint-Simon ne parle que de la dernière intendance, parce qu'il y avait particulièrement connu M. Chauvelin, son duché de Saint-Simon étant situé dans cette généralité.

4. Louis IV Chauvelin, mort en 1715 : tome XXVI, p. 254-255.

5. Germain-Louis Chauvelin : tome VI, p. 321.

6. Meinard, comte puis duc de Schönberg, né à Cologne le 30 juin 1641, avait été colonel de cavalerie en France dès 1673, et était brigadier lorsqu'il passa en Angleterre en 1685 avec son père, à la suite de la révocation de l'édit de Nantes. Le prince d'Orange le nomma général de la cavalerie, duc de Leicester en 1691, et lui donna des commandements importants pendant la guerre de succession d'Espagne. Il mourut dans son château d'Hillington, près Uxbridge, à quinze milles Nord-Ouest de Londres, le 16 juillet 1719 (la *National biography* dit le 5; mais ce doit être selon l'ancien style). La correspondance de son secrétaire avec le sieur Duval, chargé de ses affaires en France, de 1697 à 1701, est conservée dans le manuscrit 607 de la bibliothèque de Chartres.

commandé les armées de Portugal, et depuis celles de France avec réputation[1]. Il étoit Allemand et gentilhomme[2], mais point du tout parent des deux précédents maréchaux de Schönberg, père et fils, lequel fut duc et pair d'Halluin, en épousant l'héritière, par de nouvelles lettres[3]. Ce dernier maréchal de Schönberg dont on parle ici étoit huguenot, et se retira en Allemagne avec sa famille, à la révocation de l'édit de Nantes. L'électeur de Brandebourg le mit à la tête de son conseil et de ses troupes, et le donna après au prince d'Orange comme un homme utile dans les affaires et dans les armées, lorsqu'il fut question de la révolution d'Angleterre. Le maréchal en eut le secret tout d'abord et en dirigea la mécanique avec le prince d'Orange. Il passa avec lui en Angleterre, puis avec lui en Irlande, où il commanda son armée sous lui, et fut tué à la bataille de la Boyne, que le prince d'Orange gagna contre le roi d'Angleterre, laquelle fut le dernier coup de son accablement[4]. Le fils du maréchal de Schönberg fut fait duc par le roi Guillaume, et commanda les troupes angloises en chef en divers pays et diverses armées, et se retira à la fin mécontent. Il avoit épousé une sœur bâtarde de Madame[5], que l'électeur palatin avoit eue d'une demoiselle de Degenfeld, et qu'il fit faire comtesse par l'Empereur[6].

1. Frédéric-Armand : tome XV, p. 22-23.

2. Sa maison était originaire du diocèse de Trèves et peut-être issue des ducs de Clèves ; elle portait les mêmes armes.

3. Henri, mort en 1632 : tome XIII, p. 429, et Charles, duc d'Halluin par son mariage avec Anne d'Halluin-Piennes (tomes I, p. 165, et V, p. 222 et 225), et qui se remaria avec Marie de Hautefort.

4. Voyez nos tomes IV, p. 22-23, et XXXI, p. 217, où tout cela a déjà été dit.

5. Meinard de Schönberg avait épousé au commencement de 1683 Charlotte ou Caroline Raugrave, fille de Charles-Louis, électeur palatin, et de Louise de Degenfeld ; née en 1660, elle mourut le 6 juin 1696.

6. Marie-Suzanne-Louise de Degenfeld (Saint-Simon écrit *Degen-*

Mort, fortune et caractère de Bonrepaus.

Bonrepaus[1] mourut subitement dans sa maison à Paris, dans une heureuse vieillesse saine de corps et d'esprit, sans avoir été marié[2]. Il avoit été longtemps dans les bureaux de la marine du temps de M. Colbert, ensuite un des premiers commis de Seignelay, dont il eut la confiance[3]. A sa mort, il se tira des bureaux, qui lui avoient servi à se faire à la cour des amis, et à être depuis bien reçu dans toute la bonne compagnie. Il alla en Angleterre faire un traité de commerce[4], puis aux villes hanséatiques, enfin ambassadeur en Danemark[5], puis en Hollande, où il réussit fort bien[6]. Le Roi le traitoit avec

feldt), née en 1636, était demoiselle d'honneur de l'électrice palatine Charlotte de Hesse, mère de Madame; l'électeur divorça en 1656 et se remaria morganatiquement en 1657 avec Mlle de Degenfeld, dont il eut treize enfants; elle mourut enceinte d'un quatorzième le 18 mars 1677. L'électeur avait obtenu en 1667 de l'empereur Léopold de faire revivre pour elle et pour ses enfants le titre des anciens raugraves, dont il n'existait plus qu'une branche cadette et dont la plupart des domaines étaient passés à la maison palatine. Mme Arvède Barine a parlé de cette épouse de la main gauche dans *Madame mère du Régent* (1909).

1. François Dusson ou d'Usson de Bonrepaus : tome IV, p. 198.

2. Il mourut le 12 août (*Dangeau*, p. 100-101; *Gazette*, p. 419), dans l'ancien hôtel de Ranes, rue Visconti, où Racine était mort en 1699. Il avait vendu au mois de juin précédent sa charge de lecteur du Roi au fils de Crozat (*Dangeau*, p. 58; reg. O[1] 63, fol. 143).

3. Il était auprès de Seignelay comme Saint-Pouenge auprès de Louvois, et remplaçait chez le Roi le secrétaire d'État, quand il s'absentait (*Mémoires de Sourches*, tome III, p. 114 et 324). Une partie de ses papiers relatifs à la marine est aux Archives nationales, carton K 1360.

4. Notre tome IV, p. 279, note 3.

5. C'est en octobre 1692 qu'il fut désigné pour Copenhague. Les papiers de son ambassade sont aux Affaires étrangères, *Danemark*, Correspondance politique, vol. 42-58, et Mémoires et documents, vol. 1-3, et aux Archives nationales, K 1352; voyez notre tome IV, p. 281, note 4.

6. Les cartons K 1349 à 1353 contiennent divers papiers de son ambassade de Hollande; mais les plus importants sont aux Affaires étrangères.

bonté, Mme de Maintenon aussi[1]; il étoit estimé, et sur un pied de considération dans le monde, avec de l'esprit, de l'honneur, de la capacité et des talents[2]. Bonnac, fils de son frère aîné[3], hérita de lui. Il étoit gendre de Biron, qui lors n'avoit rien à donner à ses filles[4], et à Constantinople, où il étoit ambassadeur. Bonrepaus avoit près de trente mille livres du Roi[5].

Mme la duchesse de Berry se fait transporter de Meudon à la Meute.

Mme la duchesse de Berry étoit à Meudon du lendemain de Pâques, 10 avril, d'où elle s'étoit fait transporter à la Meute le 14 mai, couchée dans un carrosse entre deux draps[6]. Elle ne s'y trouva point soulagée. Le mal eut

1. Elle écrivait le 9 juin 1685 à son frère Aubigné : « M. de Bonrepaus et vous, vous encensez à qui mieux mieux, il écrit de vous à peu près ce que vous me mandez de lui, et je le montre à celui à qui il est bon de plaire » (*Correspondance générale*, tome II, p. 402; voyez aussi tome V, p. 341-342).

2. On a dit dans le tome IV, p. 230, note 6, qu'il était en relations avec toute la société d'Auteuil. Racine (*Œuvres*, tome VII, p. 268) compare le style de ses lettres à celui de Cicéron.

3. Ce frère aîné était Salomon d'Usson, marquis de Bonnac : tome VI, p. 280.

4. Nous avons vu ce mariage se faire en 1715 : tome XXIX, p. 300.

5. Cette dernière phrase a été ajoutée après coup. Bonrepaus avait une pension de six mille livres depuis septembre 1688, ses appointements de conseiller d'État, de membre du conseil de marine et de lecteur du Roi ; il avait eu en outre à la suite de ses missions diverses gratifications importantes (*Dangeau*, tomes I, p. 353, II, p. 176, IV, p. 172, XV, p. 372).

6. Saint-Simon avait d'abord écrit : « Me la Duch. de Berry estoit à la Meutte le 11 av. » ; il a biffé ces trois derniers mots et continué « du lendemain de Pasques 10 avril, où elle s'estoit fait transporter de Meudon, couchée », etc. Puis, s'apercevant de son erreur, il a biffé *la Meutte* pour mettre au-dessus *Meudon* et biffé plus loin *de Meudon*, pour écrire en interligne *à la Meutte le 14 may*, après avoir ajouté un *d'* avant *où*. En réalité, comme on l'a vu p. 216-217, la princesse n'alla à Meudon que le mercredi de Pâques, 12 avril ; elle quitta ce château le dimanche 14 mai pour la Muette (ci-dessus, p. 220), dans l'équipage indiqué (*Dangeau*, p. 46) ; Buvat (tome I, p. 387) ajoute que c'était pour boire les eaux de Passy, qui ne lui procurèrent aucun

son cours ; les accidents et les douleurs augmentèrent avec des intervalles courts et légers, et la fièvre le plus ordinairement marquée, et souvent forte. Des irrégularités de crainte et d'espérance se soutinrent jusqu'au commencement de juillet[1]. Cet état, où les temps de soulagement passoient si promptement et où la souffrance étoit si durable, donna des trèves à l'ardeur [de] déclarer le mariage de Rions, et engagea, outre la proximité de lieu, M. le duc d'Orléans à rapprocher ses visites, et même Mme la duchesse d'Orléans et Madame aussi, laquelle passoit l'été à Saint-Cloud[2]. Le mois de juillet devint plus menaçant par la suite continuelle des accidents et des douleurs et par beaucoup de fièvre. Ces maux augmentèrent tellement le 14 juillet, qu'on commença tout de bon à tout craindre[3]. La nuit fut si orageuse qu'on envoya éveiller M. le duc d'Orléans au Palais-Royal[4]. En même temps, Mme de Pons[5] écrivit à Mme de Saint-Simon, et la pressa d'aller s'établir à la Meute. On a vu[6] qu'elle ne

Conduite

soulagement (p. 392). La duchesse amena toute sa maison, et notamment ses aumôniers, ce qui produisit une réclamation des Barnabites, curés de Passy, qui se prétendaient en possession de la desserte de la chapelle de la Muette (Affaires étrangères, vol. *France* 1238, fol. 284).

1. Le *Journal de Dangeau* donne (p. 47 à 71) des nouvelles presque quotidiennes de la santé de la princesse, qui souffrait surtout extraordinairement de la plante des pieds ; voyez aussi le *Journal de Buvat*, p. 397 à 399, les *Correspondants de Balleroy*, tome II, p. 58 et 60, la *Gazette de Rotterdam*, nos 62, 65, 66, 68, 69 et 74, et la *Gazette de la Régence*, publiée par Édouard de Barthélemy, p. 335-338.

2. Le *Journal* note des visites du Régent à la Muette les 16, 19 et 28 mai, 8, 12 et 19 juin, de la duchesse d'Orléans le 20 mai, et de Madame les 20 mai et 12 juin.

3. Après une amélioration au début de juillet, l'état de la princesse empira le 14 (*Dangeau*, p. 72 et 78 ; *les Correspondants de Balleroy*, p. 64 ; *Gazette de Rotterdam*, nos 82, 86 et 88).

4. *Dangeau*, p. 78, 15 juillet.

5. Marie-Guyonne de Rochefort-Théobon, dame d'atour de la princesse : tome XXIX, p. 45.

6. Tome XXIX, p. 118.

voyoit Mme la duchesse de Berry que pour des cérémonies, et les soirs pour l'heure de sa cour, où elle ne soupoit presque jamais, et retenoit seulement les dames qui étoient choisies pour y souper[1], entre celles qui s'y trouvoient ou au jeu ou à voir jouer, ce qui étoit le temps de sa cour publique. Elle ne la suivoit guères que chez le Roi, ce qui étoit rare, et, quoiqu'elle eût un logement à la Meute, elle n'y alloit comme point ; c'étoit excès de complaisance si elle y couchoit une nuit, quoi[que] la princesse et sa maison n'y fussent occupées que d'elle, et que ce fût une fête et toutes sortes de soins quand elle faisoit tant que d'y aller une fois, et rarement deux pendant tout le séjour qu'on y faisoit. Elle se rendit à l'avis de Mme de Pons, et s'y en alla sur-le-champ pour y demeurer. Elle trouva le danger grand. Il y eut une saignée faite au bras, puis au pied ce même jour 15 juillet, et on envoya chercher un cordelier son confesseur[2]. J'interromps ici la suite de cette maladie, qui dura encore sept jours, et qui finit le 21 juillet, parce que ce qui reste à en rapporter s'entendra mieux après avoir vu d'un même coup d'œil cette princesse toute entière, au hasard peut-être de quelques légères redites de ce qui se trouve d'elle ici en différents endroits.

de Mme de Saint-Simon à l'égard de Mme la duchesse de Berry.

Mme la duchesse de Berry a fait tant de bruit dans l'espace d'une très courte vie, que, encore que la matière en soit triste, elle est curieuse et mérite qu'on s'y arrête un peu[3]. Née avec un esprit supérieur, et, quand elle le vouloit, également agréable et aimable, et une figure qui imposoit et qui arrêtoit les yeux avec plaisir, mais que sur la fin le trop d'embonpoint gâta un peu, elle parloit

Raccourci de Mme la duchesse de Berry. [*Add. St-S. 1593*]

1. Ce qui précède, depuis *et retenoit*, a été ajouté en interligne et sur la marge.

2. Le P. Binet : ci-dessus, p. 172, note 1.

3. Les *Mémoires* ont déjà donné divers portraits de la princesse : tomes XXI, p. 79-81, XXII, p. 46-47, XXVI, p. 315-322 ; on pourra les rapprocher de celui qui va suivre.

avec une grâce singulière[1], une éloquence naturelle qui lui étoit particulière, et qui couloit avec aisance et de source, enfin avec une justesse d'expressions qui surprenoit et charmoit[2]. Que n'eût-elle point fait de ces talents avec le Roi et Mme de Maintenon, qui ne vouloient que l'aimer, avec Mme la duchesse de Bourgogne, qui l'avoit mariée, et qui en faisoit sa propre chose, et depuis avec un père régent du royaume, qui n'eut des yeux que pour elle, si les vices du cœur, de l'esprit et de l'âme, et le plus violent tempérament n'avoient tourné tant de belles choses en poison le plus dangereux? L'orgueil le plus démesuré et la fausseté la plus continuelle, elle les prit pour des vertus, dont elle se piqua toujours, et l'irréligion, dont elle croyait parer son esprit, mit le comble à tout le reste.

On a vu en plus d'un endroit ici son étrange conduite avec M. le duc de Berry[3], son horreur pour une mère bâtarde[4], ses mépris pour un père qu'elle avoit dompté[5], ses extravagantes idées à l'égard de Monseigneur, son désespoir de rang et d'ingratitude pour M. et Mme la duchesse de Bourgogne, à qui elle devoit tout[6], son peu d'égards pour le Roi et pour Mme de Maintenon[7], sa haine déclarée pour tous ceux qui avoient contribué à son mariage, parce que, disoit-elle, il lui étoit insupportable d'avoir obligation à quelqu'un[8], ses grossières tromperies et ses hauteurs, l'inégalité d'une conduite si peu d'accord avec elle-même, enfin jusqu'à la honte de l'ivrognerie complète et de tout ce qui accompagne la plus basse cra-

1. *Singulière* est en interligne, au-dessus de *naturelle,* biffé.
2. Il avait déjà remarqué ces grâces du langage lors du mariage avec le duc de Berry : tome XIX, p. 289.
3. Tomes XXIV, p. 257-258, et XXVI, p. 318.
4. Tomes XIV, p. 414, XXI, p. 80 et 100, XXVI, p. 321.
5. Tome XXIX, p. 221 et 382, et ci-dessus, p. 218.
6. Tome XX, p. 82-84 et 105-106.
7. Tome XXVI, p. 322.
8. Tome XXI, p. 80.

pule en convives, en ordures et en impiétés[1]. On a vu que, dès les premiers jours du mariage, la force du tempérament ne tarda pas à se déclarer, les indécences journalières en public, ses courses après plusieurs jeunes gens avec peu ou point de mesure, et jusqu'à quelles folies fut porté son abandon à la Haye[2], ensuite à Rions, enfin ses projets d'avoir de grands noms et des braves dans sa maison, pour se faire compter entre l'Espagne et son père[3], se tourner du côté qui lui sembleroit le plus avantageux des deux, se figurer que cela lui seroit possible, usurper aussi le rang de reine en plusieurs occasions[4], et une fois de plus que reine avec les ambassadeurs[5].

Ce qui parut de plus extraordinaire fut l'étonnant contraste d'un orgueil qui la portoit sur les nues, et de la débauche qui la faisoit manger non-seulement avec quelques gens de qualité, elle dont le rang ne souffroit point d'autres hommes à sa table que des princes du sang, même en particulier uniquement et à des parties de campagne, mais d'y admettre le P. Riglet, jésuite, qui en savoit dire des meilleures, et d'autres espèces de canailles, qui n'auroient été admis dans aucune honnête maison[6], et souper souvent avec les roués de M. le duc d'Orléans, avec lui et sans lui, et se plaire et exciter leurs gueulées[7] et leurs impiétés[8]. Ce court crayon rappelle en peu de

1. Tomes XX, p. 98-99, et XXVI, p. 319.
2. Tomes XXIV, p. 228, et XXXI, p. 319-320.
3. Tome XXXII, p. 236-237.
4. Tomes XXIX, p. 374-376, et XXXV, p. 326.
5. Tome XXXV, p. 327-328.
6. Déjà dit dans nos tomes XXIX, p. 379, et XXXII, p. 235-236.
7. « *Gueulée,* paroles sales, déshonnêtes : *Il a dit beaucoup de gueulées* » (*Académie,* 1718). Le *Littré* ne l'a pas relevé, et le *Dictionnaire* d'Hatzfeld ne cite que le présent exemple de notre auteur, qui l'emploiera encore dans la suite des *Mémoires,* tome XIX de 1873, p. 25.
8. Ces trois derniers mots de la phrase ont été ajoutés en interligne.

mots ce qu'on a vu épars ici plus au long à mesure que les occasions s'en sont présentées, quoique écrites le plus succinctement qu'il a été possible, qui a montré jusqu'à quel point elle manquoit de tout jugement et de tout honnête, même naturel, sentiment.

Parmi une dépravation si universelle et si publique, elle étoit indignée qu'on osât en parler. Elle débitoit hardiment qu'il n'étoit jamais permis de parler des personnes de son rang, non pas même de blâmer ce qui pouvoit le mériter dans leurs actions les plus publiques, et qu'on auroit vues soi-même[1], combien moins de ce qui ne se passoit qu'en particulier. C'est ce qui l'irritoit contre tout le monde, comme d'un droit sacré violé en sa personne, le plus criminel manquement de respect, le plus indigne de pardon. Sa mort aussi fut un étrange spectacle. C'est maintenant à quoi il faut revenir.

Mme la duchesse de Berry reçoit superbement ses sacrements; fait après à Mme de Mouchy présent d'un baguier de deux cent mille écus. M. le duc d'Orléans le prend, et elle demeure perdue.

Les longues douleurs dont elle fut accablée ne purent la persuader de penser à cette vie par un régime nécessaire à son état, ni à celle qui la devoit bientôt suivre, jusqu'à ce qu'enfin parents et médecins se crurent obligés de lui parler un langage qu'on ne tient aux princes de ce rang qu'à grand'peine dans la plus urgente extrémité, mais que l'impiété de Chirac déconcerta. Néanmoins comme il fut seul de son avis, et que tous les autres qui avoient parlé continuèrent à le faire, elle se soumit aux remèdes pour ce monde et pour l'autre. Elle reçut ses sacrements à portes ouvertes, et parla aux assistants sur sa vie et sur son état, mais en reine de l'une et de l'autre[2]. Après que ce spectacle fut fini et qu'elle se fut renfermée avec ses familiers, elle s'applaudit avec eux de la fermeté qu'elle avoit montrée, et leur demanda si elle n'avoit pas bien parlé, et si ce n'étoit pas mourir avec grandeur et

1. Membre de phrase mis après coup en interligne.

2. Après avoir vu son confesseur le 16 juillet, la princesse communia dans la nuit du 16 au 17 (*Dangeau*, p. 79 ; *Correspondance de Madame*, recueil Brunet, tome II, p. 131).

avec courage[1]. Un peu après, elle ne retint que Mme de Mouchy, lui indiqua clef et cassette, et lui dit de lui apporter son baguier[2]; il fut apporté, et ouvert. Mme la duchesse de Berry lui en fit un présent après quantité d'autres; car, outre ce qu'elle avoit eu souvent, il n'y avoit guères de jour, depuis qu'elle étoit malade, qu'elle n'en tirât tout ce qu'elle pouvoit, souvent de l'argent et des pierreries; le moins étoit des bijoux. Ce baguier valoit seul plus de deux cent mille écus. La Mouchy, tout avide qu'elle étoit, ne laissa pas d'en être étourdie. Elle sortit et le montra à son mari. C'étoit le soir. M. et Mme la duchesse d'Orléans étoient partis. Le mari et la femme eurent peur d'être accusés de vol, tant leur réputation étoit bonne. Ils crurent donc en devoir dire quelque chose à ce qu'il leur étoit le moins opposé dans la maison, où ils étoient généralement haïs et méprisés. De l'un à l'autre la chose fut bientôt sue, et vint à Mme de Saint-Simon. Elle connoissoit ce baguier, et en fut si étonnée, qu'elle crut en devoir informer M. le duc d'Orléans, à qui elle le manda sur-le-champ. L'état où étoit Mme la duchesse de Berry faisoit qu'on ne se couchoit guères à la Meute, où on se tenoit dans un salon. Mme de Mouchy, voyant que l'affaire du baguier devenoit publique et réussissoit mal, s'approcha fort embarrassée de Mme de Saint-Simon, lui conta comment cela s'étoit passé, tira le baguier de sa poche et le lui montra. Mme de Saint-Simon appela les dames les plus proches d'où elle étoit pour le voir aussi. et, devant elles (car elle ne les avoit appelées que dans ce dessein), elle dit à Mme de Mouchy que c'étoit là un beau présent, mais qu'il étoit si beau qu'elle lui conseilloit d'en aller rendre compte au plus tôt à M. le duc d'Orléans, et le lui porter. Ce conseil, et donné en présence de témoins, embarrassa étrangement Mme de Mouchy. Elle

1. Notre auteur est le seul à rapporter ces propos, qu'il tenait sans doute de sa femme.

2. « *Baguier*, coffret pour serrer des bagues » (*Académie*, 1718).

répondit néanmoins qu'elle le feroit, et alla retrouver son mari, avec qui elle monta dans sa chambre. Le lendemain matin, ils furent ensemble au Palais-Royal, et demandèrent à parler à M. le duc d'Orléans, qui, averti par[1] Mme de Saint-Simon, les fit aussitôt entrer, et sortir le peu qui étoit dans son cabinet; car il étoit fort matin. Mme de Mouchy, son mari présent, fit son compliment comme elle put. M. le duc d'Orléans, pour toute réponse, lui demanda où étoit le baguier. Elle le tira de sa poche et le lui présenta. M. le duc d'Orléans le prit, l'ouvrit, considéra bien si rien n'y manquoit, car il le connoissoit parfaitement, le referma, tira une clef de sa poche, l'enferma dans un tiroir de son bureau, puis les congédia par un signe de tête, sans dire un mot, ni eux non plus. Ils firent la révérence, et se retirèrent également outrés et confus. Oncques depuis ils ne reparurent à la Meute. Bientôt après M. le duc d'Orléans y arriva, qui, dès qu'il eut[2] vu un moment Madame sa fille, prit Mme de Saint-Simon en particulier, la remercia beaucoup de ce qu'elle lui avoit mandé et fait[3], lui conta ce qu'il venoit de faire, et que le baguier ne sortiroit plus de ses mains. Il étoit si en colère de cette effronterie, qu'il ne put se tenir d'en parler dans le salon en termes fort désavantageux pour M. et Mme de Mouchy, au grand applaudissement de toute la compagnie, même jusque des valets[4].

1. Avant *par,* Saint-Simon a biffé *aussy tost.*

2. Il y a *eust,* au subjonctif, par erreur dans le manuscrit.

3. Les mots *et fait* ont été ajoutés en interligne.

4. M. de Balleroy écrivait à sa femme le 24 juillet (*les Correspondants de Balleroy,* tome II, p. 66) : « On parle fort mal de M. et Mme de Mouchy. Ce qui est certain, c'est que M. de Mouchy est venu, après la mort de Mme de Berry, trouver M. le Régent, le baguier de Mme de Berry à la main, et lui dit que c'étoit un présent que Mme de Berry avoit fait à Mme de Mouchy. On dit que, le Régent ayant avancé la main pour le prendre, Mouchy fit un petit mouvement pour retirer la sienne, assez pour être aperçu ; mais cependant il le répara dans le moment, et le Régent le mit dans la poche. On dit qu'il y a pour cent

Mme la duchesse de Berry reçoit une seconde fois ses sacrements, et pieusement.

Je ne sais si l'absence de la Mouchy fit quelque impression heureuse sur Mme la duchesse de Berry; mais elle n'en parla jamais, et peu après elle parut fort rentrée en elle-même, et souhaita de recevoir encore une fois Notre-Seigneur. Elle le reçut, à ce qu'il parut, avec beaucoup de piété, et tout différemment de la première fois[1]. Ce fut l'abbé de Castries, son premier aumônier, nommé à l'archevêché de Tours, qui le fut après d'Alby, et enfin commandeur de l'Ordre[2], qui le lui administra, et qui le fut chercher à la paroisse de Passy, et l'y reporta, suivi de M. le duc d'Orléans et de M. le duc de Chartres[3]. Cet

mille écus de pierreries. M. de Mouchy cita trois témoins de ce présent; le Régent les a envoyé chercher; ils ont tous dit n'en avoir aucune connoissance. Ils sont sortis tous deux de la Muette, où elle est morte, un peu avant sa mort. On dit qu'ils ont bien fait, parce que le reste de la maison les auroit assommés, tant pour tout ce qu'ils avoient pris à visage découvert que parce qu'ils étoient persuadés que lui et sa femme avoient beaucoup abrégé les jours de la princesse en lui fournissant les plus mauvaises choses à manger, dès qu'elle en avoit la moindre envie. On les accuse même, dans les derniers jours de la vie de la princesse d'avoir tiré la nuit quantité de ballots. Enfin ils sortent de là fort riches et fort déshonorés. »

1. *Dangeau*, p. 80. Sa grand'mère Madame raconte dans une lettre du 20 juillet, à propos de cette cérémonie (*Correspondance*, recueil Brunet, tome II, p. 133): « Elle a dit qu'elle mourrait sans regret, puisqu'elle était réconciliée avec Dieu, et que, si sa vie se prolongeait, elle pourrait bien l'offenser de nouveau. Cela nous a si fort touchés que je ne saurais l'exprimer. »

2. Armand-Pierre de la Croix, abbé de Castries : tome IV, p. 350. Il était désigné pour l'archevêché de Tours depuis janvier 1717, après la mort de M. d'Hervault (*Dangeau*, tome XVII, p. 13); mais Rome lui refusait ses bulles; voyez ci-après p. 355.

3. *Dangeau*, p. 80; le premier aumônier était accompagné par le supérieur des Barnabites qui desservaient la cure de Passy. Cette paroisse, démembrée de celle d'Auteuil, n'avait été érigée que par lettres patentes de mai 1672, et la cure unie au couvent des Barnabites en juin suivant (reg. O[1] 16, fol. 305 v°; article de Léopold Mar dans le *Bulletin de la Société historique d'Auteuil et de Passy*, tome I, 1893, p. 92-96). Nous avons dit ci-dessus, p. 253, note 6, qu'il y avait eu un petit conflit entre les Barnabites et les aumôniers de la princesse.

abbé fit une exhortation courte, belle, touchante, et tellement convenable, qu'elle fut admirée de tout ce qui l'entendit.

Dans cette extrémité où les médecins ne savent plus que faire et où [on] a recours à tout, on parla de l'élixir d'un nommé Garus[1], qui faisoit alors beaucoup de bruit, et dont le Roi a depuis acheté le secret[2]. Garus fut donc mandé et arriva bientôt après. Il trouva Mme la duchesse de Berry si mal, qu'il ne voulut répondre de rien. Le remède fut donné et réussit au delà de toute espérance. Il ne s'agissoit plus que de continuer. Sur toutes choses, Garus avoit demandé que rien, sans exception, ne fût donné à Mme la duchesse de Berry que par lui, et cela même avoit été très expressément commandé par M. et par Mme la duchesse d'Orléans. Mme la duchesse de Berry continua d'être de plus en plus soulagée, et si revenue à elle-même, que Chirac craignit d'en avoir l'affront. Il prit son temps que Garus dormoit sur un sofa[3], et avec son impé-

Scélératesse insigne de Chirac impunie.

1. Joseph Garus ou Garrus (Saint-Simon écrit *Garu* et *Garru*) était docteur en médecine de la faculté de Montpellier, d'après les pièces énoncées dans la note suivante ; il dut mourir au début de 1723, assez âgé, puisqu'il était grand-père et qu'une de ses petites-filles était déjà mariée. Il avait inventé et vendait l'élixir qui porte son nom, et dont la composition a été indiquée plus haut, p. 146, note 2. Madame (*Correspondance*, recueil Jæglé, tome III, p. 125) fait l'éloge du médecin et du remède, en août 1722.

2. On trouve dans le registre du Secrétariat de la Maison du Roi, O[1] 67, p. 330 et 332, un brevet de mille livres de pension en faveur de Marie-Madeleine Barbey, veuve de Joseph Garus, « en considération de l'utilité d'un élixir de la composition de son mari, dont elle a donné le secret » et une autre de pareille somme en faveur de ses quatre petits-enfants, à raison de deux cent cinquante livres chacun, avec permission pour la veuve de continuer à vendre cet élixir (21 et 22 mai 1723).

3. Le *sofa* ou *sopha* est en Turquie une estrade élevée recouverte d'un tapis ; en France, on donnait ce nom à « une espèce de lit de repos à trois dossiers, dont on se sert comme de siège » (*Académie*, 1718). On confondait souvent dans l'usage les canapés avec les sofas. Une gravure de mode de la collection Trouvain de 1694 (Archives

tuosité présenta un purgatif à Mme la duchesse de Berry, qu'il lui fit avaler sans en dire mot à personne, et sans que deux gardes-malades, qu'on avoit prises pour la servir, et qui seules étoient présentes, osassent branler devant lui. L'audace fut aussi complète que la scélératesse; car M. et Mme la duchesse d'Orléans étoient dans le salon de la Meute. De ce moment à celui de retomber pis que l'état d'où l'élixir l'avoit tirée, il n'y eut presque pas d'intervalle. Garus fut réveillé et appelé. Voyant ce désordre, il s'écria qu'on avoit donné un purgatif, qui, quel qu'il fût, étoit un poison dans l'état de la princesse. Il voulut s'en aller; on le retint; on le mena à M. et à Mme la duchesse d'Orléans. Grand vacarme devant eux, cris de Garus, impudence de Chirac et hardiesse sans égale à soutenir ce qu'il avoit fait. Il ne pouvoit le nier, parce que les deux gardes avoient été interrogées et l'avoient dit. Mme la duchesse de Berry, pendant ce débat, tendoit à sa fin, sans que Chirac ni Garus eussent de ressource. Elle dura cependant le reste de la journée, et ne mourut que sur le minuit. Chirac, voyant avancer l'agonie, traversa la chambre, et, faisant une révérence d'insulte au pied du lit, qui étoit ouvert, lui souhaita un bon voyage en termes équivalents, et de ce pas s'en alla à Paris. La merveille est qu'il n'en fut autre chose, et qu'il demeura auprès de M. le duc d'Orléans comme auparavant[1].

Ma conduite à l'égard de Mme la duchesse

Depuis la légèreté, pour ne pas employer un autre nom, que M. le duc d'Orléans avoit eue de parler à Mme la duchesse de Berry d'un avis que je lui avois donné, si

nationales, MM 914, n° 94) représente la duchesse de Bouillon sur un sofa, qui n'est qu'un large fauteuil à dos très élevé et renversé. Voyez H. Havard, *Dictionnaire de l'ameublement*, au mot SOPHA.

1. Dangeau confirme l'emploi de l'élixir de Garus; mais toute cette histoire du purgatif donné par Chirac, ce qui s'en suivit, et la façon insultante dont ce médecin quitta la malade, n'est raconté que par nos Mémoires et par l'Addition n° 1593, qui leur a servi de canevas. Nous répétons cependant que Saint-Simon a pu savoir ces détails de première main par sa femme.

de Berry.
En sa dernière extrémité, je vais à la Meute auprès de M. le duc d'Orléans. Il me charge de ses ordres sur tout ce qui devoit suivre la mort. J'empêche toute cérémonie et l'oraison funèbre.

important à l'un et à l'autre, au lieu d'en profiter, et de la haine qu'elle en conçut, ce qui arriva dès les premiers mois de son mariage, je ne la vis plus qu'aux occasions indispensables, qui n'arrivoient presque jamais, et d'ailleurs quand il n'en arrivoit point, une fois ou deux l'an tout au plus, à une heure publique, et un instant à chaque fois[1]. Mme de Saint-Simon, voyant que la fin s'approchoit, et qu'il n'y avoit personne à la Meute avec qui M. le duc d'Orléans fût bien libre, me manda qu'elle me conseilloit d'y venir pour être auprès de lui dans ces tristes moments. Il me parut en effet que mon arrivée lui fit plaisir, et que je ne lui fus pas inutile au soulagement de s'épancher en liberté avec moi, Le reste du jour se passa ainsi, et à entrer des moments dans la chambre. Le soir, je fus presque toujours seul auprès de lui. Il voulut que je me chargeasse de tout ce qui devoit se faire après que Mme la duchesse de Berry [seroit morte], sur l'ouverture de son corps, et le secret en cas qu'elle se trouvât grosse, sur tous les détails qui demandoient ses ordres et sa décision, pour n'être point importuné de ces choses touchantes, et de tout ce qui regardoit les funérailles et les ordres qu'il y avoit à y donner. Il me parla avec toute sorte d'amitié et de confiance, ne voulut point qu'ensuite[2] je lui demandasse ses ordres sur rien, et dit en passant à toute la maison de la princesse, qui se trouvoit là toute rassemblée, qu'il m'avoit donné ses ordres, et que c'étoit à moi, qu'il en avoit chargé, à les donner sur tout ce qui pourroit demander les siens. Il me dit, de plus, qu'il ne comptoit plus Mme de Mouchy pour être[3] de la maison, avec sa chimère de charge de seconde dame d'atour ; qu'elle avoit perdu sa fille, qu'elle l'avoit pillée, n'oublia pas le baguier qu'il lui avoit ôté, et me chargea, conjointement avec Mme de Saint-Simon, d'empêcher qu'elle demeurât à la Meute, si

1. Tome XXII, p. 49-52, où cela a été raconté.
2. *Ensuitte* est en interligne.
3. Les deux mots p^r *estre* ont aussi été mis en interligne.

elle s'y présentoit, encore plus de lui laisser faire aucune fonction, ni d'entrer dans les carrosses pour accompagner le corps à Saint-Denis, ou le cœur au Val-de-Grâce. Je proposai à M. le duc d'Orléans qu'il n'y eût ni garde du corps, ni eau bénite, ni aucune cérémonie, que le convoi fût décent, mais au plus simple, et les suites de même; surtout qu'au service de Saint-Denis, où on ne pouvoit éviter le cérémonial ordinaire, qu'il n'y eût point d'oraison funèbre; je lui en touchai légèrement les raisons, qu'il sentit très bien, me remercia, et convint avec moi que les choses se passeroient ainsi, et que, de sa part, je les ordonnasse de la sorte[1]. Je fus le plus court que je pus avec lui sur ces funèbres matières, et je le promenois tant que je pouvois de temps en temps dans les pièces de suite de la maison et dans l'entrée du jardin, et le détournois de la chambre de la mourante autant qu'il me fut possible. Le soir bien avancé, et Mme la duchesse de Berry de plus en plus mal et sans connoissance depuis que Chirac l'avoit empoisonnée, comme on a vu en son lieu que les médecins de la cour en firent autant au maréchal de Boufflers, en pareil cas, à Fontainebleau, et avec même succès[2], M. le duc d'Orléans rentra dans la chambre, et approcha du chevet du lit, dont tous les rideaux étoient ouverts; je ne l'y laissai que quelques moments, et le poussai dans le cabinet, où il n'y avoit personne. Les fenêtres y étoient ouvertes; il s'y mit appuyé sur le balustre de fer, et ses pleurs y redoublèrent au point que j'eus peur qu'il ne suffoquât[3]. Quand ce grand accès se

1. Tout ceci, et ce qui va suivre, est bien moins développé dans l'Addition à Dangeau n° 1593, où Saint-Simon se contente de dire : « M. le duc d'Orléans, qui n'avoit eu que M. de Saint-Simon auprès de lui à la Meute, ...le chargea des soins et des ordres de tout ce qui devoit suivre, et se laissa arracher par lui de la Meute quelques heures avant la mort.... On eut le bon sens de ne vouloir point d'oraison funèbre, et de ne faire sur les obsèques que ce qui ne se put absolument éviter. »

2. Tome XXII, p. 100.

3. Madame écrivait (*Correspondance*, recueil Jæglé, tome III,

fut un peu passé, il se mit à me parler des malheurs de ce monde et du peu de durée de ce qui y est de plus agréable. J'en pris occasion de lui dire ce que Dieu me donna, avec toute la douceur, l'onction et la tendresse qu'il me fut possible. Non seulement il reçut bien ce que je lui disois, mais il répondit, et en prolongea la conversation.

Après avoir été là plus d'une heure, Mme de Saint-Simon me fit avertir doucement qu'il étoit temps que je tâchasse d'emmener M. le duc d'Orléans, d'autant plus qu'on ne pouvoit sortir de ce cabinet que par la chambre. Son carrosse étoit prêt, que Mme de Saint-Simon avoit eu soin de faire venir. Ce ne fut pas sans peine que je pus venir doucement à bout d'arracher de là M. le duc d'Orléans plongé dans la plus amère douleur. Je lui fis traverser la chambre tout de suite, et le suppliai de s'en retourner à Paris. Ce fut une autre peine à l'y résoudre. A la fin il se rendit. Il voulut que je demeurasse pour tous les ordres. Il pria Mme de Saint-Simon, avec beaucoup de politesse, d'être présente à tous les scellés. Après quoi, je le mis dans son carrosse, et il s'en alla. Je rendis ensuite à Mme de Saint-Simon les ordres qu'il m'avoit donnés sur l'ouverture du corps, pour qu'elle les fît exécuter, et sur tout le reste, et je[1] l'empêchai de demeurer dans le spectacle de cette chambre, où il n'y avoit plus que de l'horreur.

Mort de Mme la duchesse de Berry ;

Enfin, sur le minuit du 21 juillet, Mme la duchesse de Berry mourut, deux jours après le forfait de Chirac[2].

p. 35) : « J'ai trouvé mon pauvre fils dans une telle affliction que cela attendrirait un rocher. Il ne veut pas pleurer ; il se raidit contre la douleur, et à tout instant les larmes ne lui en montent pas moins aux yeux. »

1. Les mots *et je* surchargent *enfin*, effacé du doigt.

2. Sur la mort de la princesse, on peut voir le *Journal de Dangeau*, p. 81, la *Gazette de France*, p. 360, le *Mercure* de juillet, p. 178 et suivantes, la *Gazette de Rotterdam*, n° 89, la *Correspondance de Madame*, recueil Jæglé, tome III, p. 34-35, et recueil Brunet, tome II, p. 131-137, 143-144, les *Mémoires secrets de Duclos*, édition Michaud

M. le duc d'Orléans fut le seul touché[1]. Quelques perdants s'affligèrent; mais qui d'entre eux eut de quoi subsister ne parut pas même regretter sa perte. Mme la duchesse d'Orléans sentit sa délivrance, mais avec toutes les mesures de la bienséance. Madame ne s'en contraignit que médiocrement[2]. Quelque affligé que fût M. le duc d'Orléans, la consolation ne tarda guères. Le joug auquel il s'étoit livré, et qu'il trouvoit souvent pesant, étoit rompu. Surtout il se trouvoit affranchi des affres de la déclaration du mariage de Rions et de ses suites[3], embarras d'autant plus grand, qu'à l'ouverture du corps la pauvre princesse fut trouvée grosse; on trouva aussi un dérangement dans son cerveau[4]. Cela ne promettoit que de

regrettée, sans exception, de personne que de M. le duc d'Orléans, et encore peu de jours.

et Poujoulat, p. 547, le *Journal de Buvat,* tome I, p. 411-412, qui place la mort au 19 juillet, *les Correspondants de Balleroy,* tome II, p. 65, et les *Souvenirs* (apocryphes) *de la marquise de Créquy,* tome II, p. 20-24. L'article de la *Gazette* fut imprimé sur feuille volante et vendu dans les rues; un exemplaire s'en trouve dans le registre U 362 des Archives nationales.

1. Ce mot remplace *affligé,* écrit d'abord. — Madame a parlé à diverses reprises du chagrin de son fils, au moins dans les premiers moments. La duchesse de Lorraine, tante de Mme de Berry, écrivait à la marquise d'Aulède (*Correspondance,* éditée par A. de Bonneval, p. 118): « Je l'aimois comme mes propres enfants, et ce coup-là m'accable. » Dans le public, cette mort rapide fut un prétexte à chansons; l'une, jouant sur son nom d'Élisabeth et sur le diminutif employé pour les soubrettes de théâtre, disait:

Babet a perdu la vie,
Quelle perte pour le dieu d'amour!
— Quoi! Babet de la Comédie?
— Non; Babet du Luxembourg.

2. Dans sa *Correspondance,* elle déplora surtout cette mort prématurée, mais en insistant sur ce que la princesse s'était tuée par sa gloutonnerie, favorisée par la Mouchy (recueil Jægle, tome III, p. 38; recueil Brunet, tome II, p. 131-133). Plus tard, en septembre, elle écrivait (recueil Jæglé, p. 43): « Plût à Dieu que j'aie moins de motifs de me consoler de sa mort; c'est pire que tout ce que vous sauriez imaginer. »

3. Ci-dessus, p. 217-218.

4. Saint-Simon est le seul qui parle d'un commencement de gros-

grandes peines, et fut soigneusement étouffé pour le temps.

Scellés mis par la Vrillière, secrétaire d'État. Convois du cœur et du corps. Ni manteaux ni mantes au Palais-Royal.

Sur les cinq heures du matin, c'est-à-dire cinq heures après cette mort, la Vrillière arriva à la Meute, où il mit le scellé en présence de Mme de Saint-Simon. Dès que cela fut fait, elle monta dans son carrosse avec lui, que les gens nécessaires au scellé suivirent dans le carrosse de la Vrillière, et s'en allèrent en faire autant à Meudon, puis au Luxembourg[1], de là au Palais-Royal en rendre compte à M. le duc d'Orléans; après quoi, Mme de Saint-Simon revint à la Meute, où une plus cruelle nuit l'attendoit par l'horreur de ses fonctions à l'ouverture du corps, de laquelle j'allai rendre compte à M. le duc d'Orléans, et de l'exécution de ses ordres. Le corps fut déposé ensuite dans la chapelle de la Meute sans être gardé[2], où les messes basses furent continuelles tous les matins. Je m'établis à Passy chez M. et Mme de Lauzun[3], pour être plus près de la Meute sans y être toujours, d'où j'allois presque tous les jours voir M. le duc[4] d'Orléans, outre les jours de conseil de régence. Comme il n'y eut point de cérémonie, tout le monde fut dispensé des manteaux et des mantes au Palais-Royal, où on se présenta en deuil,

sesse; il put le savoir par Mme de Simon, et il est certain qu'on dut le cacher. Parlant de l'autopsie, Madame disait (recueil Jæglé, p. 35) : « Hier on l'a ouverte... Elle avait un ulcère à l'estomac, un autre à l'aîne; la rate était entièrement pourrie, ce n'était plus qu'une bouillie; la tête était pleine d'eau, la cervelle réduite de moitié. »

1. Le procès-verbal d'apposition des scellés dans ces divers lieux, dont le texte est conservé dans les archives de la Maison du roi, carton O[1] 1043, et registre O[1] 63, fol. 184, a été publié par Em. Campardon en note au *Journal de Buvat*, tome I, p. 415-416. Dangeau annonce ce scellé dès le 17 juillet, par erreur; en marge de son exemplaire du *Journal*, Saint-Simon a écrit : « Ce ne fut qu'après la mort. »

2. On a vu récemment, à propos de la mort de la duchesse de Vendôme (tome XXXIII, p. 134-137), en quoi consistait la garde du corps des princesses décédées.

3. Ils avaient chacun une maison à Passy : nos tomes XXIV, p. 245, note 2, et XXIX, p. 274.

4. Les mots *le duc* surchargent *et M*[e].

mais en habits ordinaires. Il ne se trouva point de testament, et Mme la duchesse de Berry ne donna rien à personne que ce que Mme de Mouchy s'étoit fait donner. Elle jouissoit de sept cent mille livres de rente, sans ce que, depuis la Régence, elle tiroit de M. le duc d'Orléans[1].

Le soir du samedi 22, l'abbé de Castries, nommé à l'archevêché de Tours et son premier aumônier[2], porta le cœur au Val-de-Grâce, ayant à sa gauche Mlle de la Roche-sur-Yon[3], Mme de Saint-Simon au-devant et la duchesse de Louvigny[4] nommée par le Roi, Mme de Brassac, dame de Mme la duchesse de Berry[5], à une portière, et, ce qui fut fort étrange, la dame d'honneur de Mme la princesse de Conti, mère de Mlle de la Roche-sur-Yon, à l'autre[6]. Le deuil du Roi fut de six semaines, celui du Palais-Royal de trois mois, par le respect du rang[7], et Mme de Saint-Simon drapa pour six mois, parce

1. Dangeau (p. 81) dit six cent quatre vingt mille livres, savoir : six cent quarante mille de pensions, douaire, etc., et quarante mille pour l'intérêt de sa dot.

2. Ci-dessus, p. 261.

3. Louise-Adélaïde de Bourbon-Conti : tome XVII, p. 131.

4. Louise-Françoise d'Aumont d'Humières : tome XIX, p. 33.

5. Lucie-Françoise de Tourville : tome VIII, p. 292.

6. Cette dame d'honneur était Élisabeth le Cocq, veuve de Jacques de Souillac, marquis de Châtillon, lieutenant général au gouvernement de Roussillon et lieutenant de Roi de Perpignan, maréchal de camp en 1652, mort à Perpignan le 26 février 1681. Sa veuve accepta d'abord une place de dame de confiance auprès de la jeune duchesse de Noailles, nièce de Mme de Maintenon ; puis en octobre 1714 la princesse de Conti mère, née de Bourbon-Condé, la prit comme dame d'honneur (*Dangeau*, tome XV, p. 266 ; *Dictionnaire de Moréri*, tome IX, p. 516-517). Saint-Simon prend à Dangeau l'indication de ce cortège (tome XVIII, p. 90-91 ; voyez aussi la *Gazette*, p. 371).

7. « Nous n'aurons que trois mois de deuil au lieu de six, écrivait Madame (*Correspondance*, recueil Brunet, tome II, p. 137) ; car un usage tout récent a abrégé de moitié la durée des deuils. » Voyez aussi le *Journal de Dangeau*, p. 91. Selon l'usage, le Roi donna trois mille livres aux prévôt des marchands et échevins de Paris pour leurs frais de deuil (reg. O[1] 63, fol. 138).

qu'elle avoit, comme on l'a vu en son lieu[1], drapé par excès de complaisance à d'autres deuils où M. le duc de Berry drapoit sans que le Roi drapât.

Le dimanche 23 juillet, sur les dix heures du soir, le corps de Mme la duchesse de Berry fut mis dans un carrosse dont les huit chevaux étoient caparaçonnés. Il n'y eut aucune tenture à la Meute. L'abbé de Castries et les prêtres suivoient dans un autre carrosse, et les dames de Mme la duchesse de Berry dans un autre. Il n'y eut qu'une quarantaine de flambeaux, portés par ses pages et ses gardes. Le convoi passa par le bois de Boulogne et la plaine de Saint-Denis, avec beaucoup de simplicité, et fut reçu de même dans l'église de l'abbaye[2].

Les appointements et logements continués à toutes les dames

La veille du convoi[3], M. le duc d'Orléans, sans que je lui en parlasse, me dit que le Roi conservoit à Mme de Saint-Simon ses appointements en entier, qui étoient de vingt et une mille livres[4]. Je l'en remerciai, et en même

1. En 1712, pour le deuil de la duchesse de Bourgogne : tome XXII, p. 355.

2. Sur ces obsèques, on peut voir le *Journal de Dangeau*, p. 91, la *Gazette*, p. 371-372, le *Mercure* de juillet, p. 181-182, la *Gazette de Rotterdam*, n° 90, et divers documents officiels dans le carton K 139, n° 8, aux Archives nationales. Voyez aussi ci-après aux Additions et Corrections.

3. Avant *La veille*, Saint-Simon a biffé *Le lendemain*, écrit d'abord parce que Dangeau annonce le 24 juillet les grâces qui vont suivre.

4. L'*Etat de la France* de 1712 énonçait ainsi les émoluments de la dame d'honneur de Mme de Berry : « 1 200 livres de gages, 7 200 livres de livrées, 930 livres pour habillements, 148 livres pour jetons et tapis, 1 080 livres pour charrois, 6 000 livres de pension » ; soit 16 558 livres, auxquelles il faut ajouter 5 000 livres de pension spéciale pour égaler les appointements de Mme de Saint-Simon à ceux de la duchesse du Lude (voyez notre tome XX, p. 505), et cela fait bien 21 000 livres. Mais le brevet qui fut accordé le 24 juillet à Mme de Saint-Simon (registre O[1] 63, fol. 186 v°) dit : « Le Roi, voulant témoigner à la dame duchesse de Saint-Simon, dame d'honneur de feu Mme la duchesse de Berry, sa tante, sa satisfaction, etc.., lui a conservé, des appointements qu'elle avoit en ladite qualité, la somme de douze mille livres. » Ce serait donc seulement en cette dernière somme qu'aurait consisté la grâce faite.

de Mme la duchesse de Berry.

temps je lui dis que ce seroit faire à Mme de Saint-Simon et à moi la grâce entière de conserver aux dames de Mme la duchesse de Berry leurs appointements : il me les accorda sur-le-champ. Ensuite je lui demandai la même grâce pour la première femme de chambre, qui étoit une fille d'un singulier mérite[1] : je l'obtins aussi. Au sortir du Palais-Royal, j'allai à la Meute, où je dis à Mme de Saint-Simon ce que je venois de faire ; elle envoya prier toutes les dames de venir dans sa chambre, et leur manda que j'y étois, et que j'avois à leur parler. J'eus la malice de ne leur rien dire jusqu'à ce que toutes fussent arrivées ; alors je leur appris les grâces du Régent, qui leur conserva aussi en même temps leurs logements au Luxembourg[2]. La joie fut grande et sans contrainte, et je fus bien embrassé. Je leur conseillai d'aller toutes ensemble le lendemain remercier M. le duc d'Orléans ; elles le firent, et furent reçues de très bonne grâce. En même temps, Mme de Saint-Simon lui remit l'appartement qu'elle avoit au Luxembourg, et lui demanda de le rendre à Mlle de Langey et à ses frères[3], qui l'avoient auparavant,

1. Les *Mémoires* ont déjà parlé avec éloge de cette personne, Mlle d'Avaise : tome XXVI, p. 206-207.

2. Les brevets, du 24 juillet, sont dans le registre O¹ 63, fol. 187-188 : Mme de Pons, dame d'atour, eut 9000 livres, Mlle d'Avaise 6000, Mmes d'Armentières, de Laval, de Brassac et d'Arpajon, dames d'accompagnement, chacune 4000 livres, mais toujours, comme pour Mme de Saint-Simon, à titre de pension pour conservation de partie de leurs appointements. Voyez aussi *Dangeau*, p. 91-92.

3. On a déjà rencontré dans le tome XXXI, p. 5-6, la marquise de Langey, Diane de Montault-Navailles, lors de sa mort en 1717, et nous avons dit qu'elle avait eu sept enfants. A l'époque où nous sommes il restait encore les quatre fils et deux filles. La dernière, Anne-Henriette, née en 1667, fille d'honneur de la duchesse de Guise, épousa le 14 mai 1703, Charles Houel d'Houelbourg, dit le marquis d'Houel, capitaine aux gardes (*Dangeau*, tomes V, p. 380 et IX, p. 182 ; *Mémoires de Sourches*, tomes V, p. 130, et VIII, p. 72-73 et 78-79 ; *Mercure* de mai 1703, p. 179-184), plus tard maréchal de camp en 1718 et gouverneur de l'île de Ré ; elle mourut le 20 décembre 1719. L'autre sœur, Diane-Judith, née vers 1663, vivait avec sa mère au Luxem-

et elle l'obtint[1]. On a vu ailleurs que Mme de Saint-Simon ne s'en étoit jamais servie[2]; mais on n'avoit pas voulu le reprendre, et qu'il parût qu'elle n'avoit point d'appartement au Luxembourg.

Mouchy et sa femme chassés.

Mme de Mouchy fit demander une audience à M. le duc d'Orléans, qui ne voulut pas la voir, et lui fit dire d'aller parler à la Vrillière. Elle y fut donc avec son mari. Elle y reçut l'ordre de sortir tous deux en vingt-quatre heures de Paris, et de n'y pas revenir[3]. Longtemps après ils y revinrent; mais aucun des événements arrivés dans la suite n'a pu les rétablir dans le monde, ni les tirer d'obscurité, de mépris et d'oubli.

bourg; elle ne se maria pas, et nous ignorons la date de sa mort. Les fils étaient : Philippe de Cordouan, marquis de Langey, né vers 1662, qui épousa (contrat du 26 février 1689, reg. Y 254, fol. 264 v°) Geneviève Siffe de Chastenay, veuve de François-Paul de Gaudechart, marquis de Querrieux, puis, en secondes noces, Hardouine-Françoise du Brossin de Méré; il mourut le 10 août 1744. Le second, Henri, comte de Langey, né vers 1664, exempt des gardes du corps, se maria par contrat du 27 avril 1704 (reg. Y 277, fol. 87) avec Marie de Belineau, veuve de René Guillon de la Cailleterie, trésorier de France à Tours (voyez aussi E 1964, fol. 100); il mourut décoré de l'ordre de Saint-Louis, le 25 janvier 1747. Le troisième, Augustin-Benjamin, titré marquis de Téligny, né en 1665, homme très estimable, fut choisi en janvier 1718 pour être gouverneur du comte de Clermont (*Dangeau*, tome XVII, p. 228, 242 et 315); il mourut le 31 juillet 1750. Enfin le dernier, René, comte de la Noue, né en 1666, page de la petite écurie en 1684, servit dans la gendarmerie et devint en avril 1715 premier écuyer du prince de Conti et colonel-lieutenant de son régiment de cavalerie ; il mourut le 20 mai 1732, brigadier et inspecteur général de la cavalerie. Nous retrouverons ces deux-ci dans la suite des *Mémoires* (tome XVII de 1873, p. 67), à propos du mariage du dernier avec Mme de Chevry.

1. Ce logement resta longtemps dans la famille; car, en 1746, il passa au comte de Langey, après son frère Téligny (reg. O[1] 90, fol. 193).

2. Tome XXIX, p. 118; il n'avait pas été dit alors que cet appartement était celui de Mme de Langey.

3. *Journal de Dangeau*, p. 93 et 94; *Journal de Buvat*, p. 420-421; *Correspondance de Madame*, recueil Brunet, tome II, p. 144.

Les spectacles furent interrompus huit jours à Paris[1].

Gouvernement de Meudon rendu à du Mont.

M. le duc d'Orléans, dès les premiers jours, envoya chercher du Mont, lui rendit le gouvernement de Meudon, et lui ordonna d'y faire revenir tous les gens qui y étoient lorsque Mme la duchesse de Berry eut Meudon, et que leurs emplois leur seroient rendus[2].

Désespoir de Rions, qui à la fin se console.

On peut juger en quel état tomba Rions en apprenant à l'armée une aussi terrible nouvelle pour lui[3]. Quel affreux dénouement d'une aventure plus que romanesque, au point qu'il touchoit à tout ce que l'ambition peut procurer même de plus imaginaire. Aussi fut-il plus d'une fois sur le point de se tuer, et longtemps gardé à vue par des amis que la pitié lui fit. Il vendit bientôt après la fin de la campagne son régiment et son gouvernement[4]. Comme il avoit été doux et poli avec ses amis, il en conserva, et fit bonne chère avec eux pour se consoler[5]; mais, au fond, il demeura obscur, et cette obscurité l'absorba.

Le service de Mme la duchesse de Berry se fit à Saint-Denis avec les cérémonies accoutumées, mais sans oraison funèbre[6], les premiers jours de septembre[7].

1. Dangeau dit, le vendredi 28 juillet (p. 94) : « Les spectacles recommencèrent. »

2. *Journal de Dangeau*, p. 93-94; notre tome XXXV, p. 319.

3. Madame raconte (*Correspondance*, recueil Brunet, tome II, p. 154): « Lorsque la nouvelle de la mort de Mme de Berry vint à l'armée, le prince de Conti alla trouver Rions et lui chanta une sotte chanson : « Elle est morte, la vache aux paniers; il n'en faut plus parler. »

4. Il garda son gouvernement de Cognac jusqu'en 1722 et son régiment des dragons du Dauphin jusqu'en 1725.

5. Il n'eut permission de revenir à Paris qu'en avril 1720, et on prétendit alors qu'il allait se marier (*Dangeau*, tome XVIII, p. 273; voyez la suite des *Mémoires*, tome XVII de 1873, p. 60).

6. Le 2 septembre : *Dangeau*, p. 117; *Gazette*, p. 443-444. Madame écrivait dans une lettre datée par erreur du 20 juillet (recueil Brunet, p. 133) et qui doit être du 29 ou du 30 : « On a été tellement embarrassé pour faire son oraison funèbre, qu'on a jugé à propos de n'en point faire du tout. » Voyez ci-après aux Additions et Corrections.

7. A la suite de ce paragraphe, Saint-Simon a biffé : *Peu après je fis donner à Pesé le gouvt de*; voyez plus loin, p. 291.

Maladie de Mme de Saint-Simon à Passy. Le Régent nous prête le château neuf de Meudon*.

Mme de Saint-Simon, qui, comme on l'a vu en son lieu[1], avoit été forcée, et moi aussi, à consentir qu'elle fût[2] dame d'honneur de Mme la duchesse du Berry, n'avoit pu, en aucun temps, trouver le moindre jour à quitter cette triste place. On avoit pour elle toute sorte de considération, et on lui laissoit toute sorte de liberté ; mais tout cela ne la consoloit point de cette place, de sorte qu'elle sentit tout le plaisir, pour ne pas dire toute la satisfaction, d'une délivrance qu'elle n'attendoit pas d'une princesse de vingt-quatre ans. Mais l'extrême fatigue des derniers jours de la maladie, et de ceux qui suivirent la mort, lui causèrent une fièvre maligne[3] dont elle fut six semaines à l'extrémité dans une maison que Fontanieu lui avoit prêtée à Passy[4] pour prendre l'air et des eaux de Forges, et s'y reposer ; elle fut[5] deux mois à s'en remettre. Cet accident, qui me pensa tourner la tête, me séquestra de tout pendant deux mois sans sortir de cette maison et presque de sa chambre, sans ouïr parler de rien[6], et sans voir que le peu de proches ou d'amis indispensables. Lorsqu'elle commença à se rétablir, je demandai à M. le duc d'Orléans

1. Tome XIX, p. 237-248 et 291-313.

2. Ces cinq mots ont été écrits en interligne, au-dessus de *d'estre*, biffé.

3. Ni Dangeau ni aucun contemporain n'ont parlé de cette maladie.

4. Il a paru en 1895 dans le *Bulletin de la Société historique d'Auteuil et de Passy* (tome II, p. 56-62) une note sur ce séjour de Saint-Simon à Passy dans la maison de Fontanieu pendant l'été de 1719 ; mais ce n'est qu'un simple extrait de nos *Mémoires*, sans aucun renseignement complémentaire. Notre auteur était en relations d'affaires et même d'amitié avec Fontanieu comme on l'a vu dans le tome XXXV, p. 42-45. Voyez ci-après aux Additions et Corrections.

5. Les mots *elle fut* sont en interligne, au-dessus d'*et*, biffé.

6. Cependant Dangeau signale sa présence à un conseil au Palais-Royal le 2 août (p. 96), et nous verrons ci-après, p. 305, Saint-Simon avoir dans le courant de ce même mois un long entretien avec le Régent.

* Dans le manuscrit cette manchette se trouve placée quelques lignes trop haut.

quelques logements au château neuf de Meudon[1]. Il me le prêta tout entier et tout meublé. Nous y passâmes le reste de l'été[2], et plusieurs autres depuis[3]. C'est un lieu charmant pour toute espèce de promenades. Nous comptions de n'y voir que nos amis ; mais la proximité nous accabla de monde, en sorte que tout le château neuf fut souvent tout rempli, sans les gens de simple passage[4].

Deuil de la cour prolongé six semaines au-delà de celui du Roi. Il visite Madame. M. et Mme la duchesse d'Orléans. [*Add. St-S. 1594*]

Pour ne plus revenir à la même matière, le deuil de Mme la duchesse de Berry eut une chose jusqu'alors sans exemple, et qui n'en a pas eu depuis : c'est que, le Roi ne le portant que six semaines, la cour ne comptoit pas le porter davantage, parce que les deuils de cour ne se portent que par respect pour le Roi, et se prennent et se quittent en même temps que lui. Cependant il y eut ordre de le continuer au delà du Roi, et de le porter trois mois, c'est-à-dire autant que M. le duc d'Orléans le porta[5]. Les logements au Luxembourg furent conservés aux deux premiers officiers et au premier maître d'hôtel[6], et le

1. Bâti par le grand Dauphin à côté de l'ancien château des le Tellier : notre tome XVII, p. 431.

2. En admettant que la duchesse soit tombée malade à la fin de juillet, puisqu'elle assista le 24 aux obsèques de Mme de Berry, si elle passa deux mois à Passy, ce n'est qu'au début d'octobre que le ménage Saint-Simon put aller s'installer à Meudon.

3. Saint-Simon y passa encore l'été de 1720 (Addition au *Journal de Dangeau,* tome XVIII, p. 312, et suite des *Mémoires,* tome XVII de 1873, p. 94) ; il est probable qu'il en fut de même en 1721 ; en 1722, nous le verrons y marier sa fille (suite des *Mémoires,* tome XVIII, p. 448), et il y séjourna encore pendant l'été de 1723 (*ibidem,* tome XIX, p. 159).

4. Cela sera répété dans la suite (tome XVIII de 1873, p. 474).

5. Dangeau écrit le 7 septembre, p. 119 : « Le Roi quitta hier le deuil ; mais les courtisans le porteront encore six semaines. On avoit cru que, le Roi le quittant, la cour le quitteroit aussi ; mais cela a été réglé autrement. Le duc de Tresmes, premier gentilhomme de la chambre en année l'a déclaré aux domestiques du Roi, et l'introducteur des ambassadeurs l'a déclaré aussi aux ambassadeurs. » C'est à ce propos que Saint-Simon a fait l'Addition indiquée ci-contre.

6. Saint-Simon a ajouté les six derniers mots en interligne, et a

chevalier d'Hautefort, premier écuyer, obtint de conserver les livrées et un carrosse aux armes de Mme la duchesse de Berry sur le dernier exemple de Sainte-Maure, premier écuyer de feu M. le duc de Berry [1]. Le Roi alla voir sur cette mort Madame et M. et Mme la duchesse d'Orléans [2].

Le Roi au Louvre; en visite toutes les Académies

Le [3] Roi, qui étoit depuis trois semaines dans l'appartement de la Reine mère au Louvre, pour laisser nettoyer les Tuileries [4], alla, pendant ce séjour, voir toutes les

corrigé *3* en *2* avant *p^rs officiers*. Il y avait en effet trois officiers principaux : le chevalier d'honneur, marquis de Coëtanfao, le premier écuyer, chevalier d'Hautefort, et le premier maître d'hôtel, marquis de Saumery, ce dernier inférieur aux deux autres. C'est ce qui explique la correction ; mais en réalité, il n'y eut que Saumery et Hautefort qui bénéficièrent de la faveur annoncée (*Dangeau*, p. 93) ; Coëtanfao âgé et malade ne servait plus.

1. Cet exemple de Sainte-Maure a été raconté dans le tome XXVI, p. 219. Saint-Simon ne trouve pas l'indication de cette faveur à Hautefort dans le *Journal de Dangeau* ; il la prend dans ses souvenirs personnels. Mais il aurait pu mentionner aussi que Mme de Saint-Simon bénéficia très abondamment de la « dépouille » de la princesse dont elle était dame d'honneur, comme c'était l'usage. On trouvera à la fin du présent volume, appendice VIII, l'énumération des meubles et de l'argenterie dont « hérita » la duchesse.

2. Louis XV alla au Palais-Royal voir le Régent et Mme d'Orléans dès le 22 juillet, et le 23 il se rendit à Saint-Cloud chez Madame (*Dangeau*, p. 90 et 91).

3. Avant ce paragraphe, Saint-Simon a biffé : « Me du Maine obtint la permission d'aller dans un chasteau voisin de Chalon sur Saone ou la Billarderie alla la conduire, et le Duc du Maine celle de chasser autour de Dourlens, mais sans en découcher. Cepend^t le Secretaire de Cellamare qui avoit eu permission de retourner en Espagne fut arresté à Orleans et conduit au chasteau de Saumur. » On va retrouver cela presque textuellement un peu plus loin. En marge a été aussi biffée la manchette suivante : « M. et Me du Maine fort relachés. Le secretaire de Cellamare mis au chasteau de Saumur. »

4. « Le Roi alla, par la grande galerie, au Louvre, où on veut le transporter pour quinze jours, afin d'avoir le temps de nettoyer les Tuileries, qui en ont grand besoin. » (*Dangeau*, p. 76, 10 juillet). Ce n'était ce jour-là qu'une visite. L'annaliste écrit encore le 12 (p. 77) : « Le Roi ira dimanche coucher au Louvre, dans l'appartement de la Reine mère, où il demeurera quelques jours, pour donner le loisir de

Académies[1] et le Balancier[2]. Le maréchal de Villeroy voulut parler aux Académies françoise, des sciences et des belles-lettres; on ne comprit ni pourquoi ni trop ce qu'il y dit[3]. Les directeurs de ces académies firent chacun une harangue au Roi, qui retourna après aux Tuileries.

pendant qu'on nettoie les Tuileries.

Mme du Maine obtint d'aller demeurer dans un château

M. et Mme

nettoyer les Tuileries, dont les mauvaises senteurs commençoient à incommoder fort Sa Majesté et toute la cour. » Puis il annonce en effet le transfert du jeune Roi le dimanche 16, et son retour aux Tuileries le 2 août (p. 79 et 96). Sur l'appartement d'Anne d'Autriche, voyez notre tome XXXI, p. 364.

1. Il alla à l'Académie française et à celle des sciences le 22 juillet (*Dangeau*, p. 90; *Gazette*, p. 369). Les *Registres de l'Académie française* (tome II, p. 81-82) donnent un compte rendu de la visite. Il y avait vingt-quatre présents; après un petit discours du maréchal de Villeroy, Valincour fit un compliment, auquel le Roi répondit en quelques mots, et le poëte Houdard de la Motte lut des vers de circonstance. « Après cela le Roi a dit à M. Dacier, secrétaire perpétuel, qu'il vouloit voir comment on procédoit à l'élection des officiers tous les trimestres. M. Dacier a pris la boîte et a fait voir à S. M. comment on faisoit sortir alternativement de leurs cornets les boules blanches et noires, jusqu'à ce que la sortie de la boule rouge ou de la boule verte eût déclaré le directeur et le chancelier. Cela a diverti S. M. pendant quelques moments. » Il monta ensuite à l'Académie des sciences, où il fut reçu par le marquis de Torcy, président, et vit quelques expériences de physique. A l'Académie des inscriptions, le 24, il fut complimenté par le secrétaire perpétuel, Gros de Boze, et le 2 août il alla à l'académie d'architecture (*Gazette*, p. 371 et 382; *Dangeau*, p. 91 et 96).

2. On appelait ainsi la Monnaie des médailles (tome XXVIII, p. 157). C'est encore le 2 août qu'eut lieu cette visite; le directeur, l'orfèvre Launay, fit frapper devant le Roi une médaille dont Dangeau fait la description (p. 96; voyez aussi la *Gazette*, p. 382, qui donne plus de détails). La veille, le jeune Roi avait visité l'imprimerie royale du Louvre.

3. Cette appréciation malveillante fut peut-être celle du public, mais plutôt celle de Saint-Simon. Les *Registres de l'Académie* disent : « M. le maréchal de Villeroy a expliqué avec beaucoup d'éloquence et de dignité ce qui avoit porté le Roi à nous faire un si grand honneur, a dit des choses très honorables pour la compagnie », etc. Dangeau non plus ne fait aucune critique.

du Maine, fort relâchés. Aveux de la duchesse du Maine. Misérable comédie entre elle et son mari. Le secrétaire du prince

voisin de Chalon-sur-Saône, où la Billarderie la fut conduire[1], et le duc du Maine celle de chasser autour de Doullens, mais sans en découcher[2]. En même temps le secrétaire du prince de Cellamare, qui avoit eu enfin permission de retourner en Espagne, fut arrêté en chemin à Orléans, et mené dans le château de Saumur[3]. C'est que la duchesse du Maine avoit enfin commencé à parler, à avouer beaucoup de choses, peut-être à en cacher davan-

1. La santé de la princesse souffrait du séjour dans l'intérieur de la citadelle de Chalon, et elle demanda à aller dans une maison de campagne. On lui permit, au début d'août, de se rendre au château de Chailly, près Beaune, qui appartenait à M. Brunet, président au parlement de Bourgogne. Le lieu étant malsain, à cause des fossés plein d'eau qui entouraient le château, on la transféra dans le voisinage, à celui de Savigny, qui appartenait au président de Migieu. On avait pensé aussi à celui de Serrigny, dans la même région, ou à celui de Gilly, propriété de l'abbé de Citeaux. Madame la Princesse, sa mère, désirait qu'elle se rapprochât de Paris, et demandait pour elle l'autorisation de séjourner à Anet; mais le Régent refusa, et accorda le château de Champlay (on prononce et on écrivait *Chamlay*), non loin de Joigny, dont le possesseur, le célèbre tacticien, venait de mourir (ci-dessus, p. 245). La princesse quitta Savigny après le milieu de septembre; mais le voyage était long, plus de trente lieues, et sa santé délabrée l'allongea encore. Elle dut s'arrêter plusieurs jours à Chanceaux (Côte d'Or, près de Semur), puis à Régennes, maison de campagne de l'évêque d'Auxerre, à quelques lieues de cette ville. Elle n'arriva à Chamlay que le 19 ou le 20 octobre; sa mère quitta Paris le 25 pour aller l'y voir et la trouva assez souffrante (*Journal de Dangeau*, p. 95, 102, 104, 116-117, 124, 140, 142, 144 et 147; *Archives de la Bastille*, par Ravaisson, tome XIII, p. 270-271, 274 et 276, lettres de le Blanc à M. de la Billarderie et à l'abbé Desplannes; général de Piépape, *La Duchesse du Maine*, p. 214-215); voyez ci-après, p. 312.

2. *Dangeau*, p. 95; *Archives de la Bastille*, p. 264.

3. Ce secrétaire d'ambassade s'appelait Fernand Trivigno de Figueroa; il fut arrêté en même temps que l'aumônier de l'ambassadeur, et resta dans le château de Saumur jusqu'au 14 février 1720, où on leur permit de retourner en Espagne (vol. *Espagne* 294). Il emportait les papiers de l'ambassade, au moins ceux que Dubois n'avait pas conservés (*Journal de Buvat*, tome I, p. 417); le procès-verbal de levée des scellés, daté du 17-20 juillet est dans le volume *Espagne* 289.

tage[1]; car, comme je l'ai dit au commencement de cette affaire[2], et pourquoi, je n'y ai jamais vu bien clair, et je suis très persuadé que M. le duc d'Orléans, qui sûrement en a su davantage, en a ignoré plus qu'il n'en a su, et que l'abbé Dubois s'est bien gardé de ne retenir pas pour soi tout seul le fonds et le tréfonds[3] de l'affaire, n'en a dit à son maître que ce qu'il n'a pu lui cacher, et lui a soigneusement tu tout ce qui ne le conduisoit pas aux vues que j'ai expliquées[4]. Mme du Maine avoua donc enfin, par une espèce de mémoire qu'elle envoya, signé d'elle, à M. le duc d'Orléans, que le projet d'Espagne étoit véritable, nomma comme complices ceux dont j'ai parlé, mais fort diversement[5]. Elle y traita Pompadour avec un

de Cellamare mis au château de Saumur.

1. Saint-Simon anticipe sur le temps; car Mme du Maine ne commença à avouer qu'en décembre; mais, comme à cette époque, notre auteur n'y reviendra pas, nous allons donner ci-après un commentaire sommaire. En tout cas, ce ne fut pas les aveux de la princesse qui firent arrêter le secrétaire. Mme de Staal (*Mémoires*, tome II, p. 9-10) dit que les instances de sa mère Madame la Princesse la décidèrent enfin à parler.

2. Ci-dessus, p. 18.

3. Ce mot n'était pas donné par l'*Académie* en 1718. La dernière édition le définit : « Terme de coutume ; le fonds qui est sous le sol et qu'on possède comme le sol même. » Elle ajoute qu'on écrit aussi *très-fonds*, et c'est l'orthographe de notre auteur.

4. Ci-dessus, p. 49-50 et 146-150.

5. L'original de la déclaration de la duchesse du Maine, ce qu'elle a appelé elle-même « sa confession », est aux Affaires étrangères, dans le volume *Espagne* 293, fol. 128-139. Elle est écrite de la main de M. de la Billarderie sous la dictée de la princesse, qui y ajouta de sa main : « Je certifie avoir dicté ce mémoire à M. de la Billarderie, qui contient pure vérité. LOUISE-BÉNÉDICTE DE BOURBON. » Une autre copie en existe au même dépôt dans le volume *France* 1235, fol. 171-191, et à la suite se trouvent (fol. 197-201) des notes sur les complices, Laval, Pompadour, d'Aydie, Boisdavid, rédigées d'après les dires de la duchesse. Lémontey a publié dans les Pièces justificatives de son *Histoire de la Régence*, tome II, p. 413-438, la lettre du 3 décembre 1719 par laquelle la princesse annonçait sa confession, celle du 14, qui l'accompagnait, et enfin la déclaration elle-même. Les originaux de ces deux lettres sont conservés dans le volume *Espagne* 292, fol. 335 et 344.

grand mépris, et les gens de peu qui étoient arrêtés, confirma la chimère du duc de Richelieu sur Bayonne pour avoir le régiment des gardes, et de Saillans qui y avoit aussi son régiment, et qui s'étoit laissé entraîner[1]. Boisdavid y étoit fort chargé, et Laval plus qu'aucun autre[2], comme la clef de meute[3], l'homme de confiance et d'expédients, qui conduisoit Cellamare en beaucoup de choses, le seul qui allât directement de lui à elle et d'elle à lui, qui avoit la créance de la noblesse qui leur étoit attachée, et qu'il savoit conduire où il convenoit sans leur rien dire qu'avec grande mesure pour les temps et pour le choix des personnes ; enfin qu'ils avoient compté de faire une révolte à Paris et dans les provinces contre le gouvernement, de le changer, d'y faire déclarer le roi d'Espagne régent, de mettre à la tête de toutes les affaires et de toutes les troupes celui que le roi d'Espagne nommeroit pour exercer la régence en son nom et en sa place, de faire enregistrer ces changements dans tous les parlements, et que, pour opérer ces choses, ils avoient formé un grand parti en Bretagne avec promesse réciproque que le roi d'Espagne leur rendroit tous leurs privilèges, tels qu'ils en jouissoient du temps d'Anne de Bretagne et des deux rois successivement ses époux, Charles VIII et Louis XII, et que la Bretagne recevroit toutes les troupes que l'Espagne voudroit envoyer en France, et lui livreroit le Port-Louis pour en être le seul maître absolu[4]. Plusieurs Bretons furent

1. Dans sa confession, Mme du Maine ne parle ni de Richelieu, ni de Saillans, pas plus que de Boisdavid; ce dernier avait nié avoir jamais vu le duc du Maine (*Mémoires de Mme de Staal,* tome I, p. 196).

2. Il est exact que, d'après les dires de la princesse, M. de Laval joua un rôle prépondérant dans l'affaire.

3. Locution empruntée au vocabulaire de la vénerie et déjà rencontrée dans les tomes XVI, p. 239, et XXIX, p. 24, et encore ci-dessus, p. 198.

4. Tout ce résumé de la confession de la duchesse est fort exagéré, ainsi qu'on le pourra voir sur le texte publié par Lémontey.

nommés[1] ; je n'ai point su qu'aucun membre des parlements de Paris et de Rennes l'ait[2] été, peut-être bien M. le duc d'Orléans l'a-t-il ignoré lui-même. Si elle a chargé des seigneurs de la cour qui ont montré avoir grand peur, mais qui ne furent pas arrêtés, c'est encore ce qui n'est pas venu jusqu'à moi[3].

Laval, interrogé à la Bastille sur ces aveux, entra en furie contre la duchesse du Maine, jusqu'à lui donner toutes sortes de noms, s'écria que c'étoit bien la dernière personne dont il auroit soupçonné la foiblesse et l'infamie de révéler et de perdre ses amis, qu'il y avoit plus de dix ou douze ans qu'il la voyoit peu en public, très fréquemment en secret ; que c'étoit elle qui l'avoit embarqué dans toute cette affaire, dont la colère lui fit dire plusieurs détails, sans que ces détails soient revenus à moi ni à personne qu'à M. le duc d'Orléans, qui, à ce que je crus voir, n'en fut même que légèrement instruit, et ne les approfondit pas. Un seul fut su : c'est que, une nuit qu'après avoir été souper à l'Arsenal Mme du Maine alloit en bonne fortune voir Cellamare sans valets, n'ayant que quelques gens affidés dedans et derrière son carrosse, et Laval la menant au lieu de cocher, et sans flambeaux[4], elle fut accrochée par un autre carrosse, dont ils eurent toutes les peines du monde à se débarrasser, et la plus grande frayeur d'en être reconnus.

Ce furent ces aveux qui valurent plus de liberté à M. et à Mme du Maine, et qui firent mettre à Saumur le secrétaire de Cellamare. Ce fut aussi où commença cette comédie entre eux deux, dont qui que ce soit ne put être la

1. Elle parle de MM. de Noyant, de Bonamour et du Groesquer. Saint-Simon dira plus loin, à tort, que ces aveux déterminèrent les arrestations en Bretagne : ci-après, p. 356.

2. Il y a *l'ayent*, au pluriel dans le manuscrit.

3. Elle n'en parla pas. Il est évident que Saint-Simon ne vit pas cette pièce, ou du moins en avait oublié les détails.

4. Ecrit *flambleaux*, par mégarde.

dupe. Ces aveux furent accompagnés de toutes sortes d'assurances et de protestations que le duc du Maine n'avoit jamais su un mot de toute cette affaire; qu'ils n'avoient garde d'en rien laisser apercevoir à sa timidité naturelle ; car, pour le sauver, elle ne le ménageoit pas; qu'ils se seroient exposés à voir rompre leur projet à l'instant, et très possiblement encore à la révélation qu'il en auroit faite dans la peur où il en auroit été ; que leur plus épineux embarras avoit été de se cacher de lui, ce qui avoit souvent retardé et quelquefois déconcerté toutes leurs mesures par les contretemps des rendez-vous et la fréquente nécessité de les abréger[1]. Ce fut à cette mo-

1. Voici le passage de la déclaration qui regarde le duc du Maine (Lémontey, *Histoire de la Régence*, tome II, p. 435) : « Je dois une justification authentique à M. le duc du Maine, et qui me tient infiniment plus à cœur que ma liberté et que ma propre vie : c'est qu'il n'a jamais su le moindre mot de toutes ces intrigues, que je me suis cachée de lui plus que de personne au monde, que je lui ai toujours dit que mon commerce avec M. de Laval n'avoit été fondé que sur les affaires qui regardoient son rang, et que nous nous contentions, lui et moi, de parler des affaires du temps, sans qu'il fût question d'aucune cabale. Je lui ai dit la même chose sur M. de Pompadour, et, lorsque M. du Maine entroit dans ma chambre dans le temps que je parlois avec ces Messieurs de ces sortes d'affaires, nous changions de discours. J'avoue que j'ai dit témérairement à l'ambassadeur d'Espagne que le roi son maître pouvoit être assuré de M. du Maine ; mais je déclare que je l'ai dit de moi-même et sans qu'il m'en ait jamais parlé. Je dois même dire que M. du Maine m'a défendu plusieurs fois de voir MM. de Pompadour et de Laval, par la crainte qu'il avoit qu'ils ne m'embarquassent dans quelques intrigues. Je supplie donc M. le duc d'Orléans, avec les plus fortes instances, de lui rendre sa liberté sur le témoignage que je lui rends de son entière innocence. » Les historiens de la Régence admettent en effet l'ignorance du duc du Maine de toute l'affaire : Lémontey (tome I, p. 236) parle de son « innocence passive » ; Dom Leclercq (tome II, p. 259) pense qu'il ignorait tout; le général de Piépape, *La Duchesse du Maine*, p. 191-192 ne se prononce pas. Le garde des sceaux d'Argenson semblait plus incrédule (*Mémoires de Mme de Staal*, tome I, p. 208-209), et Madame écrivait (*Correspondance*, recueil Brunet, tome II, p. 214) : « Mme du Maine a disculpé complètement son mari..... Il est possible que ce soit vrai, quoique ce

merie[1] que tout l'esprit de la duchesse du Maine s'aiguisa, comme celui du duc du Maine, quand il apprit ces aveux, à jurer de son ignorance, de son aveuglement, de son imbécillité à ne s'être ni aperçu ni même douté de rien, à détester le projet et ceux qui y avoient embarqué sa femme, et à se déchaîner contre elle avec peu de ménagement[2].

M. le duc d'Orléans me conta toutes ces choses en attendant qu'il en parlât au conseil de régence[3]. Il eut l'air avec moi de mépriser la conspiration, et de rire de la comédie entre le mari et la femme, de la malepeur[4] du duc du Maine, et de l'usage que Mme du Maine ne doutoit pas de faire de son esprit à cet égard, et de son sexe et de sa naissance pour elle-même, et du plein succès quelle s'en promettoit sûrement. Je me contentai de sourire et de lui répondre un peu dédaigneusement que je serois bien de moitié avec elle, parce qu'il n'est rien de si certain que de persuader qui veut absolument être persuadé, et aussitôt je changeai de discours. Il y avoit longtemps que nous ne nous étions parlé de cette affaire. Il sentoit bien que j'avois raison ; mais il sentoit encore plus le poids du joug de l'abbé Dubois, et j'avois bien reconnu, comme je l'ai dit plus haut[5], à quoi aboutiroit tout ce vacarme, et l'indignation m'avoit fermé la bouche là-dessus. On verra bientôt les suites de ces aveux

soit difficile à croire. » Dans l'entourage de la marquise de Balleroy, on croyait aussi à l'ignorance du prince (*Les Correspondants de Balleroy*, tome II, p. 105-106), et Mme de Maintenon écrit dans le courant de 1719 que son innocence « se répand tous les jours » et que « tout tombera sur M. de Malezieu » (*Lettres historiques et édifiantes*, publiées par Th. Lavallée, tome II, p. 470).

1. Saint-Simon écrit *mommerie* ; voyez tome XXXIV, p. 275.

2. Dans le public, on désapprouva en général les aveux de la princesse (*Mémoires de Mme de Staal*, tome II, p. 22-24).

3. Suite des *Mémoires*, tome XVI de 1873, p. 429.

4. Tome XXIX, p. 199.

5. Ci-dessus, p. 147.

sur la Bretagne, et à quel point la comédie fut poussée entre M. et Mme du Maine[1].

[Add. St-S. 1595 et 1596]

Quoique je fasse profession dans ces *Mémoires* de ne les charger pas de deux matières, dont l'une a produit une infinité de volumes, qui sont entre les mains de tout le monde, et dont l'autre n'en fourniroit guères moins par son étendue et l'excès de ses révolutions, je veux dire la constitution *Unigenitus* et la finance, il se trouve néanmoins en mon chemin des choses là-dessus que je me crois quelquefois obligé de raconter.

La taille, et la manière de la lever, plus à charge que la taille même, avoit été un objet sur lequel on avoit sans cesse médité depuis la Régence[2]. Les inconvénients en étoient extrêmement moindres en Languedoc et en Bretagne ; mais c'étoient les seuls pays d'États; car le peu d'autres pays d'États sont si petits[3], et objets si peu considérables, que ce n'étoient pas des objets. M. d'Allemans, qui étoit un homme fort distingué parmi la noblesse du Périgord[4], par la sienne et par son mérite, et qui,

MM. d'Allemans, Renau et le P. Malebranche; quels.

1. Ci-après, p. 356, et suite des *Mémoires*, tome XVI de 1873, p. 425 et suivantes.

2. Voyez notre tome XXXIII, p. 17-19.

3. Il est certain que la Flandre, le Hainaut, l'Artois, le Béarn, le Roussillon et le Pays de Foix étaient des provinces peu importantes; mais notre auteur oublie parmi les pays d'États la Bourgogne et la Provence dont le territoire était assez considérable.

4. La famille du Lau d'Allemans était originaire de Béarn, mais établie depuis longtemps en Périgord (voyez les notes et documents publiés par Tamizey de Larroque dans la *Revue de Gascogne*, tome XVIII, p. 41-46). M. Dujarric-Descombes a donné en 1889 dans le tome XVI du *Bulletin de la Société historique et archéologique du Périgord*, p. 352-408 et 452-497, une bonne notice sur le marquis d'Allemans, ses relations et ses travaux; nous lui empruntons les renseignements qui vont suivre, en les complétant. Armand du Lau, marquis d'Allemans, naquit en Périgord sur la paroisse de Brassac le 8 mai 1651 ; il épousa par contrat du 19 janvier 1675 sa cousine Suzanne du Lau de Champniers, qui lui donna six fils et sept filles, dont plusieurs naquirent sourds-muets. En mai 1677, il acheta une charge d'écuyer de la Reine (brevet du 10 mai : Archives nationales,

depuis qu'il s'y étoit retiré, y étoit considéré par tout ce qui y vivoit comme un arbitre général à qui chacun avoit recours pour sa probité, sa capacité et la douceur de ses manières, et comme un coq de province[1], où il vivoit très honorablement, étoit venu faire un tour à Paris, revoir ses anciens amis, et il en avoit beaucoup, et quelques-uns fort considérables; car il avoit longtemps vécu à la cour et à Paris[2], où il s'étoit fait généralement estimer. Il étoit des miens dès ma jeunesse, et son fils aussi, qui est devenu lieutenant-colonel du régiment du Roi infanterie, brigadier et commandeur de Saint-Louis[3],

O[1] 3713, fol. 19); mais il la perdit à la mort de Marie-Thérèse en 1683. Il se retira alors dans son château de Montardy, qu'il ne quitta plus que pour quelques voyages à Paris. C'est là qu'il mourut le 16 janvier 1726, ayant eu ses dernières années attristées par un procès que lui intenta une certaine Marie Poupart, qui contrefaisait la sourde-muette et se prétendait sa fille; il eut beaucoup de peine à faire reconnaître son imposture.

1. « On appelle figurément *coq* celui qui est le principal en quelque endroit, qui y paroît, qui s'y distingue, qui se fait valoir davantage » (*Académie*, 1718). On trouve l'expression « coq de paroisse » dans une lettre du Régent à Renau du 21 janvier 1719 (Archives nationales, KK 1325).

2. Il semble au contraire à peu près certain qu'il ne séjourna à Paris que de 1677 à 1684 au plus tard.

3. Jean du Lau, dernier fils, chevalier, puis comte d'Allemans, a une notice dans le tome VIII de la *Chronologie militaire* de Pinard, p. 374. Né le 24 novembre 1682, il eut dès 1704 une lieutenance au régiment d'infanterie du Roi, et monta successivement jusqu'au grade de lieutenant-colonel dans ce corps (1734); brigadier en 1736 et commandeur de Saint-Louis en 1739, il eut un rôle distingué, cette même année, lors des manœuvres du camp de Compiègne et fut très bien traité par le Roi (*Mémoires de Luynes*, tome II, p. 457-459, 462-464 et 466). Comme va le dire notre auteur, les suites d'une blessure qu'il avait reçue à la tête en Italie l'obligèrent à se retirer en 1741, et on lui donna alors le gouvernement de Cognac (*ibidem*, tome III, p. 358). Il mourut en 1762. Un frère aîné, Jean-Armand, capitaine au régiment du Roi, se retira en disgrâce en 1706 (*Mémoires de Sourches*, tome X, p. 5 et 14), épousa en novembre 1712 Mlle de Lanmary et mourut le 9 septembre 1746.

et qui n'a quitté que par une grande blessure à la bataille de Parme[1], avec des pensions, parce qu'elle l'avoit mis hors d'état de servir. Le père et le fils avoient beaucoup d'esprit, de savoir et de monde. Je les avois connus chez le célèbre P. Malebranche, de l'Oratoire, dont la science et les ouvrages ont fait tant de bruit, et la modestie, la rare simplicité, la piété solide ont tant édifié, et dont la mort dans un âge avancé a été si sainte, la même année de la mort du Roi[2]. D'autres circonstances l'avoient fait connoître à mon père et à ma mère[3]. Il avoit bien voulu quelquefois se mêler de mes études; enfin il m'avoit pris en amitié, et moi lui, qui a duré autant que sa vie. Le goût des mêmes sciences l'avoit fait ami intime de MM. d'Allemans père et fils [4], et c'étoit chez lui que j'étois devenu le leur. Cette préface semble bien étrangère à ce qui est annoncé. Elle y va pourtant paroître nécessaire, parce qu'elle y montre la raison qui m'a fait mêler d'un projet de finance, moi dont le goût et l'aptitude en sont si éloignés.

M. d'Allemans, excellent citoyen, qui étoit depuis longtemps témoin oculaire des malheurs de la campagne, chercha des remèdes à ces maux. Il crut en avoir trouvé un dans une manière de taille proportionnelle[5]. Il travailla

1. Gagnée le 29 juin 1734 par le maréchal de Coigny.

2. Nicolas Malebranche ou de Malebranche : tome XII, p. 16. — Saint-Simon écrit *Malebranche* et *Malbranche*.

3. Il s'agit de Malebranche. Lorsque notre auteur avait parlé de lui la première fois, il n'avait rien dit de ces relations avec sa famille et avec lui-même.

4. Le père n'avait pu connaître l'Oratorien qu'entre 1677 et 1684 ; mais celui-ci passa au château de Montardy une partie de l'été de 1688, et entretint une correspondance suivie avec son hôte. Elle est malheureusement perdue, sauf une dizaine de lettres que l'abbé Blampignon a publiées.

5. M. d'Allemans n'était pas partisan de la taille proportionnelle, selon le système de Renau ou de la dîme royale de Vauban, dont il montrait les inconvénients. Il préconisait une taille « en espèce », sorte d'impôt général établi sur le revenu de chacun et variable avec

son projet, et il en apporta des mémoires à Paris. Il me vint voir et il m'en parla. Je lui dis que le petit Renau avoit eu une idée pareille, et que M. le duc d'Orléans aussi l'avoit envoyé en quelques provinces faire quelques essais sur des paroisses en petit nombre[1], et Silly[2] d'un autre côté, qui s'y étoit présenté[3], qui est le même Silly dont j'ai ailleurs raconté par avance la fortune et la catastrophe[4]. Je crois avoir aussi fait connoître ailleurs ce petit Renau[5], que tout le monde, et le meilleur, avec qui *[Add. St-S. 1597]*

les fluctuations de ce revenu. Il exposa ses idées dans un *Mémoire envoyé à M. le maréchal-duc de Berwick sur la taille en espèce* et qui date de la fin de 1718; M. Dujarric-Descombes l'a publié dans le recueil indiqué ci-dessus, p. 492-497. Deux lettres du Régent, du 21 janvier 1719, adressées à Berwick et à Renau et relatives aux propositions de M. d'Allemans se trouvent aux Archives nationales (dans le registre KK 1325; nous en donnerons le texte dans l'appendice I de notre prochain volume, sous les nos 1 et 2. — Dès 1715, M. d'Allemans avait adressé au Régent un *Avis au régent de France* (*ibidem*, p. 480-491), où il montrait les abus du régime antérieur et indiquait la manière de les corriger. En 1716, lors des affaires de la noblesse, il avait écrit un *Mémoire envoyé à M. le duc de Saint-Simon touchant les moyens de réunir la noblesse avec les pairs du royaume.*

1. Voyez notre tome XXXIII, p. 17-19.

2. Jacques-Joseph Vipart, marquis de Silly : tome XII, p. 190.

3. Deux arrêts du conseil d'État des 7 et 15 avril 1719 avaient désigné MM. de Silly, conseiller d'État, d'Herbigny, colonel d'infanterie, et de Prémagny, correcteur en la chambre des comptes de Rouen, pour établir dans l'élection de Pont-l'Évêque une nouvelle manière de lever la taille, et reviser les rôles des dix dernières années; un règlement détaillé avec tarif, signé des trois commissaires, fut publié le 27 mai (Archives nationales, AD† 753; voyez aussi *Dangeau*, tome XVIII, p. 96). Dès le mois de juillet 1718, un correspondant de la marquise de Balleroy lui écrivait (lettre inédite du 30) : « Le chevalier de Caumartin nous conta qu'on donnoit au marquis de Silly, du pays d'Auge, la place de conseiller du dedans qu'avoit M. Ferrand et qu'on l'envoyoit en Normandie pour établir la dîme royale dans son canton. C'est une suite de ce qu'on vient de faire pour la généralité de la Rochelle. »

4. Tome XII, p. 189 et suivantes.

5. Voyez notre tome XIII, p. 27-31.

son mérite l'avoit mêlé, l'appeloit ainsi, de sa très petite taille. Il étoit très savant, très homme d'honneur, modeste, désintéressé, zélé citoyen, avec de l'esprit et du monde, des distractions plaisantes de géomètre, consommé dans toutes les parties de la marine, fort brave, lieutenant général des armées navales, grand croix de Saint-Louis, qui avoit fait en chef diverses expéditions, fort estimé du feu Roi, dont il avoit des pensions, et de ses ministres, et de tout temps aimé de M. le duc d'Orléans. Il étoit ami intime de Louville ; il étoit des miens, et, comme il étoit grand disciple du P. Malebranche[1], il avoit connu aussi M. d'Allemans. Ce dernier me lut un mémoire tiré de ses observations[2]. Louville, qui le connoissoit, et qui avoit dîné avec lui chez moi, demeura présent à cette lecture. Le mémoire étoit beau et solide et nous parut mériter d'aller plus loin ; mais, avant d'en parler à M. le duc d'Orléans, nous jugeâmes qu'il falloit éviter d'être croisé[3], et qu'il étoit à propos de rassembler les lumières. Renau étoit venu faire un tour à Paris ; nous en voulûmes profiter. Louville aboucha d'Allemans avec lui ; ils eurent plusieurs conférences chez Louville, et une dernière chez moi. Réciproquement ils approuvèrent leurs vues et leurs moyens de les remplir ; réciproquement aussi ils trouvèrent des embarras et des obstacles. Deux hommes d'honneur et d'esprit qui sincèrement ne cherchent que le bien et ne se proposent aucun but particulier conviennent aisément, même sur ce qui reste en dispute entre eux ; ainsi, tout bien examiné, ils jugèrent tous deux que ce plan devoit être proposé au Régent, et lu en leur présence, pour qu'il jugeât lui-même des points qui demeuroient indécis entre eux. Louville n'avoit pas laissé de travailler

Mémoire d'Allemans sur la manière de lever la taille.

1. Ces relations ont déjà été mentionnées au même endroit, p. 30-31.

2. Ce mémoire ne nous est pas parvenu ; il devait être rédigé dans le même sens que celui adressé au maréchal de Berwick, dont il a été parlé ci-dessus.

3. Au sens de traversé, comme dans le tome X, p. 212.

aussi à la refonte des points convenus, sur plusieurs desquels Renau et d'Allemans s'étoient conciliés ; il entendoit bien la matière, et nous crûmes qu'il ne seroit pas inutile.

Je parlai donc à M. le duc d'Orléans de ce mémoire, et je lui proposai d'en entendre la lecture en présence de ces trois hommes, pour en raisonner en même temps avec eux. Il me parut que la proposition lui plut ; il l'accepta avec plaisir ; il voulut aussi que j'y assistasse, et me donna jour au 2 août, trois ou quatre jours après. Nous allâmes donc ce jour-là de bonne heure l'après-dînée chez lui. Lecture ou conférence durèrent quatre bonnes heures sans dispute, et chacun ne cherchant que les meilleurs moyens à lever les embarras et les difficultés. La conclusion fut louanges et remerciements du Régent et approbation du mémoire ; mais il fut convenu de voir pendant un an les difficultés et les succès de Renau dans la généralité de la Rochelle, et de Silly dans une des élections de Normandie, où ils travailloient à établir la taille proportionnelle, pour ensuite revoir avec eux ce même mémoire, et sur l'expérience de leur travail et les lumières que donnoit le mémoire, se déterminer, se fixer, et travailler en conséquence dans tout le royaume sur la manière de lever la taille[1]. Ce projet, qui fut de l'avis de

1. *Dangeau*, tome XVIII, p. 96, 2 août : « M. le duc d'Orléans travailla l'après-dînée, durant près de quatre heures, avec le duc de Saint-Simon, le petit Renau, M. Dalman (*sic*) et M. de Louville sur la dîme royale. Il eut la patience de se faire lire un mémoire fort long fait par M. de Louville, et fort bien fait. Le résultat de cette conférence fut que M. le duc d'Orléans ne prendroit point son parti sur l'établissement de la dîme royale dans le royaume que dans un an, quand il aura vu comme on s'en trouvera dans la généralité de la Rochelle et dans une élection de Normandie où Silly l'a établie et dans laquelle élection M. le duc d'Orléans a beaucoup de terres. » L'expérience entamée à la Rochelle se continua encore l'année suivante, car nous voyons, le 20 décembre 1719, l'intendant de Creil et le commissaire spécial M. de Foudras publier un règlement pour « l'établissement de la dîme royale et de la taille d'industrie » dans la généralité (Archives nationales, AD† 756).

tous, et qui étoit sage, n'eut pas le temps d'être exécuté. Renau, malade de fatigue, et du chagrin que lui causoient les obstacles qu'il rencontroit dans la généralité de la Rochelle, et de la haine que, sans savoir pourquoi, la nouveauté qu'il vouloit introduire avoit excité contre lui malgré la netteté de ses mains très reconnue, parce que toute nouveauté est suspecte en matière d'impôts et de levée, Renau, dis-je, voulut se presser de retourner à son travail. Il voulut prendre des eaux de Pougues[1]; il en prit par excès[2]; car par principe, comme le P. Malebranche, il étoit grand buveur d'eau[3], et mourut à Pougues les derniers jours de septembre[4]. M. d'Allemans, retourné chez lui, ne le survécut que de peu de mois[5]; ainsi tout ce projet s'en alla en fumée[6].

La Meute donnée au Roi et le gouvernement à Pezé.

M. le duc d'Orléans fit au Roi une galanterie très convenable à son âge; ce fut de lui proposer de prendre la maison de la Meute pour s'en amuser, et y aller faire des

1. Pougues, entre Nevers et la Charité, à trois kilomètres environ de la rive droite de la Loire, était renommé dès le seizième siècle pour la vertu de ses eaux « froides, vineuses, aigrettes et ferrugineuses » dans les affections des voies urinaires et particulièrement de la gravelle; on les regardait comme aussi efficaces que celles de Spa. Henri III y fit une saison en 1586; au dix-septième siècle, leur vogue avait diminué; elle reprit au dix-huitième. Le docteur Paul Rodet a fait paraître en 1894 deux volumes intitulés *Hydrologie historique; les médecins à Pougues aux XVIe, XVIIe et XVIIIe siècles.*

2. Dangeau (p. 132) dit : en trop grande abondance, ce qui est plus clair.

3. Saint-Simon a déjà parlé, comme buveur d'eau, de l'abbé de Lionne, qui absorbait chaque jour une vingtaine de pintes d'eau de Seine (notre tome XXVI, p. 94, et suite des *Mémoires*, tome XVII de 1873, p. 249).

4. Renau mourut à Pougues le 30 septembre 1719 (*Dictionnaire critique* de Jal, p. 1049; *Dangeau*, p. 132). La *Gazette* (p. 516) dit par erreur à la Charité-sur-Loire.

5. Il ne mourut qu'en 1726, sept ans plus tard.

6. Il y a des documents relatifs à la taille tarifée et à la taille proportionnelle dans des dossiers venant du Régent et conservés dans le carton R[4] 825 des Archives nationales.

collations[1]. Le Roi en fut ravi. Il crut avoir quelque chose personnellement à lui, et se fit un plaisir d'y aller, d'en avoir du pain, du lait, des fruits, des légumes, et de s'y amuser de ce qui divertit à cet âge. Ce lieu, changeant de maître, changea aussi de gouverneur. Le duc d'Humières me parla pour Pezé[2]; je le lui fis donner[3], et il en sut tirer parti pour se rendre de plus en plus agréable au Roi. Il eut aussi la capitainerie du Bois de Boulogne[4], comme Rions avoit l'un et l'autre.

Monsieur le Duc, qui avoit un procès fort aigre avec Mme la princesse de Conti sa tante, l'accommoda; mais ce fut aux dépens du Roi, à qui il en coûta une pension de vingt mille livres à Mme la princesse de Conti, outre celles qu'elle avoit déjà[5]. M. le duc d'Orléans accorda aussi à

20000# de pension à Mme la princesse de Conti la mère. 150000#

1. La duchesse de Berry en avait fait un « petit château délicieux » (*Gazette de la Régence*, p. 176). Dangeau ne parle pas de cette reprise par le Roi; mais tous les biens de la princesse défunte revenaient à la couronne. Le *Mercure* d'août (p. 159-160) dit que le Roi en acheta les meubles. C'est dans le parc du château que le jeune Roi commença l'équitation en mai 1720 (*Mercure*, p. 177) et qu'il eut, le 16 juillet suivant, sa première chasse, où il tua dix pièces (*ibidem*, p. 158; *Gazette*, p. 348).

2. Hubert de Courtarvel, marquis de Pezé : tome XXXV, p. 320.

3. Le brevet du 10 août (Dangeau l'annonce le 7, p. 99), est dans le registre O[1] 63, fol. 199 v°; dans le préambule on trouve cette phrase : « Le Roi ayant choisi le château de la Meute comme un lieu propre à se délasser après ses études », etc. Voyez dans le *Bulletin de la Société historique d'Auteuil et de Passy*, tome I, p. 189 et suivantes, l'article de Léopold Mar sur *Les quatre gouverneurs du château de la Muette*.

4. Dangeau ne dit rien sur cette capitainerie, et nous n'en avons pas trouvé les provisions. Notre auteur doit se tromper, car, lorsque Mme de Berry avait acheté la Muette, la capitainerie du Bois de Boulogne avait été laissée à Armenonville, avec la survivance pour son fils : notre tome XXX, p. 80, note 4.

5. « Monsieur le Duc et Mme la princesse de Conti, sa tante, qui plaidoient depuis longtemps, s'accommodent. Monsieur le Duc donne à cette princesse la terre de Senonches, qui vaut près de cinquante mille livres de rente, cent mille francs d'argent comptant, et M. le duc d'Orléans, en faveur de l'accommodement, fait augmenter la pension

de brevet de retenue à Lautrec sur sa lieutenance générale de Guyenne. Toutes pensions se payent. Forte augmentation de troupes. M. le duc d'Orléans achète pour M. le duc de Chartres le gouvernement de Dauphiné de la Feuillade, qu'il accable

Lautrec cent cinquante mille livres de brevet de retenue sur sa lieutenance générale de Guyenne[1]. Il profita aussi du bon état de la banque de Law pour faire payer toutes les pensions, vieux et courant[2] ; il fit aussi une grande augmentation de troupes pour environ sept à huit millions[3]. Peu de jours après, il fit un marché qui scandalisa étrangement, après tout ce qui s'étoit passé à Turin de la Feuillade à lui[4], et les exécrables propos que ce dernier s'étoit piqué de tenir à tous venants sur la mort de Monsieur et de Madame la Dauphine[5]. Ils furent tels et si publics, et si continus, que j'eus toutes les peines du monde à empêcher M. le duc d'Orléans de lui faire donner des coups de bâton, lui si insensible à tout ce qui s'est fait et dit contre lui, comme on le voit en tant d'endroits de ces *Mémoires*[6]. Mais Canillac, ami intime de la Feuillade de tous temps[7], voulut faire éclater son crédit

de Mme la princesse de Conti de vingt mille francs » (*Journal de Dangeau*, p. 100). Le brevet d'augmentation de pension, daté du 13 août, est dans le registre O¹ 63, fol. 204.

1. Louis-Hector de Gelas de Voisins, comte de Lautrec : tome XXVI, p. 240. Dangeau annonce cette grâce le 16 août (p. 103).

2. Un arrêt du conseil d'État du 25 juillet avait cédé à la Compagnie des Indes (c'était le nom qu'avait pris la banque de Law) pour neuf années le bénéfice de la refonte des monnaies moyennant le versement de cinquante millions au Trésor royal en quinze paiements mensuels. La Compagnie proposa alors de se substituer au Trésor pour payer aux pensionnaires de l'État tout l'arriéré de leurs pensions, y compris l'année courante, en déduction de ces cinquante millions, moyennant une remise de trois pour cent abandonnée par les intéressés ; l'opération fut approuvée par un arrêt du 19 août (Archives nationales, AD† 754 et 755 ; *Journal de Buvat*, tome I, p. 423).

3. Les nouvelles levées de troupes étaient nécessitées par la guerre d'Espagne (*Dangeau*, p. 99-102); elles furent rendues possibles par l'opération mentionnée ci-dessus.

4. En 1706 : tome XIV, p. 52 et suivantes.

5. Tome XXII, p. 399.

6. Voyez notamment dans les tomes XXVI, p. 269 et suivantes, et XXX, p. 308.

7. Tomes XXVI, p. 364, et XXIX, p. 312.

et la puissance de sa protection aux dépens de M. le duc d'Orléans, même raccommoder avec lui un homme si gratuitement et si démesurément coupable envers lui, et lui ouvrir un large robinet d'argent[1]. Il persuada donc à M. le duc d'Orléans, qui ne songeoit à rien moins, d'acheter de la Feuillade, pour M. le duc de Chartres, le gouvernement de Dauphiné cinq cent cinquante mille livres comptant, trois cent mille livres en outre pour le brevet de retenue que la Feuillade avoit, et de plus les appointements d'ambassadeur à Rome depuis le jour que le même Canillac l'avoit fait nommer en obtenant son pardon, jusqu'à son départ[2]. Ce fut donc près d'un million pour un gouvernement de soixante mille livres de rente[3], et dix ans d'appointements d'ambassadeur à Rome, où il n'alla jamais. On verra, dans la suite, la rare reconnoissance de ce galant homme[4], le plus corrompu et le plus méprisable que j'aie jamais connu. Clermont, qui, comme on l'a dit[5], avoit les Suisses de M. le duc d'Orléans, fut aussi capitaine des gardes de M. le duc de Chartres[6], comme gouverneur de Dauphiné[7]; il n'avoit rien, et grand besoin de subsistance[8].

d'argent. [Add. StS. 1598]

[Add. StS. 1599]

1. Locution déjà rencontrée dans nos tomes XII, p. 289, XXXI, p. 52, etc.

2. Saint-Simon a déjà mentionné par avance cette acquisition dans le tome XXIX, p. 312, lorsqu'il a raconté la nomination de la Feuillade comme ambassadeur à Rome à la fin de 1715. Dangeau l'annonce le 27 août (p. 114, avec l'Addition indiquée ci-contre).

3. Dangeau dit en effet que le gouvernement ne valait que vingt mille écus de rente, et on en avait augmenté les appointements de dix mille francs en 1715.

4. Il ne sera plus parlé de M. de la Feuillade que par incidence.

5. Ci-dessus, p. 247-248.

6. Les mots *de Chartres* sont en interligne, au-dessus de *d'Orléans*, biffé.

7. *Dangeau*, p. 114, 29 août. C'est à propos de cette nomination que Saint-Simon avait écrit l'Addition n° 1604, que l'on trouvera plus loin en regard de la page 312.

8. Il épousa secrètement, on ne sait au juste à quelle époque, la veuve

La Vrillière présente au Roi les députés des États de Languedoc de préférence à Maillebois, lieutenant général de la province. Extraction de Maillebois. [Add. StS. 1600]

L'audience ordinaire du Roi à la députation des États de Languedoc donna lieu à une étrange dispute à qui les présenteroit, par l'absence du duc du Maine et du prince de Dombes[1], gouverneurs de cette province, entre Maillebois, qui en étoit un des lieutenants généraux, et la Vrillière, secrétaire d'État, qui avoit le Languedoc dans son département, qui, plus étrangement encore, l'emporta[2]. Voilà ce que perdent les charges à tomber à des gens infimes. On[3] n'a jamais contesté au lieutenant général d'une province d'y faire les fonctions de gouverneur en son absence, quand le lieutenant général y est de l'agrément du Roi. Or, c'en est une constante[4] de présenter au Roi les députés des États en l'absence du gouverneur, et qui n'a pas besoin de l'agrément du Roi, parce que cette fonction est très passagère, et n'emporte ni détail ni commandement. Toutefois la Vrillière ose le prétendre, et l'emporte, parce qu'il n'eut affaire qu'à Maillebois, et, de là en avant[5], voilà cette fonction ôtée aux lieutenants généraux par les secrétaires d'État, dans un pays où rien de suivi par règle, par principes, par maximes, tout par exemples et par considération. A ce propos, puisque dans la suite ce Maillebois a voulu faire du seigneur, si faut-il que je dise au vrai d'où il vient[6].

de lord Jersey (notre tome VI, p. 89, note 4), revenue en France en octobre 1713 (voyez l'Addition ci-contre n° 1599). Madame prétend (*Correspondance*, recueil Brunet, tome II, p. 147) qu'il partageait avec le Régent les faveurs de Mme de Parabère.

1. Il avait d'abord écrit *C. d'Eu*; il a surchargé ces mots en *P. de* et écrit *Dombes* à la suite.

2. *Dangeau*, p. 102, au 16 août. La *Gazette* (p. 406) et la *Gazette de Rotterdam* (n° 97), qui copie la première, placent l'audience au 17.

3. Avant cet *On*, Saint-Simon a biffé *Desmaretz*.

4. Après *constante*, il a encore biffé *et qui n'a pas besoin de l'agrement*, qu'on va retrouver un peu plus loin; à la ligne suivante, les mots *en l'absence du Gouverneur* ont été ajoutés en interligne.

5. C'est-à-dire, à partir de cela, comme conséquence.

6. Notre auteur oublie qu'il a raconté l'origine des Desmaretz, plus sommairement, à l'année 1700 : tome VII, p. 129-132.

Desmaretz étoit laboureur de l'abbaye d'Ourscamp[1], comme l'avoit été son père. Peu à peu il en prit des fermes, et s'y enrichit[2]. M. Colbert, fort petit compagnon alors, mais déjà dans les bureaux, n'avoit pas encore oublié Reims, sa patrie, ni ses environs. Il sut que ces Desmaretz, père et fils, étoient devenus de gros marchands de blés et qu'ils y avoient fait fortune. Il trouva le nid bon pour sa sœur[3], et la leur fit proposer pour le fils. Les Desmaretz ne se firent pas prier pour s'allier à un homme qui travailloit dans les bureaux du premier ministre, et le mariage se fit. Colbert, de degré en degré parvenu à la place d'intendant des affaires du cardinal Mazarin et d'intendant des finances, voulut recrépir son beau-frère. Il lui fit acheter une charge de trésorier de France à Soissons[4], où il alla s'établir, sans avoir jamais monté plus haut[5], et ne laissa pas tout doucement de continuer son commerce et d'accumuler. Il eut trois fils de la sœur de Colbert[6], dont l'aîné fut Desmaretz, dont il a été suffisamment parlé en plusieurs endroits ici pour n'avoir rien de plus à en dire, et qui, à la mort du Roi, étoit ministre d'État et contrôleur général des finances, lequel, d'une fille de Béchameil[7], surintendant de Monsieur, a eu Maillebois, qui a donné lieu à ce récit.

Belle action des moines d'Ourscamp.

Le même, mot pour mot, m'a été fait dans l'abbaye d'Ourscamp par le prieur et par ses principaux religieux,

1. Notre-Dame d'Ourscamp (tome VII, p. 129). Saint-Simon écrit *Orcamp*, comme on le faisait couramment alors.

2. Nous avons dit (*ibidem*, p. 130, note 1) que ces origines modestes, si rapprochées du contrôleur général, semblent être une légende.

3. Marie Colbert : *ibidem*, p. 130, note 3.

4. Jean Desmaretz possédait cette charge depuis douze ans lorsqu'il épousa Mlle Colbert en 1646.

5. Ces six mots ont été ajoutés en interligne, et constituent une erreur : Jean Desmaretz eut un brevet de conseiller d'État en 1652.

6. Nicolas, le ministre, Jacques, archevêque d'Auch (tome XXIII, p. 280), et Jean-Baptiste, dit Desmaretz de Vaubourg (t. XVII, p. 452).

7. Madeleine Béchameil : tome VI, p. 61.

et m'a été confirmé unanimement par tout le pays. Ce qu'ils ne m'ont pas dit, et ce que j'ai appris de tout leur voisinage, mérite de n'être pas oublié, pour la beauté et encore plus pour l'extrême rareté de l'action. Il y avoit trente ans, lorsque je l'appris, que le prieur et les principaux religieux de l'abbaye d'Ourscamp surent que deux enfants gentilshommes, dont les ascendants paternels avoient fait de grands biens à leur abbaye et l'avoient presque fondée, étoient tombés dans la nécessité. Ils les prirent chez eux, les élevèrent, et leur firent apprendre tout ce qui convenoit à leur état; ensuite ils trouvèrent moyen de les faire officiers, leur achetèrent après des compagnies, et tous les hivers défrayoient leurs équipages chez eux; enfin au printemps leur faisoient une bourse pour leur campagne, et ont toujours continué tant que ces gentilshommes ont eu besoin et ont bien voulu recevoir ce secours. Aussi ces moines, tout riches qu'ils sont, en ont recueilli la vénération de tout leur pays: ils la méritent sans doute et d'être proposés en exemple. J'ai regret d'avoir oublié le nom de ces gentilshommes, qui doivent être d'ancienne race; Ourscamp est si près de Paris que ce nom est aisé à retrouver[1].

Mme la duchesse d'Orléans refuse audience à tous députés d'États depuis la prison du duc du Maine. [*Add. S^t-S 1601*]

Avant de quitter Maillebois et la députation des États de Languedoc, il ne faut pas oublier cette singularité[2]. Cette députation, après avoir fait sa harangue au Roi, alloit toujours en faire une à Madame et à M. et à Mme la duchesse d'Orléans, ainsi que les députés des États de Bretagne. Cela se pratiquoit de même sous le feu Roi. Mme la duchesse d'Orléans ne voulut point la recevoir cette année[3], pour marquer le deuil qu'elle déme-

1. Il est regrettable que Saint-Simon ait oublié ce nom; car, quoi qu'il en dise, il semble impossible de le retrouver et de vérifier ces dires.

2. Les sept derniers mots de cette phrase, omis par inadvertance, ont été écrits en interligne.

3. Dangeau en le disant (p. 113) ajoute que la duchesse avait déjà refusé de même aux États de Bourgogne et à ceux de Bretagne.

noit[1] de la situation du duc du Maine, quoique si étrangement adoucie, d'une manière plus solennelle et plus publique.

Le duc de Richelieu peu à peu mis en liberté.

Peu de jours après, le duc de Richelieu sortit de la Bastille, et alla coucher à Conflans chez le cardinal de Noailles[2]. Il étoit veuf sans enfants de sa nièce[3], mais, par son traité avec l'Espagne, il avoit voulu dépouiller le duc de Guiche, autre neveu du cardinal de Noailles, du régiment des gardes, et l'avoir[4]. Il devoit s'en aller à Richelieu[5] ; il obtint d'aller faire une pause à Saint-Germain,

1. Les lexiques du dix-septième siècle ne connaissent plus ce verbe que sous la forme réfléchie *se démener,* se remuer. Au seizième, on l'employait encore au mode actif, au sens de faire, mener, porter : *demener grand deuil* (Amyot), *demener réjouissance* (Clément Marot), *demener le bal* (Ronsard).

2. Le 30 août : *Dangeau,* p. 116. On prétendit dans le public que le jeune duc était l'amant de deux princesses du sang, Mlle de Valois, fille du Régent, et Mlle de Charolais, une Condé, et que le duc d'Orléans n'avait accordé la grâce de Richelieu et sa liberté que sous la condition que Mlle de Valois accepterait d'épouser le duc de Modène (ci-après, p. 321). Mme de Staal (*Mémoires,* tome I, p. 244-245) dit : « Le duc de Richelieu avait obtenu sa liberté par le sacrifice d'une belle victime, qui, à ce qu'on prétendoit, s'étoit volontairement immolée à ce prix. » Voyez sur cette question délicate *Le Maréchal de Richelieu,* par Paul d'Estrée (1917), p. 58 et suivantes, qui résume la question. Les *Souvenirs de la marquise de Créquy* racontent (tome II, p. 18) qu'à peine sorti de la Bastille, le marquis d'Aumont, dont il avait insulté la sœur, le provoqua en duel et lui donna un coup d'épée dans la hanche, dont il faillit rester boiteux ; mais l'anecdote semble controuvée.

3. Anne-Catherine de Noailles, morte le 7 février 1716 : tome XXX, p. 298.

4. Ci-dessus, p. 167.

5. La seigneurie de Richelieu, en Touraine, à quelques lieues au Sud de Chinon, près des confins du Poitou, était venue à la famille du Plessis au milieu du quinzième siècle par le mariage de Perrine de Clairambault, dame de Richelieu, avec Geoffroy du Plessis. Autour de l'ancien château, dont une vue du seizième siècle existe au Cabinet des Estampes de la Bibliothèque nationale, il n'y avait qu'un village, lorsque le cardinal de Richelieu obtint en mai 1631 des lettres patentes l'autorisant à y construire un bourg sur un plan régulier. Trois mois

où il avoit une maison, puis d'y demeurer, après d'être à Paris sans voir le Roi ni le Régent; au bout de trois mois, il eut permission de les saluer, et tout fut bientôt oublié[1].

Paix de la Suède avec l'Angleterre.

Enfin l'alliance du Nord se démancha. Le roi de Suède n'étoit plus, et la foiblesse où son règne avoit réduit ce royaume contribua beaucoup à la paix qu'il conclut enfin avec le roi d'Angleterre[2]. Le Czar, déjà adouci par la même raison, même du temps dernier de Charles XII, étoit plus occupé du dedans que du dehors; le roi de Danemark demeura seul faisant la guerre en Norvège. C'est grand dommage que les *Mémoires* de M. de Torcy ne soient pas venus jusqu'à ce temps-ci[3], et que le joug de l'abbé Dubois n'ait pas laissé la liberté[4] à M. le duc

plus tard, en août, il faisait ériger la terre en duché-pairie, et y commençait, sous la direction de l'architecte Jacques Lemercier, un magnifique château qu'il orna d'œuvres d'art remarquables, notamment les « Esclaves » de Michel-Ange, venant du château d'Écouen, et un Bacchus renommé. Les constructions étaient achevées en 1637, époque où Mlle de Montpensier y séjourna et en décrivit les beautés (*Mémoires*, tome I, p. 23-25). Louis XIV s'y arrêta le 19 juillet 1650, et Mme de Maintenon y passa quelques jours avec le duc du Maine en revenant de Barèges en octobre 1675 (Th. Lavallée, *Correspondance générale*, tome I, p. 289). Quelques années plus tard, La Fontaine en célébrait les agréments dans une longue pièce publiée dans ses *Œuvres diverses*. Le château fut démoli sous la Restauration; on trouvera des détails sur ce qu'il en reste et sur la petite ville bâtie par le cardinal dans un récit d'excursion publié par A. Bossebœuf en 1887 dans le *Bulletin de la Société archéologique de Touraine*, tome VII, p. 347 et suivantes.

1. *Dangeau*, p. 124, 170 et 184. La *Gazette de Rotterdam* (n° 106) dit que M. de Richelieu, au lieu d'aller à sa terre, se rendit à Saint-Germain chez le duc de Noailles.

2. Traité de paix définitif entre Georges, roi de la Grande-Bretagne, comme électeur et duc de Brunswick, et Ulrique-Éléonore, reine de Suède, signé à Stockholm le 9-20 novembre 1719. Du Mont, *Corps diplomatique*, tome VIII, deuxième partie, p. 14-17, en a donné le texte allemand. Un traité provisoire avait été conclu dès le 22 juillet (*Dangeau*, p. 104).

3. Regret déjà exprimé dans le tome XXXIV, p. 282-283.

4. Les mots *la liberté* ont été ajoutés en interligne.

d'Orléans de me parler aussi librement qu'il avoit accoutumé de l'intérieur des affaires étrangères : c'est ce qui m'y rendra sec désormais, parce que je ne veux dire que ce que je sais par moi-même ou par des gens assez instruits pour que je puisse m'y fier et les citer pour garants[1].

Le roi d'Espagne, qui s'étoit approché de son armée, et qui même l'étoit venu voir, s'en retourna à Madrid[2]. Le prince Pio, qui la commandoit, ne se trouva pas en état de s'opposer à rien. Il se contenta de bien faire rompre autour de l'abbaye de Roncevaux[3] les chemins qu'on y avoit faits à grand peine pour le canon et les autres voitures, dans un temps où on n'imaginoit pas qu'il pût jamais arriver de rupture avec Philippe V.

Le duc de Lorraine échoue pour l'érection

On vit au conseil de régence tous les ressorts que le duc de Lorraine remuoit pour obtenir l'érection d'un évêché à Nancy[4]. Cet objet avoit été celui de ses pères

1. Déjà dit dans le tome XXXIV, p. 284.

2. Philippe V, accompagné de la reine, après un court séjour à Tudela, était arrivé à Pampelune le 11 juin, et s'était même approché jusqu'à Vera, à quatre lieues d'Irun ; la nouvelle de la prise de Fontarabie le fit revenir près de Pampelune. Après la capitulation de Saint-Sébastien, il reprit le chemin de Madrid le 2 juillet et arriva au Buen-Retiro le 31 (*Gazette*, p. 329, 347, 365, 389, 424-425, 450 et 461).

3. Roncevaux, en espagnol Roncevalles, est un village de la Navarre, à quarante kilomètres au Nord de Pampelune, sur la route de Saint-Jean-Pied-de-Port. Les Gascons y défirent le 15 août 778 l'arrière-garde de l'armée de Charlemagne, commandée, disent les chansons de geste, par son neveu Roland, qui y périt. Il y existait un couvent-hôpital, à l'usage des pèlerins qui se rendaient à Saint-Jacques-de-Compostelle, et qui fut peut-être fondé par Charlemagne. Il était desservi par un ordre religieux et militaire spécial, dit de Roncevaux, sous la règle de saint Augustin, dont la date de fondation est incertaine. Cet ordre fut très prospère au moyen âge, et il possédait de nombreuses commanderies dans la plupart des pays d'Europe. Il tomba en décadence au quinzième siècle et finit par disparaître ; aujourd'hui l'abbaye de Roncevaux est presque en ruines. Voyez un travail de M. Marquet de Vasselot dans les *Mémoires de la Société des Antiquaires de France*, tome LV, 1895, p. 195-217.

4. Dangeau ne mentionne pas ces commmunications au conseil de

de Nancy en évêché. Vaudémont en tombe fort malade à Paris.

et le sien pour se tirer du spirituel de l'évêché de Toul[1], à quoi, par la raison contraire, la France s'étoit toujours opposée. Il étoit temps d'arrêter les menées là-dessus. Le Pape, qui trembloit toujours devant l'Empereur, le lui avoit comme accordé. Il espéroit brusquer l'affaire avant que la France intervînt. Je ne sais si M. le duc d'Orléans, abandonné ou plutôt entraîné comme il l'étoit à tout ce qui convenoit au duc de Lorraine par Madame, par Mme la duchesse de Lorraine, et par d'autres gens, en auroit été bien fâché. J'ai soupçonné que l'affaire n'avoit pu être conduite si près du but sans qu'il eût su quelque chose, et qu'il l'avoit voulu ignorer ou négliger. Mais enfin l'abbé Dubois, qui n'avoit rien personnellement à y gagner, ne crut pas devoir salir son ministère d'une tolérance si préjudiciable, et qui feroit crier contre lui, de sorte qu'il y fit former à Rome une opposition solennelle et parler si ferme au Pape et au duc de Lorraine qu'il abondonna ses poursuites. Ainsi le voyage précipité de Commercy ici, d'où M. de Vaudémont venoit d'arriver, fut inutile. Deux jours après il tomba malade à l'extré-

régence, et les procès-verbaux n'existent plus guère pour cette époque. Saint-Simon s'en souvient à propos de l'indication dans le *Journal* (p. 54, 28 mai) de l'arrivée de M. de Vaudémont à Paris (ci-après).

1. Les évêques de Toul, et particulièrement M. de Bissy, avaient toujours soutenu beaucoup de prétentions sur les églises de Lorraine et particulièrement sur la « primatiale » de Nancy : nos tomes XII, p. 54, et XX, p. 335. Le duc de Luynes confirme les efforts constants des ducs de Lorraine pour faire ériger Nancy en évêché, sans avoir pu y parvenir (*Mémoires*, tome VI, p. 112 ; voyez aussi *Dangeau*, tome VI, p. 455) ; le duc Léopold avait aussi pensé à Saint-Dié (notre tome XXXIII, p. 66, note 2). Le Parlement rendit, le 23 août, un arrêt, qui fut imprimé, « faisant défenses à tous évêques, chapitres et autres personnes de comparoir à aucunes citations en cour de Rome pour l'érection d'un évêché dans la Lorraine, et de donner aucun consentement à ce sujet » (Archives nationales, U 362), et la *Gazette* de 1720 mentionne (p. 404) que, en juillet, l'évêque de Sisteron Lafitau, chargé d'affaires de France à Rome, s'opposa au nom du Roi à tout projet d'érection d'un évêché à Saint-Dié.

mité[1]. Le dépit du peu de succès de sa conversation avec le Régent le piqua ; il n'avoit pas l'habitude d'être contredit; il n'avoit pas compté avoir grand peine à tirer le consentement, au moins tacite, à une chose si avancée et que le duc de Lorraine desiroit si ardemment. Il y fut trompé, et ne fut plaint que de ses chères nièces[2], aussi dépitées que lui, et de ses complaisants, dont quelques-uns encore étoient ou se réputoient du plus haut parage.

Maximes absurdes, mais suivies toujours et inhérentes, du Parlement sur son autorité. J'empêche le Régent d'en rembourser toutes les charges avec le papier de Law. [Add. St-S. 1602]

Le Parlement, comme on l'a déjà dit, plus irrité du lit de justice des Tuileries qu'abattu, étoit revenu du premier étourdissement. Après quelque temps d'inaction et de crainte, il ne trouva dans la conduite du Régent à l'égard du duc du Maine que de quoi se rassurer. Il ne s'appliqua donc plus qu'à éluder tout ce qui le regardoit dans les enregistrements que le Roi avoit fait faire en sa présence. Cette Compagnie est très conséquente pour ses intérêts : elle se prétend, quoique très absurdement, la modératrice de l'autorité des rois mineurs, même majeurs. Quoique si souvent battue sur ce grand point, elle n'a garde de l'abandonner. De cette maxime factice, elle en tire une autre sur les enregistrements : elle ne les prend point comme une publication qui oblige parce qu'elle ne peut être ignorée ; elle n'en regarde point la nécessité comme étant celle de la notoriété, de laquelle[3] résulte l'obéissance à des lois qu'on ne peut plus ignorer ; mais elle prétend que l'enregistrement est en genre de lois, d'ordonnances, de levées, etc., l'ajoutement[4] d'une autorité nécessaire et supérieure à l'autorité qui peut faire

1. Il y a de ses nouvelles dans le *Journal de Dangeau*, aux 10, 12 et 14 juin (p. 60-62); il était hors d'affaire dès le 15 (p. 63).

2. L'abbesse de Remiremont et la princesse d'Espinoy.

3. Avant *de laquelle*, Saint-Simon a biffé *mais elle prétend*, qui revient plus loin.

4. Mot inventé par notre auteur et qui ne se trouve dans aucun lexique. Le *Littré* ne l'a même pas relevé ici. Saint-Simon l'avait déjà employé dans l'Addition à Dangeau indiquée ci-contre; on va le retrouver quelques lignes plus loin.

les lois, les ordonnances, etc., mais qui, en les faisant, ne peut les faire valoir, ni les faire exécuter sans le concours de la première autorité, qui est celle que le Parlement ajoute par son enregistrement à l'autorité du roi, laquelle, par son concours, rend celle-ci exécutrice, sans laquelle l'autorité du roi ne la seroit pas. De cette dernière maxime suit, dans les mêmes principes, que tout effet d'autorité nécessaire, mais forcée, est nul de droit; par conséquent, que tout ce que le roi porte au Parlement et y fait enregistrer par crainte et par force, est vainement enregistré, est nul de soi et sans force; enfin qu'il n'y a d'enregistrement valable et donnant aux édits, déclarations, règlements, lois, levées, etc., l'ajoutement nécessaire à l'autorité du roi qui les a faits, l'autorité qui les passe en loi et qui les rende exécutoires, que l'enregistrement libre, et qu'il n'est libre qu'autant que ce qui se porte au Parlement pour y être enregistré y soit communiqué, examiné et approuvé; ou que, porté directement par le roi au lit de justice, y est, non pas approuvé du bonnet, parce que nul n'ose parler, mais discuté en pleine liberté pour être admis ou rejeté.

Dans cet esprit, il étoit très naturel et parfaitement conséquent que non seulement le Parlement ne se crût pas tenu d'observer rien de tout ce qui avoit été enregistré au lit de justice des Tuileries malgré lui et contre ses prétentions[1], mais encore qu'il se crût en droit d'agir d'une manière toute opposée à la teneur de ce qui y avoit été ainsi enregistré. C'est aussi ce que le Parlement fit pas à pas, avec toute la suite et la fermeté possible, et toute la circonspection aussi qui pût assurer l'effet de son intention, en s'opposant à tous les enregistrements nécessaires aux diverses opérations de Law, et vainement[2] tentées sous toutes les formes[3].

1. Tome XXXV, p. 234.
2. *Vainem*t a été ajouté en interligne.
3. En effet le Parlement, qui avait refusé d'enregistrer en décembre

M. le duc d'Orléans étoit exactement informé et très peiné de cette conduite, et Law infiniment embarrassé ; il avoit bien des manèges et des opérations à faire qui demandoient un parlement soumis, et il avoit affaire à un régent qui n'aimoit pas les tours de force, et qui sembloit épuisé sur ce point par ceux où il avoit été contraint d'avoir recours. Dans cette perplexité, Law imagina de trancher ce nœud gordien. Il se trouvoit au plus haut point de son papier[1] : le feu du François y étoit[2] ; il n'y avoit que peu de gens, en comparaison du grand nombre, qui préférassent l'argent à ce papier. Il proposa donc à M. le duc d'Orléans de rembourser avec ce papier toutes les charges du Parlement de gré ou de force, de se parer à l'égard du public d'ôter la vénalité des charges, qui a tant fait crier autrefois, et qui nécessairement entraîne de si grands abus ; de les remettre toutes en la main du Roi pour n'en plus disposer que gratuitement, comme avant

1718 (tome XXXV, p, 326) la déclaration qui transformait la banque de Law en Banque royale, refusa également d'enregistrer toutes les décisions du conseil de régence qui furent la conséquence de cette première mesure : refonte de la monnaie, création de la Compagnie des Indes, transfert à cette compagnie des fermes générales, etc. Depuis février 1719 jusqu'à l'exil du Parlement à Pontoise, les finances ne furent régies que par des arrêts du Conseil non enregistrés. Il y a des détails très précis sur cette résistance dans un Journal historique du Parlement, rédigé par le président Roland, et dont le manuscrit a passé en vente, il y a une quarantaine d'années, à la librairie Techener, mais dont nous ignorons le sort actuel.

1. C'est-à-dire que les actions de la Banque ou de la Compagnie des Indes, du Mississipi, comme on disait, étaient alors à un cours très élevé, même exagéré.

2. « On dit que *le feu est à quelque chose*, pour dire que tout le monde s'empresse pour en avoir » (*Académie*, 1718). — L'engouement de toutes les classes de la société pour le papier de Law n'est plus à exposer. En voici un exemple que nous croyons inédit : en 1719, les filles du peintre Mignard adressèrent un placet au Régent pour le supplier, en souvenir de leur père, de leur faire attribuer à chacune deux actions de la Banque (Dépôt des affaires étrangères, vol. *France* 1240, fol. 67).

que les charges fussent vénales, et le rendre ainsi maître du Parlement, par de simples commissions qu'il donneroit pour le tenir d'une vacance à l'autre, et qui seroient ou continuées ou changées à chaque tenue du Parlement, en faveur des mêmes, ou d'autres sujets, selon son bon plaisir.

Un spécieux si avantageux, et sans bourse délier, éblouit le Régent. Le duc de la Force appuya cette idée de concert avec l'abbé Dubois, qui n'y vouloit pas trop paroître, mais qui faisoit agir, et qui, dans la crainte des revers et dans la connoissance qu'il avoit et du Parlement et de son maître, se tenoit derrière la tapisserie[1], d'où il dirigeoit ses émissaires. Lui-même trouvoit son compte à ce remboursement, dans ses vues de se rendre maître absolu du gouvernement sous le nom du Régent, et tout de suite après sous le nom du Roi majeur ; mais il sentoit tous les hasards de la transition, et ne vouloit pas se commettre.

Law, qui, comme je l'ai déjà dit[2], venoit chez moi tous les mardis matins, ne m'avoit pas ouvert la bouche de rien qui pût me faire sentir ce projet. J'ai lieu de croire, sans pourtant rien d'évident, qu'ils n'osèrent se hasarder à un examen de ma part, et qu'ils voulurent surprendre ce qu'ils imaginoient de mon goût, de ma haine, de mon intérêt, par la proposition que m'en feroit M. le duc d'Orléans, et m'engager ainsi à l'improviste à une approbation qui se tourneroit incontinent en impulsion. C'est ce qui m'a toujours fait pencher à croire que ce fut de cet artifice que vint à M. le duc d'Orléans la volonté de me consulter là-dessus. Ils me connoissoient tous pour être un des hommes du monde qui portoit le plus impatiemment les prétentions et les entreprises sur l'autorité royale, et qui, par attachement à ma dignité, demeuroit le plus ouvertement[3] et le plus publiquement ulcéré de

1. Locution déjà rencontrée dans le tome XVI, p. 16-17.
2. Tome XXXIII, p. 2.
3. Adverbe répété deux fois et biffé la première.

toutes les usurpations que cette Compagnie lui avoit faites et de tout ce qui s'étoit passé en dernier lieu sur le bonnet dans les fins du feu Roi et depuis sa mort. C'étoit aussi par là que M. le duc d'Orléans, dont les soupçons n'épargnoient pas les plus honnêtes gens ni ses plus éprouvés serviteurs, avoit regardé de cet œil tout ce que je lui avois dit dans les commencements des entreprises du Parlement sur son autorité, et pourquoi j'étois demeuré depuis à cet égard dans un silence entier et opiniâtre[1] avec lui, et qui n'avoit été que forcément rompu de ma part, quand il me parla du lit de justice peu de jours avant qu'il fût tenu aux Tuileries, comme il a été rapporté en son lieu[2]. Les mêmes raisons, les mêmes soupçons, le même naturel de M. le duc d'Orléans le devoient éloigner de me parler du remboursement du Parlement, s'il n'y avoit été poussé d'ailleurs ; mais, si j'étois celui contre lequel, à son sens, il devoit être le plus en garde là-dessus, c'étoit, à ce qu'il pouvoit sembler aux intéressés, un coup de partie d'engager M. le duc d'Orléans à consulter un homme qu'ils comptoient être si fait exprès pour seconder leurs desirs, et qui rassembloit en soi tout ce qu'il falloit pour les faire réussir pleinement et avec promptitude.

Quoi qu'il en fût, une après-dînée que je travaillois à mon ordinaire tête à tête avec M. le duc d'Orléans, il se mit avec moi sur le Parlement, sans que rien y eût donné lieu, et à me conter et m'expliquer les entraves que cette Compagnie lui donnoit sans cesse, le peu de compte qu'elle faisoit publiquement du lit de justice des Tuileries, le peu de fruit qu'il en tiroit, puis tout de suite me proposa l'expédient qu'on lui avoit trouvé, et en même temps tira de sa poche un mémoire bien raisonné du projet, dont jusqu'à ce moment il ne m'étoit pas

1. Déjà dit plusieurs fois, notamment tome XXX, p. 178-179.
2. Tome XXXV, p. 27.

revenu la moindre chose. J'entrai fort dans ses plaintes de la conduite du Parlement, et dans les raisons de le ranger à son devoir à l'égard de l'autorité royale. Je n'oubliai pas d'alléguer les causes personnelles de mon desir de le voir mortifier[1] et remis dans les bornes où il devoit être, et les avantages que ma dignité ne pouvoit manquer de trouver dans l'exécution de ce projet; mais j'ajoutai tout de suite que, de première vue, il me paroissoit d'un côté bien injuste, et de l'autre bien hardi, et que ce n'étoit pas là matière à prendre une résolution sans beaucoup de mûre délibération, et sans en avoir bien reconnu et pesé toutes les grandes suites et l'importance très étendue. Il ne m'en laissa pas dire davantage, et voulut lire le mémoire d'abord de suite et sans interruption, malgré sa mauvaise vue, puis une seconde fois en s'arrêtant et raisonnant dessus.

Cette lecture première me confirma dans l'éloignement que j'avois conçu du projet dès sa première proposition, et que je n'avois pu tout à fait cacher. Quand ce fut à la seconde lecture, je raisonnai, et mes raisonnements alloient toujours à la réfutation. M. le duc d'Orléans, surpris au dernier point de m'y trouver contraire, mais déjà entraîné et enchanté du projet, ne fut pas content de ma résistance. Il me témoigna l'un et l'autre; il n'oublia rien pour me piquer, et me ramener par l'intérêt de ma dignité, me dit qu'il falloit donc laisser le Parlement le maître, ou en venir à bout par l'unique moyen qu'on en avoit, puis se répandit sur l'odieux et les inconvénients infinis de la vénalité des charges, sur le bonheur public que ce changement apporteroit, et sur les acclamations qu'[on] en devoit attendre. Le voyant si prévenu, et reployer le mémoire pour le remettre dans sa poche, je sentis tout le danger où on l'alloit embarquer. Je lui dis donc qu'encore qu'il y eût déjà fort longtemps que

1. Ce verbe est bien à l'infinitif dans le manuscrit.

nous en étions là-dessus, cette matière étoit, pour ou contre, trop importante pour n'être pas examinée plus mûrement ; que j'avois dit ce qui s'étoit présenté d'abord à mon esprit[1] ; qu'en y pensant davantage, et faisant tout seul plus de réflexion sur ce mémoire, et avec plus de loisir[2], peut-être que je changerois d'avis ; que je le souhaitois passionnément pour lui complaire, pour l'intérêt de ma dignité, pour l'extrême plaisir de ma vengeance personnelle, mais qu'il ne devoit pas avoir oublié aussi ce que je lui avois protesté en plus d'une occasion, et qu'il m'avoit vu pratiquer si fermement et si opiniâtrément, quoique presque[3] si inutilement, sur celle du changement de main de l'éducation du Roi, et sur la réduction des bâtards au rang et ancienneté de leurs pairies[4] ; que je le lui répétois en celle-ci, que j'aimois incomparablement mieux ma dignité que ma fortune, mais que l'une et l'autre ne me seroient jamais rien en comparaison de l'État. Je le priai ensuite que je pusse emporter le mémoire pour le mieux considérer tout à mon aise. Il y consentit à condition qu'il ne seroit vu que de moi seul. Il me le donna, mais avec promesse de le lui rapporter le surlendemain, sans m'avoir jamais voulu accorder un plus long terme. Je tins parole, et plus, car je fis de ma main une réponse si péremptoire, que je lus à M. le duc d'Orléans, qu'il demeura convaincu que le projet étoit la chimère du monde la plus dangereuse. Cette réponse, je l'ai encore ; elle se trouvera parmi les Pièces[5]. En effet,

1. Le manuscrit porte par mégarde *son esprit*, ce qui est le texte de l'Addition à Dangeau, que notre auteur reproduit ici et qui est rédigée sous la forme impersonnelle.

2. Après *loisir*, le manuscrit porte une seconde fois les mots *sur ce mémoire*, répétés par inadvertance.

3. *Presq.* ajouté en interligne.

4. Tome XXXV, p. 37, 49 et suivantes, 58-60, 104 et suivantes, 116, etc.

5. En marge du manuscrit : « Voir les Pièces ». On ne sait ce qu'est devenu ce mémoire, qui devrait se trouver au Dépôt des affaires

il ne fut plus parlé du projet. Ceux qui l'avoient fait et conseillé trouvèrent M. le duc d'Orléans si armé contre leurs raisons, qu'ils n'y trouvèrent point de réplique, et qu'ils se continrent dans le silence ; mais ce ne fut pas pour toujours.

Raisons secrètes contre le remboursement des charges du Parlement.

Outre les raisons contre ce remboursement, expliquées dans le mémoire qui persuada alors M. le duc d'Orléans, trop long pour être inséré ici, mais qu'il faut voir dans les Pièces, j'en eus deux autres non moins puissantes, non moins inhérentes à l'intérêt de l'État, mais qui n'étoient pas de nature à mettre dans mon mémoire : la première est que, quelque fausses et absurdes que soient les maximes du Parlement qui viennent d'être expliquées, et quelque abus énorme et séditieux qu'il en ait fait trop souvent, surtout dans la minorité du feu Roi, il ne falloit pas oublier le service si essentiel qu'il rendit dans le temps de la Ligue, ni se priver d'un pareil secours dans des temps qui, pouvoient revenir, puisqu'on les avoit déjà éprouvés, en même temps ne pas ôter toute entrave aux excès de la puissance royale, tyranniquement exercée quelquefois sous des rois foibles par des ministres, des favoris, des maîtresses, des valets même, pour leurs intérêts particuliers contre celui de l'État, de tous les particuliers, de ceux d'un roi même qui les autoriseroit à tout faire, et à employer son nom sacré et son autorité entière à la ruine de son État, de ses sujets et de sa réputation. Mon autre raison fut l'importance d'opposer l'unique barrière que l'État pût avoir contre les entreprises de Rome, du clergé de France, d'un régulier[1] impétueux qui gouverneroit la conscience d'un roi ignorant, foible, timide, ou qui, n'étant d'ailleurs ni timide ni foible, le seroit par la grossièreté d'une conscience délicate et ténébreuse sur

étrangères et qui a disparu, comme la plupart des Pièces justificatives des Mémoires et comme la correspondance de Saint-Simon.

1. D'un religieux régulier ; il pense évidemment au P. le Tellier, dernier confesseur de Louis XIV.

toutes les matières ecclésiastiques, ou qu'on lui donneroit pour l'être. Il n'y a qu'à ouvrir les histoires de tous les pays, et du nôtre en particulier, pour voir la solidité de ces raisons. Celles de mon mémoire ne me parurent ni moins fortes ni moins solides; mais celles-ci, qui ne s'y pouvoient mettre, me semblèrent encore plus importantes.

Seconde tentative du projet du remboursement des charges du Parlement, finalement avortée.

Tandis que je suis sur cette matière, je suis d'avis de l'achever, pour n'avoir pas à y revenir sur l'année prochaine, où il n'y auroit qu'un mot à en dire. Ce projet étoit trop cher à Law et à l'abbé Dubois pour l'abandonner : à Dubois pour s'ôter toutes sortes d'obstacles présents et à venir pour l'établissement et la conservation de sa toute-puissance ; à Law pour son propre soutien par ce prodigieux débouchement de papier[1] dont il sentoit de loin tout le poids, en quelque vogue qu'il fût alors. On verra sur l'année prochaine qu'elle se passa en luttes entre le gouvernement et le Parlement. Ces luttes donnèrent lieu aux promoteurs du projet abandonné de tâcher de le ressusciter, sans qu'en aucun temps ni l'un ni l'autre m'en aient parlé, sinon une fois ou deux quelques regrets échappés courtement à Law d'un si bon coup manqué.

J'étois allé, dans l'été, passer quelques jours à la Ferté[2], dans un intervalle d'affaires et du conseil de régence. Peut-être que mon absence leur fit naître l'espérance de le brusquer. Le lendemain de mon arrivée, j'allai faire ma cour à M. le duc d'Orléans, comme je faisois à tous mes retours. Je le trouvai avec assez de monde. Après quelques moments de conversation générale, M. le duc d'Orléans me tira à part dans un coin ; il me dit qu'il

1. « *Débouchement* se dit aussi au figuré pour issue : *on a trouvé un débouchement pour ces billets* » (*Académie*, 1718). C'est plutôt ici le sens moderne d'émission, de mise en circulation.

2. Une lettre de Saint-Simon à Valincour, du 11 juin 1720, publiée dans le tome XIX de l'édition des *Mémoires* de 1873, p. 294-295, montre qu'il était à la Ferté les jours précédents.

avoit bien à m'entretenir de choses instantes et pressées, et que ce seroit pour le lendemain. Je le pressai de m'en dire la matière ; il eut quelque peine à s'expliquer, puis me dit qu'il étoit excédé du Parlement, qu'il falloit reprendre le projet du remboursement et voir enfin aux moyens de l'exécuter. Je lui témoignai toute ma surprise de le voir revenir encore une fois à un expédient si ruineux, et de l'abandon duquel il étoit demeuré si pleinement convaincu. Le Régent insista, mais coupa court, et me donna son heure pour le lendemain. Je lui dis que j'étois tout prêt, mais que je n'avois rien de nouveau à lui exposer sur cette matière, et que je serois surpris si on lui en proposoit quelque solution praticable. La nuit suivante, la fièvre me prit assez forte ; je m'envoyai donc excuser d'aller au Palais-Royal. Le jour d'après, M. le duc d'Orléans envoya savoir de mes nouvelles, et quand[1] je pourrois le voir. Ce fut une fièvre double-tierce, qui impatienta d'autant plus les promoteurs du projet qu'apparemment ils trouvèrent le Régent arrêté à n'y avancer pas sans moi ; car, deux jours après, le duc de la Force vint forcer ma porte de la part de M. le duc d'Orléans. Il me trouva au lit, dans l'accès, et hors d'état de raisonner sur la mission qui l'amenoit, et qu'il me dit être le projet du remboursement du Parlement. Il me demanda avec empressement quand il en pourroit conférer avec moi, parce que l'affaire pressoit. Je sus après que c'étoit la première fois que M. le duc d'Orléans lui en avoit parlé[2]. Je répondis au duc de la Force que je ne prévoyois pas être si tôt en état de raisonner, ni d'aller au Palais-Royal, mais que si l'affaire pressoit tant, que j'avois tellement dit à M. le duc d'Orléans, il y avoit plus d'un an, tout ce

1. Avant ce *quand*, l'auteur a biffé *sçavoir* dans le manuscrit.

2. Dans l'Addition n° 1602, ci-après, p. 414, il y avait : « C'étoit la première fois qu'autre que M. le duc d'Orléans lui en eût parlé (à Saint-Simon); » ce qui est très différent du texte des Mémoires, lequel est ici en contradiction avec ce qui a été dit p. 304 sur le duc de la Force.

que je pouvois lui en dire, que je n'avois plus rien à y ajouter ; que tout ce que je pouvois faire, c'étoit de lui prêter à lire un mémoire que j'avois fait là-dessus, et que par hasard j'avois gardé. En effet, je le lui envoyai l'après-dînée du même jour. Apparemment qu'ils le trouvèrent péremptoire ; car le duc de la Force me le rapporta quelques jours après. Je n'étois pas lors encore trop en état de parler d'affaires, et moins en volonté d'entrer sur celle-là en matière avec lui ; aussi n'y insista-t-il pas, et se contenta d'avouer en général que le mémoire étoit bon. Ils n'y purent apparemment rien répondre, parce que, la première fois ensuite que je vis M. le duc d'Orléans, il me dit d'abord qu'il n'y avoit pas moyen de songer davantage à ce projet, et en effet il n'en fut plus du tout parlé depuis.

Le Parlement informé du risque qu'il a couru, qui le lui a paré et qui y a poussé.

Ce qui ne peut se comprendre, et qui pourtant est arrivé quelquefois dans la Régence, c'est que tout cela fut su en ce même détail par le premier président, avec qui j'étois demeuré en rupture plus qu'ouverte, sans le saluer, et quelquefois pis encore, depuis l'affaire du bonnet, dès avant la mort du Roi. Peu après ceci, le Parlement, comme on le verra en son lieu, fut envoyé à Pontoise[1]. Le premier président, en y allant avec sa famille, dit en carrosse à Mme de Fontenilles, sa sœur[2], le risque que le Parlement avoit couru, et lui donna à deviner qui l'avoit sauvé, dont il ne sortoit pas de surprise, et me nomma. Sa sœur n'en fut pas moins étonnée ; elle-même me l'a raconté après que nous fûmes raccommodés[3]. Ils surent aussi la part contradictoire que le duc de la Force y avoit

1. Nous verrons cette translation dans le prochain volume.

2. Louise-Marie-Thérèse de Mesmes, très liée plus tard avec Saint-Simon : tome XXV, p. 22. Nous pouvons donner la date exacte de son décès, que nous ne connaissions pas alors : elle mourut le 6 janvier 1755, quelques mois avant notre auteur, et fut enterrée le 7 aux Incurables (Bibliothèque nationale, ms. Nouv.acq. franç. 3617, nº 3435).

3. Suite des *Mémoires*, tome XVII de 1873, p. 159-160.

eue, et surent après s'en venger cruellement[1]. Pour moi, qui n'avois pas prétendu à leur reconnoissance, je demeurai avec eux tel que j'étois auparavant, et eux avec moi[2].

Duchesse du Maine à Chamlay où Madame la Princesse la visite.

Madame la Princesse fut refusée du séjour d'Anet pour la duchesse du Maine, où elle auroit voulu la faire venir et y passer quelque temps avec elle. Mais peu après elle obtint le séjour du château de Chamlay, près de Joigny, qui étoit à vendre depuis la mort de Chamlay ; et, comme cette mort étoit récente, le lieu, qu'il avoit fort accommodé, étoit encore entretenu et meublé. Madame la Princesse eut permission d'y aller voir Madame sa fille[3].

Officiers des princes du sang et leur date. Usurpations et richesses. [*Add. St S. 1603 et 1604*]

A propos de princes du sang, il faut réparer ici, bien ou mal à propos, l'oubli d'une remarque qui auroit dû être placée lors de l'achat du gouvernement de Dauphiné, et que Clermont-Chaste, capitaine des suisses de M. le duc d'Orléans, fut aussi capitaine des gardes de M. le duc de Chartres, comme gouverneur de Dauphiné[4]. Les princes du sang, comme tels, n'ont ni gardes ni capitaines

1. Par le procès en concussion et monopole qui lui fut intenté en 1721, et sur lequel Saint-Simon n'insistera pas : tome XVII de 1873, p. 211-212.

2. Il est certain qu'il circula alors des bruits vagues sur des réformes importantes projetées dans le Parlement; car le greffier inscrit dans son registre (Archives nationales, U 362) la note suivante : « Ce jourd'hui lundi 21 août 1719 et jours suivants, le bruit s'est répandu dans tout le public qu'il y avoit un édit qui supprimoit la cinquième chambre des Enquêtes du Parlement, les présidents des autres chambres des Enquêtes et des Requêtes du Palais et quarante conseillers ; que Messieurs les présidents de la cour iroient présider aux Enquêtes et un de Messieurs les conseillers de la grand chambre aux Requêtes du Palais, et autres choses que l'on disoit que portoit l'édit. L'on disoit même dans le Palais que l'édit avoit été apporté au parquet à M. le procureur général, ce qui s'est trouvé faux, et depuis l'on n'en a plus rien dit. » Les bruits se renouvelèrent en mars 1720 : voyez ci-après aux Additions et Corrections.

3. Nous avons donné ci-dessus par avance, p. 278, note 1, le commentaire de ce paragraphe.

4. Ci-dessus, p. 293

des gardes ; mais, quand ils sont gouverneurs de province, ils ont en cette qualité des gardes, mais dans leur province, et un capitaine des gardes comme en ont tous les autres gouverneurs de province. Le seul premier prince du sang a un gentilhomme de la chambre ; ils l'appellent maintenant premier gentilhomme de la chambre et en ont tous un. La date de cette nouveauté, peu après imperceptiblement introduite, est depuis la mort du Roi, et n'a paru que longtemps après. Qui voudroit expliquer leurs diverses usurpations en tous genres[1] depuis la mort du Roi, et les millions qu'ils ont eus, et les augmentations immenses en sus de pensions, feroit un volume.

Le chevalier de Vendôme vend au bâtard reconnu de M. le duc d'Orléans le grand prieuré de France et veut inutilement se marier. [Add. StS. 1605]

Le chevalier de Vendôme, grand prieur de France, dont [on] a assez parlé ailleurs pour le faire connoître[2], avoit passé sa vie à se ruiner et à manger tout ce qu'il avoit pu d'ailleurs[3]. Les biens du grand prieuré étoient tombés dans le dernier désordre, et l'ordre de Malte avoit à cet égard une action toujours prête contre lui. Il avoit tiré infiniment de Law, et n'étoit pas d'avis d'en réparer ses bénéfices[4]. Les accroissements prodigieux et parfaitement inattendus qu'il avoit vu arriver à son rang par le feu Roi, à cause de ses bâtards, et que son impudence avoit augmentés depuis par les tentatives hardies que la foiblesse, ou peut-être la prétendue politique de M. le duc d'Orléans, avoit souffertes[5], lui avoient tellement tourné la tête, que la chute de ce rang arrivée au dernier lit de justice des Tuileries n'avoit pu le rappeler à la première moitié de sa vie, ni le détacher de la folle espérance de revenir au rang de prince du sang. Il la combla par vou-

1. Il y a *tout* au singulier, et *genres* au pluriel, dans le manuscrit.
2. Son portrait a été fait dans le tome XIII, p. 101-104 et 297-300.
3. Sur ses dettes, voyez le tome X, p. 202-203.
4. C'est-à-dire, d'employer cet argent aux réparations que nécessitait l'état délabré des commanderies ou bénéfices ecclésiastiques qu'il possédait.
5. Tomes XXX, p. 68-71, XXXI, p. 77-78, XXXIII, p. 137.

loir avoir postérité, et ne put comprendre que cette postérité même seroit un obstacle de plus à ses desirs. Il s'abandonna donc à sa chimère, et Law, son ami et son confident, en profita pour faire sa cour au Régent, et procurer au bâtard qu'il avoit reconnu de Mme d'Argenton[1] le grand prieuré de France. Le marché en fut bientôt fait, et payé gros. Pas un de ceux qui y entrèrent de part et d'autre n'étoient pas pour en avoir plus de scrupule que du marché d'une terre ou d'une charge, et l'ordre de Malte, ni le grand maître, pour oser refuser un régent de France. L'affaire se fit donc avec si peu de difficulté qu'on la sut consommée avant d'en avoir eu la moindre idée[2]. Il s'en trouva davantage pour la dispense des vœux du chevalier de Vendôme, et pour celle de se pouvoir marier ; mais il l'obtint enfin par la protection de M. le duc d'Orléans, et au moyen des sûretés qu'il donna à la maison de Condé de ne répéter rien de la succession du feu duc de

1. Jean-Philippe, chevalier d'Orléans : tomes IX, p. 280 et XIII, p. 456.

2. Dangeau annonce la nouvelle le 8 septembre (p. 120) et ajoute : « On ne sait point encore ce qu'on donne pour cela au chevalier de Vendôme. » Buvat (*Journal*, tome I, p. 430) parle d'une pension de neuf mille livres par mois. La *Gazette de Rotterdam*, nos 104 et 105, ne donne aucune précision sur ce point spécial. Pour le chevalier d'Orléans, il était à Malte depuis le mois d'avril dans le but avoué de « faire ses caravanes », comme c'était l'obligation de tout chevalier. Il avait été fort bien reçu, et le grand maître Perellos s'était empressé de le nommer bailli grand-croix. Quant à l'échange du grand prieuré, il ne semble pas avoir rencontré d'obstacle sérieux, ni à Rome, ni à Malte. Le Régent d'ailleurs avait écrit lui-même et fait écrire par le Roi à ce sujet, dès le début d'août, au Pape, au Grand Maître et aux chevaliers de la langue de France résidant à Malte, de manière qu'il n'y eût pas d'opposition : voyez aux Archives nationales, dans le registre KK 1325, aux 22 et 25 avril, 4 et 5 août, les lettres du Régent, dont on trouvera le texte dans l'appendice I de notre prochain volume, sous les nos 6 et 8 et 13 à 17. Les volumes de la correspondance politique des fonds *Rome*, no 599, et *Malte*, no 5, au Dépôt des affaires étrangères, pour l'année 1719, contiennent tous les documents relatifs à cette affaire.

Vendôme, son frère, qui, par la donation entre vifs de son contrat de mariage avec la dernière fille de feu Monsieur le Prince, fondée sur la profession de cet unique frère, étoit passée toute entière aux héritiers de la feue duchesse de Vendôme, excepté ce qui se trouva réversible à la couronne[1]. Cela fait, il chercha partout à se marier, et partout personne ne voulut d'un vieux ivrogne de soixante-quatre ou cinq ans, pourri de vérole[2], vivant de rapines, sans autre fonds de bien que le portefeuille qu'il s'étoit fait, et dont tout le mérite ne consistoit que dans son extrême impudence ; lui, au contraire, se persuadoit qu'il n'y avoit rien de trop bon pour lui. Il chercha donc en vain et si longtemps qu'il se lassa enfin d'une recherche vaine et ridicule[3]. Il continua sa vie accoutumée, qu'il étoit incapable de quitter, qui l'obscurcit de plus en plus, et qui ne dura que peu d'années depuis cette dernière scène de sa vie.

Retour de Pléneuf en France. Raisons

Ce fut en ce temps-ci que Pléneuf revint en France en pleine liberté, après s'être accommodé avec ses créanciers à peu près comme il voulut[4]. Je ne barbouillerois pas ces

1. C'est ainsi que les terres d'Anet et de Dreux passèrent à Mme du Maine, sœur de la duchesse de Vendôme : tome XXIII, p. 87.

2. Sauf la manchette de notre tome VI, p. 196, c'est ici la première fois que Saint-Simon, dans ses *Mémoires,* écrit le nom de cette maladie honteuse, à laquelle il a fait plusieurs fois allusion, particulièrement en parlant des Vendôme.

3. Si l'on en croit le *Journal de la Régence* publié par Éd. de Barthélemy, p. 115, il avait été question en 1716 de lui faire épouser une Condé, Mlle de Charolais, en lui rendant les duchés de Vendôme et d'Étampes, réunis au domaine lors de la mort de son frère. Il fut aussi parlé de la fille de Law (Desnoiresterres, *Les Cours galantes,* tome IV, p. 269); enfin, en octobre 1719, le bruit courut qu'il allait se marier avec lady Powis, fille de l'ancien gouverneur du roi Jacques III, qui avait gagné trois ou quatre millions à la Banque (*Dangeau,* tome XVIII, p. 132). Celle-ci avait d'ailleurs été visée aussi par le duc d'Albret, et le Régent s'était même laissé entraîner à adresser au père une demande en forme le 9 novembre (Archives nationales, KK 1325).

4. Au 9 septembre, Dangeau écrit dans son *Journal* (p. 121) :

d'en parler. [*Add. SᵗS. 1606*]

Pléneuf, sa femme et sa fille; quels. Courte reprise de sa négociation de Turin, avortée par l'intérêt personnel et la ruse singulière de l'abbé Dubois.

Mémoires du nom et du retour de ce bas financier, sans les raisons curieuses qui s'en présenteront d'elles-mêmes en cet article, et qui m'engageront même à une courte, mais nécessaire répétition. Il étoit de la famille des Berthelot, tous gens d'affaires[1], et frère de la femme du maréchal de Matignon[2]. Il entra dans plusieurs affaires, enfin dans les vivres et les hôpitaux des armées, où tant de soldats périrent par son pillage, et où il amassa tant de trésors. Embarrassé de tant de proie, il se mit à l'abri en se faisant connoître à Voysin comme un homme consommé dans la science des vivres et des fourrages, qui le fit un de ses premiers commis[3]. Il ne s'oublia pas dans cet emploi, et en profita dans le peu qu'il dura pour cacher si bien tout ce qu'il avoit amassé que, lorsqu'il se vit recherché par la chambre de justice, après la mort du Roi, il fit une banqueroute frauduleuse et prodigieuse[4], se

« Pléneuf est revenu de son exil; il est en pleine liberté; son accommodement est fait avec ses créanciers, et on le remboursera de sa charge. » Voyez la *Gazette de Rotterdam*, n° 107.

1. Nous connaissons déjà son frère, Berthelot de Duchy (tome XVI, p. 22), et il y a eu une note sur ces financiers dans les Additions et Corrections de notre tome XIII, p. 622-623. Les généalogies données par le *Dictionnaire de la noblesse* de la Chenaye des Bois, et par Chaix d'Est-Ange, *Dictionnaire des familles françaises*, tome IV, p. 103-105, montrent qu'en effet les nombreux Berthelot du dix-septième et du dix-huitième siècles furent presque tous des financiers, sauf un magistrat et un maréchal-de-camp. Lorsque la famille fut devenue puissante, on voulut les rattacher à une famille d'ancienne noblesse de Bretagne; mais ils sont au contraire de famille roturière de Picardie. Saint-Simon a parlé de leur « nom si vil » dans le tome XIII, p. 427; cependant ils étaient alliés à Mme de Saint-Simon par les Rioult de Douilly et les Frémont.

2. Cette Marie-Élisabeth Berthelot était morte le 26 juin 1702, alors que son mari ne s'appelait encore que le comte de Gacé. Notre auteur a parlé d'elle dans le tome XIII, p. 426-427, en la confondant avec sa belle-fille.

3. C'est Chamillart qui le prit comme premier commis à la guerre en 1707, et Voysin le conserva.

4. Dès septembre 1715, il avait été dénoncé au Régent par un de

sauva hors du royaume[1], et ne craignit point qu'on trouvât ce qu'il avoit caché. Ce fut d'au delà des Alpes qu'il plaida en sûreté et mains garnies, et qu'il se servit, sans qu'il lui en coûtât rien, de ce qui corrompt tant de gens, de l'argent et de la beauté. Sa femme[2] en avoit, des agréments encore plus, tout l'esprit, et la sorte d'esprit de suite, d'insinuation et d'intrigue qui est la plus propre au grand monde, et à y régner autant que le pouvoit une bourgeoise que sa figure, son esprit, ses manières, ses richesses y avoient mêlée d'une façon fort au-dessus de son état, et avec un empire qu'elle ne déployoit qu'avec discrétion, mais qu'elle eut toujours l'art de faire aimer à ceux qu'elle avoit entrepris d'y soumettre. Elle étoit mère de la trop fameuse Mme de Prye, qui avoit autant d'esprit et d'ambition qu'elle, et plus de beauté. Elle[3] enchaîna Monsieur le Duc, le gouverna entièrement, et pendant qu'il fut premier ministre fit des maux infinis à la cour et à l'État, dont il se peut dire que les trésors immenses qu'elle ramassa de toutes parts fut le moindre mal qu'elle fit, si on excepte la pension d'Angleterre, pareille à celle qu'avoit eue l'abbé Dubois, et qui ne coûta guères moins cher au royaume[4]. La rivalité de beauté brouilla la mère et la fille, les rendit ennemies implacables, et y entraîna[5] leurs adorateurs. C'est ce qui mit le Blanc et Belle-Isle à

ses anciens commis (*Journal de Buvat*, tome I, p. 53-54), et il y a aux Archives nationales, dans la dernière liasse du carton R[4]825, un mémoire sur les affaires traitées par lui, daté du 13 septembre 1715. Il fut taxé à quinze cent mille livres, et des arrêts du Conseil ordonnèrent la vente de ses biens. Pour ses créanciers, il dut les désintéresser promptement; car, dans le minutier de l'ancienne étude Breuillaud, on trouve une main-levée dès le 29 novembre de la même année.

1. Sa fuite a été signalée en 1715 : notre tome XXIX, p. 157.

2. Agnès Rioult de Douilly : tome XXXII, p. 202.

3. C'est Mme de Prye. — 4. Voyez notre tome XXXIV, p. 306-307.

5. Saint-Simon avait d'abord mis les trois verbes au pluriel par erreur; il a corrigé *brouillèrent* et *rendirent* au singulier, mais oublié *entraisnèrent*, qui est resté au pluriel dans le manuscrit.

une ligne de leur perte après une longue et dure prison[1]. On se contente d'en faire ici la remarque ; le règne funeste et cruel de Mme de Prye dépasse le temps de ces *Mémoires*, qui ne doivent pas aller plus loin que la vie de M. le duc d'Orléans.

Pléneuf, d'extérieur grossier, lourd, stupide, étoit le plus délié matois, qui alloit le mieux et le plus à ses fins, qui n'étoit retenu par aucun scrupule et dont l'esprit financier étoit propre aussi aux affaires et à l'intrigue. Ce dernier talent l'initia dans la cour de Turin, et le mit en situation de mettre sur le tapis le mariage de Mlle de Valois avec le prince de Piémont, sans en avoir nulle charge. On a vu ailleurs ce qu'il se passa là-dessus[2], comme je fus chargé malgré moi de la correspondance sur cette affaire avec Pléneuf, comme sa femme s'insinua chez Mme la duchesse d'Orléans et chez moi, sous prétexte de rendre elle-même les lettres de son mari, et comme, l'affaire avortée, elle sut se maintenir toujours auprès de Mme la duchesse d'Orléans, et m'a toujours cultivé depuis. On a vu aussi qu'alors l'abbé Dubois étoit auprès du roi d'Angleterre, et que, dès qu'il fut arrivé, las de la correspondance avec un homme tel que Pléneuf, et connoissant la jalousie de l'abbé Dubois et la foiblesse de M. le duc d'Orléans pour lui, enfin qu'il goûtoit très médiocrement ce mariage, quoique très mal à propos, je lui[3] proposai de ne pas faire un pot à part[4] de cette seule affaire étrangère, et de trouver bon que je la remisse à l'abbé Dubois, pour ne m'en plus mêler, ce que je fis en même temps, au grand regret de Mme la duchesse d'Or-

1. Il parlera de la liaison de Mme de Pléneuf avec ces deux hommes, à la fin des *Mémoires*, tome XIX de 1873, p. 53 et 78.
2. Dans le tome XXXII, p. 202-205.
3. Au duc d'Orléans.
4. Au sens de faire une affaire à traiter isolément. Le *Littré* en cite des exemples au figuré du dix-huitième siècle. Voyez ci-après, p. 361.

léans, et dont Mme de Pléneuf fut aussi bien fâchée, mais à ma grande satisfaction. Celle-ci bâtissoit déjà beaucoup en espérance, si son mari concluoit ce mariage. Mme la duchesse d'Orléans le desiroit passionnément; elle étoit informée de tout par moi, ce qu'elle n'espéroit pas de l'abbé Dubois, et craignoit tout de lui, avec raison, pour le faire manquer. Mme de Pléneuf, le voyant en de telles mains, le comptoit déjà rompu et ses espérances perdues.

En effet ce mariage n'étoit pas le compte personnel de l'abbé Dubois. Sa boussole étoit sa fortune particulière, comme on l'a remarqué ici bien des fois[1], et ses vues étoient trop avancées pour leur tourner le dos par quelque considération[2] que ce pût être. Il avoit sacrifié l'Espagne, sa marine et la nôtre à l'Angleterre; il ne restoit plus qu'à sacrifier la même Espagne et le roi de Sicile à l'Empereur. Le sacrifice déjà fait aux dépens de l'État et à ceux de son maître lui avoit assuré les offices de l'Angleterre les plus efficaces auprès de l'Empereur, qui en profitoit, et qui alors étoit très intimement avec le roi Georges. Le sacrifice qui restoit à faire, étant directement à l'Empereur, le rendoit son obligé, et le disposoit personnellement à ce que le roi Georges lui demandoit, qui ne lui coûtoit rien que de faire dire au Pape, qui trembloit devant lui et qui ne cherchoit qu'à prévenir ses desirs, qu'il vouloit, et promptement, un chapeau pour l'abbé Dubois. Dans cette position, l'abbé Dubois n'avoit dans la tête que la Quadruple alliance, dont la Sicile devoit être le premier fruit pour l'Empereur, aux dépens du roi de Sicile, à qui étoit destiné, aux dépens encore de l'Espagne, le triste dédommagement de la Sardaigne, pour lui conserver le titre et le rang de roi. Dubois n'avoit donc garde de vouloir le mariage à la veille de le dépouiller. Il fit donc languir la négociation pour se préparer

1. Particulièrement dans le tome XXXIV, p. 300 et suivantes.
2. Après ce mot il a biffé *particulière*.

à la rompre, la laissa transpirer exprès et revenir à Madame, sans y paroître, parce qu'il en étoit méprisé et haï[1], mais dans l'espérance de quelque trait de férocité allemande. Il la connoissoit, et il devina.

Étrange trait de franchise de Madame qui rompt* tout court la négociation de Turin.

Madame étoit la droiture, la vérité, la franchise même, avec de grands défauts, dont l'un étoit de pousser à l'extrême les vertus dont on vient de parler. Aussi, dans cette occasion, n'en fit-elle pas à deux fois. Elle aimoit tellement à écrire à ses parents et amis, comme on l'a pu voir ici [par] ce qui lui en arriva à la mort de Monsieur[2], qu'elle y passoit sa vie. La reine de Sicile[3] et elle s'écrivoient toutes les semaines[4]. Madame lui manda sans détour qu'elle apprenoit qu'il étoit sérieusement question du mariage du prince de Piémont avec Mlle de Valois; qu'elle l'aimoit trop pour lui vouloir faire un si mauvais présent et pour la tromper; qu'elle l'avertissoit donc, etc.; et lui raconta tout de suite tout ce qu'elle en savoit, ou ce qu'elle en croyoit savoir[5]; puis, la lettre partie et hors de portée de pouvoir être arrêtée et prise, elle dit tout ce qu'elle contenoit à M. et à Mme la duchesse d'Orléans, qui en fut

1. On a vu qu'au début de la Régence elle avait fait promettre à son fils de ne pas employer l'abbé Dubois : tome XXIX, p. 34.

2. *Icy* a été ajouté en interligne et la préposition *par* omise par mégarde. — Voyez notre tome VIII, p. 336-337 et 349-355.

3. Avant *Sicile* il a biffé *Sardaigne*.

4. D'après deux lettres de 1698 et de 1714, dont des extraits ont trouvé place dans notre tome VIII, p. 337, note 3, on voit que Madame écrivait tous les lundis à la duchesse de Savoie, plus tard reine de Sicile, fille du premier mariage de Monsieur, et ces lettres étaient souvent fort longues. Elles ont malheureusement toutes disparu ; on n'en connaît que deux, insignifiantes, à Victor-Amédée.

5. On peut juger de ce qu'elle pouvait écrire à Turin par ce qu'elle écrivait à l'électrice de Hanovre, : voyez le recueil Brunet, tome II, p. 11 et 244-245. « J'ai vu bien des femmes qui avaient la tête à l'envers, disait-elle de sa petite fille ; mais je n'en ai jamais trouvé de cette force. » Peut-être aussi parlait-elle en Savoie de l'intrigue galante de la princesse avec le duc de Richelieu (*ibidem*, p. 109-110).

* *Rompt* est en interligne au-dessus de *finit*, biffé.

outrée. M. le duc d'Orléans, qui n'avoit jamais été de bon pied en cette affaire[1], et beaucoup moins depuis qu'elle avoit été remise à l'abbé Dubois, ne fit qu'en rire, et Dubois rit[2] encore de bien meilleur cœur de ce rare et subit effet de son artifice. Ce mariage tomba donc de la sorte. Pléneuf en fut éconduit avec assez peu de ménagement. Ses affaires en France s'étoient accommodées; il se hâta de quitter Turin et revint avec l'air de l'importance, le fruit et la sécurité de sa banqueroute. Il n'en jouit pas longtemps et ne vécut pas longues années[3].

Six semaines après cette aventure, M. le duc d'Orléans, qui avoit ses raisons de se soucier peu de Mlle de Valois, et beaucoup de s'en défaire, conclut et déclara son mariage avec le fils aîné du duc de Modène[4]. Personne malheureusement n'ignoroit pourquoi le Régent se hâtoit tant de se défaire de cette princesse et avec si peu de choix. Je ne pus m'empêcher pourtant de le lui reprocher. « Pourquoi ne mérite-t-elle pas mieux? me répondit-il; tout m'est bon, pourvu que je m'en défasse. » Il n'y eut rien qui n'y parût: on lui donnoit un des plus petits princes d'Italie quant à la puissance et aux richesses[5], qui avoit à attendre longtemps à être souverain[6], et dont le père étoit connu pour être d'un caractère et d'une humeur fort difficile, comme il le leur montra bien tant qu'il vécut. Il est vrai que la reine d'Espagne n'étoit pas de

1. Locution déjà rencontrée dans le tome XX, p. 277.

2. Avant *rit*, il y a *en* biffé. — 3. Il mourut en janvier 1727.

4. François-Marie d'Este : tome XVII, p. 93. Dangeau annonce la nouvelle le 26 octobre, et enregistre les jours suivants, en termes discrets, la répugnance de la princesse pour ce mariage (p. 144-146, 148, 157); Madame, au contraire, ne la dissimule pas (*Correspondance*, recueil Brunet, tome II, p. 193). Nous verrons le mariage par procureur et le départ de la fiancée se faire au début de 1720.

5. Selon Mathieu Marais (*Mémoires*, tome I, p. 350-351), le fils même de notre auteur, écho peut-être de son père, qualifiait cette union de mariage avec « un gentilhomme de campagne ».

6. Il ne devint duc de Modène qu'en 1737.

meilleure maison, et que Philippe V étoit fort[1] au-dessus de Mlle de Valois en bien des manières. Aussi a-t-on vu ici en son lieu de quelle façon ce mariage se fit[2], et que le feu Roi ne le pardonna pas à Mme des Ursins. Il n'est peut-être pas inutile d'expliquer ici en peu de mots ce que sont les Estes d'aujourd'hui, et ce que sont aussi les Farnèses.

Disgression sur les maisons d'Este et Farnèse.

Je ne me donne pas pour être généalogiste, mais je suivrai Imhof[3], qui passe pour exact et savant sur les maisons allemandes, espagnoles et italiennes, et fort peu l'un et l'autre sur les françoises[4]. Peut-être que si nous connoissions autant ces maisons étrangères que nous faisons celles de notre pays, cet auteur n'auroit pas pris tant de réputation ; mais ce qui regarde l'origine des Farnèses et l'étrange déchet des Estes d'aujourd'hui est si moderne et connu qu'il n'y a pas de méprise à craindre[5].

Maison d'Este.

Imhof donne pour tige dont la maison d'Este est sortie, Azon, seigneur d'Este[6], marchis[7] en Lombardie, c'est-à-dire général et gardien des marches ou des frontières de ces pays, qui épousa en premières noces Cunégonde, qui étoit Allemande[8] et héritière de sa maison (héritage dif-

1. *Fort* a été ajouté en interligne.

2. Tome XXIV, p. 219-221 et 303-304.

3. Jacques-Guillaume de Imhoff : tome IX, p. 157.

4. Il a été expliqué dans la note 7 de la page indiquée ci-dessus pourquoi Saint-Simon fait des réserves sur les généalogies des familles françaises par Imhoff.

5. Saint-Simon possédait dans sa bibliothèque deux des ouvrages d'Imhoff relatifs à l'Italie : *Historia Italiæ et Hispaniæ genealogica* (1701), et *Genealogiæ viginti illustrium in Italia familiarum* (1710). Ce dernier ne contient que la généalogie des Farnèses, mais pas celle de la maison d'Este, qui se trouve au contraire dans le premier.

6. Este est une petite ville du pays de Padoue, avec titre de marquisat, et siège d'un évêché suffragant d'Aquilée.

7. Saint-Simon traduit ainsi le mot latin *marchesius* employé par Imhoff.

8. D'autres généalogies appellent cette femme Cunégonde Guelfe, ce qui est probablement le nom de baptême de son père, qu'elle donna à son fils.

ficile à entendre dans une fille en Germanie à la fin du xe siècle, où cela se passoit), et en secondes noces Ermengarde, fille du comte du Maine en France[1]. Du premier lit il eut Guelfe, héritier des biens de sa mère ; il fut créé duc de Bavière[2] en 1071, répudia sa première femme[3], fille d'Othon le Saxon, duc de Bavière[4], épousa ensuite Judith, fille de Baudouin le Pieux, comte de Flandres[5], mourut en 1101 dans l'île de Chypre, laissa deux fils : Guelfe l'aîné, duc de Bavière, mort sans postérité en 1119, et Henri, dit le Noir, duc de Bavière après son frère. Il épousa Walfide[6], fille de Magnus, duc de Saxe, mourut en 1125, et laissa un fils nommé Henri comme lui[7], qui fut duc de Bavière et de Saxe. Celui-ci épousa Gertrude, fille de l'empereur Lothaire II[8], et de ce mariage est sortie la maison de Brunswick et Lunebourg, à ce qu'on prétend[9].

1. Cette Ermengarde, fille de Hugues II, comte du Maine, avait épousé en premières noces Thibault III, comte de Champagne, qui la répudia.

2 Il faudrait plutôt lire *duc en Bavière* ; car il semble qu'à cette époque la Bavière était divisée en plusieurs duchés.

3. Après *feme (sic)*, il a biffé *Judith*. — Cette première femme s'appelait Étheline.

4. Cet Othon semble être un des ducs qui se partageaient alors la Bavière.

5. Baudouin V, qui mourut le 1er septembre 1067. Sa fille Judith était veuve du comte de Kent, frère de Harold, roi d'Angleterre.

6. Avant *Walfide*, notre auteur a biffé *Gertrude*. — On l'appelle aussi *Wilflide*.

7. Henri le Superbe, duc de Bavière après son père, devint duc de Saxe en 1126, lorsque son beau-père Lothaire fut élu empereur et lui laissa le duché ; il mourut en 1136.

8. Lothaire, duc de Saxe, élu empereur le 13 septembre 1126 sous le nom de Lothaire II, mourut à Vérone le 30 septembre 1137.

9. Henri le Superbe eut de Gertrude un fils, Henri, surnommé le Lion, d'abord duc de Bavière et de Saxe ; il fut privé de ces états en 1180 par Frédéric Barberousse et obligé de se réfugier en Angleterre près de son beau-père le roi Henri II, qui lui fit obtenir par la suite les comtés de Brunswick et de Lunebourg ; il mourut en 1195, laissant ces deux comtés à son troisième fils Guillaume, dont descendent les

Hugues, second fils d'Azon tige de cette maison, et fils de son second lit, hérita des biens de sa mère, fut comte du Maine en France, et vécut peu ; il ne lui paroît point de postérité, et le comté du Maine disparoît avec lui[1].

Son frère Foulques fut seigneur d'Este et marchis. Obizzo son fils eut les même titres, y ajouta en 1177 celui de podestat de Pavie, et de Ferrare l'année suivante ; il mourut en 1196. Son fils Azon II devint en 1196 marquis d'Este et de Ferrare, en 1199 podestat de Padoue, en 1207 podestat de Vérone, en 1208 marquis d'Ancône ; il mourut en 1212. Son fils Obizzo III devint premier[2] marquis d'Este et de Ferrare, fut aussi seigneur de Modène et de Parme ; il épousa Élisabeth, fille d'Albert duc de Saxe, électeur[3]. Nicolas, fils de son fils[4], ajouta à ces titres ceux de seigneur de Reggio, Forli et Romandiole[5]. Borsus son fils fut créé duc de Modène et de Reggio par l'empereur Frédéric III, 18 mai 1452, et duc de Ferrare par le pape

ducs de Brunswick. En 1696, lorque Renaud d'Este, duc de Modène, épousa Charlotte-Félicité de Brunswick-Hanovre, Liebnitz écrivit une longue lettre pour établir que les deux maisons avaient la même tige en la personne d'Azon, marquis d'Este.

1. Certaines généalogies disent que cet Hugues III, comte du Maine, fut appelé en 1090 par les Manceaux pour succéder à son oncle Herbert II, mort sans enfants. Mais Hugues vendit peu après ce comté à son cousin Élie, seigneur de la Flèche. Lorque celui-ci mourut, vers 1110, le comté du Maine fut réuni à celui d'Anjou.

2. Les mots *devint pr* ont été ajoutés sur la marge à la fin de la ligne. — Saint-Simon ici fait erreur et passe cinq générations de marquis d'Este. Obizzo III n'était point le fils d'Azon II, mais le second fils d'Aldobrandin, marquis d'Este et de Ferrare ; il succéda en 1336 à son frère Renaud II, mort sans enfant mâle.

3. Cette Élisabeth mourut en 1341, et son mari en 1352 ; l'électeur Albert II de Saxe était gendre de l'empereur Rodolphe.

4. Nicolas, était fils d'Albert, lui-même troisième fils d'Obizzo III ; il mourut le 10 décembre 1441.

5. Reggio en Émilie ; Forli, ville importante, siège d'un évêché, au sud de Ravenne ; quant à Romandiole, on appelait ainsi la Romagne, territoire dont les villes principales sont Ravenne, Rimini, Imola et Faenza.

Paul III Farnèse, 14 avril 1470[1]. Borsus ne se maria point, et mourut en 1471[2]. Hercule son frère lui succéda ; il fut gendre de Ferdinand d'Aragon, roi de Naples[3], et mourut en 1505.

Son fils Alphonse Ier lui succéda. Il épousa en premières noces Anne Sforze, fille de Galéas-Marie, duc de Milan[4] ; en secondes noces, Lucrèce Borgia, fille du pape Alexandre VI[5]. Il faut ici expliquer sa famille avant d'aller plus loin. De trois frères qu'il eut, deux ne se marièrent point, tous deux moururent longtemps avant lui, dont un des deux en prison[6]. L'autre frère fut évêque de Ferrare, archevêque de Strigonie, de Milan, de Capoue, de Narbonne[7], fut cardinal en 1493, mourut en 1520[8]. Cet Alphonse Ier,

1. Saint-Simon fait erreur : ce n'est point Paul III (Alexandre Farnèse), qui conféra le duché de Ferrare à Borsus ou Borso d'Este, puisqu'il ne fut élu pape qu'en 1534, mais Paul II (Pierre Barbo), cardinal en 1440, élu pape en août 1464, mort le 25 juillet 1471.

2. Ce Borso était fils illégitime de Nicolas, tandis que son frère Hercule qui lui succéda était fils légitime de Richarde de Saluces, troisième femme de son père.

3. Ferdinand le Vieil : notre tome XV, p. 292, note 10 ; sa fille, Éléonore d'Aragon, fut mariée en 1473.

4. Nous avons rencontré ce Galéas-Marie dans le tome XXVI, p. 307.

5. Lucrèce était fille naturelle de Rodrigue Borgia, plus tard pape sous le nom d'Alexandre VI (tome X, p. 154), et de Julie Farnèse ; elle épousa en 1501 Alphonse d'Este, qui fut son quatrième mari, et mourut en 1520.

6. Ces deux frères furent : Ferdinand qui conspira contre son frère en 1506 et mourut en prison (1540) ; et Jules, fils naturel d'Hercule, impliqué dans la même conspiration, qui sortit de prison en 1558 et mourut en 1561. Tous deux survécurent à Alphonse, qui mourut le 31 octobre 1534, comme il va être dit plus loin.

7. Après *Capoue*, il a biffé *d'Arles*, et après *Narbonne*, se trompant d'article, il avait écrit *de Lyon, Evesq. de Tréguier, d'Autun, de S. Jean de Maurienne et il s'appelloit Hyppolite, avoit esté nonce en France, fut Card. en 1538, mourut à 63 ans en 1572*. S'apercevant de son erreur, il a biffé toute la phrase depuis *de Lyon* jusqu'à *France*, corrigé *1538* en *1493* et *1572* en *1520* et biffé aussi *à 63 ans*.

8. Hippolyte, dit le cardinal d'Este, a un article dans le *Moréri* ; il était grand partisan de Louis XII.

frère aîné de ce cardinal, eut un fils de Laure-Eustochie degli Dianti, dont le père étoit un artisan de Ferrare. Il avoit perdu ses deux femmes longtemps avant sa mort[1]. On a prétendu qu'il épousa enfin cette maîtresse ; mais il n'est pas contesté que le fils qu'il en eut, et qui s'appela aussi Alphonse, ne soit né avant ce dernier mariage, si tant est qu'il ait été fait[2]. Le duc Alphonse Ier mourut en 1534, et laissa : Hercule II, qui lui succéda[3] ; Hippolyte, élevé en France, évêque de Ferrare, de Tréguier, d'Autun, de Saint-Jean de Maurienne, archevêque de Strigonie, de Milan, de Capoue, de Narbonne, d'Arles, de Lyon, cardinal 1538, mort décembre 1572, à soixante-trois ans[4] ; un fils qui n'eut que deux filles[5] ; le bâtard Alphonse susdit ; un fils mort dès 1545 sans alliance[6], et une fille religieuse[7].

Hercule II, fils aîné susdit d'Alphonse Ier, fut son successeur, duc de Ferrare, de Modène et de Reggio. Il épousa, en 1527, Renée de France[8], fille du roi Louis XII, et ce mariage fut peu concordant. Il mourut en octobre 1558 à cinquante ans. Renée se retira en France, où elle mourut en juin 1571[9] avec un grand apanage et une grande considération. Elle fut la protectrice des savants,

1. On a vu que la seconde, Lucrèce Borgia, était morte quatorze ans avant lui.

2. C'est ce bâtard Alphonse qui devint la tige des derniers ducs de Modène (ci-après).

3. Ci-après. Saint-Simon écrit toujours *Hercules*.

4. Ce second Hippolyte, qu'on appela le cardinal de Ferrare, fut très en faveur auprès de François Ier et de Henri II.

5. Ce fils s'appelait François, marquis de Massa, qui eut deux filles, Marfise et Bradamante, que Saint-Simon va nommer plus loin par erreur.

6. Les mots *un fils mort* corrigent *une fille morte,* et après *1545* il a biffé *mariée.*

7. La généalogie du *Moréri* ne parle pas de ces deux derniers enfants.

8. Tome V, p. 208.

9. Erreur : le 12 juin 1575.

et, quoique belle-mère du duc de Guise[1], elle protégea aussi les huguenots. De ce mariage, deux fils et quatre filles : Alphonse II, successeur de son père, Louis, évêque de Ferrare, archevêque d'Auch, cardinal 1561, mort à Rome, 30 décembre 1586, chargé des affaires de France, après son oncle Hippolyte, et toujours très françois et très opposé à la Ligue et aux Guises ses cousins germains[2]. Les filles, leurs sœurs, furent : la trop célèbre Anne d'Este, duchesse de Guise, née 1531, mariée décembre 1549, veuve par l'assassinat de Poltrot, février 1563 ; remariée, 1566, à Jacques de Savoie, duc de Nemours, mère des duc et cardinal de Guise tués décembre 1588, aux derniers États de Blois, du duc de Mayenne, de la duchesse de Montpensier[3], etc., et du duc de Nemours et du marquis de Saint-Sorlin, duc de Nemours après son frère[4] ; elle mourut, mai 1607, à soixante-dix-sept ans ; Lucrèce, épouse de François-Marie della Rovere, duc d'Urbin, en 1570, morte 1598 ; Marfise et Bradamante, mariées au marquis de Carrare Cybo et au comte Bevilacqua[5].

Alphonse II, duc de Ferrare, de Modène et de Reggio, et fils aîné et successeur de Hercule II, épousa, en février 1560, Lucrèce, fille de Côme de Médicis, grand-

1. Anne d'Este, sa fille, fut mariée à François de Lorraine, duc de Guise : tome V, p. 208, et ci-après.

2. Louis d'Este, cardinal de Ferrare, né le 25 décembre 1538, cardinal en février 1561, archevêque d'Auch en octobre 1563, se trouva aux États généraux de Blois en 1578 comme légat du pape, et mourut à Rome le 30 décembre 1586. Les historiens font un grand éloge de ses vertus.

3. Catherine-Marie de Lorraine-Guise : tome XV, p. 122.

4. Charles-Emmanuel de Savoie, duc de Nemours (tome XII, p. 368), et Henri Ier, son frère (tome XV, p. 122).

5. On a vu plus haut que ces deux femmes étaient nièces et non filles d'Hercule II, duc de Ferrare ; Saint-Simon se trompe encore d'article. Marfise épousa Alderan Cybo, marquis de Carrare et mourut en 1608 ; Bradamante fut femme d'Hercule, comte Bevilacqua.

duc de Toscane[1]; en février 1565, Barbe d'Autriche, fille de l'empereur Ferdinand Ier[2]; enfin, Marguerite, fille de Guillaume Gonzague, marquis de Mantoue[3]. Il mourut sans enfants, 27 octobre 1597, à soixante-quatre ans, le dernier de la véritable et illustre maison d'Este.

ICI COMMENCE LA MAISON BATARDE D'ESTE PRÉSENTEMENT RÉGNANTE[4].

Bâtards d'Este ducs de Modène et de Reggio jusqu'à aujourd'hui.

Alphonse, fils du duc Alphonse Ier et de la fille de cet artisan de Ferrare[5], étoit frère bâtard du duc Hercule gendre du roi Louis XII, et oncle de son fils Alphonse II mort sans enfants en 1597. Ce bâtard avoit pourtant épousé, en 1549, Julie, fille de François-Marie della Rovere, duc d'Urbin ; elle mourut en 1563 et lui en 1582, quinze ans avant le dernier duc de Ferrare, de Modène et de Reggio, de la véritable maison d'Este. Ce bâtard Alphonse laissa César, son aîné, et Alexandre, évêque de Reggio, cardinal 1598, mort 1624, et deux filles mariées, l'une à Charles Gesualdo, prince de Venose au royaume de Naples[6], l'autre à Frédéric Pic, prince de la Mirandole[7].

César, fils aîné du bâtard, se trouva le seul à prétendre

1. Cette Lucrèce, fille de Côme Ier, était née en 1542.

2. Barbe, née en 1539, morte en 1572.

3. Ce Guillaume Gonzague, né en 1538, avait succédé en 1550 à son frère aîné ; il épousa en 1561 Éléonore d'Autriche, fille de l'empereur Ferdinand Ier, et mourut le 14 août 1587. Sa fille Marguerite était donc nièce par alliance du duc de Ferrare qu'elle épousa.

4. Nous reproduisons la disposition du manuscrit, où ces deux lignes sont écrites comme un titre ; même observation pour les titres qu'on trouvera plus loin (p. 333 et 334).

5. Ci-dessus, p. 326.

6. Venosa, dans la Basilicate, district de Melfi, passait pour être le lieu de naissance d'Horace. Cette fille s'appelait Léonore.

7. Hippolyte d'Este épousa, 1594, Frédéric Pic, non pas prince de la Mirandole, mais fils cadet du seigneur de cette petite ville et titré comte de la Concordia.

à la succession de son cousin germain le duc Alphonse II, mort sans enfants en 1597 et le dernier de l'ancienne et véritable maison d'Este. Il fut protégé par l'Empereur, et sans difficulté duc de Modène et de Reggio. Clément VIII ne fut pas si facile pour Ferrare, qui ne relevoit pas de l'Empire comme Modène et Rège[1], mais du saint-siège, et qu'il prétendit lui être dévolu faute d'hoirs légitimes. Il ne voulut pas voir l'envoyé de César, lequel prit les armes pour soutenir sa prétention et se maintenir dans Ferrare. Le Pape s'arma de son côté, et n'oublia pas en même temps de se servir des foudres de l'Église. Henri IV, qui avoit grand intérêt de se montrer ami du Pape, lui offrit le secours de ses armes. Cette démonstration finit tout. César, hors d'état de résister, ne pensa plus qu'à tirer de sa soumission le meilleur parti qu'il put. Il conclut donc un traité avec le Pape à la fin de 1597[2], par lequel il céda au Pape la ville et le duché de Ferrare avec la Romandiole. Le Pape lui céda quelques terres dans le Bolonois, lui laissa ses biens allodiaux, lui garantit ses bien mouvants de l'Empire, lui accorda le rang à Rome que les ducs ses prédécesseurs y avoient eu[3], enfin donna à son frère Alexandre, évêque de Reggio, le chapeau de cardinal, en mars 1598, lequel mourut en mai 1624[4]. Après ce traité, Clément VIII alla lui-même à Ferrare prendre possession de la ville et du duché[5], qui fait encore aujourd'hui une des plus belles possessions de l'État ecclésiastique. César, seulement duc de Modène[6] et de Reggio, épousa, 1586, Virginie, fille de Côme de Médicis, grand-

1. Saint-Simon francise ici, et encore plus loin, le nom de Reggio.
2. Le 28 janvier 1598.
3. Le sommaire des conditions du traité est donné dans la *Chronologie septenaire,* édition 1605, in-8°, fol. 33.
4. Il en a été parlé plus haut.
5. Cette prise de possession est racontée dans la *Chronologie septenaire,* fol. 34.
6. Il y a *Parme* par erreur, dans le manuscrit.

duc de Toscane[1], qui mourut en 1615, et César en 1628 à soixante-six ans.

Alphonse, son fils, épousa en 1608 Isabelle, fille de Charles-Emmanuel, duc de Savoie, et la perdit en 1626[2]. Il se dégoûta en moins d'un an de la souveraineté à laquelle il avoit succédé à son père, et s'alla faire capucin à Munich en Bavière en 1629, et mourut dans cet ordre en 1644, à cinquante-trois ans, ayant porté cet habit quinze ans. Il laissa entre autres enfants François, son aîné, qui lui succéda; Renaud, évêque de Reggio, cardinal 1641, mort 1672[3], qui fut attaché à la France, chargé de ses affaires à Rome, et qui l'étoit lors de l'insulte que les Corses de la garde du Pape firent au duc de Créquy, ambassadeur de France, en [1662[4]], et qui sut en tirer un si bon parti pour sa maison, par l'accommodement de cette affaire[5]; et une fille mariée à ce fameux muet prince de Carignan[6].

François, duc de Modène et de Rége[7] par la retraite d'Alphonse, son père, épousa les deux filles de Ranuce

1. Virginie était du second mariage de Côme Ier; la Lucrèce qui avait épousé Alphonse II, duc de Ferrare, était du premier mariage avec Éléonore de Tolède.

2. Cet Alphonse Ier, duc de Modène, était né en 1591; il mourut le 23 mai 1644. Comme il y avait eu deux Alphonse avant lui, on l'appelle ordinairement Alphonse III.

3. Renaud, cardinal de Modène, eut aussi en France l'évêché de Montpellier et l'abbaye de Cluny; il mourut cardinal-évêque de Palestrina le 30 septembre 1673.

4. Cette date est en blanc dans le manuscrit. — Voyez notre tome V, p. 11-12.

5. En effet, par le traité de Pise, Louis XIV fit obtenir des avantages importants au duc de Modène, qui était alors Alphonse IV (ci-après).

6. Saint-Simon se trompe encore. Angélique-Catherine d'Este, mariée à Emmanuel-Philibert-Amédée de Savoie, prince de Carignan (tome XVII, p. 370), était fille d'un frère d'Alphonse Ier ou III, duc de Modène, Borso d'Este, marquis de Scandiano.

7. Notre tome VI, p. 248, où il est parlé aussi de sa troisième femme.

Farnèse, duc de Parme, l'une après l'autre, en 1630 et 1648[1], et en troisièmes noces Lucrèce, fille de Taddée Barberin, prince de Palestrine, en 1654. Il mourut en 1658, à quarante-huit ans, et sa dernière femme en 1699. Entre autres enfants il laissa Alphonse II[2], son fils aîné et son successeur; Renaud[3], cardinal, puis duc de Modène à son tour, et deux filles, qui, l'une après l'autre, furent la seconde et la troisième femme de Ranuce Farnèse, duc de Parme[4].

Alphonse II, fils et successeur de François, duc de Modène et de Reggio. Il épousa en 1655 Laure[5], fille de Jérôme Martinozzi et de Marguerite, sœur du cardinal Mazarin[6]. Il mourut en juillet 1662, et son épouse, qui étoit sœur de Mme la princesse de Conti[7], mourut à Rome, 19 juillet 1687. De ce mariage il n'y eut qu'un fils et une fille à remarquer: François II, successeur[8], et Marie-Béatrix, qui épousa en 1673 le duc d'York, depuis roi d'Angleterre Jacques second[9], et détrôné par le prince d'Orange, réfugié en France, mort à Saint-Germain [16 septembre 1701[10]], et elle morte aussi à Saint-Ger-

1. Marie Farnèse, morte en 1646, et Victoire Farnèse, morte en 1649. Il sera parlé plus loin, p. 340, de Ranuce Ier, leur père.

2. On l'appelle ordinairement Alphonse IV : tomes VI, p. 248, et XIV, p. 218.

3. Au lieu de *Renaud*, Saint-Simon a écrit ici dans son manuscrit *Fr.* (François); de même, par erreur, il a mis *duc de Parme à son tour*, au lieu de *duc de Modène*; nous rétablissons la bonne leçon. A la page suivante, il va l'appeler correctement Renaud.

4. Isabelle née en 1635, mariée en 1664, morte le 12 août 1666, et Marie, née en 1644, mariée en 1668, morte en août 1684. Leur mari était Ranuce II Farnèse, que nous rencontrerons plus loin, p. 341.

5. Tome VI, p. 248.

6. Elle s'appelait Laure-Marguerite, et on la connaît plutôt sous le premier nom : *ibidem*. Son mari est qualifié de gentilhomme romain, et même de comte.

7. Anne-Marie Martinozzi : tome I, p. 79.

8. Tome VI, p. 186. — 9. Tome I, p. 51 et 95.

10. Saint-Simon a laissé cette date en blanc, ainsi que la suivante.

main [7 mai 1718[1]], mère de Jacques III, réfugié et traité en roi à Rome.

François II, fils et successeur d'Alphonse II, duc de Modène et de Reggio, gendre de Ranuce II Farnèse duc de Parme[2], mort sans enfants 1694, à trente-quatre ans.

Renaud[3], frère d'Alphonse II, oncle paternel de François II, cardinal en 1686 à trente et un ans, n'entra point dans les ordres sacrés. Il succéda en 1694 à François II, duc de Modène[4] et de Reggio, son neveu[5], remit son chapeau au Pape, épousa en février 1696 Charlotte-Félicité, sœur de l'impératrice Amélie[6], femme de l'empereur Joseph, qui ne l'épousa que depuis, filles de Jean-Frédéric, duc de Brunswick-Lunebourg, et de la sœur de la princesse de Salm[7], dont le mari avoit été gouverneur et grand maître de l'archiduc, puis empereur Joseph, et de Mme la princesse de Condé, femme du dernier Monsieur le Prince[8].

François-Marie, fils et depuis successeur[9] de Renaud, duc de Modène[10] et de Reggio, né en 1698, qui a épousé

1. Tome XXXIII, p. 151-152.

2. Il avait épousé le 14 juillet 1692 Marguerite-Marie-Françoise Farnèse, qui mourut en juin 1718, étant veuve depuis le 6 septembre 1694.

3. Ci-dessus, p. 331, et tome I, p. 112.

4. Ici encore Saint-Simon a mis dans son manuscrit *duc de Parme* au lieu de *duc de Modène*.

5. Ces deux mots sont en interligne.

6. Il a été parlé de l'une et de l'autre dans le tome I, p. 112.

7. Jean-Frédéric de Brunswick, troisième fils de Georges, duc de Brunswick-Zell, né le 25 avril 1625, porta le titre de duc de Hanovre, se fit catholique en 1657 et épousa le 25 novembre 1667, Bénédicte-Henriette-Philippe, princesse palatine (tome I, p. 110); il mourut le 27 décembre 1679. Il a été parlé de la princesse de Salm et de son mari à la même occasion, p. 112.

8. Madame la Princesse, Anne, palatine de Bavière, était sœur de cette duchesse de Hanovre et de la princesse de Salm.

9. *Depuis* est en interligne, et il a écrit *succeur*.

10. Encore ici *Parme*.

Mlle de Valois, fille de M. le duc d'Orléans, lors régent de France.

Ainsi la bâtardise de ces derniers Este ne peut être plus clairement ni plus évidemment prouvée. Passons maintenont à la

MAISON FARNÈSE.

Maison Farnèse.

Elle est d'Orviette et a pris le nom de son fief de Farnèse en Toscane[1]. On prétend qu'ils ont paru dès l'an 1000 entre les principaux citadins d'Orviette ; ce qui est certain, c'est qu'ils en ont été, plusieurs de suite, consuls, et vers 1226 podestats[2]. De là ils ont commandé les troupes de Bologne[3], puis celles de Florence. On en connoît en tout cinq générations avant le Pape qui a fait les ducs de Parme, et six générations légitimes sorties du père ou de l'oncle paternel de ce pape, et qui ont duré jusque vers 1700 qu'elles se sont éteintes, la plupart connues par des emplois militaires distingués, par des fiefs qui l'étoient aussi, par des alliances bonnes, et plusieurs grandes, comme des maisons Colonne, Ursins, Savelli, Conti, Acquaviva[4], Piccolomini, Sforze, etc. On parle ici des Farnèses légitimes ; venons maintenant aux bâtards, qui seuls des Farnèses ont été ducs de Parme et de Plaisance, de Castro et de Camerino, aux dépens de l'Église.

Alexandre, second fils de Louis Farnèse, seigneur de Montalte, et de Jeanne Cajetan, fille de Jacques, seigneur de Sermonette[5], né dernier février 1468, cardinal 1493,

1. Il ne s'agit pas ici du petit bourg du duché de Castro, dans le district actuel de Viterbe, qui porte aujourd'hui le nom de Farnèse, mais d'un château près d'Orvieto, lequel s'appelait originairement Farneto.

2. C'est ce que dit Imhoff dans la notice qu'il a consacrée aux Farnèse : *Genealogiæ viginti illustrium in Italia familiarum*, p. 13-26.

3. Ecrit *Boulogne* suivant l'habitude de notre auteur.

4. Saint-Simon écrit *Aqueviva*.

5. Sermoneta est un bourg du Sud des États romains, dans la région d'Anagni et de Segni, érigé plus tard en duché.

évêque de Parme, puis d'Ostie, et doyen du sacré collége, pape 1534, sous le nom de Paul III, mort 2 novembre 1549, à quatre-vingt-un ans[1]; il eut un frère aîné, Barthélemy Farnèse, qui, de Violante Monaldeschi de Corvara, laissa une postérité légitime qui a été illustre, et qui, avec celle de ses autres frères et cousins[2], n'a fini qu'un peu avant 1700, et avec elle toute la maison Farnèse légitime[3]. Ce pape eut aussi deux sœurs, dont l'aînée épousa Jules des Ursins de Bracciano, et l'autre un Pucci de Florence, puis Gilles comte de l'Anguillara[4].

FARNÈSES BATARDS.

Farnèses bâtards ducs de Parme et de Plaisance.

Alexandre Farnèse, depuis pape Paul III[5], avoit commencé par être évêque de Montefiascone et de Corneto[6]. Étant cardinal et évêque sacré, il eut deux bâtards : Pierre-Louis et Ranuce, et une bâtarde, Constance, qu'il maria, depuis qu'il fut pape, à Étienne Colonne, prince de Palestrine.

Ce pape acheta de Lucrèce della Rovere, veuve de Marc-

1. Tome XI, p. 64.

2. Les huit derniers mots ont été ajoutés en interligne.

3. La dernière Farnèse de la branche légitime fut Anne-Marie, mariée au comte Terzo de Sessa, morte le 3 janvier 1693.

4. Ces deux sœurs s'appelaient, l'aînée Julie, la seconde Hiéronyme. Le premier mari de la cadette s'appelait Puccio Pucci, le second Gilian, comte d'Anguillara-Sabazia, fief voisin de Bracciano, province de Rome, et non *l'Anguillara*, comme écrit Saint-Simon.

5. Nous rectifions et complétons, d'après Eubel, *Hierarchia catholica medii ævi*, la notice du pape Paul III donnée dans notre tome XI, p. 64. Il n'était que protonotaire apostolique lorsque Alexandre VI l'éleva au cardinalat dans la promotion du 31 août 1492; il eut en avril 1501 les évêchés réunis de Corneto et Montefiascone, et celui de Parme en mars 1509; il devint évêque d'Ostie et doyen du sacré collège en juin 1524. Les autres dates sont exactes.

6. Corneto et Montefiascone sont deux petites villes du Nord des États romains, la première près de la mer, la seconde dans le voisinage du lac de Bolsena au Nord de Viterbe. Les deux évêchés en étaient unis à perpétuité et relevaient directement du saint-siège.

Antoine Colonne[1], la terre de Frascati[2], qu'elle avoit eue en dot du Pape son oncle[3], puis il échangea avec l'Église Frascati pour les terres de Castro et de Ronciglione[4], qu'il donna à son bâtard Pierre-Louis. Ensuite il acheta chèrement Camerino[5] de ceux qui y avoient droit, se fondant sur ce que ce fief étoit dévolu à l'Église par la mort de Jean-Marie Varani sans enfants mâles, et qu'il avoit droit de l'ôter aux héritiers de Guidobaldo della Rovere, son gendre, qui étoit mort. Il maria son bâtard Pierre-Louis à une fille de Louis des Ursins, comte de Petigliano[6], et Ranuce, son autre bâtard[7], à Virginie Gambara. Il fut général des Vénitiens en 1526, du Pape son père en 1527, du roi de France 1529; il mourut sans postérité[8].

Il maria Octave, fils de Pierre-Louis, qu'il fit duc de Camerino, à Marguerite, bâtarde de l'empereur Charles V, veuve d'Alexandre de Médicis[9], et ne se flatta pas de moins que d'obtenir le duché de Milan en dot de ce mariage. Cette espérance fut le grand motif de la conférence de Nice entre ce pape et Charles V[10]. Il y fut trompé: il se réduisit donc à l'échange de Camerino avec Parme et

1. Ce Marc-Antoine Colonna (1478-1522) ne laissa que des filles.
2. Frascati (Saint-Simon écrit *Frescati*), l'ancien Tusculum, à quelques milles au Sud-Est de Rome.
3. Jules II (Julien della Rovere): tome III, p. 4.
4. Il a été parlé du duché de Castro dans notre tome XXXIV, p. 172. Ronciglione est un petit bourg à quinze kilomètres Sud-Est de Viterbe.
5. Camerino, dans les Marches, sur le versant Est des Apennins, district de Macerata.
6. Elle s'appelait Hiéronyme des Ursins. Petigliano est dans l'extrême Sud du pays de Sienne, aux confins du duché de Castro.
7. Il a biffé ici *qu'il fit duc de Castro*.
8. Cette dernière phrase a été ajoutée en interligne.
9. Cette Marguerite, fille de Charles-Quint et de Marguerite Van Gest, naquit en 1522, épousa en 1535 Alexandre de Médicis, et, devenue veuve en 1537, se remaria en 1538 avec Octave Farnèse; elle mourut en 1586. Voyez ci-après, p. 338-339.
10. En 1538, après l'expédition malheureuse de Charles-Quint en Provence.

Plaisance, que Léon X avoit réclamés et acquis à l'Église comme ayant fait partie de l'exarchat de Ravenne; son prétexte fut la proximité de Camerino, qui par là convenoit mieux à l'Église que Parme et Plaisance, qui étoient éloignées[1], et qui ne pouvoient s'entretenir et se conserver qu'avec beaucoup de dépense. La plupart des cardinaux s'y opposèrent; mais le Pape passa outre, fit Pierre-Louis duc de Parme et de Plaisance, fit remettre à l'Église Camerino par Octave, fils de Pierre-Louis, et le retira aussitôt après et le redonna au même Octave, avec la qualité de duc et de duché, en le soumettant envers l'Église au tribut annuel de dix mille écus d'or[2]. Ainsi ce bon pape fit ses deux bâtards l'un duc de Parme et de Plaisance, l'autre duc de Castro[3], et le fils de son bâtard aîné duc de Camerino, en attendant qu'il eût la succession de son père.

Pierre-Louis, bâtard aîné de Paul III, ne fut pas deux ans duc de Parme et de Plaisance. C'étoit un homme perdu de toutes sortes de débauches et de crimes, et qui s'étoit enrichi au pillage de Rome par l'armée du connétable de Bourbon, quoiqu'il ne fût point dans les troupes. Un dernier crime, énorme et de la nature de ceux qu'on ne peut nommer, mit le comble à l'exécration publique. Il se fit une conjuration, dont le Pape son père l'avertit. L'un et l'autre étoient fort enclins à la magie; on prétend que Pierre sut par cette voie qu'il trouveroit le nom des conspirateurs écrit sur sa monnoie. Elle portoit cette inscription: *P. Aloïs. Farn. Parm. et Place. dux.* Il eut beau l'examiner, il n'en fut pas plus savant. Il se trouva pourtant que les quatre premières lettres, *P. Aloïs,* les désignoient[4].

1. Il y a bien ici *éloignées* au féminin, tandis que quatre lignes plus haut il a écrit *réclamés* et *acquis* au masculin.

2. Notre auteur prend tous ces détails dans l'ouvrage d'Imhoff.

3. Ranuce ne fut pas duc de Castro, et notre auteur lui-même l'avait reconnu, en biffant plus haut, p. 335, note 7, la mention qu'il en avait mis par erreur.

4. Saint-Simon lit mal Imhoff, qui dit que ce sont les quatre pre-

Les comtes Camille Pallavicin, Jean Anguisciola, Auguste Landi et Jean-Louis Confalonier surprirent la forteresse de Plaisance, tuèrent les gardes, et Anguisciola le tua dans sa chambre. Aussitôt après cette exécution, qui se fit le 10 septembre 1547, les Impériaux envoyés au voisinage par Gonzague[1], qui étoit du complot, se saisirent de Plaisance pour l'Empereur. Octave, fils de l'assassiné, se retira auprès du Pape son grand-père, qui pourvut à la conservation de Parme par les troupes qu'il y envoya sous Camille des Ursins. Quelque temps après, Octave, à l'insu du Pape, tenta d'être reçu dans la citadelle de Parme comme dans son héritage, et en fut refusé par Camille des Ursins, qui la gardoit pour le Pape. Octave menaça le Pape de s'accommoder avec Ferdinand Gonzague, et de se rendre maître de Parme par son secours, si le Pape refusoit de lui faire remettre la place. Le Pape entra sur cette menace dans une si étrange colère, qu'il en mourut le 2 novembre 1549[2], s'écriant et répétant ce verset du psaume XVIII[3]: *Si mei non fuissent dominati, tunc immaculatus essem, et emundatus a delicto maximo.* Louis XIV, qui se trouvoit dans le même cas, y mit le comble en mourant, bien loin du repentir de ce pape, entre les bras de ses bâtards déifiés, de la Maintenon leur gouvernante, du jésuite Tellier, des cardinaux de Rohan et de Bissy, et de Voysin, leur fidèle ministre, et leur immola de plus son royaume, autant qu'il fut en lui, et l'éducation du Roi son successeur et son arrière-petit-fils, en plein[4].

mières lettres du mot *Place.*, qui désignaient les conjurés par les initiales de leur nom; *P. Alois.* ne peut servir que pour les trois premiers.

1. Ferdinand de Gonzague, tige de la branche de Guastalla, gouverneur du Milanais pour l'Empereur, mort en 1557.

2. Non pas le 2 novembre, mais le 10.

3. Verset 14. Le texte de la Vulgate porte *immaculatus ero et emundabor.*

4. Ces deux mots ont été ajoutés après coup, et à la suite Saint-

Les enfants de Pierre-Louis furent : Octave qui lui succéda ; Alexandre et Ranuce à dix ans l'un de l'autre, que le Pape leur grand-père fit cardinaux chacun à quinze ans, et leur donna force grands évêchés et archevêchés et les premières charges de la cour de Rome, dont ils furent l'un et l'autre l'ornement à tous égards : Alexandre mourut en 1589, à soixante-neuf ans, doyen du sacré collège[1], et Ranuce en 1565, à quarante-cinq ans[2] ; Horace, duc de Castro, tué à la guerre en 1554, un an après avoir épousé Diane, bâtarde d'Henri II et de Diane de Poitiers, laquelle fut remariée au duc de Montmorency maréchal de France, fils et frère des deux derniers connétables de Montmorency[3] : elle n'eut point d'enfants de ses deux maris ; enfin une fille, Victoire, mariée à Guidobaldo della Rovere, duc d'Urbin.

Octave avoit épousé en 1535, comme on l'a déjà dit, Marguerite, bâtarde de l'empereur Charles V, qui ne fut pas heureuse avec lui. Brouillé avec Charles V lors de la mort du Pape son grand-père, il se jeta dans le service de France jusqu'à ce qu'il se fut[4] raccommodé avec lui

Simon avait écrit et a biffé : « Pierre Louis laissa 2 fils, Octave qui luy succéda, dont on a parlé cy dessus et qui mourut sans enfants. Octave. »

1. Alexandre Farnèse, né le 7 octobre 1520, évêque élu de Parme en novembre 1534, fut créé cardinal par son grand-père en décembre suivant ; nommé archevêque d'Avignon en août 1535 et de Monreale en mai 1536, il occupa par la suite successivement plusieurs des évêchés suburbicaires et devint enfin évêque d'Ostie et doyen du sacré collège en décembre 1580 ; il mourut à Rome le 2 mars 1589 (Eubel, *Hierarchia catholica*, tome III, p. 25).

2. Ranuce, né le 11 août 1530, désigné pour archevêque de Naples en août 1544, fut créé cardinal en décembre 1545, devint archevêque de Ravenne en octobre 1549, légat de la marche d'Ancône, archevêque de Bologne en avril 1564, évêque de Sabine en février 1565, et mourut le 29 octobre suivant.

3. Il a été parlé de cette Diane, de son premier mari Horace Farnèse, et du second, François de Montmorency, dans le tome XXXI, p. 243-246.

4. Ce verbe est bien à l'indicatif.

en 1556. Il joignit alors le duché de Plaisance à celui de Parme; mais il ne put jamais ravoir la citadelle de Plaisance. Il servit toute sa vie la maison d'Autriche dans toutes ses guerres, et vint mourir à Parme, en octobre 1586, à soixante-deux ans. Marguerite, son épouse, fut la célèbre gouvernante des Pays-Bas pendant huit ans[1], à qui succéda le duc d'Albe[2]; elle vint se retirer à Ortone, dans le royaume de Naples[3], qu'elle avoit eu en dot, et y mourut dans la plus haute réputation en tout genre, en janvier 1586. Ils laissèrent Alexandre, leur fils unique, qui fut duc de Parme et de Plaisance, et quatre filles[4]: l'aînée épousa Jules Cesarini, puis Marc Pio marquis de Sassolo; les trois autres, Alexandre marquis Pallavicini, Renaud comte Borromée, Alexandre Sforze, comte de Borgonovo.

Alexandre, duc de Parme et de Plaisance, fut[5] un des plus grands capitaines de son siècle. si connu par la guerre qu'il fit dans les Pays-Bas pour l'Espagne, et en France pour la Ligue[6]. Il épousa, en 1566, Marie, fille d'Édouard, prince de Portugal, qui mourut en 1577[7], et lui en Artois, 11 décembre 1592, à quarante-sept ans. Ils laissèrent deux fils et une fille: Ranuce, qui succéda à son père; Odoard, cardinal 1591, mort 1626, à soixante-deux ans[8];

1. De 1559 à 1567.
2. Ferdinand Alvarez de Tolède : tome XI, p. 326.
3. Ortona-a-Mare, dans les Abruzzes, district de Chieti.
4. Imhoff, dans son dernier ouvrage, ne parle pas de ces quatre filles, et le *Moréri* en indique trois comme filles naturelles d'Octave, et non légitimes.
5. Avant *fut*, il y a *qui* biffé.
6. Alexandre Farnèse, né en 1544, ne devint duc de Parme qu'en 1586 et mourut en 1592; il fut gouverneur des Pays-Bas en 1578 après don Juan d'Autriche et continua à guerroyer dans ce pays et dans le nord de la France jusqu'à sa mort; il ne semble pas être jamais allé prendre possession de son duché.
7. Marie était fille d'Édouard de Portugal, duc de Guimaraëns, de la branche des ducs de Viseo issue des rois de Portugal; il mourut en 1540.
8. Odoard, né en 1565, était abbé commendataire de Grotta-Ferrata,

et Marguerite, mariée à Vincent Gonzague, duc de Mantoue; elle en fut séparée pour cause de parenté, et se fit religieuse à Plaisance[1].

Ranuce, duc de Parme et de Plaisance après le fameux Alexandre, son père, épousa Marguerite Aldobrandin, fille du frère de Clément VIII[2]. Il fut gonfalonier de l'Église[3], et mourut plus craint qu'aimé, en 1622, à cinquante-deux ans, et sa femme en 1646. Ils laissèrent deux fils et deux filles : Odoard, qui succéda; François-Marie, cardinal 1645, mort 1647, à trente ans[4]; et Marie, première femme de François d'Este, duc de Modène, et Victoire, seconde femme du même[5]. Ranuce laissa encore une bâtarde, qu'il maria à Jules-César Colonne, prince de Palestrine[6].

Odoard, duc de Parme et de Plaisance après Ranuce son père, épousa, en 1628, Marguerite de Médicis, fille de

lorsque Grégoire XIV le nomma cardinal-diacre dans la promotion du 6 mars 1591; il mourut le 21 février 1626, ayant été nommé évêque suburbicaire de Sabine en 1621 et de Frascati en 1624.

1. Vincent de Gonzague, né le 21 septembre 1562, duc de Mantoue en août 1587, épousa en 1580 Marguerite Farnèse et dut s'en séparer peu après; il mourut le 18 février 1612.

2. Elle était fille de Jean-François Aldobrandini et d'Olympe Aldobrandini, tous deux parents; c'était cette Olympe qui était nièce de Clément VIII (Hippolyte Aldobrandini : tome XI, p. 188), et non pas son mari frère du pape. Ce mariage eut lieu le 7 avril 1600. — Après cette phrase Saint-Simon a biffé : « Il se brouilla avec les Espagnols qui luy firent la guerre; il en essuya une autre des Barberins sous Urbain VIII, » ce qui va se retrouver au paragraphe suivant.

3. C'est Clément VIII qui lui donna ce titre pour lui et ses successeurs.

4. Les mots *Marie Card. 1645 mort 1647 à 30 ans* ont été écrits sur la marge du manuscrit pour remplacer les mêmes mots écrits dans le texte, mais corrigés à tort par Saint-Simon, puis biffés.

5. Ci-dessus, p. 330-331.

6. Elle s'appelait Isabelle et fut la première femme de Jules-César Colonna, de la branche de Palestrina, titré prince de Carbognano, qui mourut le 17 janvier 1681. Ranuce, duc de Parme, eut aussi un bâtard, Octave, dont les généalogies ne donnent que le nom.

Côme II, grand duc de Toscane[1]. Il se brouilla avec les Espagnols, qui lui firent une cruelle guerre[2]; il en essuya une autre des Barberins, non moins fâcheuse, du temps d'Urbain VIII[3]; il mena une vie fort agitée, et la finit, en 1646, à trente-quatre ans. Sa femme mourut en 1679. Leurs enfants furent, Ranuce II, qui succéda; Alexandre, qui fut vice-roi de Navarre, puis gouverneur des Pays-Bas en 1680, et qui mourut sans alliance, en 1689, à cinquante-quatre ans[4]; et Horace, général des Vénitiens, mort sans alliance, en 1656, à vingt ans.

Ranuce II, duc de Parme et de Plaisance[5], épousa, en 1660, Marguerite, fille de Victor-Amédée, duc de Savoie, et la perdit en 1663[6]; en seconde noces, en 1664, Isabelle d'Este, fille de François duc de Modène, qu'il perdit en 1666; en troisièmes noces, en 1668, Marie d'Este, sœur de la dernière : elle mourut en 1684[7]. Ranuce ne fut pas moins embarrassé de la guerre de Castro que son père l'avoit été, et des crimes d'un favori de néant.

1. Odoard Ier, né le 28 avril 1612, devint duc de Parme en 1622, et mourut le 10 septembre 1646. Il avait épousé le 11 octobre 1628 Marguerite de Médicis, née le 31 mai 1612 et morte le 5 février 1679. Le père de sa femme, Côme II, grand-duc de Toscane depuis février 1608, était mort le 28 février 1621.

2. Odoard s'étant allié avec les Français et ayant quitté le parti des Espagnols, ceux-ci assiégèrent Plaisance, dévastèrent le pays et contraignirent le duc à une paix onéreuse en 1637.

3. C'est à propos du duché de Castro que le duc de Parme engagea cette nouvelle guerre contre le pape Urbain VIII (Maffée Barberini) et contre sa famille; il s'allia avec le duc de Mantoue et les Vénitiens, mais fut enfin contraint de signer la paix à Venise en 1644, après une guerre de trois ans.

4. Notre tome IX, p. 132.

5. Ranuce II, né le 17 septembre 1630, duc de Parme en septembre 1646, mourut le 8 décembre 1694.

6. Marguerite-Yolande de Savoie, fille du duc Victor-Amédée Ier et de Christine de France fille de Henri IV, naquit le 15 mai 1635, épousa Ranuce II le 29 avril 1660, et mourut le 29 avril 1663.

7. Nous avons rencontré ces deux sœurs et leur père dans la généalogie de la maison d'Este : ci-dessus, p. 331.

Il fut malheureux et battu, et réduit à souffrir l'incamération de Castro[1]. Sa vie ne fut pas moins agitée, mais plus triste encore que celle de son père ; il mourut, en 1694, à soixante-deux ans. Il eut une fille, mariée en 1692 à François d'Este, duc de Modène[2], et deux fils, qui lui succédèrent l'un après l'autre.

Odoard II, qui épousa, en 1690, Dorothée-Sophie, fille de Philippe-Guillaume, électeur palatin, duc de Neubourg[3] : de ce mariage une fille unique, seconde femme de Philippe V, roi d'Espagne. Odoard mourut en 1693, à trente-trois ans. Son frère François lui succéda ; il épousa sa veuve, dont il n'eut point d'enfants; il mourut en [1727[4]], et en lui finirent les ducs de Parme et de Plaisance bâtards de la maison Farnèse.

On voit ainsi qu'Élisabeth Farnèse, fille unique d'Odoard II, duc de Parme et de Plaisance[5], est la seule héritière de ses États et de ceux de Toscane par la grand'mère de son père.

Le roi Jacques III* repasse en Italie. [*Add. St-S. 1607*]

Le roi Jacques, qui avoit été bien reçu en Espagne, et qui avoit tenté avec son secours de passer en Écosse, essuya une tempête qui endommagea et sépara toute la flotte d'Espagne[6]. La mort du roi de Suède et les affaires domestiques de Russie avoient fort déconcerté ses projets. Ainsi il repassa en Italie, et s'en retourna à Rome achever son mariage, où la fille du prince Sobieski, qu'il avoit épousée

1. C'est-à-dire la réunion du duché de Castro aux domaines de la Chambre apostolique; c'était le terme juridique employé dans ces occasions.

2. Ci-dessus, p. 332.

3. Déjà dit dans le tome XXIV, p. 219, notes 5 et 6.

4. Cette date est restée en blanc dans le manuscrit. — Il a été parlé du duc François dans le tome V, p. 73, et de son mariage avec sa belle-sœur dans les notes du tome XXIV, p. 219.

5. C'est-à-dire, la reine d'Espagne seconde femme de Philippe V.

6. Ci-dessus, p. 134 et note 9.

* Le manuscrit porte *Jacq. II.*

par procureur, l'attendoit[1]. C'étoit la crainte de cette tentative[2] et de son succès qui avoit si fort pressé l'abbé Dubois de la déclaration de la guerre à l'Espagne.

Le prince électoral de Saxe épouse une archiduchesse joséphine.

Le prince électoral de Saxe épousa à Vienne l'archiduchesse fille aînée du feu empereur Joseph, avec les plus fortes renonciations en faveur de la maison d'Autriche, contenues dans le contrat de mariage et solennellement ratifiées devant et après la célébration[3].

Bénédiction de Madame de Chelles.

Madame de Chelles fut enfin bénite à Chelles par le cardinal de Noailles au milieu de trente abbesses[4]. Il y eut des tables pour six cents personnes. Elle en tint une de cinquante couverts. M. le duc d'Orléans mangea en particulier avec quelques dames qu'il avoit menées[5]. Madame

1. On a vu précédemment (p. 230) l'évasion de la princesse et son arrivée à Rome; nous avons dit aussi que le mariage par procureur, à cette époque, ne paraît pas probable. Le prince s'était embarqué à Alicante vers le 20 août et avait débarqué à Livourne; sa fiancée, qui était restée à Rome sous la protection du cardinal Gualterio (*Gazette*, p. 271, 293-294 et 331), le rejoignit à Montefiascone, où leur mariage fut célébré le 3 septembre par l'évêque du lieu. Le jeune couple séjourna ensuite à Viterbe, à Monterotundo, et peut-être au château de Castel-Gandolfo, que le Pape lui avait offert. Il rentra à Rome le 29 octobre, et alla loger au palais pontifical de la place des Saints-Apôtres, préparé pour lui (*Gazette*, p. 474, 498-499 et 583; *Gazette de Rotterdam*, suppléments aux nos 105, 107 et 112; Dangeau se contente, p. 124, 10 septembre, d'annoncer son départ d'Espagne). M. Wodzinski a raconté les péripéties de ce mariage dans *la Nouvelle Revue* du 1er juillet 1893, comme nous l'avons déjà indiqué. — Avant *l'attendoit*, Saint-Simon a ajouté les mots *et qui*, inutiles.

2. Les mots *cette tentative* sont en interligne, au-dessus de *ce voyage*, biffé.

3. Ci-dessus, p. 134. Le mariage eut lieu à Vienne le 20 août (*Dangeau*, p. 101, 112, 119 et 125; *Gazette*, p. 421, 433-435, 445-446 et 459). La lettre de félicitations du Régent à l'impératrice Amélie, mère de la mariée, est dans le registre KK 1325 des Archives nationales, au 3 octobre.

4. Deux seulement, dit Madame dans la lettre indiquée à la note 1 de la page suivante.

5. Le 14 septembre. Le *Mercure* de septembre donna (p. 194-200) une relation de la cérémonie; il n'y a qu'une simple mention dans la

n'y alla point[1], et Mme la duchesse d'Orléans passa toute cette journée dans sa nouvelle maison de Bagnolet[2].

Mort de Marillac doyen du Conseil;

Il mourut en ce temps-ci un grand nombre de personnes distinguées ou connues : Marillac, doyen du Conseil[3], en la place duquel Peletier de Souzy monta[4]. On a vu ailleurs[5] que la conversion forcée des huguenots fit Marillac conseiller d'État, qui étoit intendant à Poitiers, et Vérac chevalier de l'Ordre[6], qui étoit lieutenant général de Poitou. Marillac fut le dernier de cette famille, assez récemment sortie d'un avocat[7], que l'élévation et les malheurs du garde

Gazette, p. 468 et quelques lignes dans la *Gazette de Rotterdam*, n° 105; voyez aussi *Dangeau*, p. 125, et le *Journal de Buvat*, tome I, p. 430. Racine fils composa une pièce de vers de circonstance. Un mémoire montant à treize mille livres pour la menuiserie de l'appartement de la princesse et pour diverses réparations dans l'abbaye est aux Archives nationales, M 855, n° 11.

1. C'est une erreur. Madame assista à toute la cérémonie, et elle en écrivit à sa tante de Hanovre un récit humoristique : *Correspondance*, recueil Brunet, tome II, p. 154-157, et recueil Jæglé, tome III, p. 43-45.

2. Sa belle-mère prétend qu'elle s'était fait saigner la veille pour avoir un prétexte de ne pas y assister. — A la notice donnée sur le château de Bagnolet dans le tome XXIX, p. 28, nous pouvons ajouter qu'un plan du domaine et des constructions, vers 1745, à petite échelle, mais très précis, se trouve aux Archives nationales dans l'atlas F 14 bis 8449, carte n° 6.

3. René de Marillac : tome XI, p. 2. Il mourut le 13 septembre (*Gazette*, p. 468).

4. Le Peletier de Souzy devint doyen du Conseil; mais Desmaretz de Vaubourg fut nommé conseiller d'État ordinaire, et Ferrand, conseiller semestre; les brevets, du 17 septembre, sont dans le registre O1 63, fol. 256-257.

5. Dans le tome XII, p. 152-153.

6. Olivier de Saint-Georges, marquis de Vérac : *ibidem*, p. 152-156.

7. La meilleure généalogie des Marillac est dans le manuscrit français 20235 de la Bibliothèque nationale, fol. 329 v° à 332; sur leur origine, voyez aussi le manuscrit Clairambault 1134, fol. 104 et suivants, et le premier chapitre du livre de P. de Vaissière sur *Charles de Marillac* (1896), qui contient quelques erreurs rectifiées par l'auteur dans le chapitre II de son second ouvrage, *L'Affaire du maréchal*

des sceaux et du maréchal de Marillac[1], frères, avoient fort décorée.

de Mme de Croissy; son caractère; [*Add. SᵗS. 1608*]

Mme de Croissy, mère de Torcy, qui étoit fort vieille, mais toute entière de corps et d'esprit, dont elle avoit beaucoup[2]. Elle étoit fille unique de Beraud[3], qui de médecin s'étoit fait grand audiencier, après être devenu fort riche[4]. Les ambassades de son mari l'avoient fort accoutumée au grand monde, et la cour ensuite, lorsqu'il fut devenu secrétaire d'État; elle y étoit fort propre. Son goût étoit d'accord avec son génie pour la grande représentation, la magnificence et le jeu, qui l'avoient suivie à Paris dans son veuvage. Elle y tint toujours une grande et florissante maison, où la cour, ce qu'il y avoit de meilleur dans la ville, et tous les étrangers de distinction, étoient toujours. Elle excelloit à la tenir et en bien faire les honneurs, avec une

de Marillac (1924). Il semble que les Marillac, originaires du village de Merliac, dép. Cantal, comm. Drugeac, appartenaient, sous le nom de Marlhac, à la domesticité des ducs de Bourbon à la fin du quinzième siècle; l'un d'eux fut en 1528 conseiller à la chambre des comptes de Moulins.

1. Il a été parlé du garde des sceaux Michel dans le tome XXII, p. 256. Le maréchal, Louis de Marillac, né en 1573, servit sous Henri IV, et fut envoyé au début de la régence comme ambassadeur dans diverses cours d'Italie; il servit dans toutes les guerres de Louis XIII, et fut nommé maréchal de France en 1629. Impliqué avec son frère dans un complot contre le cardinal de Richelieu, il eut la tête tranchée en place de Grève le 10 mai 1632. Voyez P. de Vaissière, *L'Affaire du maréchal de Marillac* (1924).

2. Françoise Beraud: tome XII, p. 404 et 622. Elle était malade depuis longtemps, et mourut le 17 septembre: *Dangeau*, p. 99, 101, 117 et 126; *Gazette*, p. 468. Elle fut enterrée à Saint-Eustache (*Gazette de Rotterdam*, nº 107).

3. Saint-Simon écrit *Braud*, ce qui indique la façon dont on prononçait.

4. Joachim Beraud, sieur de Croissy, enrichi dans la fabrication des liards à Lyon, avait acheté en 1643 une des quatre charges de grand audiencier de la Chancellerie; il mourut, encore en exercice, le 17 février 1683 à quatre-vingts ans; mais nous ne croyons pas qu'il ait été médecin.

politesse et un discernement particulier[1]; hors de chez elle impérieuse et insupportable. Son démêlé sur un rien, car il ne s'agissoit ni de cérémonial ni encore moins d'affaires, avec la femme du comte Olivencrantz[2], premier ambassadeur de Suède, et dont une dispute au jeu fut le plus essentiel, se poussa si loin, que les maris prirent parti, dont les suites ne furent pas heureuses pour la France par la haine que cet ambassadeur remporta chez lui, et qu'il inspira au conseil de son maître.

de Courcillon; [Add. StS. 1609] Courcillon mourut de la petite vérole[3]. On a eu lieu de parler de lui ici assez pour n'avoir rien à ajouter[4]. C'étoit un homme très singulier, qu'une cuisse de moins n'avoit pu attrister; qui, par [la] faveur de sa mère et la sienne personnelle auprès de Mme de Maintenon[5], et son état mutilé, s'étoit mis sur le pied de tout dire et de tout faire, et qui en faisoit d'inouïes avec beaucoup d'esprit et une inépuisable plaisanterie et facétie[6]. Il avoit aussi beaucoup de lec-

1. Le *Mercure* loue aussi la bonne tenue de sa maison : août 1701, p. 314, et janvier 1704, p. 233.

2. Ce nom, laissé d'abord en blanc, a été ajouté après coup dans le manuscrit, et était resté en blanc dans l'Addition indiquée ci-contre, n° 1608. — Jean-Paulin Olivencrantz ou Olivekrans, né en 1633, secrétaire d'État du roi Charles XI et second plénipotentiaire de Suède à Nimègue, mourut à Stockholm en janvier 1707, à soixante-treize ans.

3. Il mourut le 20 septembre; Dangeau, son père, nota sa maladie dans son *Journal* (p. 125-128), dont il suspendit la rédaction pendant quelques jours après sa mort; voyez aussi la *Gazette*, p. 480, et *les Correspondants de Balleroy*, p. 78.

4. Voyez particulièrement nos tomes XIV, p. 131-133, XVI, p. 83-89, et XIX, p. 37-40.

5. Les cinq derniers mots ont été ajoutés en interligne.

6. Dans l'Addition n° 1609 ci-contre, Saint-Simon avait raconté une anecdote bouffonne qu'il n'a pas reproduite dans ses *Mémoires*. Courcillon était lié avec Voltaire, qui, entre 1715 et 1719, adressa à l'actrice Duclos une pièce de vers assez obscène intitulée *l'Anti-Giton* ou *la Courcillonade* (*Œuvres*, édition Beuchot, tome XIII); voyez aussi l'Appendice que les éditeurs du *Journal de Dangeau* ont consacré à Courcillon : tome XVIII, p. 454-457.

ture, de valeur et de courage d'esprit, mais au fond ne valoit rien, et de la plus étrange débauche et la plus outrée. Sa femme, fille unique de Pompadour[1], belle comme le jour, eut de quoi être toute consolée[2]. Dangeau et sa femme, qui n'avoient point d'autres enfants, en furent très affligés. Courcillon ne laissa qu'une fille unique[3]. [*Add. St-S. 1610*]

de Louvois, capitaine des cent-suisses; sa charge donnée à son fils à la mamelle;

Louvois mourut aussi de la petite vérole à Rambouillet, chez le comte de Toulouse[4]. Il étoit fils de Courtenvaux, fils aîné du trop célèbre Louvois, et d'une fille et sœur des deux derniers maréchaux d'Estrées[5], et capitaine des cent-suisses de la garde du Roi, que son père lui avoit cédé[6]. Il avoit épousé une fille de la maréchale de Noailles, dont il laissa un fils qui n'avoit que seize mois[7]. Le lendemain de sa mort, le maréchal de Villeroy[8], le duc de Noailles et le maréchal d'Estrées n'eurent pas honte de demander la charge pour un enfant à la mamelle, ni M. le duc d'Orléans

1. Françoise de Pompadour : tome VII, p. 37. Nous n'avions pu donner alors la date de son décès; elle mourut le 7 juin 1777.

2. « Plus belle qu'un ange, plus précieuse que tout l'hôtel de Rambouillet », dit Mme du Deffand dans une lettre de 1768 à Horace Walpole (*Correspondance de Mme du Deffand*, édition Lescure, tome I, p. 473). Le marquis d'Argenson prétend en 1753 (*Mémoires*, édition Rathery, tome VIII, p. 193) qu'elle vécut longues années avec le duc de Villeroy.

3. Marie-Sophie de Courcillon, duchesse de Picquigny, puis princesse de Rohan : tome XX, p. 158.

4. François-Macé le Tellier, marquis de Louvois : tome XXIX, p. 352. Il mourut le 26 septembre, selon la *Gazette*, p. 480 ; les généalogies disent le 24.

5. Marie-Anne-Catherine d'Estrées : tome XI, p. 18.

6. Il y a bien *cédé*, au manuscrit. — On a vu cette cession se faire en 1716, au moment de son mariage : tome XXIX, p. 352.

7. François-César le Tellier, titré marquis de Montmirail, puis de Courtenvaux, né le 18 février 1718, capitaine des cent-suisses à la mort de son père, colonel du régiment Royal-infanterie en février 1740, se démit de sa charge des cent-suisses en faveur de son fils en 1754, fut membre de l'Académie des sciences, et mourut le 7 février 1781.

8. Les mots *le M^l de Villeroy*, et plus loin les mots *et le M^l d'Estrées* ont été ajoutés en interligne.

de la leur accorder[1]. Ajoutez à cela la naissance, les services, le mérite de Courtenvaux et de son fils, et on trouvera cette grâce encore mieux placée[2].

du comte de Reckheim;

Le comte de Reckheim, chanoine de Strasbourg, avec deux belles abbayes[3]. Il avoit servi assez longtemps à la tête d'un des régiments du cardinal de Fürstenberg, quoique dans les ordres; dès que le Roi le sut, il le lui fit quitter[4].

du duc de Bisaccia; sa famille.

Le duc de Bisaccia Pignatelli[5]. Il avoit été pris à Gaëte avec le marquis de Villena, vice-roi de Naples, par les Impériaux, conduit avec lui à Pizzighettone, et chargé comme lui de chaînes, en haine de la belle défense qu'ils avoient faite et avoient été pris combattant[6]. Après une longue prison, il étoit venu à Paris. C'étoit un très galant homme. Sa mère étoit del Giudice[7], et sa femme la dernière de cette grande et illustre maison d'Egmont[8]. Elle étoit morte, et en avoit laissé le nom, les armes, la grandesse et les biens à son fils, que le père avoit marié, comme on l'a vu, à la seconde fille du feu duc de Duras[9]. Il avoit aussi marié sa fille au duc d'Arenberg Ligne, un des plus grands seigneurs de Flandres[10].

1. Les provisions, du 28 septembre, sont dans le registre O[1] 63, fol. 268 v°; son grand-père, le marquis de Courtenvaux, devait exercer la charge jusqu'à ce que l'enfant fût en âge de le faire. Voyez aussi *Dangeau*, p. 128.

2. La jeune veuve obtint une pension de six mille livres le 14 mai 1721 (reg. O[1] 65, fol 98).

3. Charles-Philippe d'Aspremont de Reckheim, le second des deux frères mentionnés dans notre tome VII, p. 90 et note 7. Il avait eu l'abbaye de Barbeaux en novembre 1696, et celle de Saint-Évroult après la mort de son frère, en avril 1703, d'après la *Gallia christiana*.

4. C'est le frère, François, qui avait commandé un des régiments de Fürstenberg; Saint-Simon fait confusion.

5. Nicolas Pignatelli : tome XV, p. 275.

6. *Ibidem*, p. 233.

7. Claire del Giudice, fille de Nicolas, prince de Cellamare.

8. Marie-Claire-Angélique d'Egmont : tome XV, p. 275.

9. Il a été parlé de ce fils et de sa femme au même endroit.

10. Léopold, duc d'Arenberg, et sa femme Marie-Françoise Pigna-

La petite vérole emporta encore le comte de Crussol à Villacerf, chez son beau-père[1]. Il étoit jeune et avoit un régiment. Il étoit fils de Florensac, qui étoit menin de Monseigneur et frère du duc d'Uzès gendre du duc de Montausier[2]. Le comte de Crussol laissa des enfants[3].

du marquis* de Crussol;

Coëtanfao, dont il a été parlé ici plusieurs fois, et fort de mes amis, perdit son frère, évêque d'Avranches, très bon et digne prélat[4].

de l'évêque d'Avranches Coëtanfao;

telli : tomes XV, p. 288, et XXII, p. 244. Une lettre adressée à la marquise de Balleroy le 27 novembre 1717, et restée inédite, parle avec admiration de la beauté de cette duchesse d'Arenberg : « La beauté de Mme la duchesse d'Arenberg, arrivée ici pour le mariage de son frère, fait grand bruit. On n'a pas encore vu de plus belle taille ni de beauté plus parfaite. »

1. François-Emmanuel de Crussol, déjà rencontré dans le tome XIII, p. 49, note 4, sous le nom de marquis de Florensac. Il avait épousé le 17 décembre 1714 Marguerite, fille de Pierre-Gilbert Colbert de Villacerf. — La seigneurie de Villacerf en Champagne, acquise par les Colbert, fut vendue le 14 décembre 1668 par Édouard Colbert, marquis de Villacerf, au maître des comptes François Denis, et il fit transférer le nom de Villacerf-le-Grand et le titre de marquisat sur la baronnie de Saint-Sépulcre par lettres patentes de décembre 1673. Puis, en janvier 1688, pour éviter la confusion entre les deux Villacerf, il obtint, de concert avec les héritiers Denis, que l'ancien Villacerf prendrait le nom de Riancey (Archives nationales, X^{1A} 8670, fol. 550 v°, et 8682, fol. 55 v° ; Dépôt des affaires étrangères, vol. *France* 996, fol. 6; Albert Babeau, *Le Château de Villacerf et ses seigneurs*, 1897, p. 10 et suivantes).

2. Louis de Crussol, marquis de Florensac (tome XIII, p. 49), frère d'Emmanuel, duc d'Uzès, qui avait épousé Julie-Françoise de Sainte-Maure (tomes I, p. 94, et II, p. 281).

3. Cette phrase a été ajoutée après coup dans le blanc resté à la fin du paragraphe. — Il laissa un fils et une fille : Pierre-Emmanuel de Crussol, marquis de Florensac, né le 16 avril 1717, colonel d'infanterie en 1738, brigadier en 1744 et maréchal de camp en décembre 1747, fut ministre plénipotentiaire à Parme en 1751, reçut l'ordre du Saint-Esprit le 2 février 1753, et mourut en Champagne le 5 janvier 1758. La fille, Marie-Anne, née le 14 mars 1719, mourut jeune.

4. Roland-François de Kerhoent de Coëtanfao : tome XXVI, p. 203. Il mourut le 2 octobre, à cinquante-six ans (*Gazette*, p. 492) ; il logeait

* Il y a *marquis* dans la manchette, et *comte* dans le texte.

d'Orry; [*Add. St-S. 1611*]

Orry mourut enfin dans son lit[1], après avoir frisé de si près, et par deux fois, la corde qu'il méritoit à tant de titres[2]. Il avoit été fermier de Villequiers[3], puis solliciteur de procés, après homme d'affaires de la duchesse de Portsmouth, qui le chassa pour ses friponneries[4]. Il a depuis été par deux fois maître de l'Espagne, sous la princesse des Ursins. Il y a eu lieu ici d'en parler assez pour n'avoir rien à y ajouter.

alors au Luxembourg, dans l'appartement que son frère y avait comme chevalier d'honneur de la duchesse de Berry. Dangeau (p. 132) remarque que son prédécesseur, Daniel Huet, retiré depuis longtemps et âgé de quatre-vingt-dix ans, vivait encore.

1. Il mourut le 29 septembre; mais la *Gazette* n'enregistra pas son décès. Il habitait dans la rue Saint-Antoine l'ancien hôtel de Beauvais, qu'il avait acheté en 1706.

2. Déjà dit plusieurs fois, en dernier lieu tome XXVI, p. 167.

3. Villequiers, en Berry, élection de Bourges, était une baronnie importante qui fut acquise en 1626 par Henri II, prince de Condé ; elle passa ensuite à son fils le prince de Conti, qui la vendit en 1666 à M. d'Aumont, qui la fit ériger en marquisat. Mais ce n'est pas de cette terre que Jean Orry fut fermier. Albert Babeau, *Un château et une ferme sous Louis XIV* (1882), a établi, après Grosley, qu'il prit à bail en 1677 le château de Chappes, en Champagne, élection de Troyes, pour y établir une verrerie ; ce château appartenant aussi aux Aumont, c'est l'origine de la confusion faite par Saint-Simon.

4. Ceci a déjà été dit dans le tome X, p. 389, et, pas plus qu'alors, nous ne connaissons rien qui confirme cette assertion. Clairambault a réuni dans son manuscrit 1245, fol. 4401 et suivants (voyez aussi le ms. 1175, fol. 105, 111 et 120), divers mémoires sur les débuts de Jean Orry. Voici un résumé de ce qu'on y trouve. Né en 1652, il débuta comme commis chez Pesselier, intéressé aux vivres. Viendrait alors l'entreprise de verrerie de Chappes mentionnée dans la note précédente. Elle ne dut pas réussir; car on le trouve en 1686 comme un des directeurs des terrassements pour les travaux de l'aqueduc de Maintenon, d'où Louvois le chassa pour malversations. En 1687, il va aider l'intendant Arnoul à étudier la question de l'aménagement des bouches du Rhône. En 1690, il participe à l'entreprise des vivres pour l'armée de Savoie, Dauphiné et Provence; en 1693, il y joint les vivres pour les troupes de Languedoc, Roussillon et Catalogne. Enfin de 1698 à 1700, il est employé à la vérification des comptes des vivres et de l'artillerie pour ces mêmes armées. C'est à la suite de cela qu'il fut envoyé en Espagne.

de Mme de Bellegarde, puis de son mari;

Mme de Bellegarde, femme du second fils d'Antin depuis assez peu, fille unique et héritière de Verthamon, premier président du Grand Conseil, mourut de la petite vérole[1], également riche et laide, mais bonne créature[2]. Elle n'eut point d'enfants. Son mari, qui avoit la survivance des Bâtiments, fut fort sensible à cette perte, et mourut quatre ou cinq mois après[3].

du duc de la Trémoïlle.

Le duc de la Trémoïlle mourut de la petite vérole[4], laissant un seul fils enfant, survivancier de sa charge de premier gentilhomme de la chambre[5].

Mort de Mme de Coigny; extraction de son mari.

Mme de Coigny mourut aussi fort vieille[6]: elle étoit sœur du comte de Matignon, chevalier de l'Ordre, et du maréchal de Matignon. On l'avoit mariée à grand regret, mais pour rien, à Coigny, qui étoit fort riche. Le fâcheux étoit qu'il les avoisinoit, et que ce qu'il étoit ne pouvoit être ignoré dans la Normandie. Son nom est Guillot[7], et,

1. Françoise-Élisabeth-Eugénie de Verthamon, dont nous avons vu le mariage en 1715 : tome XXIX, p. 347-348. Elle tomba malade à sa terre de Bellegarde, en Gâtinais, et y mourut le 12 octobre (*Dangeau*, p. 134 et 137 ; *Gazette*, p. 516 ; *Buvat*, tome I, p. 448).

2. Voyez l'Addition à Dangeau, n° 1609, à la fin du présent volume, où Saint-Simon l'a qualifié de même, à propos d'une aventure avec Courcillon, dont elle fut la victime.

3. Les mots *4 ou 5 mois* sont en interligne, au-dessus *d'un mois*, biffé. M. de Bellegarde mourut moins de deux mois après sa femme, le 5 décembre (*Dangeau*, p. 167 et 168), de la même maladie, et inconsolable de sa perte.

4. Charles-Louis-Bretagne, prince de Tarente, puis duc de la Trémoïlle depuis 1709 (tome XII, p. 155), mourut le 9 octobre (*Dangeau*, p. 135 ; *Gazette*, p. 504). Madame, qui l'avait tenu sur les fonts avec les États de Bretagne, annonce sa mort à sa tante de Hanovre et le dit laid, repoussant, mal élevé, incorrigible menteur et d'une affreuse débauche (*Correspondance*, recueil Brunet, tome II, p. 179-180).

5. Charles-Armand-René de la Trémoïlle : tome XII, p. 155.

6. Marie-Françoise-Uranie de Goyon-Matignon : tome II, p. 215. Elle mourut le 11 octobre, à soixante-onze ans ; Buvat (*Journal*, p. 451) dit le 12.

7. Tout ce qui va suivre sur l'origine des Franquetot de Coigny a déjà été dit dans le tome VI, p. 282-285, et nous avons montré alors

lors du mariage, tout étoit plein de gens dans le pays qui avoient vu ses pères avocats et procureurs du Roi des petites jurisdictions royales, puis présidents de ces jurisdictions subalternes. Ils s'enrichirent et parvinrent à cette alliance des Matignons. Coigny se trouva un honnête homme, bon homme de guerre, qui ne se méconnut point, et qui mérita l'amitié de ses beaux-frères ; c'est lui qu'on a vu en son lieu refuser le bâton de maréchal de France, sans le savoir, en refusant de passer en Bavière, dont il mourut peu après de douleur. Marcin en avoit profité[1]. Coigny s'arrondit plus que n'avoient fait ses pères. Il acheta tout près de son bien la terre de Franquetot de gens de condition en Normandie. Il vit cette maison s'éteindre. Alors il obtint des lettres patentes pour changer son nom de Guillot en celui de Franquetot, et les fit enregistrer au parlement, etc., de Normandie, par quoi son ancien nom, conséquemment son ancien état, est pour toujours solennellement constaté. Que diroit cette dame de Coigny si elle revenoit au monde? Pourroit-elle croire la fortune de son fils, et la voir sans en pâmer d'effroi, et sans en mourir aussitôt de joie[2]?

Mort de l'abbé de Montmorel.

L'abbé de Montmorel, qui avoit été aumônier de la dernière Dauphine[3] et proposé pour être confesseur du

que notre auteur se trompait assez lourdement à cet égard, ainsi que sur l'époque de l'acquisition de la terre de Franquetot.

1. Tome XI, p. 285-286.

2. François de Franquetot (tome VI, p. 429) a été fait maréchal de France en 1734 à la suite du gain de la bataille de Parme, et fut créé duc à brevet en février 1747. Les expressions enthousiastes de Saint-Simon montrent qu'il rédigeait ce passage des *Mémoires* peu de temps après cette élévation de M. de Coigny.

3. Charles le Bourg de Montmorel, d'une famille de Normandie, un des aumôniers de la duchesse de Bourgogne, avait été pourvu en avril 1699 de l'abbaye cistercienne de Lannoy, au diocèse de Beauvais; il mourut le 30 octobre 1719, selon la *Gallia christiana*; Buvat (*Journal*, tome I, p. 457), dit le 26, et ajoute qu'il avait soixante-douze ans. Il demeurait dans la cour de l'abbaye de Sainte-Geneviève, dans une

Roi[1]. Son rare mérite l'avoit fort distingué, duquel il s'étoit toujours contenté avec grande modestie. On a de lui plusieurs ouvrages de piété pleins d'érudition et d'onction[2], deux choses qu'on allie rarement.

Mort du président Tambonneau.

Tambonneau, qui avoit été président à la Chambre des comptes, et longtemps ambassadeur en Suisse, où il avoit bien fait[3]. Il étoit fils de la vieille Tambonneau, sœur de la mère du feu maréchal et du cardinal de Noailles, qui avoit eu l'art de se faire un tribunal dans Paris, où abondoit chez elle, jusqu'à sa mort, la fleur de la cour et de la ville. On en a parlé ici en son temps[4]. Son fils, dont elle ne fit jamais aucun cas, se fourra tant qu'il put dans le monde, et sa femme auroit bien voulu imiter sa belle-mère[5]; mais les phénomènes ne se redoublent pas. Tambonneau étoit bon homme et honnête homme.

M. le comte de Charolois comblé d'argent du Roi, fait gouverneur de Touraine. [*Add. St-S. 1612*]

Dangeau n'ayant plus d'enfants, Monsieur le Duc obtint de M. le duc d'Orléans que le Roi payât comptant quatre cent mille livres à Dangeau pour le gouvernement de Touraine qu'il avoit acheté autrefois peu de chose, je ne me souviens plus de qui[6], et qui avoit toujours été sur le

maison qu'il louait des religieux (Archives nationales, S* 7100, fol. 128 v°). Les *Mémoires de Sourches* racontent (tome XII, p. 8) une petite compétition avec les aumôniers du Roi, dont il se tira à son honneur. Il avait fondé à Pont-Audemer en 1716 un établissement des Filles de la Charité (Archives nationales, S 6173).

1. Saint-Simon prend tout cela dans Dangeau, p. 147.

2. Il publia de 1698 à 1706, en cinq volumes in-12, des *Homélies sur les Évangiles, sur la Passion de N. S., sur les mystères, etc.*

3. Antoine-Michel Tambonneau : tome IV, p. 113. Il mourut le 3 novembre (*Gazette*, p. 552); Dangeau (p. 148) lui donnait quatre-vingt-sept ans ou quatre-vingt huit ans, ainsi que Buvat (p. 460).

4. Tome IV, p. 112-114.

5. Angélique de Voyer de Dorée de Paulmy : tome VII, p. 20. « C'étoit une autre intrigante, qui ne valoit pas sa belle-mère, et qui auroit voulu l'imiter », a-t-il dit alors.

6. Dans le tome XXV, p. 38, notre auteur a raconté que le duc de Saint-Aignan avait vendu en 1666 *fort cher* le gouvernement de Touraine à Dangeau, et nous avons vu dans l'appendice XVI de notre

pied des petits gouvernements de province, d'environ vingt mille livres au plus d'appointements, et de le donner à M. le comte de Charolois sur le pied des grands, c'est-à-dire de soixante mille livres d'appointements au moins[1]; ce n'étoit pas que M. de Charolois n'eût de grosses pensions du Roi, et pour immensément d'actions en pur présent, à faire valoir sur le Roi au centuple.

Comte d'Évreux achète le gouvernement de l'Ile-de-France et la capitainerie de Montceaux, où il désole

Le comte d'Évreux acheta du duc d'Estrées le gouvernement de l'Ile-de-France, et du duc de Tresmes la capitainerie de Montceaux[2], avec laquelle il désola le cardinal de Bissy sur la chasse, par cent procès et procédés, pour sa maison de campagne de son évêché de Meaux[3].

Le nonce Bentivoglio, près enfin d'être cardinal et sûr de trouver sa calotte en entrant en Italie, prit congé du

tome III, p. 468-469, que le prix d'achat avait été de trois cent soixante-quinze mille livres. Dangeau faisait donc un bénéfice minime en le revendant quatre cent mille plus de cinquante ans après.

1. Dangeau a raconté en détail (p. 138-140) les tractations qui eurent lieu à cet effet entre lui et les Condés. Il conservait le gouvernement sa vie durant et touchait dès maintenant quatre cent mille livres. Les lettres de provision du 17 octobre en faveur du prince furent enregistrées au Parlement le 20 décembre (Archives nationales, X[1a] 8723 et U 363).

2. Le *Journal de Dangeau,* rédigé alors par un secrétaire, annonce les deux nouvelles dans l'article du 20 septembre (p. 128 et 129). La capitainerie des chasses du château de Montceaux-en-Brie (tomes VI, p. 422, et XII, p. 388) fut payée par l'acquéreur deux cent mille livres, quoique les appointements ne fussent que de quatre mille. Les provisions de gouverneur de l'Ile-de-France, du 22 septembre, ainsi que celles de gouverneur de Laon, Soissons et Noyon, du même jour, avec un brevet de retenue de deux cent mille livres sur la première charge, du 9 octobre, et les provisions de capitaine des chasses de Montceaux, sont dans le registre O[1] 63, fol. 261 v°, 264, 280 v°. Le marquis de Gesvres conservait la survivance de cette capitainerie (brevet du 12 octobre : *ibidem,* fol. 285 v°).

3. La mense épiscopale de Meaux possédait à Germigny-l'Évêque, à l'intérieur de la grande boucle que fait la Marne avant d'arriver à Meaux, une belle maison de campagne pour l'évêque, avec des jardins et des terrasses sur la rivière ; elle était comprise en effet dans la capitainerie de Montceaux.

Roi et du Régent[1], après avoir fait, ou voulu et travaillé à faire tous les maux dont les chiens et les loups enragés peuvent être capables. Il emporta le mépris et la malédiction publique, même de ceux de son parti. Il ne fut regretté que d'une fille de l'Opéra qu'il entretenoit chèrement, et dont il eut une fille, qui à son tour monta sur le théâtre de l'Opéra, où elle a été fort connue, et toujours sous le nom de la Constitution[2], en mémoire de son éminentissime père, qui en tout étoit un fou et un scélérat, qui auroit mis le feu aux quatre coins de l'Europe s'il avoit pu et cru en hâter sa promotion d'un jour. Il avoit si bien noirci à Rome l'abbé de Lorraine, nommé à Bayeux[3], et l'abbé de Castries, nommé à Tours[4], que le Pape leur refusa leurs bulles. D'autres nommés, par compagnie, essuyèrent la même vexation. Je m'étois employé pour l'abbé de Castries, conjointement avec Mme la duchesse d'Orléans, qui m'en avoit prié avant que nous fussions brouillés, et l'amitié pour cet abbé et pour son frère m'y auroit bien porté seule. On voit par cette date combien ces bulles se différèrent[5]. Enfin, on fit parler si haut à Rome, qu'à la fin les bulles arrivèrent[6]. Le

le cardinal de Bissy. Le nonce Bentivoglio, près d'être cardinal, prend congé et part. Ses horreurs.

L'abbé de Lorraine et l'abbé de Castries obtiennent enfin leurs bulles de Bayeux et de Tours et sont sacrés

1. Il eut son audience de congé du Roi le 26 septembre, du Régent le 27, et de Madame le 30 (*Gazette*, p. 479-480 et 492).

2. Déjà dit dans nos tomes XXVII, p. 29, et XXX, p. 58.

3. François-Armand de Lorraine-Armagnac avait été désigné pour l'évêché de Bayeux, quand le cardinal de la Trémoïlle était passé à Cambray en 1718 : tome XXXIII, p. 101-102.

4. Ci-dessus, p. 269.

5. Il avait été nommé à Tours dès le début de 1717 : tome XXXI, p. 11-12.

6. Le rédacteur occasionnel du *Journal de Dangeau* écrivait à la fin de septembre (p. 130) : « M. le cardinal de la Trémoïlle a ordre, à ce qu'on prétend, de faire des protestations à Rome sur les refus des bulles, que le Pape ne veut pas accorder. On croit même que les protestations sont déjà faites, et on s'attend que les bulles arriveront incessamment, parce que Rome ne voudra pas se commettre davantage avec la France. » Dès le 4 octobre (p. 133), il note que l'avis de la concession des bulles est arrivé. La préconisation avait eu lieu le 18 septembre.

par le cardinal de Noailles. [Add. St-S. 1613]

grand crime de ces deux nommés étoit leur liaison d'amitié avec le cardinal de Noailles. Tout deux s'en moquèrent devant et après ; tous deux se firent sacrer par le cardinal de Noailles, l'abbé de Castries, à l'ordinaire, dans la chapelle de l'archevêché[1]; l'abbé de Lorraine, quelque peu après, dans le chœur de Notre-Dame à la prière du chapitre, ce qui, depuis l'épiscopat du cardinal de Noailles, ne s'étoit fait que pour son frère, qui lui succéda à l'évêché de Châlons[2].

Commission de juges du Conseil envoyée à Nantes. Bretons arrêtés, d'autres en fuite.

Les déclarations de la duchesse du Maine qu'on a vues ici en son lieu[3] donnèrent lieu à des découvertes importantes en Bretagne[4], et enfin à une commission de douze maîtres des requêtes, à la tête desquels Châteauneuf, conseiller d'État, de retour de ses ambassades, fut mis[5].

1. L'abbé de Castries fut sacré le 29 octobre (*Gazette*, p. 540); les assistants furent les évêques de Vannes et d'Alais. Nous allons voir plus loin, p. 372, qu'il n'alla pas à Tours et fut transféré à Alby dès le 7 novembre.

2. Ces détails viennent de Dangeau. La consécration eut lieu le 5 novembre (*Gazette*, p. 552; *Dangeau*, p. 149). Comme nous avons déjà eu occasion de le dire, les registres capitulaires de Notre-Dame manquent pour l'année 1719, ce qui rend impossible de vérifier si la demande vint bien du chapitre.

3. Ci-dessus, p. 279-280.

4. Comme les déclarations de la duchesse du Maine sont du début de décembre 1719 et que la commission dont il va être parlé fut désignée dès la fin de septembre, les premières n'influèrent en rien sur les découvertes dont parle Saint-Simon. En réalité, Dubois faisait surveiller depuis longtemps tout ce qui se passait en Bretagne, et il y a au Dépôt des affaires étrangères, vol. *France* 1519, fol. 31-246, toute une série de nouvelles à lui adressées sur les agissements des Bretons, depuis le 16 mai jusqu'au 24 octobre 1719, avec une table alphabétique des noms propres.

5. La commission fut constituée par lettres patentes du 3 octobre 1719, qui furent imprimées, pour juger les « complots, pratiques et attentats » qui avaient lieu en Bretagne. Le gouvernement du Régent s'était déterminé à cette mesure extraordinaire à la suite des révélations d'un sieur Roger arrêté en août 1719. La commission arriva à Nantes le 25 octobre, et la première audience eut lieu le 30 dans une

Vatan, maître des requêtes, en fut le procureur général[1], et deux conseillers du Châtelet pour substituts[2]. Plusieurs gentilshommes furent arrêtés en Bretagne, d'autres en fuite, entre ces derniers Pontcallec[3], Bona-

des salles du château; elle prit le nom de Chambre royale de justice. Ses papiers sont à la Bibliothèque de l'Arsenal, archives de la Bastille, dossiers 10679 à 10687. Une copie des procès-verbaux de ses séances est conservée dans les manuscrits 651 à 653 de la bibliothèque d'Aix-en-Provence; le nº 654 est un Journal de la chambre. Il faut aussi voir aux Archives nationales les liasses H¹ 225, 228 et 240, et G⁷ 201. A. de la Borderie a publié en 1857-58 dans la *Revue de Bretagne et de Vendée* (tomes I à IV), une *Histoire de la conspiration de Pontcallec*; A. de Boislisle en a donné un récit dans la *Généalogie de la maison de Talhouët*, p. 280-336; enfin, plus récemment, B. Pocquet, lui a consacré plusieurs chapitres du tome VI de son *Histoire de Bretagne*, p. 38 et suivantes, où il a utilisé des documents locaux intéressants, tirés des collections publiques ou venant d'archives de famille, comme le *Journal de Jacquelot*, publié en 1905, et celui *du président de Robien*, encore manuscrit. *Dangeau* (p. 130), *Buvat* (p. 443-444) et la *Gazette de Rotterdam* (nº 111) annoncent la nomination de la commission; cette dernière gazette donne (nº 129) le discours du procureur général à la séance d'ouverture. Saint-Simon ne parlera plus guère que de l'issue de l'affaire : suite des *Mémoires*, tome XVII de 1873, p. 48-50.

1. Félix Aubery, marquis de Vatan (il signait VASTAN), né en 1680, d'abord avocat au Châtelet, puis conseiller au Parlement, avait une charge de maître des requêtes depuis 1718; il fut nommé intendant en Hainaut en juin 1724, passa ensuite à Caen (juillet 1727), puis en Champagne (janvier 1730); élu prévôt des marchands de Paris en août 1740, il mourut, encore en fonctions, le 22 juin 1743.

2. La liste des membres composant la chambre de justice fut imprimée; elle n'est pas tout à fait conforme à celle que donne le *Journal de Dangeau*; les noms des deux substituts, notamment, sont différents.

3. Clément-Chrysogone de Guer, marquis de Pontcallec, né le 24 novembre 1679, était entré en 1697 dans la seconde compagnie des mousquetaires, et avait obtenu en 1701 une compagnie de cavalerie au régiment des dragons de Bretagne; il avait quitté le service vers 1706. Il périt à Nantes sur l'échafaud le 26 mars 1720. La terre de Pontcallec, près le Faouet, dép. Morbihan, avait été érigée en marquisat en juin 1657 pour Alain de Guer (Archives nationales, X¹ᴬ 8665, fol. 88 vº et 92). B. Pocquet (*Histoire de Bretagne*, tome VI, p. 47-

mour[1], du Poulduc de la maison de Rohan[2]. La commission se rendit à Nantes; on avoit eu soin de prendre auparavant des prétextes pour la faire soutenir par des troupes, et pour que l'arrivée de ces troupes n'effarouchât[3] personne.

Berwick en Roussillon, prend la Seu d'Urgel, où finit la campagne. Le Guerchoys gouverneur d'Urgel.

Le maréchal de Berwick, n'ayant plus rien à exécuter du côté de la Navarre, étoit passé en Roussillon, où il prit la Seu d'Urgel[4] et nettoya divers postes en présence du prince Pio, qui l'avoit suivi à la tête de l'armée d'Espagne par le dedans du pays, et ce fut là que finit la campagne[5]. Le Guerchoys, lieutenant général, en eut le gouvernement avec douze mille [livres] d'appointements[6].

49) a fait un portrait curieux de ce gentilhomme campagnard, grand chasseur, violent, emporté et peu estimé de ses voisins.

1. Louis-Germain de Talhouët, comte de Bonamour : tome XXXII, p. 335.

2. Il y avait parmi les conjurés deux frères du Poulduc (branche de la maison de Rohan dont il a été question dans notre tome XIV, p. 166-169) : Jean-Baptiste, dit le comte du Poulduc, marié depuis le 9 août 1690 à Pélagie Martin, dame de Châteaulon, et Jean-Louis, chevalier du Poulduc, qui avait épousé la mère de sa belle-sœur. L'un et l'autre échappèrent. L'aîné devint brigadier des armées d'Espagne et épousa en secondes noces à Gibraltar, le 25 mai 1723, Marie-Louise de Veltoven; son fils aîné fut l'avant-dernier grand-maître de Malte. Le chevalier fut premier gentilhomme de la chambre de l'infant don Philippe, duc de Parme. Le fils cadet du comte obtint des lettres de rémission le 26 mai 1734 et rentra en France. — On arrêta aussi le sieur de Latté, ou du Lattay, conseiller au parlement de Rennes, et le conseiller de Lambilly, très compromis, se sauva en Espagne ; le Régent crut à cette occasion devoir écrire au parlement de Bretagne, le 27 décembre, une lettre dont on trouvera le texte dans l'appendice I de notre prochain volume, sous le n° 22.

3. Il y a *n'effarouchassent,* par inattention, dans le manuscrit.

4. Tome XX, p. 350; Saint-Simon écrit *sceu.* La ville fut prise le 12 octobre (*Dangeau,* p. 141 ; *Gazette,* p. 540 ; *Gazette de Rotterdam,* n° 147).

5. Le duc de Berwick rentra à Paris le 8 décembre. Les correspondances relatives à cette petite campagne dans le Nord de la Catalogne sont dans les volumes 2563 et 2564 du Dépôt de la guerre.

6. Cette dernière phrase a été ajoutée dans le blanc resté à la fin du

Sur la fin d'octobre, M. le duc d'Orléans, je n'ai point su à l'instigation de qui, car il n'étoit guères capable d'y penser de lui-même, desira que le Roi, parlant à lui, l'appelât Mon oncle, au lieu de lui dire Monsieur, et cela fut ainsi désormais[1]. Le feu Roi n'apparentoit personne sans exception que Monsieur et M. le duc d'Orléans : il les appeloit Mon frère et Mon neveu, parlant à eux et parlant d'eux. Il appeloit aussi Ma cousine et disoit Ma cousine en parlant de Mademoiselle, fille de Gaston, morte en 1693 ; jamais ses petits-fils ni Monseigneur. Il étoit très rare qu'il lui dît quelquefois Mon fils, ou en parlant de lui[2] ; jamais Madame ni pas un prince ni princesse du sang.

M. le duc d'Orléans se fait appeler mon oncle. Le feu Roi n'apparentoit que lui, Monsieur et la vieille Mademoiselle.

Bezons, archevêque de Rouen, entra en ce même temps au conseil de régence[3], où il ne se disoit et ne se faisoit presque plus rien d'important. L'abbé Dubois, qui n'y entroit que pour les affaires étrangères depuis qu'il en étoit secrétaire d'État, y entra bientôt après tout à fait[4]. Le ridicule où ce conseil commençoit à tomber, et que je prévis devoir s'augmenter par la facilité de M. le duc d'Orléans à y admettre, parce qu'on n'y faisoit rien et qu'il s'en moquoit tout bas le premier, me fit sentir de plus en plus le danger de son cabinet, où tout se régloit, et celui du crédit de l'abbé Dubois, qui y étoit le maître, et qui n'y laissoit rien communiquer à personne qu'à ceux-là seulement dont il ne pouvoit [se] passer pour l'exécution, et encore[5] pour le moment du besoin ; rare-

Conseil de régence entièrement tombé. Bezons, archevêque de Rouen, puis l'abbé Dubois, y entrent. Je propose à M. le duc d'Orléans un conseil étroit en laissant subsister celui de régence, que l'abbé Dubois empêcha.

paragraphe et sur la marge. — Dangeau annonce cette nouvelle le 8 novembre (p. 151).

1. « Le Roi appeloit toujours M. le duc d'Orléans *Monsieur* en lui parlant. M. le duc d'Orléans l'a supplié de l'appeler *mon oncle*, comme le feu Roi l'appeloit toujours *mon neveu*, et le Roi présentement l'appelle *mon oncle* » (*Dangeau*, p. 143, 22 octobre).

2. Voyez tome XVII, p. 298.

3. Le 22 octobre : *Dangeau*, p. 143.

4. Dangeau annonce cette nouvelle le lendemain.

5. *Encore* a été ajouté sur la marge.

ment M. le duc d'Orléans prenoit la liberté d'étendre cette confiance. Je lui parlai de l'indécence du conseil de régence, du dégoût de ceux qui le composoient principalement, des inconvénients de son cabinet, où tout passoit et se régloit, et qui donnoit aux mécontents une toute autre prise que si les affaires se portoient dans un conseil de régence sérieux et peu nombreux, à l'exception des choses rares qui avoient besoin d'un entier secret, comme cela étoit dans les deux premières années. Je lui représentai que la confiance ne pouvoit plus être la même ; qu'il donnoit lieu par là à tous les soupçons qu'on voudroit prendre et qu'on prenoit en effet, et beau jeu dans la suite à prévenir le Roi contre lui, et peut-être à lui demander des comptes et à lui imputer bien des choses, dont il se trouveroit embarrassé. C'étoit l'homme du monde qui[1] convenoit le plus aisément de ce qu'on lui disoit de vrai, mais qui en convenoit le plus inutilement. Il m'avoua que je pouvois avoir raison, et ajouta que, à tout ce qui étoit dans le conseil de régence, il n'y avoit plus moyen d'y rien porter que des choses de formes. Alors je souris et lui demandai à qui en étoit la faute, ainsi que de la confusion des autres conseils, qui les avoit fait supprimer : « Cela est encore vrai, me dit-il en riant ; mais cela est fait, et quel remède ? — Quel remède ? repris-je. Il est bien nécessaire, et en même temps bien aisé ; mais il faut le vouloir, et ne s'arrêter pas à des considérations personnelles de gens qui, s'ils pouvoient vous tenir, n'en auroient aucune pour vous, comme vous-même n'en sauriez douter ; et la fermeté après de ne pas retomber dans l'inconvénient où peu à peu votre facilité a mis le conseil de régence : c'est[2], le laissant tel qu'il est, mais n'y ajoutant plus personne et continuant à y porter les choses de formes, vous faire un

1. Les mots *monde qui*, omis par inadvertance, ont été écrits en interligne.
2. *C'est* surcharge *en*.

conseil de quatre personnes, et vous en cinquième, les bien choisir à vous, mais tels aussi que le monde en puisse approuver le choix, et y prendre confiance; que ce soit tous gens de tel état qu'il vous plaira, mais qui n'aient aucun département, et ne soient point entraînés par cet intérêt d'un côté plus que d'un autre ; que tout sans exception passe par ce conseil, et que vous vous gardiez surtout de lui rien cacher, et de ces petits pots à part[1] de travail avec un homme et avec un autre, surtout avec aucun qui ait un département, et qui ne manqueront pas de prétexte. A cela vous avez beau jeu. Il n'est personne, à commencer par ceux du conseil de régence, qui ne sente que, à son nombre et sa composition, il n'est plus possible d'y traiter rien de sérieux, et qui n'aime mieux vous voir avec un conseil particulier qu'entre les seules mains de l'abbé Dubois, et, par-ci par-là, du premier venu pour d'autres affaires. Vous n'êtes point gêné en ce choix, comme vous l'avez été pour le conseil de régence d'y mettre des gens de contrebande[2], même en le formant, et, de l'un à l'autre depuis, d'autres parfaitement inutiles ou même embarrassants. Vous avez eu depuis la mort du Roi, sans parler des temps qui l'ont précédée, vous avez eu, dis-je, le temps et les occasions de connoître le fort et le foible, la conduite et les inclinations de tout ce qui peut être choisi. Choisissez donc bien et avec mûre réflexion, mais sans lenteur, parce que vous avez toutes les connoissances, et qu'il ne s'agit que de repasser les différentes personnes dans votre esprit, et ce que vous connoissez de chacune d'elles, d'en faire le triage, et de vous déterminer. Vous n'avez point à craindre là-dessus ce qui a passé au Parlement sur votre régence. Vous avez supprimé les conseils particuliers sans lui, quoique établis avec lui, et le Parlement n'en a

1. Locution déjà rencontrée ci-dessus, p. 318.
2. Des gens de parti opposé au vôtre.

pas soufflé ; en laissant donc le conseil de régence comme il est, et y portant les choses seulement de forme, comme aujourd'hui il ne s'y en porte guères d'autres, le Parlement n'a rien à dire. Vous travaillez chez vous avec qui il vous plaît ; que ce soit toujours avec les mêmes gens ou avec un seul, ou quelquefois avec différentes personnes, le Parlement n'a que voir à cela. Il n'a rien dit là-dessus jusqu'à cette heure. A l'humeur qu'il vous a montrée, il auroit bien dit là-dessus, s'il avoit cru pouvoir l'entreprendre. Il ne s'agit donc que de votre volonté et d'aucune autre difficulté. Je trouve la chose si nécessaire que, pour vous en persuader mieux, je vous déclare de très bonne foi, et vous ne sauriez me nier que je ne vous aie parlé toute ma vie de même, je vous déclare, dis-je, que je ne veux point être de ce conseil, par conséquent qu'aucune autre vue ne me meut à vous le proposer que le bien de l'État et que le vôtre. »

M. le duc d'Orléans se promena trois ou quatre tours dans sa petite galerie, devant son cabinet d'hiver, et moi avec lui, sans dire un mot et la tête basse, comme il avoit accoutumé quand il étoit embarrassé, puis il se tourna[1] à moi, qui ne disois mot, et me dit que cela avoit du bon, et qu'il y falloit penser. « Penser, soit, lui répondis-je, pourvu que cela ait son terme court ; car les raisons en sautent aux yeux, et je n'en vois pas une contre ; il ne s'agit que de prendre une résolution, vous déterminer sur le choix, et exécuter. »

Je laissai le Régent pensif et mal à son aise ; il sentoit combien ce que je proposois blesseroit l'abbé Dubois, et l'abbé Dubois étoit son maître. Il ne se pouvoit défendre aussi de sentir le ridicule du conseil de régence, et le murmure général que tout passât par l'abbé Dubois seul, et rien que par lui ; et pour le danger, s'il le sentoit, le Rubicon en étoit passé par les chaînes angloises dont il

1. *Se tourna* est en interligne, au-dessus de *s'arresta*, biffé.

s'étoit laissé entraver[1], et de concomitance par les impériales, et cette folle et funeste guerre contre l'Espagne, qui en étoit la suite nécessaire, et qui, formant et laissant une haine personnelle contre le Régent à l'Espagne, l'en séparoit pour toujours, et nécessairement par cela même le livroit pour les suites de plus en plus à l'Angleterre, et par l'Angleterre à l'Empereur, qui étoit le but où l'abbé Dubois avoit toujours tendu pour son chapeau, et de là pour être premier ministre. C'est ce que le conseil que je proposois auroit utilement empêché, s'il avoit été établi à temps, mais dont l'établissement alors auroit du moins prévenu les funestes suites et celles du chapeau et de la toute-puissance ; par conséquent, ce conseil étoit ce qui pouvoit être proposé de plus contradictoire et de plus odieux à l'abbé Dubois, à l'opposition duquel et de toutes ses forces il falloit s'attendre. Aussi en regardai-je l'établissement comme une chimère, mais chimère toutefois que le devoir ne me permettoit pas de ne pas proposer, et de ne pas[2] poursuivre auprès d'un prince, duquel l'expérience montroit qu'il ne falloit ou plutôt qu'on pouvoit n'espérer et ne désespérer de rien.

Dadvisard mis en liberté. La Chapelle, quel ;

Il permit à Dadvisard, cette plume si hardie du duc et de la duchesse du Maine, malade ou qui le faisoit, de sortir de la Bastille, c'est-à-dire qu'il fut mis en liberté[3].

1. Voyez notre tome XXXIV, p. 298 et suivantes.

2. Les trois mots *de ne pas* ont été ajoutés en interligne.

3. Nous avons marqué plus haut (p. 205) que Saint-Simon faisait erreur en plaçant en mai la mise en liberté de l'avocat ; il ne sortit de la Bastille que le 22 octobre. Mme de Staal a raconté cela très spirituellement (*Mémoires*, tome I, p. 249) : « Dadvisard, homme vif et pétulant, mobile de corps et d'esprit, plus incapable de rester en un lieu que de se multiplier pour en occuper plusieurs à la fois, tomba malade assez sérieusement. On le dit et peut-être l'exagéra-t-on au Régent. Il répugnoit aux choses violentes et n'avoit pas envie que ses prisonniers lui fissent le tour de mourir en prison. Pour éviter cet accident, on mit Dadvisard en liberté. « N'est-ce pas un godant ? » dit-il quand il vit la lettre de cachet. « Non, dit le gouverneur qui la lui portoit ; c'est « tout de bon. » — « Bas et culotte, vite, vite ! » dit-il en se jetant hors

exilé, aussitôt rappelé, mort peu après. [*Add. S^tS. 1614*]

En même temps il exila à Bourges la Chapelle, secrétaire de M. le prince de Conti[1], qui cria tant qu'il le fit revenir au bout d'un mois[2]. Je n'ai point su quelle sottise ce compagnon avoit faite. C'étoit un très hardi et très dangereux fripon, recrépi de bel esprit, et de l'Académie françoise. Il ne vécut pas longtemps depuis son retour[3].

de son lit. Son habillement, son décamper, sa guérison, tout fut fait en un moment. » Le président Hénault (*Mémoires*, édition Rousseau, p. 133) traite Dadvisard de visionnaire et en fait un portrait peu flatteur.

1. Jean de la Chapelle, fils d'un professeur de droit à l'université de Bourges, qui se prétendait de bonne noblesse, naquit dans cette ville en 1655, mais vint s'établir à Paris où il s'occupa d'affaires de finances ; puis il acheta la charge de receveur général des finances de la généralité de la Rochelle, sans y résider et même sans en faire les fonctions (*Correspondance des contrôleurs généraux*, tome II, n° 172). En 1687, le prince de Conti, François-Louis, le prit pour secrétaire de ses commandements, place qu'il conserva sous son fils jusqu'à sa mort. Il fut élu à l'Académie en 1688. Il avait épousé l'année précédente (contrat du 23 juillet 1687, reg. Y 253, fol. 472) Cécile Pellard, fille d'une femme de chambre du duc de Bourgogne. Le prince de Conti se servit de lui pour soutenir ses intérêts dans l'affaire de Neuchâtel, et c'est ainsi que, de 1700 à 1704, il publia sous le voile de l'anonyme la série mensuelle des *Lettres d'un Suisse à un François, où l'on voit les véritables intérêts des princes et des nations de l'Europe*, qui ne forment pas moins de huit volumes. Le *Moréri* a donné un sommaire de son œuvre littéraire ; dans le nombre on peut citer deux romans sur les amours de Catulle et de Tibulle qui donnèrent occasion à une épigramme de Chaulieu, une tragédie d'*Ajax* jouée à l'hôtel de Guénégaud en 1686, d'autres tragédies ou comédies, et un opéra épithalame chanté dans une fête donnée par son maître au Dauphin le 1er juillet 1688 (*Mercure* du mois, p. 259-301). A la fin de sa vie, il aurait manifesté l'intention d'écrire une histoire de Louis XIV. Il mourut à Paris le 29 mai 1723, à soixante-huit ans. D'Alembert lui a consacré une notice dans son *Histoire des membres de l'Académie française*, tome IV, p. 113-130, et son portrait est à Versailles, n° 2934. C'était un commensal de Vendôme à Anet (Desnoiresterres, *Les Cours galantes*, tome III, p. 244 et suivantes).

2. Dangeau annonce son exil le 22 octobre, et son retour le 11 novembre ; mais n'en dit pas la cause (p. 143 et 156). L'ordre n'est pas dans les registres de la Maison du Roi.

3. Il vécut encore trois ans et demi (ci-dessus). Mathieu Marais, lors

L'argent étoit en telle abondance, c'est-à-dire les billets de la banque de Law qu'on préféroit alors à l'argent, qu'on paya quatre millions à l'électeur de Bavière et trois millions à la Suède, la plupart d'anciennes dettes[1]. Peu après M. le duc d'Orléans fit donner quatre-vingt mille francs à Meuse[2], et huit cent mille francs à Mme de Châteautiers, dame d'atour de Madame, qui l'aimoit fort depuis bien des années[3]. L'abbé Alary obtint deux mille livres de pension[4]. Il étoit fils d'un apothicaire de

Quatre millions payés en Bavière, trois en Suède; 80000 francs donnés à Meuse, et huit cent mille francs à Mme de

de sa mort, n'est pas tendre pour lui (*Mémoires*, tome II, p. 459). « Il dogmatisoit l'athéisme, dit-il, et le professoit aux femmes. » Il y a deux notices sur la Chapelle dans les papiers du P. Léonard (Archives nationales, MM 824, fol. 34, et M 758, troisième volume des Auteurs).

1. « Le Roi fait payer tout ce qu'il devoit dans les pays étrangers; il étoit dû environ quatre millions à l'électeur de Bavière, six ou sept cent mille écus d'anciennes dettes au feu roi de Suède, et outre cela le Roi a envoyé un million à la reine de Suède » (*Dangeau*, p. 143, 23 octobre).

2. Henri-Louis de Choiseul, marquis de Meuse : tome XXIII, p. 69. Il avait, depuis son mariage avec Mlle de Zürlauben, un procès avec le comte de Fugger pour une terre de sa femme située en Alsace. Ce procès venait d'être jugé au conseil de régence, et M. de Meuse devait payer à son adversaire une indemnité de vingt mille écus; c'était pour l'y aider que le Régent lui fit ce présent (*Dangeau*, tomes XVI, p. 431, et XVIII, p. 16 et 163).

3. Sur l'amitié de Madame pour Mlle de Châteautiers, qu'on appelait Madame par courtoisie, voyez nos tomes I, p. 72, XIV, p. 120, et XV, p. 336-338. Dangeau annonce cette grâce le 1er décembre (p. 166).

4. Pierre-Joseph, abbé Alary, né à Paris le 19 mars 1690, fut secrétaire de l'abbé de Longuerue et fréquenta le petit cercle qui se réunissait chez l'abbé de Dangeau. Il allait aussi à Sceaux, et, lors de la conspiration de Cellamare, il faillit être compromis; mais il se justifia et l'abbé Fleury lui fit obtenir cette petite pension de deux mille livres, pour rémunérer les services qu'il lui rendait pour l'éducation du jeune Roi, auquel il enseignait le blason (*Dangeau*, tome XVIII, p. 148 et 293). Quoiqu'il n'eût rien publié, il fut néanmoins élu à l'Académie française et reçu le 30 décembre 1723. C'est l'année suivante qu'il fonda le club de l'Entresol, dont il va être parlé dans une note ci-après. En 1733, on le chargea d'apprendre à lire au Dauphin, fils de Louis XV; mais, dès 1734, ayant manifesté son mécontentement de n'être pas nommé sous-précepteur, il fut renvoyé, et se renferma dans un petit

Châteautiers, dame d'atour de Madame. Abbé Alary, quel; obtient 2000[#] de pension.

Paris[1], et une dangereuse espèce, avec de l'esprit et de l'érudition, du monde et de la politesse. Il trouva depuis le moyen de se faire des amis, de se fourrer à la cour, d'avoir des bénéfices[2]. Il intrigua tant, qu'après quelques années il se fit chasser[3].

emploi qu'il avait obtenu à la Bibliothèque royale. L'Entresol ayant été fermé en 1751 par mesure administrative, l'abbé Alary se retira dans son prieuré de Gournay-en-Bray, qu'il avait eu en 1723 sur la résignation de l'abbé de Dangeau. Il ne mourut que le 15 décembre 1770. D'Alembert a fait sa notice dans le tome VI de son *Histoire de l'Académie*, p. 315 et suivantes. On ne connaît de l'abbé Alary que les lettres qu'il écrivit à Bolingbroke et que Grimoard a publiées en 1803 dans la correspondance de celui-ci. Les réponses de Bolingbroke à l'abbé, de 1721 à 1725, sont aujourd'hui conservées au Musée Dobrée, à Nantes.

1. Son père, établi d'abord apothicaire à Grasse, vint à Paris vers 1680 pour y débiter des remèdes de sa façon, particulièrement des « tablettes fébrifuges » (*Livre commode des adresses de Paris* par Abraham du Pradel, tome I, p. 177). Mathieu Marais (*Mémoires*, tome II, p. 399) le traite de charlatan et de chercheur de la pierre philosophale.

2. Saint-Simon fait allusion au « club de l'Entresol », fondé par l'abbé Alary en 1724 et qui fut l'embryon de l'Académie des sciences morales et politiques. C'était une réunion périodique, qui se tenait le samedi de chaque semaine, de cinq heures à huit heures, dans le logement que l'abbé occupait à l'entresol de l'hôtel du président Hénault, place Vendôme. On y recevait les gazettes étrangères, on commentait les nouvelles, on lisait des mémoires sur des questions d'économie politique, de droit, de morale, de sociologie, etc. ; on y causait surtout, en buvant du thé l'hiver et des boissons fraîches l'été. C'était un « café d'honnêtes gens », dit le marquis d'Argenson, qui en fut un des habitués avec les abbés de Saint Pierre et de Pomponne, Lassay, le marquis de Balleroy, M. de Matignon, le comte de Plélo, Horace Walpole, etc. On en vint à y fronder beaucoup le gouvernement ; aussi, en 1751, le club fut dissous par ordre ministériel. Le marquis d'Argenson, dans ses *Mémoires* (édition Janet, tome I, p. 67-69, 87-110 et 113-115) a longuement parlé de l'abbé Alary et des réunions de l'Entresol ; voyez aussi Emm. de Broglie, *Bernard de Montfaucon*, tome I, p. 111-112. Des « Mémoires pour servir à l'histoire des conférences de l'Entresol », de 1724 à 1731, venant du marquis de Mirabeau, sont conservés aux Archives nationales, M 785, n° 13. Le duc de Luynes (*Mémoires*, tomes V, p. 17, et IX, p. 510) note le remarquable talent de lecteur de l'abbé Alary.

3. Il veut parler du renvoi de l'abbé en 1734, et non pas de la fermeture de l'Entresol en 1751, puisqu'il écrit au début de 1747.

Le marquis de Brancas, mon ami depuis longtemps[1], avoit eu, comme on l'a vu en son temps, la lieutenance générale unique de Provence, à la mort de Simiane, gendre du vieux comte de Grignan[2]. Brancas en vouloit avoir la survivance pour son fils, qui n'avoit que neuf ans[3], et il venoit d'obtenir une pension de quatre mille livres pour son jeune frère, le comte de Céreste[4]. Je ne sais pourquoi il me pria d'en parler à M. le duc d'Orléans, duquel il étoit très à portée de l'obtenir directement; je le fis, et cela ne fut pas difficile; M. le duc d'Orléans la lui donna[5].

Le marquis de Brancas obtient 4000# de pension pour son jeune frère et la survivance de sa lieutenance générale de Provence à son fils à neuf ans.

Le maréchal de Matignon, on ne sait pas pourquoi, eut une augmentation d'appointements de six mille livres sur son gouvernement du pays d'Aunis[6].

Maréchal de Matignon obtient 6000# d'augmentation d'appointements de son gouvernement.

Le commerce des actions de la Compagnie des Indes, appelé communément du Mississipi, établi depuis plusieurs mois dans la rue Quincampoix[7], de laquelle chevaux et carrosses furent bannis[8], augmenta tellement qu'on s'y portoit toute la journée, et qu'il fallut placer[9] des gardes aux deux bouts de cette rue[10], y mettre des tambours et

Fureur du Mississipi et de la rue Quincampoix. Diminution

1. C'est Louis de Brancas-Céreste, marquis de Brancas; sur sa liaison avec Saint-Simon, voyez les tomes XXIX, p. 77, et XXXIII, p. 52.

2. Tome XXXIII, p. 52.

3. Louis-Buffile de Brancas : tome XXIX, p. 78.

4. Louis-Buffile-Toussaint-Hyacinthe : tome IX, p. 220. La pension est mentionnée par Dangeau au 9 septembre (p. 122).

5. Dans le courant d'octobre : *ibidem*, p. 146.

6. *Dangeau*, p. 121, 9 septembre.

7. Law avait établi en 1718 les bureaux d'émission de sa banque dans l'hôtel de Beaufort, situé dans cette petite rue du quartier Saint-Merry et qui a été démoli par le percement de la rue de Rambuteau. — Saint-Simon écrit *Quinquempoix*.

8. *Furent* est en interligne, au-dessus de *sont* biffés. — Des estampes de l'époque montrent la rue encombrée de carrosses, de chaises à porteurs et de gens affairés.

9. Saint-Simon avait d'abord écrit *mettre*, qu'il a biffé pour écrire *placer* en interligne.

10. Une ordonnance du 26 octobre 1718 avait prescrit de mettre, jour et nuit, dans la rue Quincampoix une garde de douze hommes pour y maintenir l'ordre (Archives nationales, AD+756).

d'espèces; refonte. Prince de Conti retire Mercœur sur Lassay. Largesses aux officiers employés contre l'Espagne.

des cloches pour avertir à sept heures du matin de l'ouverture de ce commerce et de la retraite à la nuit, enfin redoubler les défenses d'y aller les dimanches et les fêtes[1]. Jamais on n'avoit ouï parler de folie ni de fureur qui approchât de celle-là[2]. Aussi M. le duc d'Orléans fit-il une large distribution de ces actions à tous les officiers généraux et particuliers, par grades, employés en la guerre contre l'Espagne[3]. Un mois après, on commença à diminuer les espèces à trois reprises de mois en mois, puis une refonte générale de toutes[4]. M. le prince de Conti retira forcément[5] le duché de Mercœur[6], que Lassay avoit

1. *Dangeau*, p. 148-149.

2. Tous les écrits du temps ne parlent que de la banque de Law, du cours des actions, de la fureur de l'agiotage, des mesures gouvernementales auxquelles donne lieu la hausse des billets, et des aventures de tout genre qui résultent de l'engouement du public. Citons seulement le *Journal de Buvat*, tome I, p. 430 et suivantes; *les Correspondants de Balleroy*, tome II, p. 76, 79 et suivantes; la *Correspondance de Madame*, recueil Brunet, tome II, p. 188-189, 191-192, 196-197, 199, etc.; Dangeau lui-même note le cours des actions et parle des fortunes inouïes que font les agioteurs : p. 123, 133, 135, 140, 142, etc.

3. Dangeau écrit le 22 octobre : « On garde quelques millions des cinquante nouveaux qu'on a mis à la compagnie des Indes, pour les officiers qui servent en Espagne, afin que, à leur retour, ils puissent profiter du gain qui s'y sera fait et de celui qui s'y fera à l'avenir. » Une ordonnance, imprimée, du 12 novembre régla les gratifications attribuées aux officiers et soldats des armées d'Espagne.

4. Le 3 décembre, diminution sur les louis d'or et les écus, le 10 sur les pièces de vingt et de dix sols; à la fin du même mois, édit pour la fabrication de nouvelles espèces d'or et d'argent fin; le 28 janvier, nouvelle diminution sur toutes les espèces, sauf les pièces de vingt et de dix sols, qui sont diminuées à leur tour dès le 7 février. Pour connaître les opérations faites sur les monnaies à cette époque, il faut voir les nombreux arrêts, règlements, ordonnances et édits imprimés qui se trouvent dans le carton AD IX 442, aux Archives nationales.

5. C'est-à-dire par force, en vertu du droit de retrait lignager, qui permettait au parent d'un vendeur de retirer, dans un délai fixé, ordinairement un an, des mains de l'acquéreur un ancien bien propre de sa famille.

6. Cette terre, située en Auvergne dans l'élection de Brioude, était

acheté huit cent mille livres[1]. Lassay fut au désespoir, et la chose se passa de manière qu'elle ne fit pas honneur à M. le prince de Conti.

Affaires de cour à Vienne.

La cour de Vienne eut ses orages. Le prince Eugène y étoit envié ; son mérite l'y avoit mis à la tête du conseil de guerre, qui est la première place et de la plus grande autorité. Tout ce qui avoit été attaché au feu prince Hermann de Bade et au feu prince Louis son neveu[2], qui

arrivée par mariage au quatorzième siècle dans la maison de Bourbon. En 1529, Antoine de Lorraine, comte de Vaudémont, en hérita du chef de sa femme Renée de Bourbon. Enfin César de Vendôme, bâtard d'Henri IV, en devint possesseur en 1609 par son mariage avec Marie de Lorraine. Érigé en principauté en 1563, Mercœur devint duché-pairie par lettres d'érection de décembre 1569.

1. Par contrat du 15 mars 1719, passé devant Lorimier et son confrère, notaires à Paris, les princes et princesses du sang héritiers de la duchesse de Vendôme avaient cédé à Law pour huit cent mille livres le duché de Mercœur, qui provenait de cette succession ; Law déclara le jour même que l'acquisition avait été faite pour le compte du marquis de Lassay. Celui-ci obtint du Roi dès le 10 avril des lettres patentes lui accordant pour cette terre le droit de prélation, qui, dans certaines coutumes, annihilait le droit de retrait lignager ; il croyait ainsi se garantir contre une réclamation éventuelle. Le mois suivant, mai 1719, il obtenait encore du Roi d'autres lettres patentes, enregistrées au Parlement le 16 juin (Archives nationales, X[1A] 8722, fol. 349, et K 617, nº 25), qui lui permettaient de posséder la terre de Mercœur en titre de principauté, conformément à l'érection faite en 1563. Mais, le 12 novembre 1719, le prince de Conti présentait une requête au lieutenant civil à l'effet d'exercer son droit de retrait, et l'affaire vint aux Requêtes du Palais, qui lui accordèrent sa demande par sentence du 22 février 1720 (Archives nationales, X[3B] 1955 ; *Dangeau*, tome XVIII, p. 157). Lassay en appela à la grand chambre et fit signifier le droit de prélation qu'il avait obtenu (*Dangeau*, p. 252, 16 mars). L'affaire fut plaidée à la grand chambre les 10 et 31 mai, 13, 14, 20 et 21 juin, et l'arrêt rendu ce dernier jour en faveur du prince de Conti, la coutume de Paris n'admettant pas le droit de prélation (X[1A] 7022 et U 363 ; *Dangeau*, p. 306 ; voyez aussi le *Journal de Buvat*, tomes I, p. 368, et II, p. 103).

2. Nous avons rencontré le prince Louis de Bade dès notre tome I, p. 230, et son oncle le prince Hermann dans le tome XIV, p. 251.

n'avoit pas été[1] sans jalousie de l'éclat naissant du prince Eugène, et qui malgré ses grandes actions s'en étoit trouvé obscurci[2], et tout ce qui avoit tenu au feu duc de Lorraine[3], étoit contraire au prince Eugène. Il se forma donc une cabale puissante, mais qui fut découverte et dissipée avant que d'avoir pu lui nuire efficacement[4]. En ce même temps le comte de Königsegg, ambassadeur de l'Empereur ici, fut rappelé pour aller exercer la charge de grand maître de la princesse électorale de Saxe[5], et Pentenrieder vint ici prendre soin des affaires de l'Empereur, avec le simple titre de ministre plénipotentiaire[6]. Il n'étoit pas d'étoffe à être élevé même jusque-là; mais sa capacité étoit fort reconnue. Königsegg emporta la réputation d'un homme sage et poli, et qui servoit bien son maître, sans avoir ce rebut de fierté et de roguerie[7] de presque tous les Impériaux.

Prince d'Elbeuf. quel; obtient

M. le duc d'Orléans ne fut pas plus sévère pour le prince Emmanuel, frère du duc d'Elbeuf, qu'il l'avoit été pour

1. *N'avoit pas esté* remplace *n'estoit pas*, et plus loin *naissant* a été ajouté en interligne.

2. Les mots *s'en estoit trouvé obscurci* corrigent *s'en trouvoit effacé.*

3. Le duc Charles V, père du duc Léopold régnant.

4. L'affaire est assez obscure; il semble qu'un certain comte de Nimpsch, arrêté comme agent d'Alberoni, dénonça le prince comme ayant été lui-même subventionné par l'Espagne. Notre *Gazette* n'en dit rien; la *Gazette de Rotterdam* (suppléments aux numéros 108, 110, 113-116 et 118, et nº 124) parle sommairement de l'affaire. Notre auteur en prend la mention dans *Dangeau* (p. 149), qui annonce plus tard (p. 191) que l'Empereur a reconnu l'innocence du prince et a puni ses délateurs; voyez la *Correspondance de Madame,* recueil Brunet, tome II, p. 187. On peut aussi consulter la correspondance de Du Bourg, notre agent à Vienne (Dépôt des affaires étrangères, vol. *Autriche* 134).

5. Dangeau mentionne son rappel à la fin d'octobre (p. 146).

6. Après la signature du traité de la Quadruple alliance, il était retourné de Londres à Vienne; il quitta cette ville le 21 octobre, et eut audience du jeune Roi le 17 novembre (*Gazette,* p. 542 et 576).

7. Mot déjà employé à propos des la Rochefoucauld : tomes IV, p. 56, et X, p. 28.

son abolition et revient en France.

Bonneval[1]. La maison d'Autriche a toujours eu de grands attraits pour la maison de Lorraine. Sans remonter à la Ligue et aux temps qui en sont voisins, on a vu sous le feu Roi la désertion du prince de Commercy et des fils du prince d'Harcourt[2]. Le prince d'Elbeuf, traité par le Roi avec toute sorte de bonté, crut faire ailleurs plus de fortune, et déserta. Il fut juridiquement pendu en effigie à la Grève, comme on l'a rapporté ici en son temps[3]. C'étoit une manière de brigand, mais à langue dorée[4], avec beaucoup d'esprit, qui fit tant de frasques qu'il perdit les emplois qu'il avoit obtenus. Il avoit été général de la cavalerie impériale au royaume de Naples, où il avoit épousé, en 1713, Marie-Thérèse, fille unique de Jean-Vincent Stramboni, duc de Salza, avec qui il vécut fort mal et n'en eut point d'enfants[5]. Ne sachant plus que devenir ni de quoi subsister, il obtint des lettres d'abolition et revint[6]. Il mena en France sa vie accoutumée, et peu à peu s'introduisit à Lunéville, où il suça le duc de Lorraine tant qu'il put, et il en tira fort gros et même des terres. Le duc d'Elbeuf le méprisoit et le souffroit avec peine, et ceux de sa maison établis ici n'en faisoient pas plus de cas.

1. Tome XXX, p. 316.
2. Tomes IV, p. 337, et XIII, p. 1, note 2.
3. Tome XIII, p. 333-334 et 338.
4. L'*Académie* de 1718 ne donnait pas cette locution, au sens de « parole facile, élégante et propre à séduire. »
5. Ce mariage avait eu lieu à Naples à la fin d'octobre 1713 (contrat du 25). La princesse se retira en Lorraine, à Gondreville, s'y occupa d'œuvres de piété, et y mourut en 1745. Le prince Emmanuel se remaria le 6 janvier 1747 avec la veuve du marquis de Coëtanfao, Innocente-Catherine de Rougé du Plessis-Bellière. Il est étonnant que Saint-Simon, très lié avec les Coëtanfao, n'ait pas mentionné cette seconde union, contractée à l'époque même où il écrivoit.
6. Il arriva à Paris au début de novembre (*Dangeau*, p. 151-152). Le texte des lettres d'abolition, du mois d'août 1719, est dans le registre O[1]63, fol. 200 v°; on en trouvera les considérants ci-après aux Additions et Corrections.

Nomination d'évêchés, où l'abbé d'Auvergne et le jésuite Lafitau sont compris. Conduite de ce dernier.

M. le duc d'Orléans fit une distribution de bénéfices qui mérite d'avoir place ici[1]. Beauvau, d'abord évêque de Bayonne, après de Tournay, puis archevêque de Toulouse, comme on l'a vu ici en son temps[2], eut Narbonne. Son nom et sa conduite méritoient bien ce grand siège; mais sa tête n'étoit pas assez forte pour être à la tête des États de Languedoc et de toutes les affaires de ce pays-là[3]. Nesmond, archevêque d'Alby, passa à Toulouse[4], et Castries, archevêque de Tours, à Alby[5]. L'abbé de Thésut, qui avoit la feuille des bénéfices depuis la cessation du conseil de conscience[6], procura l'archevêché d'Embrun à son parent et son ami l'évêque d'Alais, qui étoit Hénin-Liétard, et homme de bien, de savoir et de mérite[7]. Tours fut donné à l'abbé d'Auvergne[8]. A ce nom, l'abbé de Thésut s'écria; M. le duc d'Orléans lui dit qu'il avoit raison, qu'il ne vouloit pas le lui donner, en déclama autant que l'abbé de Thésut, qui insista sur le scandale et l'indignité de ce choix[9]. M. le duc d'Orléans répondit qu'il y avoit quatre jours que les Bouillons ne le quittoient point de vue; qu'ils se relayoient; qu'ils le persécutoient; qu'il

1. Elle est annoncée par Dangeau le 7 novembre : p. 150.

2. René-François de Beauvau du Rivau : tomes XVI, p. 295, XVIII, p. 150, et XXIV, p. 62-63.

3. Déjà insinué plus haut, p. 239.

4. Henri de Nesmond : tome XXI, p. 339.

5. Cette dernière translation a été annoncée ci-dessus p. 356.

6. Louis, abbé de Thésut (tome X, p. 126), était secrétaire des commandements du Régent.

7. Louis-François-Gabriel de Hénin-Liétard, né en 1666, était vicaire général de Chalon-sur-Saône, lorsque Louis XIV le nomma à l'évêché d'Alais en janvier 1713. Transféré à Embrun, la maladie de la pierre, dont il était atteint, l'empêcha de prendre possession de son siège avant le mois de juin 1722; il en mourut à Paris le 26 avril 1724. — Le petit diocèse d'Alais, créé en 1692 par démembrement du diocèse de Nîmes, ne comptait que quatre-vingt-quinze paroisses. Il rapportait vingt-quatre mille livres.

8. Henri-Oswald de la Tour d'Auvergne, tome IV, p. 75.

9. Voyez son portrait dans nos tomes VII, p. 83, et XX, p. 50.

vouloit enfin acheter repos[1]. Un autre sujet, aussi bon, mais drôle d'esprit et de manége, eut Sisteron. Ce fut[2] Lafitau, ce fripon de jésuite qui fit cette course légère dans la chaise du cardinal de la Trémoïlle, de Rome à Paris et de Paris à Rome, pour faire échouer le voyage que le Régent avoit fait faire à Rome à l'abbé Chevalier sur la Constitution[3], et qui[4], par sa conduite droite, patiente, mais ferme, avoit forcé toutes les barricades qu'on avoit multipliées contre lui. Lafitau étoit aussi chargé de la secrète négociation personnelle de l'abbé Dubois pour son chapeau[5], aux dépens duquel ce bon père entretenoit une fille en chambre, en plein Rome, et y donnoit de fort bons soupers sans s'en cacher beaucoup, à ce que m'a conté à moi-même le cardinal de Rohan, et que les jésuites, dont ce compère étoit parvenu par ses intrigues à s'en faire craindre et ménager, n'osoient souffler[6]. Ce que j'ai admiré, c'est que, depuis que le cardinal de Rohan m'eut fait ce récit et que Lafitau fut évêque, il le fit prêcher un carême devant le Roi, qui lors étoit à Versailles[7]. L'abbé Dubois découvrit que Lafitau le trahissoit au lieu de le servir. Il n'osa éclater, dans l'état douteux [*Add. StS. 1615*]

1. Saint-Simon répétera la même anecdote avec plus de détails dans la suite des *Mémoires*, tome XVI de 1873, p. 456.

2. Avant *ce fut*, Saint-Simon a biffé *c'estoit*.

3. Cette affaire a été racontée en 1716 : tome XXX, p. 213-214.

4. C'est de l'abbé Chevalier dont il est question.

5. Est-ce pour ce motif qu'il était venu secrètement à Paris au printemps de 1719, ainsi que l'apprend une lettre de M. Amelot du 6 mars adressée au cardinal Gualterio à Rome : « Le séjour en ce pays-ci du P. Lafitau, vêtu en abbé et demeurant dans une auberge, a fait soupçonner de grands mystères dans son voyage. On ne parloit pas moins que d'une négociation très avancée pour réunir les deux couronnes de France et d'Espagne et pour terminer en même temps l'affligeante affaire de la Constitution. Ces discours commencent fort à tomber, et je ne sais même si le P. Lafitau est encore à Paris » (British Museum, ms. Addit. 20365, fol. 362, communiqué par M. Gaucheron).

6. Tout cela a déjà été dit dans le tome XXX, p. 214.

7. En 1730, comme il a été établi dans la note 5 de la même page.

où il étoit encore, contre un homme à tout faire et qui avoit son secret ; mais il songea à l'éloigner de Rome sans le rapprocher de Paris, et le tenir ainsi à l'écart. C'est ce qui lui fit donner l'évêché de Sisteron, à son extrême déplaisir. Il se plaignit amèrement. Il lui fâchoit beaucoup de cesser d'être personnage et libertin à son gré pour un aussi petit morceau et si reculé[1]. Aussi voulut-il refuser[2]; mais il fut apaisé à force d'espérances, et, quand il fut à Sisteron, on l'y laissa[3]. Les jésuites, dont la politique ne veut point d'évêques de leur Compagnie, firent aussi les fâchés, mais dans le fond bien aises d'être défaits d'un drôle qui avoit su gagner l'indépendance et leur forcer la main. Avranches fut donné à un frère de le Blanc, secrétaire d'État, qui étoit moine et curé de Dammartin[4].

1. Le diocèse de Sisteron, suffragant d'Aix, appartenait au Dauphiné et à la Provence ; il ne comptait que cinquante paroisses avec vingt-trois annexes. Son revenu, de quinze mille livres, était augmenté par celui de l'abbaye de Cruis, réunie depuis le quinzième siècle à la mense épiscopale.

2. Il était alors à Rome et ne se pressa pas de revenir ; mais il se fit sacrer dès le 10 mars 1720. Le cardinal de la Trémoïlle étant mort sur ces entrefaites, Lafitau fut chargé par intérim des affaires de France ; il ne revint guère dans son diocèse qu'au début de 1721.

3. Il y mourut le 3 avril 1764, à près de quatre-vingts ans.

4. François-César le Blanc, né à Paris le 15 mars 1672, fils d'une sœur du maréchal de Bezons et du nouvel archevêque de Rouen, était chanoine régulier de Sainte-Croix de la Bretonnerie (*Journal de Buvat*, tome I, p. 461), lorsque le Régent lui donna l'évêché d'Avranches ; il fut sacré par son oncle dans la chapelle des Invalides le 1er mai 1720, et mourut le 13 mai 1746. Ce n'était pas lui qui était curé de Dammartin-en-Brie ou sur-Tigeaux, mais son frère, Denis-Alexandre le Blanc, né en 1676. Comme celui-ci fut nommé évêque de Sarlat en septembre 1721, où il mourut le 3 mars 1745, cela explique la confusion de notre auteur.

APPENDICE

PREMIÈRE PARTIE

ADDITIONS DE SAINT-SIMON

AU *JOURNAL DE DANGEAU*

1557. *Conversation du Régent avec Saint-Simon sur les affaires d'Espagne.*

(Page 1.)

3 janvier 1719. — Il est étonnant que l'anecdote qu'on va donner ait été sue; mais les tête-à-tête avec M. le duc d'Orléans n'étoient guères secrets. On en verra un exemple encore plus singulier que celui-ci entre beaucoup d'autres, quoiqu'en matière moins importante. Ce fut encore dans la petite loge de M. le duc d'Orléans à l'Opéra, où ce prince mena le duc de Saint-Simon pour lui parler tête à tête des premiers engagements qu'il étoit sollicité de prendre contre l'Espagne. Il ne s'agissoit alors que de subsides secrets à l'Empereur et à l'Angleterre. Saint-Simon combattit les raisons du Régent par celles de l'État et par les siennes particulières; de l'État, pour le danger d'élever l'Empereur, à l'abaissement duquel la France avoit un si grand intérêt et avoit si continuellement travaillé, par celui du commerce d'Angleterre qui ne pouvoit s'augmenter que du débris du nôtre, et par le contrepoids de celui d'Hollande déjà trop affoibli et qui ne nous seroit jamais contraire, au point où il étoit réduit, comme le seroit toujours celui des Anglois, tous anciens et éternels ennemis, qui le vouloient engloutir tout entier, et qui s'en trouvoient fort proches par le détriment qu'en souffriroit l'Espagne, qui n'étoit pas moins le nôtre, et que l'artifice de nous brouiller avec elle, après nous être épuisés pour elle, étoit trop grossier pour y donner, après tous les effets de la jalousie de toute l'Europe de notre union, qui avoit tout tenté pour la rompre, et qui, y ayant échoué par les armes, en viendroit maintenant à bout par la

ruse, au moment que nous étions en état de recueillir les fruits de cette union si chèrement, si longuement et si dangereusement achetée ; par les raisons personnelles du Régent en lui remontrant son pressant intérêt, après tout ce qui s'étoit passé à son égard sur l'Espagne du temps du feu Roi, de ne pas y renouveler les haines amorties, que les brouillons ne cherchoient que trop à ranimer et à s'en avantager pour, à l'abri de la puissance et de la naissance du roi d'Espagne, lui faire payer bien cher sa complaisance pour l'abbé Dubois, qui, n'osant encore aller directement où il aspire, ne songe qu'à servir si utilement nos ennemis naturels contre des amis que tout nous doit faire considérer comme des frères, pour obtenir la pourpre par le crédit de l'Empereur, qui peut tout à Rome, et sur lequel le roi d'Angleterre peut infiniment.

Alors le Régent, qui jusque-là avoit tout écouté tranquillement, s'écria que voilà comme étoit Saint-Simon, qui suivoit ses idées aussi loin qu'elles pouvoient aller ; que Dubois étoit un plaisant petit drôle pour imaginer de se faire cardinal ; qu'il n'étoit pas assez fou pour que cette chimère lui montât à la tête, ni lui, si elle y entroit, pour le souffrir ; que pour son intérêt personnel il ne risqueroit rien, parce qu'il ne s'agissoit que de subsides secrets qui seroient toujours ignorés de l'Espagne, et que, à l'égard de celui de l'État, il se garderoit bien de lâcher aux Anglois ni à l'Empereur les courroies assez longues pour que la puissance de l'Empereur en pût augmenter, ni le commerce des Anglois s'accroître. Saint-Simon ne se paya point de ces raisons ; il assura le Régent qu'en de telles liaisons on étoit toujours mené plus loin qu'on ne vouloit et qu'on ne pensoit, et que, pour le secret de ses subsides, l'intérêt de ces deux puissances étoit si grand de le brouiller avec l'Espagne, qu'elles se garderoient bien de ne le pas publier comme le moyen le plus court et le plus certain d'arriver à leur but principal, et de le forcer à la rupture ouverte, et à une liaison avec elles de nécessité et de dépendance. Tout cela agité et approfondi fort au long entre eux deux, laissa l'un et l'autre dans sa persuasion : le prince, qu'il demeureroit très sûrement maître de son secret et de son aiguière, et s'assureroit d'autant plus par cette complaisance d'être le modérateur de l'Europe ; le duc, que l'un et l'autre lui échapperoit et bientôt, et qu'il se trouveroit en des embarquements dont il auroit tout lieu et tout le temps de se repentir. En effet, de là à la rupture, il ne s'écoula que peu de mois. Il arriva comme il avoit été prévu, que l'Espagne fut promptement informée de l'engagement que nous avions pris avec les deux puissances, et qu'elle se tourna tout aussitôt à donner au Régent tant d'affaires domestiques, qu'il ne fût plus à craindre pour celles du dehors. Telle fut la source d'où coula, incontinent après, tout ce que l'on vit éclore de la part de Cellamare à Paris, l'arrêt de sa personne et tout ce qui suivit cette affaire au dedans, qui, mieux commencée et plus sagement organisée, auroit jeté l'État dans une grande confusion et le Régent dans de grandes extrémités ;

de là encore, l'entraînement à la rupture et à la guerre, au lieu de subsides secrets.

Lorsqu'il en fut question, M. de Saint-Simon allant un après-dînée travailler avec M. le duc d'Orléans tête à tête comme il avoit accoutumé un jour de la semaine, et mettant ce qu'il avoit porté sur la table, M. le duc d'Orléans lui dit que, avant de commencer, il avoit chose bien plus importante à lui dire, sur laquelle il vouloit raisonner à fond avec lui, et tout de suite lui expliqua la situation où il se trouvoit avec l'Empereur, l'Angleterre et l'Espagne, et combien il étoit pressé de se déclarer ouvertement et par les armes contre cette dernière. Le duc le fit souvenir alors de ce qu'il lui avoit prédit à l'Opéra, et lui représenta tout ce qu'il lui avoit dit alors contre la rupture avec l'Espagne, dont il étoit lui-même demeuré pleinement convaincu, et si bien, qu'il n'avoit persisté contre l'avis du duc à donner les subsides que dans la prétendue certitude de secret et de nul danger ni d'engagement plus fort, ni que les choses pussent aller trop loin de la part de ces puissances contre l'Espagne. Cet intérêt d'État fortement discuté, et le Régent n'y trouvant pas de réplique valable, mais empêché de l'Empereur et enchanté par l'Angleterre, le duc tout à coup le supplia de ne se pas effaroucher d'une supposition impossible, et de vouloir bien suivre son raisonnement. « S'il vous étoit, continua-t-il, aussi évident qu'il y a quelque part et à portée de vous un devin ou un prophète qui sût clairement l'avenir, et qui fût en pouvoir et en volonté de répondre à vos consultations, comme il est évident que cela ne peut être, n'est-il pas vrai qu'il y auroit de la folie d'entreprendre une guerre, sans avoir su de lui auparavant quel en seroit le succès ? Si ce prophète ne vous annonçoit que places et batailles perdues, n'est-il pas vrai encore que vous n'entreprendriez point cette guerre, et que rien ne vous y pourroit entraîner ? et moi, j'ajoute que, sur celle dont il s'agit, votre résolution devroit être la même et aussi ferme, si cet homme merveilleux ne vous promettoit que victoires et que succès, et voici mes raisons. Dans l'un et l'autre cas, vous affoiblissez l'État ; vous en agrandissez d'autant ses ennemis naturels, pour qui vous vous laissez entraîner à la guerre ; vous tentez toute une nation accoutumée à l'aînesse dans la maison de ses rois ; vous hasardez un pouvoir précaire, et vous donnez lieu aux curieux et aux mécontents de publier que vous ne l'employez que pour votre intérêt personnel, et pour acheter aux dépens de l'État, de son intérêt, de tout le fruit du sang et des trésors répandus depuis la mort du feu roi d'Espagne, un appui étranger contre les droits de Philippe V, dont par là vous avouez toute la force et toute votre crainte ; et, au cas d'heureux succès, que ces mêmes puissances vous pourront forcer de pousser plus loin que vous ne le voudrez, où en seriez-vous si le roi d'Espagne, à bout de moyens et de dépit, vous laissoit faire, entroit en France désarmé, publioit qu'il se livre à ces mêmes François qui l'ont mis sur le trône, qui l'y ont maintenu, qui sont les sujets de ses pères et de son propre neveu, et qu'il ne vient que pour en prendre la régence due à sa naissance, sitôt que son absence ne l'en exclut plus, et l'arracher, sa nation et son héritage, à un gouvernement tel qu'il lui conviendroit de le représenter ? Je ne sais, ajouta le duc, quelle en pourroit être la révolution ; mais je vous confesse à vous tout seul, que pour moi qui n'ai jamais été connu du roi d'Espagne que pour avoir joué aux barres avec lui et à d'autres pareils jeux de cet âge, qui n'en ai pas ouï parler, ni lui beaucoup moins de moi, depuis qu'il est en Espagne, et qui n'y connois qui que ce soit, moi qui suis à vous dès l'enfance, et qui savez à quel point j'y suis, qui ai tout à attendre de vous, et quoi que ce soit de nul autre, je vous confesse, dis-je, que, si je voyois les choses à ce point, je prendrois congé de vous avec larmes, j'irois trouver le roi d'Espagne et je le tiendrois pour le vrai régent et comme le dépositaire légitime de l'autorité du Roi mineur. Que si moi, tel que je suis, pense et sens de la sorte, qu'espéreriez-vous de tous les autres vrais François ?

La sincérité, la vérité et la force de ce discours accabla le Régent et le tint assez longtemps en silence : puis il avoua que le duc avoit raison et lui rendoit un grand service de lui parler de la sorte. Là-dessus, Monsieur le Duc entra. M. le duc d'Orléans l'emmena dans la Galerie et laissa Saint-Simon dans le grand salon, où, le bureau entre eux deux, cette conversation s'étoit faite. Monsieur le Duc ne fut pas longtemps, et M. le duc d'Orléans vint se remettre à son bureau. Le duc de Saint-Simon s'y rassit aussi, et voulut déployer ce qu'il avoit apporté. M. le duc d'Orléans ne le lui permit pas, et lui dit qu'il falloit continuer leur raisonnement qui rouloit sur chose bien plus importante, se leva et le mena se promenant par le salon et la Galerie. Saint-Simon lui dit qu'il n'avoit plus de raisonnement à lui faire, qu'il avoit tout dit, que ce ne seroit que rebattre et répéter ; mais qu'il croyoit aussi en avoir assez dit pour avoir dû le persuader et l'empêcher de tomber dans les pièges de l'ambition de l'abbé Dubois, qui de l'un à l'autre l'engageoit où il ne devoit jamais se laisser entraîner. Le Régent protesta qu'il le mettroit dans un cachot s'il osoit faire un pas vers la pourpre, et convint de ne point rompre avec l'Espagne. Saint-Simon tâcha de l'y affermir de plus en plus, puis lui dit : « Vous voilà donc bien persuadé et bien convaincu ; mais je ne serai pas sorti d'ici, que l'abbé Dubois vous reprendra, vous retournera, verra que c'est depuis que je vous ai entretenu que vous ne voulez plus vous déclarer, et fera si bien, qu'il vous changera et qu'il vous tiendra de si près, qu'il viendra à bout de ce qu'il s'est mis dans la tête, et vous fera rompre. » Le prince l'assura bien que sa résolution de n'en rien faire étoit si bien prise que rien ne la lui feroit changer, et toutefois, au bout de huit jours, la guerre à l'Espagne fut déclarée sans que, dans l'intervalle, il eût été possible au duc de Saint-Simon de parler au Régent, qui pourtant le manda pour en examiner la déclaration qu'il avoit fait dresser, parce qu'alors les paroles en étoient données aux ministres des deux puissances et qu'il n'y avoit plus à s'en pouvoir dédire.

1558. *La conspiration de Cellamare.*

(Page 20.)

8 décembre 1718. — L'éclat de cette affaire, d'où suivit l'arrêt du prince de Cellamare, ambassadeur d'Espagne, la suite et l'emprisonnement de plusieurs personnes, entre autres de M. et Mme du Maine, fut extrême. L'État et le Régent y furent très mal servis. L'abbé Dubois, à qui les papiers de l'abbé Portocarrero et du fils de Monteleon furent remis par ceux qui les apportèrent de Poitiers, les reçut comme M. le duc d'Orléans venoit d'entrer à l'Opéra. Il ne lui en dit la nouvelle qu'après la fin de ce spectacle. Le prince, qui tout de suite s'enfermoit avec ses roués dans sa partie du soir, en usa ce jour-là comme à l'ordinaire, sous prétexte que l'abbé Dubois n'avoit encore pu examiner les papiers. Les premières heures des matinées du Régent étoient peu libres, et sa tête étoit offusquée du vin du souper. Ce temps fut pris par l'abbé Dubois pour lui rendre compte des papiers, tel qu'il jugea à propos de le faire. Il n'en dit et n'en montra que ce qu'il voulut, et ne s'en dessaisit jamais d'aucun entre les mains de M. le duc d'Orléans ni d'aucun autre. La confiance aveugle et la négligence de ce prince en cette occasion fut incompréhensible, et ce qui ne l'est pas moins, c'est que l'une et l'autre régna dans toute la suite de cette affaire et dans toutes ses parties, avec le même abandon. Par là, l'abbé Dubois se rendit seul le maître des preuves et des soupçons, de l'absolution et de la conviction. Le Garde des sceaux étoit également dans son intimité et dans son entière dépendance ; le Blanc étoit dans la dernière et se croyoit dans l'autre ; tous deux, dans la stupeur de la conduite du Régent à l'égard de l'abbé dans cette affaire, comptèrent le maître pour rien et le valet pour tout. Leurs démarches, leurs interrogatoires, les comptes qu'ils en rendirent au Régent, ce qu'ils poussèrent, ce qu'ils firent semblant de pousser, ce qu'ils laissèrent échapper, ce qu'ils favorisèrent, ce qu'ils dirent et ce qu'ils turent, en un mot, toutes leurs démarches, toutes leurs paroles, furent réglées par l'abbé, qui fut le seul et suprême conducteur et modérateur, dans la totale et absolue dépendance duquel ces deux hommes demeurèrent avec frayeur et tremblement, et dont ils attendoient, recevoient et exécutoient les ordres à chaque pas et jusque sur les moindres choses dans cette affaire, dont la connoissance effective et entière demeura à l'abbé seul, qui ne s'y servit que de ces deux hommes, qui ne leur communiqua que ce qui lui convint, ni à M. le duc d'Orléans lui-même, auquel le Blanc et le Garde des sceaux n'osèrent jamais rien dire que les leçons précises qu'ils recevoient de l'abbé Dubois, et au ton, et au temps, et en la mesure qui leur étoit prescrite. Par là, cet abbé demeura maître du secret et du sort des coupables, d'en augmenter et d'en diminuer le nombre à sa volonté, puisqu'on arrêtoit et qu'on relâchoit

sur des ordres du Roi dont il disposoit par le Régent, et que de démarches ni de procédures juridiques il n'y en eût jamais aucune. Personne n'est donc en état de rendre compte du fond, du vrai, de l'étendue d'une affaire qui a fait tant de fracas et en même temps si curieuse et si intéressante. Le Garde des sceaux, qui avoit plus de part en la confiance de l'abbé Dubois, et qui est mort avant celui-ci, a tout emporté en l'autre monde, et le Blanc, déjà en disgrâce avant cette mort, et précipité par cet abbé dans le commencement de l'abîme dont il éprouva depuis toutes les profondeurs, a encore moins su de cette affaire que le Garde des sceaux, et, de retour au monde et à la fortune, s'est bien gardé de rien dire du peu qu'il savoit de cette affaire, dont les principaux accusés et emprisonnés étoient, dès avant sa chute, revenus en leur premier état et les autres aussi dans le leur.

Du peu qu'ont pu savoir ceux qui ont été le plus instruits d'une obscurité si étrangement profonde, il résulte un complot de M. et de Mme la duchesse du Maine, qui voulut tenir ce qu'elle avoit déclaré aux ducs de la Force et d'Aumont, lorsqu'ils la virent à Sceaux, comme on le voit en ces Notes, lors de l'éclat de la rupture de l'affaire du bonnet, que, quand on avoit une fois acquis, comme que ce fut, la qualité de prince du sang et l'habileté de succéder à la couronne, il falloit bouleverser l'État et mettre tout en feu plutôt que se les laisser arracher. Leur but fut tel, à ce qui a paru, depuis que l'aigreur du procès de la succession de Monsieur le Prince eut porté les princes du sang à attaquer ces concessions du feu Roi, et forcé le Régent à un jugement qu'il tâcha toujours d'éviter, parce qu'il voyoit bien que le jugement ne pourroit être favorable à des concessions si énormes et si inouïes, et qu'il en craignoit les suites, et qu'il ne se rendit enfin que poussé à bout par les clameurs des princes du sang de déni de justice, et par la démarche de M. du Maine d'invoquer la majorité du Roi et les États généraux du royaume comme seuls juges compétents, qui étoit anéantir l'autorité du Régent en tout et pour tout, et réduire le gouvernement à la dernière confusion de toutes choses, si le Régent, en ne jugeant point, avoit montré par là se défier de son autorité et de ses forces et reconnoître lui-même son impuissance. Cette idée de noblesse soulevée par M. du Maine contre les ducs pour la soutenir contre eux et acquérir des créatures et des partisans, mais plus véritablement pour s'en appuyer contre les princes du sang, effrayer le Régent et empêcher le jugement, comme il parut par cette requête signée de tant de gens de cette noblesse, présentée au Parlement par six d'entr'eux, dont la plupart de ces six portoient sur le front l'attachement personnel à M. du Maine, fut le premier toscin de ce qui se tramoit, si l'on passoit outre au jugement, et que la qualité de prince du sang et l'habileté de succéder à la couronne fussent anéantis. Depuis le moment que l'arrêt en fut prononcé et enregistré, le Rubicon fut intérieurement passé, et tout montra qu'il ne s'agissoit plus que de mettre la main à l'œuvre. Mais cette œuvre quelle étoit-elle ? La vengeance contre le juge et contre les parties : de faire le roi d'Espagne régent ; d'abolir les Renonciations ; de réussir à l'un et à l'autre par le soulèvement de la noblesse, des parlements, de tout le royaume et par y introduire les forces d'Espagne. Pour ce dessein, cet ameutement de noblesse et cette correspondance de celle de Paris avec celle des provinces, d'abord sous le prétexte des ducs, puis de ses privilèges sur la succession à la couronne, cette flatteuse invocation d'États généraux, ce mécontentement entretenu du Parlement et des autres tribunaux, et leur union vantée, les cris excités contre l'administration des finances, contre les mœurs du Régent, et, en dernier lieu, les avantages tirés de sa mésintelligence avec l'Espagne, enfin ces faux-sauniers grossis et organisés, et surtout les menées de Bretagne pour y avoir des ports ouverts aux flottes d'Espagne et un entrepôt sûr pour entrer dans les provinces ouvertes du centre du royaume. Mais, si le projet fut vaste et hardi, la conduite n'y répondit pas. Il est aisé d'exciter des gens par des intérêts et par des chimères : la noblesse par jalousie contre des rangs, et par l'émulation de décider de la succession à la couronne ; les tribunaux, par flatter leur autorité et leur ambition d'être les tuteurs des rois et les modérateurs de leur autorité ; une province qui se souvient toujours de son ancien gouvernement et des conditions de sa réunion à la couronne, en lui montrant le rétablissement de ses anciens privilèges, et l'honneur de rendre la liberté à elle-même et à toute la nation, en voulant bien recevoir les flottes et les troupes d'Espagne. Mais les instruments de tant de grandes choses parurent risibles, au moins ceux dont l'abbé Dubois laissa paroître les noms. Un homme de l'âge du duc de Richelieu, qui, parce que son régiment se trouve en garnison à Bayonne, se croit assez le maître de ce corps et par lui de la place pour la livrer aux Espagnols et les introduire dans le royaume, et qui, pour ce service qu'il se croit en état de rendre, capitule des sommes et d'être fait colonel du régiment des gardes, charge dont se trouvoit revêtu pour lors le duc de Guiche et son fils en survivance, contre lequel il n'avoit jamais eu ni haine ni démêlé, dont il avoit épousé la cousine germaine, et qui avoit dès son entrée dans le monde, et toujours depuis, été recueilli des Noailles, par rapport à l'amitié de Mme de Maintenon pour son père, et c'est ce qui fut rendu public. Pompadour étoit un homme nul toute sa vie, et sans moyens, sans talents, sans considération, ruiné à ne rien faire, sans service et sans cour que tout à la fin du dernier règne, que la faim et le besoin lui en fit naître la rage et s'allier à Dangeau. D'Aydie, de père en fils confiné dans sa province, arriva avec sa femme, sœur de Rions, pour participer à sa fortune ; ils étoient de même nom ; il perdit sa femme, et, ne trouvant pas à remplir ses espérances, il se jeta où on lui en fit voir, et où il ne trouva que dangers et fumée. Saint-Geniès étoit bâtard d'un frère du feu maréchal duc de Navailles qui avoit fait le mariage d'une danseuse sortable à son néant ; brave, débauché, du babil, aide de camp de qui vouloit le prendre, et cherchant à se tirer de misère; cousin germain bâtard de la femme de Pompadour, celui-ci l'entraîna. Magny, introducteur des ambassadeurs, tel qu'il a été représenté en son lieu, fut commode à des gens qui avoient un commerce étroit et caché à entretenir avec l'ambassadeur d'Espagne. L'abbé Brigault, Sandraski et autres étoient des aventuriers sans feu ni lieu en leur manière. Les domestiques de M. et Mme du Maine étoient leurs confidents, et Dadvisard avoit pendu sa robe au croc, quoiqu'en conservant longtemps sa charge. Il s'étoit fixé à Paris, où il étoit devenu le conseil intime de M. et de Mme du Maine, et l'âme de toutes leurs affaires, singulièrement de celle contre les princes du sang, et le confident de tous leurs projets; hardi, audacieux, plein d'esprit, de savoir, de ressources, et prenant aisément toutes sortes de formes. M. de Laval étoit un homme de beaucoup d'esprit, de talents, de valeur distinguée, de naissance élevée, à qui tout cela ensemble avoit tourné la tête d'opinion de soi, d'ambition et de projets, qui toutefois avoit fait un mariage peu répondant à la grandeur de ses idées, et qui, se livrant à M. et à Mme du Maine, compta être leur général et leur premier ministre et faire la principale figure dans leur parti. On sut et on publia les rendez-vous nocturnes de tous ceux qu'on nomme ici et de quelques autres, dans des lieux écartés, où se trouvoit l'ambassadeur d'Espagne, et où M. de Laval, déguisé, servant une nuit de cocher à Mme du Maine, qui avoit Pompadour et d'autres dans sa voiture, pensa être reconnu et arrêté avec eux. Il n'est pas douteux qu'il n'y en eut d'autres, et en nombre, et du plus haut parage, que l'abbé Dubois a soustrait à toute autre connoissance qu'à la sienne. Mme d'Alègre, première femme du maréchal de ce nom, et qui ne l'est devenu que longtemps après sa mort, a raconté, quelque six mois avant cet éclat et plusieurs fois encore à mesure que le temps s'en approchoit, des rendez-vous secrets de son mari, pour lequel elle craignoit, des maréchaux de Villeroy et de Villars et de quelques autres moindres avec des gens à M. du Maine, quelquefois avec Mme du Maine en lieux différents, des propos rompus, énigmatiques, pleins d'espérances et de menaces, pour en avertir M. le duc d'Orléans, qui n'en fit aucun cas par sa négligence habituelle, et par mépris pour une femme dont en effet la tête n'avoit pas une réputation à faire compter beaucoup sur elle. Mais ce qui est véritable, c'est que le maréchal de Villars se trouva comme frappé d'un coup de foudre de ces divers emprisonnements, que de la plus florissante santé il tomba tout à coup dans une jaunisse et dans une corruption de sang qui peu à peu, mais toutefois en bref, fit désespérer de sa vie, qu'il fut si effrayé qu'il se crut longtemps arrêté chaque jour, qu'il en parla à qui il put pour tâcher de se garantir, et qu'il donna là-dessus des scènes pitoyables; que, revenu des portes de la mort, il demeura dans une langueur menaçante, dont le mieux et le plus mal dépendit visiblement des apparences et des suites de cette affaire, et dont il guérit au retour de prison de M. et de Mme du Maine, et reprit sa première santé et sa gaieté aussi subitement qu'il l'avoit perdue. Pour le maréchal de Villeroy, la frayeur et l'égarement étoient peints sur son visage. Ses bassesses furent prodiguées sans mesures, et l'incertitude continuelle de ses mouvements suffisoit pour le déceler. Beaucoup d'autres ne furent pas maîtres de leur peur, quoique avec plus de mesure, et un grand nombre de gens de tous états vécurent longtemps dans une transe cachée mais mortelle. Mais, malgré les noms et les emplois de ce plus que très petit nombre, et démentis par eux-mêmes et par ce dont ils étoient capables, il n'y eut dans tout ce ramas de gens que desirs et volonté, sans moyens et sans conduite. Les soupçons du Régent, dont il ne faisoit part à personne qu'à Dubois, et peut-être en quelque sous-ordre au Blanc et au Garde des sceaux, eurent sans doute autant de part à la chute de M. du Maine lors du lit de justice que la foiblesse pour Monsieur le Duc, et cette chute même, dont la rage [fut] entée sur celle du jugement de l'affaire des princes du sang et des bâtards, affoiblit, et pressa également les projets de ceux-ci d'en venir où ils se proposoient. Mais, quand on les met en pluriel, c'est de M. et de Mme du Maine qu'on parle, et jamais trace de rien du comte de Toulouse. Il étoit trop sage pour qu'ils eussent osé s'ouvrir avec lui. Il avoit hautement désapprouvé tout ce que son frère avoit extorqué du feu Roi, surtout dans les derniers temps ; mais, en étant en possession, il ne crut pas la pouvoir abandonner et se séparer de son frère ; et, à l'égard des enfants de M. du Maine, ils n'étoient pas d'âge à pouvoir servir à rien ni à oser se fier à eux. Le gros des dispositions n'étoit pas mieux ordonné que le choix des instruments : ils comptoient d'entraîner les troupes et les parlements sans y avoir aucun parti, ni qu'ils eussent osé se laisser entendre, dans la juste pensée qu'il n'en étoit pas temps, et dans la fausse qu'ils feroient entrer tout à coup les forces d'Espagne par la Guyenne et par la Bretagne, et qu'alors les déclarations du roi d'Espagne, appuyées par eux et par ses troupes, et par tant de sortes de mécontentements semés et aigris de longue main avec art, produiroient en un instant une révolution générale, telle que la dernière d'Angleterre, et sans coup férir, d'autant plus qu'on n'en vouloit pas au Roi, mais au Régent, et à lui en substituer un autre plus proche du sang et un roi puissant à un prince particulier. La chimère de Bayonne étoit folle, et les appuis de Bretagne se montrèrent des roseaux et qui furent cassés à coups de plume. Tout tomba, tout trembla, tout s'enfuit, tout pleura et cria grâce, au premier pas qui fit voir que la découverte étoit certaine, et les liaisons prises par la Quadruple alliance contre l'Espagne, qui achevoit de rendre ces complots insensés, arrêtèrent ces puissances et leurs ministres, et à leur exemple tous les autres, sur la violence nécessaire faite à l'ambassadeur d'Espagne, dont aucun ne se formalisa et ne fit pas la démonstration la plus légère. Il n'en fut pas de l'emprisonnement de M. et de Mme du Maine comme du lit de justice qui fut subit. L'arrêt de l'ambassadeur d'Espagne dut aviser et donner plus que tout le temps nécessaire à eux et aux leurs de se mettre en état de ne rien craindre de leurs papiers, et cette lenteur d'exécution du Régent fut un ménagement de l'abbé Dubois, qui dut les rassurer pour les suites. Content d'assurer le gouvernement de son maître, sans lequel il ne pouvoit rien espérer, il lui convint toujours de lui laisser des entraves, et à soi des moyens sûrs d'être toujours confident et ministre nécessaire, et il lui convenoit aussi peu de se charger de haine et de partager des iniquités que de ne se réserver pas une reconnoissance secrète des plus essentiels services à des gens si éclairés et si grandement établis, et en eux un contre-poids toujours prêt à balancer les princes du sang, et à se faire ménager et courtiser par les uns et par les autres, comme il arriva enfin dans le peu qu'il vécut après avoir délivré M. et Mme du Maine des fers où il les avoit mis, et qu'il se garda bien de rendre le moins du monde juridiques ni rien de ce qui pouvoit y avoir trait, pour en demeurer toujours pleinement et uniquement le maître. Il y a aussi lieu de croire que le Garde des sceaux et le Blanc en surent plus qu'ils n'en dirent, et qu'ils servirent utilement M. et Mme du Maine. On en peut juger par la très sensible part que ceux-ci prirent à leur chute, au crédit et à l'amitié dans lesquels le second fils du Garde des sceaux fut initié tout à coup par Mme la duchesse d'Orléans, à l'autorité qu'il en acquit sur Monsieur son fils dans sa place de chancelier et de surintendant de ses affaires, et où il est demeuré, et à la liaison très grande où le Blanc et les siens, et ses amis persécutés avec lui, ont toujours été depuis leur retour avec M. et Mme du Maine, trop grande pour n'avoir été que le fruit de leur commune inimitié pour Monsieur le Duc, leur ennemi commun. Au reste, la détention de M. et Mme du Maine, où leur différence fut si marquée par celle d'un capitaine et d'un lieutenant des gardes qui les arrêtèrent, ne causèrent pas la plus légère fermentation nulle part. Très peu de gens même les plaignirent, et tous les oublièrent très promptement ; mais on trouva étrange, même pour l'intérêt de M. le duc d'Orléans, que cette affaire ne fût pas remise au Parlement, et mauvais que, après ce qui s'étoit passé entre eux et Monsieur le Duc, sa tante[1] fût mise de préférence dans le centre de son gouvernement et de sa puissance au château de Dijon, et personne ne fut la dupe de la légère démarche que fit Monsieur le Duc, après coup, auprès de M. le duc d'Orléans, pour qu'elle fût envoyée ailleurs, et qui n'eut aussi aucun effet. En traitant ici tout de suite ce qui regarde cette affaire, et ainsi par une courte avance la détention de M. et de Mme du Maine, on ajoutera que l'un et l'autre ne témoignèrent ni plainte, ni résistance, ni crainte. Ils montèrent en carrosse sans demander aucun délai, ni à parler ou à écrire à personne. Ils firent la route avec la même tranquillité et en gens qui s'étoient bien attendus et préparés

1. La duchesse du Maine était la tante paternelle de Monsieur le Duc gouverneur de Bourgogne. — Le copiste des Additions avait écrit : *après ce qui s'estoit passé entre eux et M. le duc du Maine*, ce qui est une absurdité ; nous rétablissons le texte tel qu'il devait être dans la rédaction de Saint-Simon.

à ce qui leur arrivoit. Mme du Maine seulement témoigna sa surprise et l'indécence qu'elle prétendit être pour elle du lieu où on la menoit, par rapport à Monsieur le Duc, et M. du Maine se trouva fort gardé et fort étroitement logé. Ils avoient eu lieu et temps de mettre ordre à ce qu'il ne se trouvât rien chez eux qui leur pût nuire, et c'étoit Mme du Maine et non M. du Maine qui avoit paru, parlé, écrit et figuré dans tout ce qui se trouva d'ailleurs, et qui fut publié; précaution sage de tout mettre à l'abri du sexe et de la naissance légitime, et qui donna lieu, à leur retour, à la comédie qu'ils jouèrent. M. du Maine ne voulut point voir Mme du Maine; celle-ci avoua ses torts à son égard d'avoir agi indépendamment de lui et à son insu, et fit tous les pas convenables à une femme envers un mari si fondé à se plaindre. Il résista longtemps, et à la fin ils se raccommodèrent quand ils jugèrent que le jeu avoit assez duré, et vécurent depuis ensemble tout comme ils avoient fait avant leurs aventures.

1559. *Sacre de Massillon; débat entre les évêques et les cardinaux.*

(Pages 39-40.)

16 décembre 1718. — Le cardinal de Noailles n'étoit ni en loisir ni en situation de se trouver à la chapelle du Roi, à un sacre où le grand aumônier lui auroit disputé sa croix. Le cardinal de Polignac y étoit encore moins, puisque, à quatre jours de là, il fut emmené par un ordre du Roi à son abbaye d'Anchin, où il demeura longtemps exilé et observé de fort près. Restoient uniquement les cardinaux de Rohan et de Bissy en état d'assister à cette cérémonie. Ils courtisoient et ménageoient alors les évêques avec grand soin, dans le feu des appels et dans la fougue qu'ils excitoient à Rome, et les évêques, qui le sentirent, se hasardèrent à leur disputer les carreaux. Quelque nouvelle que fût cette prétention, les deux cardinaux crurent devoir acheter la confirmation de leur crédit sur les évêques par une complaisance qui, sans toucher à leur possession, devenoit même imperceptible. Le cardinal de Bissy consentit à ne se trouver point à ce sacre, et les évêques, contents de ne voir point de carreaux dans la chapelle, consentirent que le cardinal de Rohan eût le sien, qui, sous prétexte de sa charge de grand aumônier, ne se trouva point en bas avec les évêques, et demeura en haut dans la tribune, auprès du Roi, à qui on avoit voulu faire voir ce sacre. On ne parle point du cardinal de Gesvres qui, pour sa santé, ne se trouvoit déjà plus à rien en public.

1560. *La banque de Law devient Banque royale.*

(Page 42.)

16 décembre 1718. — Quelque abattu que fût le Parlement par le

dernier lit de justice, il étoit encore plus irrité. Tout le fracas des emprisonnements et de l'arrêt de l'ambassadeur d'Espagne l'encouragea encore de résister sur l'enregistrement de la Banque royale, qui étoit fort mal reçue du public, et qui étoit toutefois la ressource des finances dans l'état où on les avoit mises, et le Régent, qui ne vouloit pas embrasser tant de choses à la fois, se contenta de passer par à côté de ce refus, et de venir à bout d'établir et de faire publier enfin cette Banque royale à peu de jours de là.

1561. *Le duc de Saint-Aignan s'échappe d'Espagne.*

(Page 62.)

28 décembre 1718. — M. de Saint-Aignan, fort brouillé avec le cardinal Alberoni, et fort désagréablement à la cour d'Espagne, comme on le peut juger par la situation de cette cour et de la nôtre, partit fort subitement et fort à propos deux jours avant que la nouvelle de l'arrêt fait de la personne du prince de Cellamare arrivât à Madrid. Le duc de Saint-Aignan, qui en étoit informé, força si bien sa marche, quoiqu'avec sa femme, qu'il parvint aux Pyrénées sans avoir pu être joint par ceux qui furent dépêchés après lui pour l'arrêter aussitôt après qu'on eut su à Madrid la nouvelle de Cellamare. Au pied des montagnes, Mme de Saint-Aignan prit une mule, une femme de chambre sur une autre, et son mari deux ou trois valets, se dérobèrent du grand chemin, et envoyèrent leurs équipages par la route ordinaire droit à Pampelune, avec un homme et une femme de leur suite intelligents, qui contrefirent l'ambassadeur et l'ambassadrice, et qui ne manquèrent pas d'être arrêtés comme ils s'y attendoient bien et de crier bien haut. Cette prétendue capture détourna des recherches que M. de Saint-Aignan craignoit pour sa fuite, et, avant que la tromperie fût découverte, lui et sa femme eurent le temps d'arriver à Saint-Jean-Pied-de-Port, d'où ils envoyèrent chercher du secours et des voitures à Bayonne, où ils se rendirent très diligemment, et d'où M. de Saint-Aignan envoya un courrier à Paris donner avis de son heureuse arrivée, et un messager à Pampelune pour détromper de sa prise et réclamer ses gens et son équipage.

1562. *Mort du comte de Solre.*

(Page 64.)

22 décembre 1718. — Le comte de Solre étoit de la maison de Croÿ, avoit toujours servi en France, où sa femme et la maréchale de Noailles étoient enfants des deux frères. Il avoit soixante-dix-sept ans et avoit reçu l'ordre du Saint-Esprit le cinquante-neuvième, à la promotion de 1688, sans difficulté parmi les gentilshommes, et n'en fit jamais

de se trouver en ce rang à toutes les fêtes de l'Ordre tant qu'il a vécu. Sa femme étoit assez souvent à la cour, debout parmi les dames de qualité, et elle est morte longtemps depuis à Madrid sans aucune prétention de rang, où, du vivant de son mari, elle alla mener leur fille épouser le prince de Robecq, et elles n'en sont jamais revenues. Leur fils aîné, devenu riche par son mariage en Flandre et par son industrie, se mit à prétendre un rang que sa maison n'avoit jamais imaginé, et a laissé sa veuve et son fils avec les mêmes idées, dans lesquelles ils vivent à Paris, et qui n'ont pas encore réussi.

1563. *L'échange de Belle-Isle.*

(Page 67.)

30 décembre 1718. — Belle-Isle, de six lieues de long sur deux de large, appartenoit à l'abbaye de Sainte-Croix de Quimper[lé], lorsque Charles IX la lui ôta, comme il est arrivé plusieurs pareils démembrements de bénéfices dans ces temps de troubles et de guerres civiles, de religion surtout, dans des lieux suspects et jaloux, comme l'est cette île par rapport à l'Angleterre, et son éloignement de six lieues de la côte de Vannes. Le même Charles IX la donna partie en don, partie en remboursement, à Albert de Gondy, comte de Retz, depuis duc et pair et maréchal de France, et la lui érigea en marquisat. Cette même qualité de situation a souvent donné envie aux successeurs de Charles IX de l'acquérir, et il y en a eu des échanges projetés et fort avancés en divers temps. M. Foucquet, surintendant des finances, l'acheta de la maréchale de Retz. A sa disgrâce, Belle-Isle fut adjugée à sa femme pour ses reprises, dont Belle-Isle d'aujourd'hui, chevalier de l'Ordre en 1735, après de rudes épreuves de la fortune, est le petit-fils et l'héritier. Monsieur le Duc fut un des plus grands promoteurs de cet échange, par amitié pour Belle-Isle, qu'il a si atrocement persécuté depuis, et sans cause aucune que le vouloir de Mme de Prye. L'abbé Dubois favorisa fort Belle-Isle pour cet échange, et il passa. Lorsque, dans les suites, Monsieur le Duc eut juré sa perte, cet échange fut ressassé en toutes les façons; mais Belle-Isle et M. le Blanc étant sortis glorieusement d'affaires, même avant que Monsieur le Duc fût déchargé du gouvernement de l'État, cet échange fut examiné avec des yeux d'autant plus favorables qu'on n'avoit pu y donner d'atteinte véritable lorsqu'on ne travailloit qu'à l'anéantir, et il a été depuis confirmé avec toutes les formes judiciaires qui le mettent pour toujours hors de toute sorte d'atteinte.

1564. *Mort de Charles XII, roi de Suède.*

(Pages 94-95.)

6 janvier 1719. — La mort du roi de Suède enleva à l'Europe un

héros, combla la grandeur naissante de la Russie, et délivra son pays d'un fléau. Son père en avoit été un obscur[1] qui avoit désolé son royaume, abattu le sénat, ruiné les lois, anéanti l'ancienne noblesse avec un artifice et un acharnement des tyrans les plus détestés, accablé tout le reste; aussi mourut-il jeune et empoisonné, dans de longues et cruelles douleurs. La fin de celui-ci parut aux Suédois une délivrance dont ils surent profiter pour se relever de leur ruine domestique, en attendant que les années et la suite des temps et d'un gouvernement plus sage pût réparer celles du dehors, qui pour le présent étoient sans ressource. Ils se remirent donc en possession du droit d'élire leurs rois, qu'ils avoient perdu d'effet, il y avoit près d'un siècle, et depuis par une renonciation forcée sous le père du roi qui venoit d'être tué. Sans égard à la proclamation de l'armée et en garde contre les droits de succession du duc d'Holstein, fils de la défunte sœur aînée de leur roi, ils élurent celle qui restoit pour leur reine, épouse du prince de Hesse vainement proclamé par l'armée, et limitèrent tellement son pouvoir, qu'ils ne lui en laissèrent que l'ombre, et en transmirent tout l'exercice au sénat et aux États généraux de la nation, plus soigneusement et plus entièrement qu'autrefois. Il est vrai que, quelque temps après, ils accordèrent aux prières de la reine de lui associer son époux, mais avec les mêmes précautions contre son autorité et contre sa succession, et ils se sont depuis si bien soutenus dans cette sage jalousie, qu'il n'est doge ni roi de Pologne plus entravé qu'il l'est demeuré.

1565. *Sarcasme de M. de Lauzun qui fait créer Broglio maréchal de France.*

(Page 98.)

13 janvier 1719. — Une plaisanterie de M. de Lauzun donna lieu à cette représentation sérieuse de Broglio, qui fut alors très justement et très unanimement sifflée, et qui dans les suites eut son effet malgré tout son ridicule. Les bruits de guerre donnèrent lieu à des bruits d'une promotion de maréchaux de France, parce que dès lors Berwick étoit le seul en état de servir. Le monde en nomma à son gré de toutes sortes, et la plupart assez étranges. Cela donna lieu à M. de Lauzun, toujours prêt aux malices, de les désarçonner pour la plupart par un sarcasme, en ces occasions-là bien plus dangereux que les plus mauvais offices. Il fut donc trouver le Régent, et, de ce ton doux et modeste qu'il avoit si bien fait sien, lui représenta que, au cas qu'il y eût une promotion de maréchaux, comme le vouloit le public, et qu'il en fît d'inutiles, lui étoit depuis longues années le premier des lieutenants généraux. M. le duc d'Orléans, qui étoit l'homme du monde qui sentoit le mieux le sel

1. Avait été un obscur fléau.

et la malignité, se mit à éclater de rire, et lui promit que, aux cas qu'il exposoit, il ne seroit pas oublié; puis en fit le conte à tout le monde, dont les prétendus candidats se trouvèrent bien fâchés. C'est ce qui produisit la demande de Broglio et la cruelle réponse qu'il reçut, qui, en paroissant toute simple, l'affubloit de tout le ridicule que M. de Lauzun avoit prétendu donner. Mais le rare est que ce qui lui attira alors la dérision publique, le fit maréchal de France cinq ans après, à la vérité avec une dérision pareille; mais il le fut. C'étoit un homme sans aucun mérite ni de guerre ni de paix, sans talent que pour s'enrichir, et encore sans agrément d'aucune sorte. Il étoit maréchal de camp à la défaite du maréchal de Créquy à Consarbrück, en 1675, et soit qu'on n'eût pas été content de lui ou autrement, jamais depuis il n'a revu la frontière. Longtemps après, Bâville, frère de sa femme, sentant ses forces dans son intendance de Languedoc, et trouvant jour à y être pleinement le maître, le demanda pour commander, et, par cet emploi où il n'avoit rien à faire qu'à souffrir paisiblement d'être nul, il fut fait lieutenant général quelques années ensuite. Le mépris qu'on avoit pour lui, les sottises qu'il fit au passage du prince royal de Danemark par le Languedoc, l'embarras que faire de Roquelaure après sa triste déconfiture des lignes de Flandre, et les ressorts de Mme de Roquelaure, firent rappeler Broglio pour lui donner ce successeur, sans que Bâville, de longue main importuné de son beau-frère, s'en embarrassât, parce que, au point de crédit et d'autorité où il étoit monté, il sentoit bien qu'il ne faisoit que changer de fantôme. Broglio, de retour à Paris, y languit dans l'obscurité et y arriva à une longue et saine vieillesse, lorsque son second fils, qui fut depuis maréchal de France en 1734, se trouva assez à portée de Monsieur le Duc et de ce qui l'environnoit, pour faire valoir la primauté de lieutenant général de son père et leur faire accroire que c'étoit obliger tous les officiers généraux que de le faire maréchal de France. Par cette qualité, il vouloit comme que ce fût illustrer sa famille dans l'avenir, tandis que le fils aîné déploroit, disoit-il, cette sottise, et que son pauvre père se seroit bien passé de ce ridicule. En effet, il étoit complet en tous points, et, pour qu'il n'y en manquât aucun, il fut remarqué que la Feuillade, qui n'avoit pas servi depuis Turin et bien peu auparavant, et le duc de Gramont, qui furent maréchaux de France de cette même promotion, n'étoient entrés dans le service qu'au siége de Philipsbourg par Monseigneur en 1688, c'est-à-dire treize ans complets depuis que Broglio l'eut quitté, et simple maréchal de camp.

1566. *Prodigalité du Régent à l'égard des princes du sang, et spécialement du prince de Conti.*

(Pages 101-102.)

14 février 1719. — Gouvernements et régiments achetés par le Roi

aux princes du sang, et les premiers augmentés en appointements du triple ; pensions et gratifications sans nombre et sans mesure ; des monts d'or en Mississipi dont le fonds encore fourni par le Roi ; enfin équipage de M. le prince de Conti et fort au delà aux dépens du Roi encore, et ce que Dangeau n'ose dire, quoiqu'il ait fait l'entretien public, la dépense de la poste demandée avec tant d'opiniâtreté que le départ de M. le prince de Conti en fut retardé de dix ou douze jours ; les princesses du sang, femmes et filles, traitées pareillement, excepté les seuls enfants de M. le duc d'Orléans, Madame sa mère et Madame sa femme, laquelle à la fin pourtant en tira quelque parti pour elle seulement ; et le chevalier de Vendôme, à faute de mieux, fut aussi prince du sang en cette partie.

1567. *Aventure de Madame de Charlus.*

(Pages 108-109.)

30 janvier 1719. — Il faut quelquefois un conte pour délasser. Mme de Charlus s'appeloit Béthisy, d'une famille anoblie. Sa mère et le père de M. de Charlus s'étoient épousés en secondes noces, et c'est ce qui avoit fait le mariage de leurs enfants, qui, sans être brouillés, vivoient presque toute l'année chacun de son côté. Mme de Charlus, avec le visage, la taille, le port, la saleté et le maintien de ces grosses vilaines vendeuses de morue qu'on voit bouffies et jurantes dans leur tonneau aux marchés, étoit d'une avarice que rien n'égaloit, et faite et vêtue à se faire donner l'aumône, et, avec cela, joueuse demesurée, à y passer sa vie jour et nuit ; au demeurant glorieuse et grossière, et brutale à l'avenant. Elle jouoit un soir, déjà vieille, chauve et blanche, chez Mme la princesse de Conti, fille de Monsieur le Prince, à une grosse partie de lansquenet, et y soupa pour jouer après toute la nuit. Les femmes avoient alors ces coiffures si ridiculement hautes dont le feu Roi ne put jamais les défaire, et les vieilles en portoient des bonnets tout coiffés qui n'étoient point attachés, et qu'elles mettoient, comme les hommes font leurs perruques. C'étoit de plus un jour maigre, et personne alors ne donnoit publiquement de gras. Mme de Charlus se trouva à table auprès de l'archevêque de Reims, le Tellier, et, en ne prenant pas garde à ce qu'elle faisoit, mit le feu à sa coiffure. L'archevêque, qui la vit embrasée, lui jeta son bonnet par terre. Mme de Charlus, qui ne s'étoit point aperçue du feu qu'elle y avoit mis et à qui l'on n'avoit pas eu le temps de le dire, se tourne en furie à l'archevêque, et lui jette dans le visage un œuf qu'elle tenoit dans sa main, en lui chantant pouille. On peut juger quel spectacle ce fut que cette vieille chenue, décoiffée et furibonde, et ce large visage de Monsieur de Reims tout barbouillé d'œuf, qui découloit partout sur sa poitrine. L'éclat de rire fut universel, et ce qui piqua le plus Mme de Charlus fut de voir l'archevêque mourant de rire comme les autres. Elle croyoit

toujours avoir été insultée, et faisoit contenance de se porter aux soufflets, que l'archevêque paroit du coude riant de plus en plus. Quand les éclats permirent de parler, Mme la princesse de Conti et la compagnie eurent toutes les peines du monde à lui faire entendre le bon office au lieu d'insultes, et l'on ne put parvenir à l'empêcher de rognonner tout le soir[1]....

1568. *Entreprise de Stair, ambassadeur d'Angleterre, sur les princes du sang.*

(Page 124.)

26 février 1719. — L'audace de cet ambassadeur d'Angleterre, et qu'il portoit peinte également dans sa personne, dans ses discours et dans ses actions, avoit révolté toute la France. Le Régent, d'abord par Canillac et par le duc de Noailles, puis par l'abbé Dubois, en fut subjugué, et Stair se crut assez le maître du terrain pour hasarder seul de tous les ambassadeurs des têtes couronnées une entreprise sur les princes du sang, dont la longue et paisible lutte fut honteuse à notre cour, et qui ne finit sans innovation et au gré des princes du sang que par leur seule persévérance, sans que Stair en fût plus mal aux deux cours.

1569. *Le Père le Tellier exilé à la Flèche.*

(Page 128.)

25 février 1719. — On avoit conseillé à M. le duc d'Orléans de reconnoître les services que le P. Tellier lui avoit rendus auprès du feu Roi sur le mariage de Mme la duchesse de Berry et en d'autres occasions encore, par une fort grosse pension, et par faire tenir la main par l'intendant qu'il eut toute la considération possible dans sa maison à la Flèche, mais en même temps de ne l'en laisser jamais sortir, et de faire veiller par le même intendant avec la dernière exactitude à ses lettres et à ses commerces. La pension fut modérée et la liberté ne le fut point, dont un boute-feu aussi furieux qu'il l'étoit fit tous les abus qu'il put, et qui, lorsqu'il n'en fut plus temps, le firent renvoyer à la Flèche.

1570. *Le duc de Mortemart vend son gouvernement du Havre.*

(Pages 132-133.)

2 mars 1719. — Le duc de Mortemart s'appliqua à ruiner sa fortune

1. La fin de cette Addition a été placée dans notre tome XIV, n° 724.

avec la même suite d'un ambitieux à la faire. Piqué de ce qu'un lieutenant de Roi autre que celui qu'il demandoit fût nommé pour le Havre, il en vendit le gouvernement. Il ne tint pas à lui qu'il ne se défît aussi de sa charge de premier gentilhomme de la chambre, et même pour rien, à qui l'eût bien voulu. Enfin on voit l'usage qu'il a su faire de tout ce qu'il a eu de père et de beau-père, et la situation unique où il s'est mis, et pourquoi.

1571. *Jeu public du duc de Tresmes ; il reçoit une pension en échange de sa suppression.*

(Page 133.)

5 mars 1719. — Le duc de Tresmes, comme gouverneur de Paris, avoit un jeu public dans une maison qu'il louoit pour cela, et dont il tiroit fort gros. Il l'avoit prétendu comme un droit depuis qu'il en avoit vu d'autres s'établir par licence, et quelques-uns par permission depuis la Régence. Ces jeux étoient devenus des coupe-gorge, qui excitèrent tant de cris publics qu'ils furent tous défendus, et celui du duc de Tresmes comme les autres, ce qui lui valut ce dédommagement de pension. Il ne laissa pas de s'en introduire quelques-uns de temps en temps, mais plus modestement. La Régence finie, et tout ayant changé de face sous un nouveau gouvernement, Mme de Carignan, arrivée et point du tout oisive, obtint un jeu à l'hôtel de Soissons. Sur cet exemple, le duc de Tresmes prétendit et obtint le rétablissement du sien, et le rare fut qu'il ne laissa pas de conserver la pension de vingt mille livres qu'il n'avoit eue que pour le lui ôter.

1572. *Le marquis et la marquise de Prye.*

(Page 135.)

19 mars 1719. — M. et Mme de Prye dépassent trop ces Mémoires pour en parler ici. On se souviendra longtemps et amèrement du court mais terrible règne de cette femme et de son épouvantable fin. On est témoin du mépris dans lequel vit le mari, et chacun admire la justesse de l'alliance de sa fille avec un arrière-petit-fils de M. de Soubise.

1573. *Le sieur Rémond.*

(Page 135.)

10 mars 1719. — Rémond, fils d'un fermier général connu sous le nom de Rémond le Diable, étoit un petit homme qui n'étoit pas achevé de faire et comme un biscuit manqué ; de beaucoup d'esprit, de lettres

et d'effronterie, qui se piquoit de tout savoir et d'exceller en tout, prose, poésie, goût, philosophie, galanterie, ce qui lui procura force ridicules aventures et brocards ; mais ce qu'il sut le mieux fut d'essayer à faire fortune, pour quoi tous moyens lui furent bons. Il fut le suivant des uns, le confident et le commode des autres de plus d'une façon, le rapporteur quand on le voulut et que cela lui parut utile. Il s'attacha à Canillac, au duc de Noailles, à Nocé, au duc de Brancas, surtout à l'abbé Dubois, dont il alloit disant du pis pour faire parler les gens et puis le lui aller redire. Sa souplesse, son esprit et l'ornement de son esprit, sa facilité à adopter les goûts de chacun et une sorte d'agrément qu'on trouvoit dans sa singularité, le mirent quelque temps fort à la mode, dont il sut tirer un grand parti pécuniaire. Il en avoit espéré d'autres qui s'évanouirent avec le cardinal Dubois. Tel qu'il fut, il ne laissa pas de conserver des entrées dans plusieurs maisons distinguées. Il a fini par un mariage d'amour avec une fille de Rondé, joaillier, en quoi il n'y a eu ni disparité ni mésalliance, et n'a pas gardé longtemps sa charge d'introducteur, voyant qu'elle ne le mèneroit plus à être lui-même introduit.

1574. *Le marquis de Mimeure.*

(Page 138.)

8 mars 1719. — On a déjà parlé ailleurs dans ces Notes de Mimeure, qui étoit fils d'un président du parlement de Dijon, et qui, je ne sais par quelle protection, avoit été attaché à Monseigneur dès sa jeunesse, et qui, par son esprit et sa modestie, s'étoit mêlé avec la meilleure compagnie, et qui étoit aimé et estimé. Il servit toute sa vie et avec réputation ; il se maria sur la fin de sa vie, et il fut regretté de beaucoup d'amis.

1575. *Mort de Madame de Maintenon.*

(Pages 180-181.)

15 avril 1719. — On a suffisamment parlé de Mme de Maintenon dans la Note sur la mort du Roi pour n'avoir plus rien de nouveau à en dire. Elle eut au moins le bon sens de se réputer morte avec lui, de ne mettre jamais depuis le pied hors la clôture de Saint-Cyr, et de s'y restreindre au gouvernement de ce qui s'y trouvoit renfermé ; de n'y recevoir même à peine que le plus petit nombre de ce qu'elle s'étoit le plus attaché dans les derniers temps, qui n'étoit pas même admis toutes les fois que l'audience étoit demandée, et de ne penser qu'à vivre en effet, et peut-être en effet aussi à son salut. Cette femme fatale fit de grands maux à la France, et n'ayant plus que ce pourpris à

dominer, y exerça toute son humeur aigrie et raccourcie, et lui fut d'un grand soulagement par sa mort, qui au reste fut au dehors à peine aperçue.

1576. *Mort de l'archevêque de Rouen Aubigny.*

(Page 192.)

23 avril 1719. — Ce pauvre prélat fut si frappé et si touché de la mort de Mme de Maintenon, sa bienfaitrice, qu'il en mourut incontinent, mort certes dont lui seul en France étoit digne.

1577. *Pension donnée au comte de Laval.*

(Pages 197-198.)

29 juin 1717. — Ce comte de Laval étoit fils du frère de la duchesse de Roquelaure, et des plus avant dans cette affaire. Cette pension surprit fort le monde, qui ne le fut pas tant que M. le duc d'Orléans, lorsque, bientôt après, il se trouva engagé dans d'autres dont celle-ci ne fut que le chausse-pied, et où, avec un autre régent, il eut couru grand risque de la vie.

1578. *Madame de Villars, abbesse de Chelles, cède son abbaye à la fille du Régent.*

(Pages 199-200.)

21 avril 1719. — Madame de Chelles, religieuse par humeur et par enfance, ne put durer qu'en régnant où elle étoit venue pour obéir. L'abbesse, bientôt lassée d'une lutte où Dieu et les hommes étoient pour elle, mais qui lui étoit devenue insupportable, ne songea qu'à céder, avec de quoi vivre ailleurs en repos. La princesse qui lui succéda fut aussitôt lassée de sa place ; tantôt austère à l'excès, tantôt n'ayant de religieuse que l'habit, et toujours fatiguée de ses situations diverses, incapable de persévérer dans aucune, musicienne, chirurgienne, directrice, aspirante à d'autres règles et plus encore à la liberté. Elle se la procura enfin en se démettant et vivant à son gré dans le monastère de la Madeleine, où Mme la duchesse d'Orléans s'étoit accommodé une retraite, royale par son étendue et délicieuse par ses agréments, où elle alloit passer ses ennuis et ses dépits.

1579. *La Hollande adhère à la Quadruple alliance.*

(Page 204.)

13 février 1719. — La Hollande signa quand elle ne put plus

reculer, et ses retardements et ses offices témoignèrent bien à toute l'Europe qu'elle voyoit clair sur son intérêt, et qu'elle ne céda que forcée.

1580. *Retour et trahison du président de Blamont.*

(Page 210.)

27 janvier 1749. — Ce Blamont, qui s'étoit tant distingué parmi les zélés du Parlement et qui en étoit devenu le coryphée, est un exemple que les voyages font les gens. Il devint à son retour un pigeon privé du Régent. Le Parlement le découvrit avec une indignation pareille à la surprise, et il y a passé le reste de sa vie, qui n'a pas été fort longue, parmi des confrères qui l'eurent toujours en horreur. Il vouloit surtout de l'argent, quoique riche, et il en eut.

1581 et 1582. *Retraite de l'abbé Vittement, sous-précepteur du jeune Roi.*

(Page 213.)

18 avril 1716. — On a vu dans ces Notes ce qui avoit attaché Vittement, lors recteur de l'Université, aux princes père et oncles du Roi; sa vertu, son mérite doux, exquis, son savoir profond et aimable, le firent encore attacher au Roi. Son désintéressement rare lui fit refuser dans cette place des abbayes qu'on n'oublia rien pour lui faire accepter. Il quitta le Roi au bout de quelques années, comme il y étoit entré: tant de vertu devint suspecte de pouvoir être peu gouvernée et de pouvoir être trop goûtée. Il se retira sans faire la moindre plainte, quoique le Roi l'aimât, et sans que le Régent y eût la moindre part, et il se logea aux Pères de la Doctrine chrétienne, où le maréchal de Villeroy, qui avoit en lui une grande confiance, l'alloit voir plus souvent qu'il ne vouloit. Pour lui, il ne remit jamais les pieds aux Tuileries, ni chez qui que ce fût de la cour, et ne voulut presque plus voir personne. Quelqu'un à qui il parloit à cœur ouvert s'étonnant avec lui, assez longtemps après sa retraite, de l'ascendant prodigieux dont on commençoit à s'apercevoir clairement de l'évêque de Fréjus sur le Roi, et le pressant d'entrer là-dessus en matière: « Je ne puis que vous dire, répondit Vittement en soupirant; car je ne puis parler parce que j'en sais la cause et des choses là-dessus si particulières, si fortes et si précises, que je ne puis pas ignorer que je n'en dois jamais ouvrir la bouche à personne; mais comptez que Monsieur de Fréjus tient le Roi par des liens si forts et si intimes, qu'ils sont hors de toute atteinte de pouvoir être jamais entamés, et que cet ascendant, qui augmentera toujours et qui sera supérieur sans proportion à tout autre, ne peut finir que par la mort. » Vittement

mourut dans cette retraite, consommé par la pénitence, dans une grande solitude, un détachement parfait, une piété éclairée et consommée, et la plus juste et modique médiocrité, sept ou huit ans après s'y être enterré.

19 mai 1719. — On a parlé en son lieu de cet abbé Vittement et de ce qui le mit à la cour. Il y vécut en solitaire, et y méprisa les fortunes et tout ce qui y peut conduire. Tant de vertu se fit trop aimer et respecter; elle incommoda. Dès qu'il s'en aperçut, il crut sa vocation finie, d'autant plus que, s'il avoit su être aimé et goûté, il n'en espéroit rien pour le but qu'il avoit uniquement en vue. Monsieur de Fréjus, qu'il inquiétoit sans le vouloir, lui conseilla la retraite, et il la fit sur-le-champ aux Pères de la Doctrine chrétienne, d'où il ne sortit plus, et où il ne voulut recevoir presque personne. On a de lui une prophétie aussi célèbre que surprenante, et dont on a vainement cherché la clef. Monsieur de Fréjus devenu tout ce qu'il a été avant la mort de Vittement, gens de son ancienne confiance lui parlant de ce grand essor : « Il durera, leur répondit-il, autant que sa vie, et son règne sera sans mesure et sans trouble. Il a su se lier le Roi par de si forts liens qu'il ne les peut jamais rompre; ce que je vous dis là je le sais bien » On a vu qu'il a dit vrai. Jamais depuis sa retraite il n'a songé à voir le Roi. Le maréchal de Villeroy l'a été voir quelquefois malgré lui. Il a vécu dans cette maison dans la pénitence, dans la médiocrité la plus frugale, dans une séparation entière, et dans une préparation continuelle à une meilleure vie, et il y est saintement mort après quelques années.

1583. *Mort étrange du marquis d'Effiat.*

(Pages 220-221.)

3 octobre 1716. — ... Sa[1] mort, qui arriva le 3 juin 1719, à quatre-vingt-un ans, eut quelque chose de si étrange qu'il n'y a pas moyen de l'omettre, puisqu'on le sait de gens sûrs à qui Cominges, homme d'honneur et très sûr aussi, l'a raconté. C'est ce Cominges qui a si souvent été aide de camp du Roi, toujours bien avec lui et fort mêlé avec la bonne compagnie de la cour, quand il faisoit tant que d'y vouloir bien être; c'est lui aussi dont l'énorme grosseur, quoique fort grand, a fait donner son nom aux plus grosses bombes. Il étoit ami intime du marquis d'Effiat et lié avec lui par la débauche et par la chasse. D'Effiat, qui, à une rare et légère goutte près, avoit passé une vie entièrement saine, tomba malade à Paris, mais d'un mal qui ne menaçoit pas et ne l'empêchoit pas de s'amuser avec ses compagnies obscures. Sans être plus mal, il se renferma davantage, et vers une

1. Le commencement de cette Addition a été placé dans nos tomes VIII et XXII, sous les numéros 385 et 1052.

heure, toujours la même, du soir il faisoit sortir ses valets de sa chambre, prenoit bien garde qu'il n'en restât aucun, et demeuroit seul dans son lit très longtemps, sans qu'ils osassent rentrer pour quoi que ce fût, qu'il ne les sonnât. Peu de temps après ils entendoient un bruit dans la chambre de leur maître, et lui-même qui crioit souvent, quoiqu'ils fussent bien assurés qu'il y étoit seul et qu'il n'y pouvoit être entré personne. Aucun d'eux n'osoit lui en parler; mais tous étoient également surpris, curieux et effrayés. Après plusieurs jours de suite que la même chose étoit arrivée, ils résolurent enfin d'en parler à Comimges, comme au meilleur ami de leur maître et qui avoit le plus de confiance, d'habitude et de liberté avec lui. Cominges eut peine à les croire; mais il résolut de voir par lui-même ce qui en étoit. Il vint plus tard chez le marquis d'Effiat qu'il n'avoit accoutumé et que sa compagnie étoit déjà sortie; d'Effiat, fâché de le voir arriver si tard, lui demanda pourquoi il avoit tant différé ce jour-là, et après quelques moments le pria de s'en aller. Cominges dit qu'il n'en feroit rien, et qu'il n'étoit pas venu le voir pour n'y être qu'un moment. L'autre redoubla, et celui-ci à s'opiniâtrer et à ne le vouloir pas laisser ainsi tout seul. Enfin d'Effiat, à bout, lui dit: « Cominges, en deux mots, vous êtes de mes amis comme je l'ai toujours cru, ou vous n'en êtes pas? Si vous n'en êtes pas, vous ne me sauriez faire un plus grand plaisir que de me laisser en repos; si vous en êtes, allez vous-en, et ne me demandez pas pourquoi; mais j'ai des raisons essentielles de vous en prier, et je compte que vous ne vous le ferez pas dire davantage. » Cominges n'eut plus de repartie, et sortit; mais, ce propos l'ayant confirmé dans la pensée que ce que les valets lui avoient dit étoit vrai, il demeura avec eux, et assez tôt après il entendit lui-même ce vacarne tel qu'ils le lui avoient représenté. Il revit assidûment son ami à des heures éloignées de le faire soupçonner de curiosité, et n'a jamais osé lui en parler, ni lui demander pourquoi il l'avoit prié de sortir de sa chambre. D'Effiat vécut assez peu de jours depuis, et mourut sans que personne ait pu pénétrer la vérité d'une chose si extraordinaire. Il étoit veuf sans enfants d'une Olivier-Leuville, qui étoit morte quarante ans avant lui, gouvernante des enfants de Monsieur entre les maréchales de Clérambault et de Grancey. Il ne s'étoit point remarié, et laissa des biens immenses dans un grand ordre au duc Mazarin, petit-fils de sa sœur, et à la fille de Sourdis, son cousin germain, veuve du fils de Saint-Pouenge.

1584. *Ellies du Pin, docteur de Sorbonne.*

(Pages 239-240.)

7 juin 1719. — Du Pin, docteur de Sorbonne et de plus infiniment docte et laborieux, est un étrange exemple de la conduite de notre cour, qui, dans des temps de brouilleries avec Rome, se servit très

avantageusement de sa plume, puis le laissa manger aux poux. Il fut réduit à imprimer pour vivre : c'est ce qui a rendu ses ouvrages si précipités, peu courus, et ce qui enfin le blasa de travail et d'eau-de-vie, qu'il prenoit en écrivant pour se ranimer et pour épargner d'autant sa nourriture. Bel et bon esprit, juste, judicieux quand il avoit le temps de l'être, et un puits de science et de doctrine, avec de la droiture et de la vérité, et des mœurs.

1585. *Le* Te Deum *réservé aux rois et au public.*

(Page 241.)

15 juin 1719. — Le *Te Deum* est une action publique jusqu'alors réservée au public et aux rois pour remercier Dieu solennellement au nom du public des grâces qui intéressent l'un ou l'autre, ou plutôt inséparablement tous les deux.

1586. *Louis de Nyert, premier valet de chambre du Roi.*

(Page 241.)

1er décembre 1701. — ... Pour[1] le fils dont il s'agit ici, qui a eu la charge de son père et la survivance pour son fils, c'étoit un vieux singe, spirituel et méchant au dernier point, qui disoit rage au Roi de chacun, qu'il amusoit par des contes et des ridicules aux dépens de chacun et n'avoit rien de sacré. C'étoit un des dangereux hommes du monde, et qui, en se grattant la tête et la joue, et faisant ses grimaces et ses gestes, a estropié et noyé bien des gens gratis, dont la plupart ne l'ont jamais su. Son fils est tout un autre homme, et qui a pensé perdre sa charge par pitié et attachement à celle qui étoit en butte à la toute-puissance [*sic*]. De Bontemps, qui n'avoit jamais fait mal à personne et qui le rabattoit au contraire devant le Roi quand on en hasardoit devant lui, et qui avoit fait bien et plaisir tant qu'il avoit pu à tout le monde, et de Nyert, qui n'avoit fait que du mal, et toujours et tant qu'il avoit pu, on disoit que le Roi étoit entre eux entre son bon et son mauvais ange, comme, par la même raison, on le disoit de Mme de Maintenon entre Mme de Dangeau, qui étoit comme Bontemps, et la d'Heudicourt, qui étoit comme Nyert, et qui passoient leur vie avec elle.

1587. *Le jeune Roi à la fête de l'hôtel de ville.*

(Pages 243-244.)

23 juin 1719. — Tout en problème et en dispute. On trouva assez

1. Le commencement de cette Addition a été placé dans le tome I, sous le numéro 45.

étrange qu'on ne fît pas manger, en cette espèce de fête de l'hôtel de ville, un roi qui avoit plus de huit ans avec des dames, et bien plus encore qu'à l'heure ordinaire de son coucher on lui fît faire sa prière, au lieu de la remettre aux Tuileries lorsqu'il se coucheroit en effet. Le maréchal de Villeroy crut faire merveille.

1588. *Mort de Chamlay.*

(Page 245.)

25 juin 1719. — On a plus d'une fois parlé de Chamlay dans ces Notes, pour se contenter de dire qu'il mourut de plusieurs apoplexies, dont sa sobriété et son exercice à pied continuel et prodigieux, malgré sa grosseur, ne le purent garantir. C'étoit un homme d'un mérite rare, et qui, en quelque état qu'il fût tombé, fut fort regretté.

1589. *Mort du marquis de Nancré.*

(Pages 246-247.)

7 juillet 1719. — Nancré étoit un des hommes du monde des plus raffinés et des plus corrompus par le cœur et par l'âme. Il avoit servi, puis fait le philosophe ; après, s'étoit accroché au Palais-Royal par Canillac et par les maîtresses ; de là, à M. de Torcy, et le plus qu'il avoit pu sourdement à tout ce qui approchoit du feu Roi, dont il ne tint pas à lui d'être l'espion, puis l'organe, et le fut étrangement lors des Renonciations. Valet de Nocé, enfin âme damnée du cardinal Dubois, et par lui porté aux négociations étrangères et à d'autres plus intérieures, il comptoit voler haut lorsque tout à coup il lui fallut quitter ce monde.

1590. *Le marquis de Clermont fait capitaine des suisses du Régent.*

(Pages 247-248.)

11 juillet 1719. — On a vu en son temps quel étoit Clermont, frère de Roussillon et de l'évêque de Laon, et quelle sa profonde digrâce. Il ne sortit de Laon et de ses environs que sur les dernières années du Roi, et encore rarement, pour être peu et obscurément à Paris, et sans paroître en lieu public ni approcher de la cour. M. le duc d'Orléans avoit toujours eu de l'amitié pour lui, et, quoiqu'il en eût aussi et beaucoup de considération de plus pour Mme la princesse de Conti, et qu'il dût conserver un puissant ressentiment contre Mlle Choin, rien de tout cela ne l'empêcha de tirer de véritable

misère un homme de qualité infiniment et si longuement malheureux ; c'est ce qui lui fit donner ses suisses qu'avoit Nancré, qui, pour n'être pas des premières charges, étoit la seconde de sa maison, pour en vivre.

1591. *Le comte de Roussillon et son frère l'évêque de Laon.*

(Page 248.)

29 avril 1707. — Le mari de cette Mme de Roussillon avoit plusieurs frères, dont un perdit fortune et espérances lorsque Mlle Choin sortit de la cour, et demeura hors du service et exilé tout le reste du règne du feu Roi. Un autre étoit un évêque-duc de Laon, qui, se trouvant chez Monsieur de Noyon, Tonnerre, avec l'évêque duc de Langres, fils du frère de ce dernier, survint compagnie qui, les voyant tous trois, dit poliment à Monsieur de Noyon qu'il ne le vouloit pas troubler, le voyant ainsi en famille et avec deux prélats de sa maison. « Oui, Monsieur, répondit brusquement Monsieur de Noyon, voilà Monsieur qui en est, montrant son neveu, et Monsieur qui s'en dit, en montrant l'autre. » Et puis de rire et de s'applaudir, et le Laon à demeurer confondu. C'est ce même Laon qu'on verra faire une si déplorable chute aux premiers grands éclats de la Constitution.

1592. *Chauvelin conseiller d'État.*

(Page 250.)

31 juillet 1691. — Ce M. Chauvelin, intendant de Picardie, fait conseiller d'État, étoit fils d'une sœur de la femme du chancelier le Tellier, et père de MM. Chauvelin, dont l'aîné mourut avocat général peu avant Louis XIV, et le cadet est devenu garde des sceaux, ministre et secrétaire d'État des affaires étrangères en 1727, à quarante et un ans, et fait collègue et coadjuteur de M. le cardinal de Fleury au premier ministère du dernier mars 1732. De conseiller au Grand Conseil il fut maître des requêtes, puis avocat général après son frère, et il étoit des derniers présidents à mortier quand il eut les sceaux.

1593. *La duchesse de Berry ; sa mort, son caractère.*

(Page 253.)

21 juillet 1719. — Mme la duchesse de Berry a fait tant de bruit dans l'espace d'une très courte vie, qu'il ne peut qu'être très curieux de s'y étendre un peu, quoique la matière en soit triste sur une princesse d'un si haut rang. Née avec un esprit supérieur, et, quand elle le vou-

loit, également agréable et aimable, une justesse et une précision de langage qui lui faisoit dire les moindres choses avec une grâce et une éloquence naturelles qui enlevoient, avec une figure aimable, que l'embonpoint gâta un peu sur la fin, que n'eût-elle point fait de ces talents et sous un père régent du royaume, et qui les sentoit, on le peut dire, jusqu'au centuple de leur valeur, si les vices du cœur et de l'esprit et un tempérament étrange ne les avoient tournés en poisons! Un orgueil fort au delà de ce qui se peut comprendre la corrompit en toutes ses parties, et le malheur de son tempérament l'acheva et fit d'elle le plus surprenant contraste qui se puisse imaginer. La fausseté, dont elle se fit un principe et une vertu dont elle se piqua, surnagea en elle, et le défaut de jugement joint à celui de l'expérience, qui lui persuadoit la possibilité de tout ce qu'enfantoit une imagination égarée et féconde, la faisoit agir comme si tout lui eût été permis. Le comble de la prudence et de l'art fut, en elle et en celles qui étoient auprès d'elle, de cacher si bien tous ces défauts, que personne du dehors ne s'en aperçut jusqu'à son mariage, non pas même les plus affidés serviteurs et amis de M. et de Mme la duchesse d'Orléans, de l'un et de l'autre sexe, et dont aucun de ceux et de celles qui contribuèrent tant à son mariage ne se seroient jamais portés, s'ils l'avoient tant soit peu connue, à faire un présent si funeste au Roi et à sa plus intime famille, on ajoutera à l'État, si elle avoit vécu. Ces curieux détails feroient un volume ; on se bornera donc aux plus importants.

Née telle qu'elle vient d'être représentée, l'on se persuadera aisément avec quelle indignation elle regardoit une mère doublement bâtarde, et avec quel dépit toutes les personnes qui avoient le plus contribué à son mariage. L'un et l'autre éclatèrent incontinent après. Elle se brouilla avec Madame sa mère pour un riche collier de perles, que M. le duc d'Orléans avoit de la Reine-mère, dont Mme la duchesse d'Orléans se paroit, et que Madame sa fille se fit donner malgré elle avec art, et pour lui faire sentir la préférence de Monsieur son père, et pour la mettre hors de portée et de volonté de se mêler de sa conduite, comme il arriva à l'égard des personnes qui avoient eu le plus de part à son mariage. Elle leur marqua tout aussitôt son éloignement, leur fit toutes les noirceurs qu'elle put imaginer, et ne put s'empêcher de dire qu'il lui étoit insupportable d'avoir obligation à qui que ce fût. Son tempérament se montra dès le lendemain de ses noces, et commença ce qu'on vit bientôt après. Accoutumée à dominer M. le duc d'Orléans par l'empire le plus absolu et souvent le plus dur et le plus indécent, elle n'eût pas de peine à réduire sous le même joug M. le duc de Berry, amoureux, doux, timide, embarrassé, sans expérience, et il ne tint pas à elle qu'elle ne lui ôtât la religion. Craintive toutefois sous le Roi et sous Mme de Maintenon, elle s'en sauvoit par l'intérêt de M. et de Mme d'Orléans à la couvrir eux, et parce que, ayant donné leur cœur et leurs soins à Mme la duchesse de Bourgogne, ils s'étoient entièrement déchargés de sa conduite sur elle et sur Mme la duchesse d'Orléans. Dès les premiers jours, on eut peine à la faire aller chez Madame et chez Madame sa mère ; tous les devoirs la révoltoient. Fière de son nouveau rang, elle voulut faire interdire un huissier du Roi, qui la servoit avec toute la maison du Roi en attendant qu'elle eût la sienne, parce qu'il avoit ouvert les deux battants pour Mme la duchesse d'Orléans, ce qu'il ne devoit faire que pour les fils et filles de France, et, quand il arrivoit quelque deuil, ou particulier ou plus grand pour la maison d'Orléans que pour la cour, elle en régloit la durée, et savoit bien dire en public à M. le duc d'Orléans, et en pleine toilette, que cela lui appartenoit, et à lui, comme à un cadet, de se régler sur elle, et cela très sérieusement et très ordinairement. Si elle haïssoit les gens à qui elle avoit obligation, Mme la duchesse de Bourgogne, à qui elle en avoit le plus, avoit aussi le plus de part à sa haine, et à ce titre et à celui de sa supériorité sur elle, et à celui encore d'être toute la tendresse du Roi et l'amie de Madame sa mère. Cette orgueilleuse haine la jeta dans un projet si horrible et si insensé, qu'il ne seroit pas croyable, si l'excès de sa douleur ne lui en eût arraché le secret à la mort de Monseigneur, et à qui le dit-elle ? à sa dame d'honneur, dont elle devoit se garder là-dessus plus que d'aucune autre, par son attachement pour Mme la duchesse de Bourgogne et celui de son mari pour le duc de Bourgogne, qu'elle ne pouvoit ignorer, quoiqu'elle ne sût pas dans quelle étendue, qui étoit cachée dans le secret; mais elle ne pouvoit refuser son estime à la duchesse de Saint-Simon, quoiqu'elle en fût souvent importunée, et celle-ci n'en a guères parlé, et jamais tant que cela put être important. Surprise à l'excès de la douleur de Mme la duchesse de Berry à la mort de Monseigneur, et cherchant à la consoler, dans la longue persévérance des hauts cris qu'elle poussoit et du désespoir qui éclatoit dans ses propos entrecoupés, de la perte d'un prince ennemi de Monsieur son père, qui après l'avoir bien dangereusement montré, le marquoit sans cesse, même avec indécence, et qui avoit été outré de son mariage, le projet lui échappa. C'étoit de gouverner Monseigneur à la mort du Roi, et par elle, et par sa tendresse pour M. le duc de Berry, son fils bien-aimé, et par son éloignement pour Mgr le duc de Bourgogne, de le tenir lui, et surtout Mme la duchesse de Bourgogne, sous son joug à son tour, de se venger d'avoir été sous le sien, de dominer la cour et l'État, et de voir après ce qui arriveroit des temps et des conjonctures. Pour cela elle avoit cultivé et acquis l'amitié de Madame la Duchesse avec les plus grands soins, ménagé et cultivé, autant qu'elle l'avoit pu, tout ce qui approchoit le plus de Monseigneur. Elle avoit la rage dans le cœur de voir ce projet avorté, M. et Mme la duchesse de Bourgogne au pinacle en attendant qu'ils devinssent les maîtres. Pour ajouter le dernier trait à ces horreurs et à cette folie, il faut se souvenir que Madame la Duchesse étoit l'ennemie de sa mère, quoique sa sœur, celle de Madame la Dauphine, et la personne la plus outrée de son mariage, qu'elle avoit espéré pour sa fille aînée; que tout ce qui environnoit Monseigneur de plus près étoit ennemi de M. le duc d'Orléans, au moins pour lui plaire, et il faut savoir que Mme la duchesse de Bourgogne, la douceur même, la bonté même, la complaisance même, et qui, pour sa vade encore, ne se soucioit point d'éclairer de trop près les galanteries de sa belle-sœur, avoit sans cesse vécu avec elle d'une manière à apprivoiser et à charmer les esprits les plus farouches, et avoit de plus renoncé à se mêler de sa conduite pour ne s'en point faire une ennemie, tellement que le Roi, à qui elle l'avoit fait agréer, avoit remis Mme la duchesse de Berry à celle de Madame et de Mme la duchesse d'Orléans malgré elle. Ce château en Espagne ne fut pas le seul qu'elle bâtit. Veuve et le Roi mort, au comble de la liberté et du crédit sur un père régent qui ne se lassa jamais de l'adorer, elle voulut multiplier les charges et les places de sa maison pour s'attacher plus de gens, et se partialisa dans les mêmes vues, comme on l'a trouvé dans les *Mémoires,* contre le maréchal de Villars et les maréchaux de France sur le style des lettres du premier à Bauffremont, dans l'idée qu'elle eut encore le peu de sens de débiter, entraînée par des moments d'emportement contre Monsieur son père pour des résistances à ses volontés, et cette idée étoit d'avoir un parti dans l'État, qui la rendît considérable et à lui et au roi d'Espagne, s'il arrivoit des troubles, ou si le Roi venoit à manquer, et qui la mît en situation de choisir son meilleur, et de faire ses conditions avec celui dont elle les tireroit meilleures. Son rang de fille de France poussé au plus haut, ses tentatives de timbales dans Paris, le Roi y étant, d'aller à l'Opéra en reine, d'y retourner triompher du rang de son père, d'un trône en audience tel que le Roi ne l'a jamais pris dans les siennes, tout cela lui paroissoit peu pour elle. Elle en voyoit un au-dessus d'elle qui lui étoit insupportable, quelque peu sensible qu'il fût à son égard par la jeunesse du Roi. Surtout elle ne pouvoit s'apprivoiser avec la vue d'une reine future. Accoutumée à être la première de son sexe, elle avoit longtemps résisté, puis subi sans cesse avec rage, au devoir de présenter la chemise et les honneurs à Mme la duchesse de Bourgogne devenue dauphine, et traité indignement M. le duc de Berry pour l'avoir fait au nouveau dauphin de bonne grâce. Qu'étoit-ce donc pour elle d'envisager un tabouret chez la future reine et tout ce qui suit une telle différence ? Aussi n'y pouvoit-elle penser qu'avec des élans de fureur, ni sans s'en détourner incontinent.

Voilà en raccourci, un crayon léger du cœur et de l'esprit de cette princesse si avant grimpée sur les nues. Voyons-la maintenant ramper à terre par une autre partie d'elle-même et si étrangement dissemblable, mais non moins puissante que la première, et non moins sujette aux plus fâcheux inconvénients. Ce côté est celui de la galanterie et de la table. Pour en parler bien modestement, laissant à part les indécences des yeux en public et les passades particulières, elle s'éprit de l'homme du monde qui avoit le moins de charmes. La Haye, qui de page du Roi étoit devenu écuyer particulier de M. le duc de Berry lorsqu'il commença d'avoir des chevaux pour sa personne, étoit un grand garçon extrêmement maigre, d'un visage sans aucun agrément, couperosé de plus, avec des épaules dans les oreilles, une taille contrainte, et des jambes de cotret ; l'esprit en étoit des plus communs ; d'ailleurs très simple gentilhomme. Il fut le Médor qui enchanta cette Angélique, au point qu'elle le pressa de l'enlever et de l'emmener hors du royaume. La Haye, transi à une proposition si folle, eût pris la fuite s'il n'eût craint les plus grands éclats ou d'amour ou de vengeance. Il vivoit dans des frayeurs continuelles, et toutefois sa vanité et sa bourse le soutenoient contre les risques qu'il couroit. M. le duc d'Orléans employa en vain l'amitié et l'autorité sur Madame sa fille, après avoir épuisé toutes les raisons. Il y eut des scènes étranges où le Roi tonna et où Mme de Maintenon prit toutes sortes de tons, mais où, malgré leurs menaces, ils étoient retenus par la honte des éclats, et par la crainte d'ouvrir les yeux à M. le duc de Berry. A la fin le pauvre prince vit clair ; il fut longtemps encore le jouet de l'amour, de l'artifice, de l'humeur, de la jalousie, de sa douceur et de sa timidité. A la fin, il y eut des scènes terribles entre le mari et la femme, et, lorsqu'il mourut, il avoit pris le parti d'ouvrir son cœur au Roi, et de faire enfermer Madame sa femme dans un couvent. Une si grande, si prompte perte pour elle, ne fut donc qu'en apparence, et une délivrance en effet. Le Roi, pénétré de douleur de ses malheurs domestiques, et des étrangers par une guerre qu'il ne pouvoit plus soutenir ni finir, et qui avançoit de plus en plus dans le royaume, prit le parti de se fermer les yeux à tout ce qu'il put faire semblant de ne pas apercevoir, de laisser faire et de n'en pas vouloir ouïr parler, qui fut encore un grand soulagement pour Mme la duchesse de Berry, laquelle, par la mort du dauphin et de la dauphine, étoit arrivée à les remplacer pour l'extérieur, mais sans jamais être admise à rien par delà le simple spectacle. Malgré tant de facilités, elle sut si peu garder de mesures, qu'elle essuya encore des ouragans forcés de la part du Roi, qui retomboient à plomb sur M. le duc d'Orléans, et par le dégoût de Madame sa fille, et par ne prendre pas assez garde à sa conduite. La Haye demeura en faveur jusqu'après la mort du Roi. Un jeune homme fort supérieur en naissance, mais fort inférieur dans tout le reste, le supplanta. Ce fut Rions, de la maison d'Aydie, cinquième ou sixième fils d'une sœur de Mme de Biron, mal avec elle, qui passoit sa vie en fond de province, et qui avoit grand'peine à y vivre avec sa nombreuse famille. M. de Pons, qui n'en étoit jamais sorti, leur parent et leur voisin, ayant fait un voyage à Paris avec sa femme pour recueillir la succession de la comtesse de Beuvron, cette amie si intime de Madame, et sœur de Théobon, son beau-père, y eut affaire à M. de Lauzun, qui fut si content de son procédé sur des breloques qu'il acheta de cette succession, qu'au mariage de M. le duc de Berry, il se mit en tête de le tirer de sa province, et, par son crédit et par sa bourse, il lui fit obtenir une charge de maître de la garde-robe de M. le duc de Berry, et le fit revenir de Périgord. Il s'établit donc dans la maison ; il étoit jeune, hardi, bavard, avec une sorte d'esprit assez plaisant. Il eut aussi ses passades. Sa femme fut dame, puis dame d'atour de Mme la duchesse de Berry, à la mort de Mme de la Vieuville incontinent après celle du Roi. Ils songèrent à leurs parents de Périgord et en firent venir Rions, qui n'avoit pas de souliers, et lui procurèrent une sous-lieutenance d'infanterie, puis un bâton d'exempt chez Mme la duchesse de Berry. C'étoit un petit homme trapu, grasset, engoncé, sans esprit quelconque ; un visage écrasé et blafard, plein de gros boutons, en un mot un vilain petit courtaud de boutique, mais râblu et dans la première jeunesse. En peu de jours il plut, et il réussit si bien, que ce nouveau Médor eut toute la fortune de celui des poëtes. Son vol fut rapide, et le voilà à découvert le maître de la maison ; mais son empire ne fut pas doux. L'impérieuse princesse n'acheta ses plaisirs que par des larmes. Il étoit l'arbitre souverain de tout ce qu'elle pouvoit, tant auprès de M. le duc d'Orléans que chez elle, où il ne lui laissoit pas la moindre disposition, où son accès et ses manières à l'égard de chacun étoient réglées par lui et observées avec précision jusqu'à sa parure. Elle n'osoit mettre un ruban de plus ou de moins sans son congé, et il se plaisoit à lui faire attendre ses ordres à sa toilette. Modérateur de toutes ses parties, et jaloux avec emportements sans lui laisser la liberté d'oser l'être, il l'assujettissoit à faire sa cour aux maîtresses qu'il prenoit pour la piquer. Il se peut dire que le reste de sa vie elle a vécu de larmes, mais avec un tel enchantement, qu'elle résolut de l'épouser. Elle en avoit heureusement dérobé une fille, qui a vécu obscure jusqu'après sa mort et qu'elle vouloit prendre chez elle. Elle ne se tira pas si bien d'affaire la seconde fois ; elle en pensa mourir à Luxembourg, et c'est cette maladie dont a parlé Dangeau. Il fut question des sacrements; Languet, curé de Saint-Sulpice, y fut très circonspect et très sage, mais toutefois exact et ferme en son devoir, et, soutenu du cardinal de Noailles, lui déclara qu'il falloit que Rions et Mme de Mouchy, leur confidente, sortissent du Luxembourg, et n'y revinssent plus, si elle vouloit recevoir Notre-Seigneur. Ce fut un vacarme intérieur, mais épouvantable, et qui fut entendu des chambres voisines. M. le duc d'Orléans, qui y étoit présent, ne savoit que faire entre les gens qui faisoient leur devoir, et sa fille furieuse et mourante. Elle ne put se résoudre à une si dure séparation, et peu à peu revint à la vie ; mais elle ne l'a jamais pardonné au cardinal ni au curé. C'est ce qui la hâta si fort d'aller à Meudon encore très malade, où un souper qu'elle fit, mal rétablie et pleine de lait, sur la terrasse à découvert, la frappa à mort; mais la peur du diable, qui depuis assez longtemps la tourmentoit, et qu'elle sentit toute entière au compliment du curé, la résolut de l'accorder avec sa passion et d'épouser Rions, et elle l'épousa en secret. Alors ce jeune homme, sûr de son fait, voulut qu'elle déclarât son mariage. Quelque peu d'esprit qu'il eût, il sut sentir que l'époux d'une telle épouse perdoit tout l'empire de l'amant et qu'il n'étoit bon de l'être que pour le paroître à découvert, et forcer par là la fortune à recrépir| l'extrême inégalité à force de dignités et d'établissements. Mme la duchesse de Berry, qui ne pouvoit lui désobéir en rien, en parla à M. le duc d'Orléans, qui sauta aux nues; mais elle connoissoit son empire sur lui et ne fut point épouvantée de ses menaces. Il en parla à Madame, dont l'emportement fut tel qu'il se peut imaginer à qui l'a connue. Madame la duchesse d'Orléans fut aussi admise dans cet étrange secret, et ils en étoient à consulter sur ce qu'ils avoient à faire, lorsque Rions eut ordre de partir sur-le-champ pour son régiment à l'ouverture de la guerre d'Espagne, ce qui fut cause en même temps de hâter le départ de tous les autres colonels. C'étoit un délai, mais non pas une issue; Dieu permit celle qu'ils n'attendoient pas et avant la fin de cette courte campagne.

Quelque hauteur que Mme la duchesse de Berry ait conservée jusqu'au dernier moment de sa vie, des goûts si déclarés et si indécents la précipitèrent continuellement dans l'extrémité opposée; son goût pour la table y contribua aussi beaucoup. Huit ou dix jours après son mariage, elle fut souper à Saint-Cloud avec M. et Mme la duchesse d'Orléans, Madame la Grande-Duchesse et beaucoup de dames. Elle s'y enivra outrageusement, et avec les suites les plus fortes et les plus longues de l'ivresse. On peut juger de l'étonnement et de l'embarras de toute la compagnie et surtout de M. le duc de Berry; mais elle prit soin qu'on ne fût surpris qu'une fois, par les promptes récidives, qu'elle ménageoit toutefois durant la vie du Roi, mais dont elle ne prit plus la même peine de se cacher après sa mort. L'amour et le vin furent toujours unis; mais cette union entraîne souvent méchante compagnie, et c'est ce qui lui arriva. Cette princesse si fière, qui par son rang ne pouvoit admettre à table aucun homme avec elle, ni chez elle, ni ailleurs, qu'il ne fût prince du sang, s'abaissa à manger avec tous les hommes et avec de tels qui n'auroient pas été reçus dans de bonnes maisons. Jusqu'à un jésuite, qui la divertissoit et qui n'étoit pas tendre au scandale, eut très souvent cet honneur; il s'appeloit le P. [Riglet[1]] et devint par là utile et très considéré dans sa Compagnie. Elle disoit que c'étoit un particulier; mais c'étoit un particulier continuel, nombreux et à portes ouvertes, et tous ses domestiques servant. De là, elle soupa sans cesse avec M. le duc d'Orléans et ce qu'il appeloit ses roués. Elle-même disoit que c'étoit la plus mauvaise compagnie de France. En effet, les ordures les plus grossières y dégoûtoient, les impiétés y révoltoient, et les excès de vin et de mangeaille y étonnoient. De là, nulle dignité en autres choses, que par caprice et par orgueil et sans règle aucune que son humeur et sa volonté, irritée surtout de savoir ses actions blâmées, et débitant comme une maxime dont il n'étoit pas permis de s'écarter,

1. Ce nom est en blanc dans le manuscrit.

qu'il ne l'étoit jamais de parler en mal des personnes de son rang, pas même de leurs actions les plus publiques et qu'on auroit soi-même vues ; c'est ce qui l'irritoit contre tout le monde comme d'un droit violé en sa personne par le plus grand manquement de respect et le plus indigne de pardon.

Sa mort fut un étrange spectacle. Les longues douleurs dont elle fut accablée ne purent la persuader ni de penser à cette vie par un régime nécessaire à son état, ni à celle qui la devoit bientôt suivre, jusqu'à ce qu'enfin parents et médecins se crurent obligés de lui parler un langage qu'on ne tient guères aux princes, mais que l'impiété de Chirac déconcerta. Cependant, comme il étoit seul et que tout ce qui lui avoit parlé continuoit à le faire, elle se soumit aux remèdes pour ce monde et pour l'autre. Elle reçut donc ses sacrements, et parla aux assistants sur sa vie et son état, mais en reine de l'un et de l'autre, et, après que tout fut achevé, elle s'applaudit de la fermeté qu'elle y avoit montrée. Elle vécut encore assez pour rentrer plus en elle-même, et pour communier une autre fois avec moins de pompe et d'orgueil. Mais il ne faut pas oublier une scélératesse du premier ordre et d'une hardiesse insigne et impunie. Désespérée des médecins, et l'arrêt par eux unanimement prononcé à M. et à Mme la duchesse d'Orléans, on envoya chercher un nommé Garus, qui avoit inventé un élixir qui faisoit du bruit alors, et dont le Roi a depuis acheté le secret fort cher. Le remède fut donné, et réussit au delà de toute espérance ; il ne s'agissoit plus que de continuer. Garus avoit demandé que rien ne fût donné que par son ordre, et celui de M. et de Mme la duchesse d'Orléans y étoit exprès. La princesse continua d'être si soulagée et si à elle-même, que Chirac, craignant pour sa réputation, prit son temps que Garus dormoit, et avec son impétuosité fit avaler un purgatif sans en dire mot à personne, qu'il présenta lui-même à Mme la duchesse de Berry. De ce moment à celui de retomber d'où elle étoit revenue, il n'y eut presque pas d'intervalle. Garus, voyant ce désordre, s'écria qu'on avoit sûrement donné un purgatif, qui étoit un poison quel qu'il fût, dans l'état de la princesse. Les gardes, qui l'avoient vu donner, avouèrent que Mme la duchesse de Berry avoit pris quelque chose de la main de Chirac. Garus voulut s'en aller ; on le retint, et l'on envoya chercher M. et Mme d'Orléans. Grand vacarme devant eux ; cris de Garus, hardiesse de Chirac sans égale de soutenir ce qu'il avoit fait, et de là, pouilles de l'un à l'autre ; mais pendant ce débat la princesse de pis en pis tendoit à sa fin, sans que Chirac ni Garus y pussent plus rien, et, pour couronner l'impudence, Chirac, voyant l'agonie avancée, traversa la chambre, et faisant une révérence d'insulte au pied du lit, qui étoit ouvert, lui souhaita en termes équivalents un bon voyage, et de ce pas alla à Paris.

M. le duc d'Orléans, qui n'avoit eu que M. de Saint-Simon auprès de lui à la Meute, fut amèrement affligé ; il le chargea des soins et des ordres de tout ce qui devoit suivre, et se laissa arracher par lui de la

Meute quelques heures avant la mort. La pauvre princesse étoit encore grosse ; on lui trouva un notable dérangement au cerveau. Tout cela fut étouffé pour le temps avec soin ; on eut le bon sens de ne vouloir point d'oraison funèbre, et de ne faire sur les obsèques que ce qui ne se put absolument éviter. M. le duc d'Orléans seul fut touché ; quelques perdants s'affligèrent ; mais qui d'entre eux eut de quoi subsister ne put même regretter sa perte. Rions à l'armée fut plus d'une fois sur le point de se tuer ; ce fut aussi pour lui un terrible dénoûment de [cette] plus que romanesque histoire. Il fit bientôt après argent de son régiment et de son gouvernement, et, comme il avoit été doux et poli avec ses amis, il en conserva, et fit bonne chère avec eux pour se consoler ; mais au fond il demeura obscur, et cette obscurité enfin l'absorba. Pour M. le duc d'Orléans, sa douleur ne fut pas de durée ; l'habitude, le goût, la tendresse qu'il avoit eue pour elle dès sa première enfance, et qui avoit toujours subsisté, cédèrent bientôt à d'autres considérations qui le consolèrent, surtout à la délivrance de cette déclaration de mariage, qui lui fit trouver bientôt un grand soulagement. Toute la maison, qui détestoit M. et Mme de Mouchy, s'éleva contre eux avec tant de bruit, que, étant sortis de la Meute la veille de la mort, par l'embarras d'y rester sans protection ni ressource, ils en furent chassés quand après ils y voulurent rentrer, et que Mme de Mouchy ne put obtenir de M. le duc d'Orléans d'y faire les fonctions de sa charge ni même d'y reparoître. Elle fut aussi la seule exceptée de la continuation de ses appointements, que le duc de Saint-Simon obtint pour toutes les dames et pour quelques autres personnes de cette maison ; mais elle s'y étoit si démesurément gorgée d'argent, de pierreries et de tout, qu'en cela même elle ne fut plainte de personne. Elle et son mari furent même doucement chassés de Paris. Ils y sont depuis revenus ; mais aucun des changements arrivés jusqu'à cette heure n'a pu les rétablir dans le monde, ni les tirer d'obscurité, de mépris et d'oubli.

1594. *Le deuil de la duchesse de Berry.*

(Page 275.)

7 septembre 1719. — C'est toujours sur le Roi que se règlent tous les deuils de la cour, parce qu'il n'y a qu'un respect supérieur à tout autre, qui est le sien et qui fait un deuil quand il s'y met, et le fait quitter quand il le quitte. Ce même respect le fait encore porter sans lui de ses enfants, parce qu'un père n'en porte point le deuil par une supériorité que les sujets ne partagent pas, tandis qu'ils partagent sa douleur et qu'ils portent le deuil sans lui, en ces seuls cas, par respect pour lui. Mais de le porter avec lui et de le prolonger sans lui, c'est ce qui est contre tout respect et tout exemple ; on ne comprend donc pas comment cela s'est pu faire, quoiqu'il se soit fait. Personne ne

se soucioit de Mme la duchesse de Berry, et M. le duc d'Orléans montroit un continuel exemple du premier respect dû au Roi, et étoit fort éloigné de rien vouloir pour soi qui y pût être tant soit peu contraire ; mais telle est en tout la bassesse des François d'en faire toujours plus qu'il n'est dû et qu'on ne leur en demande, quand on a du pouvoir et de la supériorité en quelque genre effectif que ce soit.

1595 et 1596. *Pourquoi Saint-Simon ne s'attarde pas sur les questions de finances.*

(Page 284.)

13 octobre 1715. — Il faudroit des volumes pour expliquer seulement, et le plus légèrement du monde, tout ce qui se passa en finance, et en avoir fait de plus une étude particulière ; il s'en faut donc bien qu'on en puisse charger ces Additions ou Notes. La matière a été si généralement intéressante et si publique, qu'il est aisé de trouver partout les éclaircissements de curiosité qu'on pourroit avoir là-dessus. On en usera donc sur les finances ici comme on a fait sur la Constitution et à peu près par les mêmes raisons.

1er mars 1719. — On traite ici les finances avec le même silence que la Constitution. Des volumes in-folio ne suffiroient pas en seules notes sur ces deux matières. Elles sont d'ailleurs si connues et tant de gens en ont écrit, qu'on a cru s'en pouvoir tenir à n'en rien expliquer.

1597. *Le petit Renau.*

(Page 287.)

3 octobre 1719. — Ce petit Renau, ainsi nommé de sa très petite taille, fine et proportionnée, étoit des dernières frontières de France vers le Guipuzcoa, de fort bas lieu, dont l'application, le savoir, la valeur et la vertu firent la fortune. On a parlé de lui ailleurs en ces Notes. Son rare désintéressement le laissa pauvre, et son amour pour l'État et pour le bien public, le jetèrent dans les idées de la taille proportionnelle, dont il s'infatua, et qui ne le fit pas aimer où il l'essaya, malgré la pureté de ses mains et de ses intentions. Le Roi l'estimoit, et à son exemple ce qu'il y avoit à la cour de plus sérieusement distingué parmi les seigneurs et les ministres, et particulièrement Mgr le duc de Bourgogne et M. le duc d'Orléans. Il étoit grand Malebranchiste et grand mathématicien ; simple d'ailleurs, modeste infiniment, et de bonne compagnie. Le chagrin du peu de succès de ses essais et un voyage qu'il entreprit malade, pour les continuer, le tuèrent en chemin, aidés de trop d'eau dont il se noya et dont il étoit grand buveur par principe de santé.

Il étoit grand croix de Saint-Louis et un des meilleurs lieutenants généraux de mer.

1598. *Établissements donnés au duc de Chartres.*

(Pages 292-293.)

27 août 1719. — M. le duc d'Orléans songeoit peu à des établissements pour Monsieur son fils. Canillac l'y força d'importunité pour avoir un large robinet d'argent à son ami la Feuillade, qui sut toujours recevoir sans cesser d'être l'ingratitude même. Pour la charge de l'infanterie[1], ce fut l'ouvrage du maréchal de Villeroy pour le rendre suspect et en aliéner le Roi. De ses aveux sur ce chapitre à son retour de Lyon, que tout avoit disparu et changé de face, que n'y auroit-il point à dire !

1599. *Clermont, capitaine des gardes du duc de Chartres, épouse lady Jersey.*

(Page 293.)

24 octobre 1713. — Cette Angloise ne fit depuis aucune figure, et finit par épouser, sans le déclarer, Clermont, qui fut chassé avec tant de fracas avec Mlle Choin, et qui, après la mort du Roi, succéda à Nancré à la compagnie des cent-suisses de M. le duc d'Orléans, régent, et après la mort de ce prince tomba par famine à être capitaine des gardes de Monsieur son fils, comme gouverneur de Dauphiné ; car les princes du sang n'ont ni gardes ni capitaines des gardes que comme les autres gouverneurs de province, et quand ils le sont.

1600. *Contestation entre la Vrillière et Maillebois.*

(Page 294.)

16 août 1719. — Voilà ce que perdent les charges à tomber à des gens infimes. On n'a jamais contesté au lieutenant général d'une province d'y faire les fonctions de gouverneur en son absence. C'en est une que présenter les députés des États, et toutefois, la Vrillière la prétend et l'emporte, parce qu'il n'eut affaire qu'à Maillebois, et de là en avant, voilà cette fonction ôtée aux lieutenants généraux par les secrétaires d'État dans un pays où rien de suivi par règles et par maximes, et tout par exemples et par considérations.

1. Saint-Simon veut parler de la charge de colonel général de l'infanterie que le Régent rétablit en faveur de son fils en mai 1721.

1601. *La duchesse d'Orléans refuse de recevoir les députés du Languedoc.*

(Page 296.)

26 août 1719. — Il ne se pouvoit un deuil plus public ni plus éclatant de la situation de M. du Maine, quoique sur le point de sortir de prison, que ce refus de Mme la duchesse d'Orléans de recevoir des harangues, ordinaires de tous les ans, des députés des États de ces provinces.

1602. *Le duc de Saint-Simon empêche le Régent de rembourser toutes les charges du Parlement.*

(Page 301.)

22 août 1719. — Ce bruit ne fut point un faux bruit; mais on le fit passer pour tel, et on eut raison. Quelque abattu que fut le Parlement du dernier lit de justice, on l'a déjà dit, il n'en fut que plus irrité, et revenu, par le temps, du premier étourdissement, il ne s'appliqua qu'à éluder tout ce qui le regardoit dans les enregistrements que le Roi y avoit fait faire en sa présence. Cette compagnie est conséquente pour son intérêt. Elle se prétend la modératrice de l'autorité des rois; sur quoi fondé? c'est une autre affaire; mais elle le prétend et y tient bon. De cette maxime, elle en tire une autre sur les enregistrements; elle ne les prend point comme une publication qui oblige, parce qu'elle ne peut être ignorée, ni la nécessité de l'enregistrement comme celle de la notoriété, d'où résulte l'obéissance à des lois qu'on ne peut plus ignorer; elle les prétend comme l'ajoutement d'une autorité supérieure, en genre de lois, d'ordonnances et d'édits, à une autorité qui seule les peut rendre, mais qui ne les peut faire valoir ni observer sans le concours de cette autre autorité, qui est celle que le Parlement ajoute à celle du roi par l'enregistrement; et de cette dernière maxime suit que tout effet d'autorité nécessaire, mais forcée, est nul, et que par conséquent tout ce que le roi porte au Parlement y est vainement enregistré par la force et par la crainte, et ne le peut être valablement qu'autant que ce qui s'y porte a été auparavant communiqué et approuvé par le Parlement, ou qui, porté directement au lit de justice, y est discuté avec liberté pour y être admis ou rejeté. Dans cet esprit, il étoit tout simple que le Parlement, non-seulement ne se crût pas tenu à observer rien de tout ce qui avoit été enregistré au lit de justice malgré la Compagnie et contre ses prétentions, mais encore en droit d'agir d'une manière tout opposée à la teneur de ce qui y avoit été ainsi enregistré. Ce fut aussi ce que le Parlement fit pas à pas avec toute la circonspection, mais en même temps avec toute l'intention et

la fermeté possible. M. le duc d'Orléans en étoit exactement instruit, et fort embarrassé. Law l'étoit encore davantage; il avoit bien des manéges et des opérations à faire qui demandoient un Parlement soumis, et il avoit affaire à un prince qui n'aimoit pas les tours de force, et qui sembloit épuisé sur ce point par celui où il avoit été enfin contraint. Dans cette perplexité, il imagina de trancher ce nœud gordien. Il se trouvoit au plus haut point de son papier : le feu du François y étoit, et il n'y avoit que peu de gens en comparaison du grand nombre qui préférassent l'argent à ce papier. Il proposa donc à M. le duc d'Orléans de rembourser avec ce papier toutes les charges du Parlement de gré ou de force; de se parer au public d'ôter la vénalité des charges, qui en effet a tant fait crier autrefois, et qui nécessairement entraîne de si profonds abus; de les remettre toutes en la main du Roi pour n'en plus disposer que gratuitement comme avant que les charges fussent vénales, et le rendre le maître ainsi du Parlement par des commissions qu'il donneroit pour le tenir d'une vacance à l'autre, et qui seroient continuées après ou changées en faveur d'autres sujets, suivant son bon plaisir. Ce spécieux si avantageux éblouit le Régent. Le duc de la Force appuya cette idée de concert avec l'abbé Dubois, qui ne vouloit pas trop y paroître, mais qui faisoit agir et qui, dans la crainte des revers, et dans la connoissance et du Parlement et de son maître, se tenoit derrière la tapisserie, d'où il dirigeoit ses émissaires. Lui-même y trouvoit son compte, dans ses vues de se rendre le maître de l'État, sous le nom de M. le duc d'Orléans, puis du Roi majeur; mais il sentoit tous les hasards de la transition, et ne se vouloit pas commettre. Il y a lieu de croire que ce fut de son artifice que vint à M. le duc d'Orléans la volonté de consulter là-dessus le duc de Saint-Simon. C'étoit un des hommes du monde qui portoit avec le plus d'impatience les prétentions et les entreprises contre l'autorité royale, et qui, par attachement à sa dignité, demeuroit le plus publiquement ulcéré de toutes les usurpations que cette compagnie lui avoit faites et de tout ce qui s'étoit passé en dernier lieu là-dessus sur le bonnet, dans les fins du Roi et depuis sa mort. C'étoit aussi par là que M. le duc d'Orléans, dont les soupçons n'épargnoient pas ses plus éprouvés serviteurs, avoit toujours regardé de cet œil tout ce que Saint-Simon lui avoit dit, dans les commencements, des entreprises du Parlement sur son autorité, et que le duc étoit demeuré à cet égard dans un entier silence depuis, et qui n'avoit été rompu que par M. le duc d'Orléans, lorsqu'il lui parla du lit de justice peu de jours avant qu'il fut tenu. Les mêmes raisons et le même naturel du prince le devoient donc éloigner de consulter, sur ce remboursement du Parlement, M. de Saint-Simon, s'il n'y avoit été poussé d'ailleurs. Mais, en même temps qu'il étoit celui de tous de qui le Régent devoit être plus en garde là-dessus à son sens, c'étoit un coup de partie, à ce qui sembloit aux intéressés, de faire consulter un homme si fait exprès pour seconder leurs desirs, et qui rassembloit en soi tout ce qu'il falloit pour les faire réussir pleinement et avec promptitude. Quoi qu'il en fût, une après-dînée que Saint-Simon travailloit à son ordinaire tête à tête avec le Régent, ce prince lui expliqua les entraves que le Parlement lui donnoit sans cesse, le peu de compte que cette compagnie faisoit publiquement du lit de justice, et le peu de fruit qu'il en tiroit, puis proposa l'expédient et tira de sa poche un mémoire bien raisonné du projet. Saint-Simon entra fort dans les plaintes du Régent de la conduite du Parlement, et dans les raisons de le ranger au devoir à l'égard de l'autorité royale. Il allégua ses causes personnelles de desir de le mortifier et de le voir remis dans les bornes où il devoit être, et les avantages que sa dignité ne pouvoit manquer de trouver dans l'exécution de ce projet; mais il ajouta qu'il le trouvoit de première vue bien injuste d'une part, et bien hardi de l'autre, et que ce n'étoit pas là une résolution à prendre sans beaucoup de mûres délibérations, et sans en avoir bien pesé toutes les grandes suites et toute l'importance. M. le duc d'Orléans ne lui en laissa pas dire davantage, et voulut lire le mémoire d'abord de suite sans interruption, puis une seconde fois en raisonnant dessus. Cette lecture première confirma le duc dans l'éloignement qu'il avoit témoigné d'abord, et quand ce fut à la seconde lecture, il fit toujours des raisonnements qui alloient à la réfutation. Le Régent, surpris au dernier point d'y trouver le duc contraire, mais déjà entraîné et enchanté du projet, ne fut pas content de cette résistance. Il lui témoigna l'un et l'autre, essaya de le piquer sur les intérêts de sa dignité, auxquels il le savoit fort sensible, et lui dit qu'il falloit donc laisser le Parlement le maître, ou en venir à bout par l'unique moyen qu'on en avoit; puis se répandit sur l'odieux et les inconvénients infinis de la vénalité des charges et sur le bonheur public de ce changement, et sur l'acclamation qu'on en devoit attendre. Saint-Simon, le voyant si prévenu et reployer son mémoire pour le mettre dans sa poche, sentit tout le danger où on l'alloit embarquer. Il lui dit donc que, quoiqu'il y eût fort longtemps qu'ils fussent là-dessus, cette matière étoit trop importante, ou pour ou contre, pour n'être pas plus mûrement examinée; qu'il avoit dit ce qui s'étoit d'abord présenté à son esprit; que, en y pensant davantage, et en faisant plus de réflexions avec loisir tout seul sur ce mémoire, peut-être changeroit-il d'avis, et qu'il le desiroit; que, pour cela, il le prioit qu'il pût l'emporter chez lui et le mieux examiner tout à son aise. M. le duc d'Orléans y consentit, le lui donna, mais voulut le ravoir et l'entretenir le surlendemain, et ne lui donna pas un plus long terme. Il revint au jour marqué avec un mémoire de sa main, qu'il lut au Régent, auquel il ne trouva point de réponse, et qui demeura convaincu que le projet étoit la chimère du monde la plus dangereuse. En effet il n'en fut plus parlé.

Ceux qui l'avoient conseillé, voyant M. le duc d'Orléans si armé contre leurs raisons qu'ils n'avoient point de répliques à opposer, se continrent dans le silence; mais ce ne fut pas pour toujours; ce projet leur étoit trop cher pour l'abandonner et par s'ôter toutes sortes d'obstacles, et par ce grand débouchement de papier dont Law sentoit le poids de loin, en quelque vogue présente qu'il fût. Il faut achever cette curieuse et singulière anecdote, quoiqu'elle dépasse ces Mémoires de Dangeau. L'été suivant se passa en luttes avec le Parlement, et ces luttes donnèrent lieu aux promoteurs du projet abandonné de tâcher de le ressusciter. M. de Saint-Simon étoit allé passer quelques jours en sa maison de la Ferté. Le lendemain de son arrivée, il fut chez M. le duc d'Orléans, qu'il trouva avec du monde. Après quelques moments de conversation générale, il prit Saint-Simon dans un coin, et lui dit qu'il avoit bien à l'entretenir de choses importantes et pressées, et que ce seroit pour le lendemain. Le duc le pressa de lui en dire la matière. Le Régent eut peine à s'expliquer; puis il lui dit qu'il étoit excédé du Parlement, et qu'il falloit reprendre le projet du remboursement et voir enfin aux moyens de l'exécuter. L'autre lui témoigna toute sa surprise de le voir revenir encore une fois à un expédient si ruineux, et de l'abandon duquel il étoit demeuré si pleinement convaincu. M. le duc d'Orléans insista, mais coupa court, et lui donna rendez-vous au lendemain. Le duc lui dit qu'il étoit tout prêt, mais qu'il n'avoit rien de nouveau à lui exposer sur cette matière, et qu'il seroit surpris si on lui en proposoit quelque solution praticable. La même nuit, la fièvre le prit, et il s'envoya excuser du rendez-vous. Le jour d'après, M. le duc d'Orléans envoya savoir de ses nouvelles et quand il le pourroit voir; c'étoit une fièvre double tierce, qui impatienta d'autant plus les promoteurs du projet, qu'apparemment ils trouvèrent M. le duc d'Orléans arrêté à n'avancer pas sans lui; car, deux jours après, le duc de la Force vint forcer sa porte de la part du Régent. Il trouva M. de Saint-Simon dans l'accès, et hors d'état de raisonner. Suivant la mission qui l'amenoit, il lui demanda avec empressement quand ce pourroit être, parce que l'affaire pressoit. C'étoit la première fois qu'autre que M. le duc d'Orléans lui en eût parlé. M. de Saint-Simon répondit à M. de la Force qu'il ne prévoyoit pas être si tôt en état d'aller au Palais-Royal ni de parler d'affaires, mais que, si celle-là pressoit tant, il avoit tellement tout dit à M. le duc d'Orléans tout ce qu'il en pouvoit dire, il y a plus d'un an, qu'il n'avoit plus rien à y ajouter, et que tout ce qu'il pouvoit faire, étoit de lui prêter à lire un mémoire qu'il avoit fait là-dessus, et que par hasard il avoit gardé. En effet, il le lui envoya l'après-dînée du même jour. Apparemment qu'ils le trouvèrent péremptoire; car M. de la Force le lui rapporta quelques jours après. M. de Saint-Simon n'étoit pas encore trop en état, et moins en volonté, d'entrer en matière avec lui; l'autre aussi n'y insista pas, et se contenta d'avouer en général que le mémoire étoit bon. Il y a lieu de croire qu'il n'y fut pas trouvé de réponse, parce que M. le duc d'Orléans lui dit, lorsqu'il le vit, qu'il n'y avoit pas moyen de songer davantage à ce projet, et en effet il n'en fut plus du tout parlé depuis. Ce qui ne se peut comprendre, mais ce qui arrivoit pourtant continuellement, c'est que tout cela fut su, et par le premier président, avec qui M. de Saint-Simon étoit demeuré en rupture plus qu'ouverte, et sans le saluer depuis l'affaire du bonnet, à la fin du feu Roi. Peu après ceci, le Parlement fut envoyé à Pontoise, et M. de Mesmes, y allant avec sa famille, dit en carrosse à Mme de Fontenilles, sa sœur, le risque que le Parlement avoit couru, et qu'il lui donnoit à deviner qui l'avoit sauvé, dont il ne sortoit pas de surprise, et nomma Saint-Simon. Ils surent aussi la part contradictoire que le duc de la Force y avoit eue, et surent après s'en venger cruellement.

1603 et 1604. *Les princes du sang n'ont ni grands officiers ni capitaines des gardes.*

(Page 312.)

24 novembre 1707. — La libéralité des Mémoires est infinie. Jamais les princes du sang n'ont eu de grands officiers ; le premier prince du sang a un gentilhomme de la chambre, que Monsieur le Prince le Héros appela le premier gentilhomme de la chambre, en même temps se donna un premier écuyer. Il y eut des temps où cela ne fut pas difficile lors de son mariage avec la nièce du cardinal de Richelieu et dans les premiers temps de la Régence, où il fut le maître par la foiblesse de Gaston et la crainte et le besoin du cardinal Mazarin. Le premier prince du sang est le seul dont la maison soit passée à la Chambre des comptes pour les priviléges de ses officiers, et le seul qui, à titre de prince du sang, ait une pension du Roi réglée et affectée. Quelques conquêtes qu'aient fait les princes de sang par leurs mariages avec les enfants naturels du feu Roi et par l'élévation que le feu Roi a voulu donner à ces mêmes enfants, ils n'ont pu ni avoir de grands officiers, ni faire passer leur maison à la Chambre des comptes, ni avoir des priviléges pour aucun de leurs domestiques. On a vu en plus d'un endroit qu'ils n'ont jamais pu, sous le feu Roi, faire admettre, ni à Marly, ni dans les carrosses de Monseigneur, ni à sa table, aucun des gens distingués de leurs domestiques ; ni pas une de leurs dames d'honneur, ni à Marly, ni dans les carrosses, ni à la table des filles de France, et que celles qui y ont été admises l'étoient des filles du Roi et uniquement par grâce à ce titre, à l'exclusion de celles des autres princesses du sang, et, tandis que MM. du Maine et de Toulouse avoient de leurs premiers domestiques à Marly, jamais Monsieur le Prince, Monsieur le Duc ni M. le prince de Conti n'en ont jamais pu avoir aucun, à l'exception une fois ou deux de M. de Lussan, chevalier de l'Ordre, premier gentilhomme de la chambre de Monsieur le Prince, et de sa femme, qui, une seule fois, à des Rois, mangea à table, à la suite de Madame la Princesse. Quant à ce choix de ces officiers des princes du sang, qu'ils ne font point sans le Roi, c'est une nouveauté

qui n'a été introduite qu'à l'occasion de Monsieur le Duc et de son mariage, qui faisoit prendre au Roi une part particulière en lui, et conséquemment à vouloir qu'il n'eût point de gens distingués du commun de ses domestiques qui ne lui fussent agréables ; à quoi le soin qu'avoit Monsieur le Prince de n'oublier rien qui pût plaire donna lieu, et qui s'est suivi depuis, mais qui jusqu'alors avoit été parfaitement inconnu.

29 août 1719. — Les princes du sang, comme tels, n'ont ni gardes ni capitaines des gardes, mais seulement en qualité de gouverneurs de provinces, lorsqu'ils le sont, et comme tous les autres gouverneurs de province, et le seul premier prince du sang a un gentilhomme de la chambre. Ils l'appellent maintenant premier gentilhomme de la chambre, et en ont tous un. La date de cette nouveauté, peu à peu imperceptiblement introduite, est depuis la mort du Roi, et n'a paru qu'assez longtemps après.

1605. *Le grand prieur de Vendôme cherche à se marier.*

(Page 313).

8 septembre 1719. — Le chevalier de Vendôme avoit passé sa vie à se ruiner et manger tout ce qu'il avoit pu d'ailleurs. Les biens du grand prieuré étoient tombés dans le dernier désordre, et l'ordre avoit à cet égard une action toujours prête contre lui. Il avoit tiré infiniment de Law, et n'étoit pas d'avis d'en réparer ses bénéfices. Les accroissements prodigieux et inattendus qu'il avoit vu arriver à son rang par le feu Roi à cause de ses bâtards, et que son impudence avoit augmentés depuis, par des tentatives que la foiblesse et la politique de M. le duc d'Orléans avoit souffertes, lui avoient tellement tourné la tête, que la chute des fondements de ce rang au dernier lit de justice, n'avoit pu le rappeler à la première moitié de sa vie, ni le détacher de la folle espérance de revenir au rang de prince du sang. Il la combla par vouloir avoir postérité, et ne put comprendre que cette postérité même seroit un obstacle de plus à ses desirs. Il s'abandonna donc à sa chimère, et Law, son confident et son ami, en profita pour faire sa cour au Régent et procurer au bâtard qu'il avoit reconnu de Mme d'Argenton le grand prieuré de France. Le marché en fut bientôt fait et payé. Pas un de ceux qui y entrèrent de part ou d'autre, n'étoient pas pour en avoir plus de scrupule que du marché d'une terre et d'une charge, ni l'ordre de Malte ni le grand maître pour oser refuser un régent du royaume. Cela passa donc avec si peu de difficulté, qu'on le sut fait avant de le savoir à faire. Il s'en trouva davantage à la dispense des vœux et de se marier pour le chevalier de Vendôme ; mais enfin il l'obtint par le crédit de M. le duc d'Orléans et par les sûretés qu'il donna à la maison de Condé de ne répéter rien de la succession de son frère, qui, par la donation entre-vifs de son contrat de mariage fondée sur la profession

de cet unique frère, étoit passée toute entière aux héritiers de Mme de Vendôme, excepté ce qui se trouva réversible à la couronne. Ce ne fut pas tout : Vendôme chercha partout à se marier, et partout personne ne voulut d'un vieux ivrogne, vivant de rapines, sans fonds de bien que le portefeuille qu'il s'étoit fait et, de plus, pourri de vérole. Lui au contraire se persuadoit qu'il n'y avoit rien de trop bon pour lui. Il chercha donc en vain et se lassa enfin d'une recherche ridicule et inutile ; il continua sa vie accoutumée, qui l'obscurcit toujours de plus en plus, et qui ne dura que peu d'années depuis cette dernière scène de sa vie.

1606. *Berthelot de Pléneuf et sa femme ; leur projet de mariage d'une fille du Régent avec le prince de Piémont.*

(Pages 315-316.)

9 septembre 1719. — Pléneuf étoit un Berthelot, gens d'affaires, et un des frères de la femme du maréchal de Matignon, mère des deux Matignons, chevaliers de l'Ordre à la Pentecôte 1724 et le premier jour de l'année suivante. Ce Pléneuf étoit né pour le malheur de la France, puisqu'il fut père de la trop fameuse Mme de Prye. Il fut aussi très funeste à l'État par les voleries immenses qu'il commit sur les vivres et les hôpitaux des armées d'Italie, dont il amassa tant de trésors et qu'il cacha si bien, lorsque dans la Régence il se vit recherché par la chambre de justice, et qu'il fit une banqueroute frauduleuse et prodigieuse, et se sauva hors du royaume. Ce fut de là qu'il plaida, mains garnies en sûreté, et qu'il se servit pour se tirer d'affaires, sans qu'il lui en coutât rien, de ce qui corrompt tout dans le monde, je veux dire de ses richesses et de la beauté. Sa femme en avoit, des agréments encore plus, et tout l'esprit et la sorte d'esprit d'insinuation, de suite, d'intrigues, qui est la plus propre au grand monde, et à y régner autant que le pouvoit une bourgeoise. Le mari, d'extérieur grossier, lourd, stupide, étoit le plus délié matois et qui alloit le mieux à ses fins, sans scrupule de moyens, et qui avec beaucoup d'esprit étoit propre aussi aux affaires et à l'intrigue. Il fit tant par les siennes en Piémont, où il s'étoit retiré, et par celles de sa femme qui gouvernoit M. le Blanc et Belle-Isle, et qui fut leur perte dans les suites par la rage de sa fille contre elle et la réciproque jalousie d'empire et de beauté, que Pléneuf fut initié et vu de bon œil à la cour de Turin. et auprès du roi de Sardaigne même directement. Il entama le propos du mariage de Mlle de Valois avec le prince de Piémont, se fit avouer par M. le duc d'Orléans, et même autoriser pour aller en avant. Je ne sais d'où cela vint au duc de Saint-Simon ; mais ce fut à lui que M. le duc d'Orléans s'adressa pour faire les réponses à Pléneuf, et manier avec lui cette affaire, après que Mme la duchesse d'Orléans lui eut demandé avec instance de pardonner à Pléneuf une insolence qu'il lui

avoit faite du temps du chancelier Voysin, sous le feu Roi, dont il étoit premier commis, pour un valet à lui qu'il avoit fait placer dans le gouvernement de Blaye au fort de Médoc, et que Saint-Simon en avoit fait chasser après la mort du Roi. La négociation alla vite et très bien. Mme de Pléneuf, que Mme la duchesse d'Orléans voyoit là-dessus en secret, apportoit les lettres de son mari au duc de Saint-Simon, et en venoit prendre les réponses. Cela dura quelques mois, et venoit à conclusion lors du retour de l'abbé Dubois d'Angleterre. Alors Saint Simon, qui ne traitoit qu'à regret avec un homme tel que Pléneuf, et qui connoissoit les jalousies de l'abbé Dubois, la foiblesse de M. le duc d'Orléans pour lui, et que ce mariage, qui devoit paroître si flatteur à M. le duc d'Orléans, n'en étoit que médiocrement goûté par des raisons peu raisonnables, mais particulières, lui proposa de ne pas faire un pot à part de cette partie seule des affaires étrangères, et de la remettre à l'abbé Dubois, ce que ce prince approuva au grand regret de Mme la duchesse d'Orléans et de Mme de Pléneuf, mais à la grande satisfaction du duc de Saint-Simon. L'abbé Dubois, qui pour sa fortune à soi n'avoit en tête que la Quadruple alliance, dont la Sicile devoit être le premier fruit pour l'Empereur aux dépens du roi de Sardaigne, que j'appelle par avance de ce nom, n'avoit garde de conclure avec lui un mariage à la veille de le dépouiller, ou qui en le préservant ruineroit tous ses projets de fortune particulière. Il fit donc languir la négociation pour se préparer à la rompre, la laissa transpirer exprès et revenir à Madame sans y paroître, parce qu'il en étoit méprisé et haï, mais dans l'espérance de quelque trait de férocité allemande. Il devina. Madame étoit la droiture et la franchise mêmes avec de grands défauts, dont un étoit de pousser sans mesure cette droiture et cette franchise ; elle n'en fit pas à cette occasion à deux fois. Elle étoit de tout temps en commerce de lettres avec la reine de Sardaigne toutes les semaines ; elle lui manda sans détour qu'elle apprenoit qu'il étoit sérieusement question du mariage du prince de Piémont avec Mlle de Valois ; qu'elle l'aimoit trop pour lui vouloir faire un si mauvais présent et pour la tromper ; qu'elle l'avertissoit donc, etc., et tout de suite tout ce qu'elle en savoit ou croyoit savoir ; puis, la lettre partie et hors de portée de pouvoir être arrêtée, dit ce qu'elle avoit mandé à M. et Mme la duchesse d'Orléans, qui en fut outrée. M. le duc d'Orléans, qui n'avoit jamais été de bon pied en cette affaire, et beaucoup encore moins depuis qu'elle avoit passé entre les mains de l'abbé Dubois, ne s'en soucia point, et l'abbé rit de bon cœur de cet effet de son artifice. Ce mariage tomba de la sorte, et peu après Mlle de Valois épousa le fils aîné du duc de Modène, M. le duc d'Orléans trouvant qu'elle ne méritoit pas mieux et pressé de s'en défaire. Pléneuf, ayant sauvé son bien et raccommodé ses affaires, revint à Paris en homme important, où il ne vécut pas longues années depuis.

1607. *Voyage du roi Jacques en Espagne.*

(Page 342.)

25 mars 1719. — Ce voyage du roi Jacques en Espagne étoit pour passer de là en Écosse, sur une escadre avec des troupes; mais le roi d'Espagne, lui-même attaqué, n'eut pas le temps d'une exécution si éloignée, et dont le czar, avec une flotte toute prête, étoit de moitié, et c'est ce qui rendit le roi Georges si pressant et l'abbé Dubois si ardent à procurer la déclaration de la guerre par la France à l'Espagne, tandis que rien ne nous convenoit mieux que cette invasion.

1608. *Mort et caractère de la marquise de Croissy.*

(Page 345.)

17 septembre 1719. — Mme de Croissy étoit fille unique de Beraud, qui de médecin étoit devenu riche et s'étoit fait grand audiencier. C'étoit une femme de beaucoup d'esprit, qui s'étoit accoutumée au grand monde pendant les ambassades de son mari, et qui y étoit fort propre. Son goût étoit le jeu, la magnificence et la grande représentation, où elle excelloit à bien faire les honneurs de sa maison, avec une politesse et un discernement particuliers, mais d'ailleurs impérieuse. Son démêlé à Nimègue avec la femme [du comte Olivencrantz, premier ambassadeur de Suède[1]], qui commença par une dispute au jeu, fut poussée si loin, que les maris prirent parti, dont les suites ne furent pas heureuses pour la France par la haine que cet ambassadeur remporta chez lui et qu'il inspira au Conseil de son maître.

1609. *Anecdote sur le marquis de Courcillon.*

(Page 346.)

28 septembre 1719. — Courcillon, qui n'avoit qu'une cuisse et dont on a eu lieu de parler plus d'une fois en ces Notes, n'en fut ni plus triste ni plus réglé en ses mœurs. C'étoit un homme singulier, qui, par la faveur de Mme de Maintenon et par sa hardiesse et la plaisanterie qu'il tiroit de tout, s'étoit acquis, puis conservé la liberté de tout hasarder, et qui par sa blessure s'étoit mis sur le pied d'aller partout, et jusque chez le feu Roi, sans chapeau et sans épée. Un trait de lui, entre une infinité dont il faisoit quelqu'un tous les jours, mais qu'il savoit toujours n'adresser qu'avec esprit, suffira pour faire connoître de

1. Ce qui est entre crochets a été laissé en blanc par le copiste des Additions ; on l'a rétabli d'après le texte des *Mémoires*, ci-dessus, p. 346.

quoi il étoit capable. Il étoit au biribi, à Luxembourg, où Mme la duchesse de Berry jouoit avec grand monde, qu'il entretenoit tout à la fois de son babil. Tout à coup il lui prit une verve de dire, que, s'il avoit un plein, il seroit si aise qu'il ne pourroit s'empêcher de baiser quelqu'une des dames qui étoient là, et, comme il étoit homme à le faire, les voilà toutes à en avoir peur. Le plein vint; le voilà à sauter sur son pied comme une pie, à crier qu'il étoit homme de parole, et, pendant l'effroi des dames qui se cachoient le visage, il va tomber sur Mme de Bellegarde. C'étoit la fille unique de Verthamon, premier président du Grand Conseil, qui avoit épousé avec des millions le second fils de d'Antin. C'étoit une créature toute neuve, élevée dans un grenier, point encore accoutumée au monde, timide à l'excès, modeste au dernier point, laide encore plus, et très vertueuse, qui de plus ne le connoissoit que de nom. A ce choix, éclat de rire universel; les voilà tous deux à se débattre; et si bien qu'ils tombèrent par terre roulant l'un sur l'autre. La pauvre femme désespérée gagna le dessous de la table à quatre pieds, et Courcillon après, qui la joignit, la chiffonna, et fit en dépit de toute sa résistance, claquer des baisers sur sa joue, qui furent entendus à travers de tout le bruit de ce combat. Quand ce fut après à sortir de là-dessous, on peut juger de l'embarras, de la honte et du dépit de cette pauvre créature, qui reparut toute déchirée, échevelée et dans un état à faire pitié, rendu trop universel. Au fond, ce Courcillon ne valoit pas grand'chose, avec bien de l'esprit, de la lecture et un grand courage, mais qui ne se refusoit rien aux dépens de qui il appartenoit, et qui étoit d'une débauche outrée. Lui et Mme de Bellegarde vécurent peu de temps après ce combat. M. et Mme de Dangeau, qui n'avoient que lui, en furent très affligés. Sa veuve, fille unique de Pompadour, s'en consola fort aisément; elle est encore une des plus belles personnes de France. Sa fille unique, veuve sans enfants d'un fils aîné du duc de Chaulnes, a épousé le prince de Rohan.

1610. *M. de Courcillon, sa femme et sa fille.*

(Page 347.)

12 mars 1685. — .... Dangeau[1] eut un fils de son second mariage, lequel, de Mlle de Pompadour, parfaitement belle, n'eut qu'une fille unique mariée au duc de Picquigny, fils du duc de Chaulnes.

1611. *Orry; sa carrière.*

(Pages 349-350.)

4 octobre 1719. — Orry, d'origine la plus obscure, et chassé par

1. Le commencement de cette Addition se placera dans la suite des *Mémoires* au tome XVII de 1873, en regard de la page 137.

la duchesse de Portsmouth dont il avoit été domestique et fait les affaires, où elle prétendoit qu'il l'avoit fort volée, avoit frisé la corde plus d'une fois en France et en Espagne. Il y a fait tant de bruit qu'on en a parlé plus d'une fois dans ces Notes. Lui-même auroit-il cru que son fils seroit devenu contrôleur général, et encore malgré lui ?

1612. *Bienfaits du Roi au comte de Charolais.*

(Page 353.)

17 octobre 1719. — Ce fut encore le Roi qui paya à Dangeau le gouvernement de Touraine et le mit sur le pied des grands gouvernements pour M. le comte de Charolois, outre ses pensions et tout ce que le Roi lui donna d'actions à faire valoir au centuple sur lui-même.

1613. *Retard des bulles pour les évêchés de Tours et de Bayeux.*

(Pages 355-356.)

4 octobre 1719. — Ces bulles étoient pour Tours et pour Bayeux, sur je ne sais quelle chicane, où Rome céda après avoir fait sentir sa mauvaise humeur par ce délai. Le crime pour Tours étoit que l'abbé de Castries passoit pour attaché au cardinal de Noailles, ce qui ne l'empêcha pas de se faire sacrer par lui ; cela même le fit passer à Alby incontinent après, par je ne sais quel inconvénient que cela fit trouver à Tours. Il y perdit le climat et la proximité; il s'approcha de son Languedoc et y gagna un grand revenu. Et pour Bayeux [1] sur la première vie de l'abbé de Lorraine, et en effet sur son attachement au cardinal de Noailles.

1614. *Exil, bientôt terminé, de la Chapelle.*

(Pages 363-364.)

11 novembre 1719. — Ce la Chapelle étoit un très hardi et très dangereux fripon, recrépi de bel esprit, et de l'Académie françoise ; aussi ne fut-il pas longtemps exilé, je ne sais pour quelle sottise particulière. Il ne vécut pas longtemps depuis son retour.

1615. *Le Père Lafitau nommé évêque de Sisteron.*

(Page 373.)

8 novembre 1719. — Lafitau étoit ce jésuite qui fit cette course

1. Et le crime pour Bayeux était, etc.

légère dans la chaise du cardinal de la Trémoïlle de Rome à Paris et de Paris à Rome pour faire échouer le voyage que le Régent avoit fait faire à l'abbé Chevalier à Rome sur la Constitution, et qui, par sa conduite droite, patiente, mais ferme, avoit forcé toutes les barricades qu'on avoit multipliées contre lui. Ce bon Père étoit aussi chargé de la négociation personnelle de l'abbé Dubois pour son chapeau, aux dépens duquel, nonobstant les mœurs des jésuites, desquels il étoit parvenu à se faire fort ménager, il entretenoit une fille en chambre et en plein Rome, et y donnoit de forts bons soupers à ses familiers, à ce qu'on a su du cardinal de Rohan. L'abbé Dubois découvrit qu'il le trahissoit au lieu de le servir; il n'osa éclater, dans l'état douteux où il étoit encore, contre un homme à tout faire, et qui avoit son secret ; mais il songea à l'éloigner de Rome sans le rapprocher d'ici, pour le tenir ainsi à l'écart. C'est ce qui lui fit donner l'évêché de Sisteron, au grand regret des jésuites, qui ne veulent point d'évêques de leur compagnie, et du nouveau prélat aussi, à qui il fâchoit fort de cesser d'être personnage et libertin pour un aussi petit morceau ; mais il fut apaisé à force d'espérances, et, quand il fut à Sisteron, on l'y laissa.

APPENDICE

SECONDE PARTIE

I

LETTRES DE LÉGITIMATION DES ENFANTS DU MARQUIS DE SAINT-GENIÈS[1]

Avril 1678.

Louis, etc. Notre cher et bien amé Henri de Montault, marquis de Saint-Geniès, lieutenant général en nos armées, gouverneur de Saint-Omer, nous a fait exposer que, ayant eu habitude avec Anne Drouard, étant lors veuve et lui non marié, il en avoit eu deux enfants, savoir : Louis de Montault, né au pays de Liège, au mois de février 1664, et Philippe de Montault, né à Paris en juin 1666, pour lesquels ayant eu beaucoup de tendresse, il a pris soin de leur éducation, et à présent il desireroit les faire légitimer, afin de les mettre en état de nous rendre leur service avec plus d'honneur. A quoi nous sommes excités avec d'autant plus de raison, que, depuis l'année 1637, l'exposant nous sert en nos armées sans aucune discontinuation avec beaucoup de zèle, de fidélité et de courage, n'y ayant point d'occasion où il ne nous en ait donné des preuves certaines, dont il porte des marques glorieuses par tout son corps[2], ayant été aux sièges de Fontarabie, de Saler (?), d'Aire, Bapaume, La Bassée, de Vigevano au Milanois, Rethel, Orbitelle, Bordeaux, et autres, et s'est aussi trouvé en plusieurs combats et batailles, même où il commandoit l'aile gauche sous notre cher cousin le maréchal d'Hocquincourt, d'où il fut envoyé à Bapaume, de là à Philipsbourg, ensuite à Brisach, où il fut fait lieutenant général en nos armées, commandant en cette qualité dans la haute et basse Alsace et comté de Belfort, en l'absence de notre cher cousin le feu comte d'Harcourt, qui en étoit gouverneur, et sous son autorité en sa pré-

1. Ci-dessus, p. 34. — Archives nationales, reg. X[1A] 8674, fol. 94.

2. L'annotateur des *Mémoires de Sourches*, tome I, p. 200, écrit: « Il étoit estropié du genou et avoit le talon qui lui touchoit au derrière. »

sence, ce qui a duré jusques à la mort de notre très cher cousin le feu cardinal de Mazarin, que nous lui donnâmes le gouvernement de Marienbourg; laquelle place ayant été rasée, nous l'aurions envoyé à Douay, et en dernier lieu à Saint-Omer, après l'avoir conquise par la force de nos armes, où il nous continue actuellement ses services. Et desirant lui faire connoître la satisfaction qui nous en est restée, nous avons bien voulu lui en donner un témoignage en honorant sesdits enfants naturels du titre de légitimes et leur accordant le titre de noblesse. Sur la très humble supplication qu'il nous en a fait, savoir faisons que nous, pour ces causes et autres bonnes considérations à ce nous mouvant, de nos grâce spéciale, pleine puissance et autorité royale, nous avons, par ces présentes signées de notre main, légitimé et légitimons lesdits Louis et Philippe de Montault, et du titre de légitimes les avons décorés et décorons; voulons et nous plaît qu'en tous actes, tant en jugement que dehors, ils soient tenus, censés et réputés légitimes et qu'ils jouissent des mêmes franchises, honneurs, privilèges et libertés que nos autres sujets, qu'ils puissent tenir tous biens meubles et immeubles qu'ils ont acquis et pourront acquérir, recevoir toutes successions qui leur écherront, et accepter tous dons qui leur seront faits entre vifs, à cause de mort ou autrement, en quelque manière que ce puisse être, bien que ledit Louis de Montault soit né en Liège, pourvu toutefois, quant aux biens de leursdits père et mère,... que ce soit du consentement de ceux qui ont droit de succéder à leursdits père et mère.... Et de notre plus ample grâce et autorité que dessus nous avons lesdits Louis et Philippe de Montault, leurs enfants et postérité nés et à naître en loyal mariage anobli et anoblissons, et du titre de nobles et d'écuyers décoré et décorons, voulons et nous plaît qu'en tous lieux et endroits ils soient tenus et réputés nobles et gentilshommes,.... tenir et posséder tous fiefs, terres et seigneuries,... porter les pleines armes du sieur marquis de Saint-Geniès, pourvu que ce soit du consentement des frères et sœurs et des enfants légitimes dudit marquis de Saint-Geniès leur père, icelles faire graver, peindre et sculpter en leurs maisons, terres et fiefs.... Données à Saint-Germain-en-Laye au mois d'avril 1678 et de notre règne le 35e. — Registrées.... en Parlement le 27 février 1679.

II

LA DÉTENTION DU PRINCE DE CELLAMARE[1]

Lettres de M. de Liboy à l'abbé Dubois[2].

A Étampes, le 15 décembre 1718.

Jusques à présent il ne s'est rien passé dans le voyage du prince Cellamare que de conforme aux ordres du Roi. Je lui ai fait sentir doucement que j'avois quelque inquiétude sur l'exacte observation de la parole qu'il m'a donnée. Il m'a protesté avec force qu'il n'a écrit qu'au cardinal Alberoni par votre consentement, et au cardinal Acquaviva et quelques ministres du roi Catholique, et avant la parole que je lui demandai lundi, suivant vos ordres, assurant qu'il n'a écrit aucune lettre dans le royaume et renouvelant sur ce sujet sa parole.

Dans les conversations particulières, le prince Cellamare persiste à me dire qu'il y a près de six mois qu'on lui a proposé les projets que vous avez découverts avec tant de bonheur. Il ne sait pas lui-même parfaitement quels en sont les principaux auteurs, parce que ce ne sont pas ceux qui lui ont parlé; qu'ayant donné connoissance au roi son maître de ces projets, il eut défense d'y entrer; que cependant on lui envoya pour lors quelques papiers, pour les employer au cas seulement que les affaires fussent portées aux dernières extrémités. Il entend parler d'une lettre au Roi et des autres pièces dont il m'a déjà dit un mot à Paris. Ce ministre ajoute que cette affaire est demeurée en cet état jusques aux derniers temps, qu'on lui a fait des instances nouvelles, qui ont donné lieu à la lettre qui est tombée en vos mains.... Il paroît incertain et fort agité, méditant sur des vues différentes, dont je m'informerai.... »

LIBOY.

A Toury, le 16 décembre 1718.

Le prince de Cellamare desire envoyer par le premier ordinaire un duplicata de sa dernière lettre au cardinal Alberoni, et du mémoire qu'il avoit proposé de présenter au roi. Je lui ai fait sentir qu'il contenoit un article contre la vérité, puisqu'il n'informoit point que, aussitôt qu'il avoit été possible, on avoit jeté les yeux très superficiellement sur une petite partie seulement des papiers qu'il a déclaré être des

1. Ci-dessus, p. 38.
2. Dépôt des affaires étrangères, vol. *Espagne* 286-288, originaux autographes.

précédentes ambassades, et ils lui ont été rendus à l'instant.... Le prince Cellamare, parlant des papiers de la seconde ambassade, m'a dit avec affectation qu'il y en avoit plusieurs qui concernoient le temps du séjour de S. A. R. en Espagne, et sa personne même depuis. J'ai brisé (*sic*) que je croyois certainement que le roi Catholique avoit pris des sentiments différents depuis ce temps-là....

A Blois, le 22 décembre 1718.

J'ai trouvé ici cette lettre de Paris[1] trop criminelle et trop extravagante pour être rendue. L'écriture pourra faire découvrir l'auteur. Le prince Cellamare n'a reçu aucune lettre.... Il convient que l'abbé Brigault le voyoit souvent. Il m'a dit que, ayant reçu jeudi 8 de ce mois au matin un courrier de l'abbé Portocarrero, de Poitiers, il donna sur-le-champ avis de tout à plusieurs personnes, afin qu'elles prissent leurs mesures; j'ai cru que cette date pourroit entrer dans un interrogatoire. J'essaie par toutes voies douces à engager le prince Cellamare à déclarer quelques coupables; il répond que le point d'honneur le force au secret....

A Blois, le 25 décembre 1718.

Les discours du prince Cellamare sont une espèce d'aveu que l'abbé Brigault étoit un des principaux porteurs de projets. Ce qu'on a fait dire le 8 de ce mois à cet abbé étant connu peut l'engager à croire que tout est avoué ici et à faire une entière confession. Si j'avois une instruction là-dessus, je pourrois arriver à des éclaircissements par forme de conversation. Le prince Cellamare paroît croire qu'il viendra de Madrid des choses fâcheuses. Je ne pénètre rien au-delà de quelques écrits tendant à allumer le feu que le bonheur et la sagesse de S. A. R. et des ministres ont prévenu. Outre cela il y aura peut-être des manifestes peu mesurés, des réclamations contre les Renonciations, et choses pareilles. J'ai quelquefois poussé nos entretiens sur les négociations qui pourroient être faites avec les princes et États du Nord, leur inutilité et le poids accablant de leur dépense pour l'Espagne. Cellamare a paru déconcerté; il croit que ses secondes lettres auront pu porter à un adoucissement et à une ouverture à traiter....

A Blois, le 12 janvier 1719.

Quoique le prince Cellamare fût préparé à la déclaration de guerre que je lui ai fait voir, il en a paru étonné à la première lecture; à la seconde, il a fait voir de la joie de ce qui est au commencement de la troisième page. Ensuite il a fait quelques objections légères sur les narratifs, jusques à affecter un rire forcé. L'ayant après laissé seul avec les deux officiers, il leur a dit qu'en Espagne on feroit une déclaration très différente; que le roi Catholique diroit qu'il n'a point de

1. La lettre n'est pas jointe.

guerre contre le Roi ni contre la France. Dès que j'ai été averti, j'ai parlé à l'ambassadeur avec ressentiment, et, comme j'étois préparé, il m'a paru que je l'ai terrassé. J'ai dit que ces discours partoient de l'esprit et des principes des écrits (?) séditieux de Paris; que je le suppliois de s'en abstenir, persuadé de son desir pour la paix, auquel j'avois rendu témoignage; que rien n'y étoit plus opposé que des sentiments pareils; que l'intérêt du Roi, du Régent et du royaume étoit un et inséparable; qu'il falloit travailler à la paix ou du moins faire une légitime guerre, à quoi rien n'étoit plus contraire que d'inspirer des idées de faction et de révolte, et que j'étois très persuadé que le roi son maître n'emploieroit jamais ces mauvais moyens et ne forceroit pas S. A. R. à se porter trop loin. A cette occasion, j'ai une seconde fois passé outre l'article 7 du Manifeste. Cellamare a paru converti; mais il croit que le cardinal Alberoni consultera peu les lois et le droit, si l'on vient à la rupture, de laquelle il doute encore. J'ai cru que ce récit pourroit engager à prendre des mesures. Si M. le duc de Saint-Aignan est en France, nous continuerons le voyage, dès que vous aurez envoyé les ordres d'Espagne ou que je les aurai reçus à droiture suivant l'instruction. Rien ne retardera que les dispositions pour le domestique du prince Cellamare, qui écrit à son secrétaire sur ce sujet, afin d'accélérer.

A Blois, le 19 janvier 1719.

L'impatience du prince Cellamare de recevoir les ordres d'Espagne augmente, et change ses manières à mon égard. Il avoit espéré quelque adoucissement par le commerce avec ses domestiques, pour les affaires seulement, et, quant aux lettres du cardinal Alberoni, il croit que l'humeur de ce prélat y aura fait entrer jusqu'au 26 décembre des choses que vous voudrez cacher (Cellamare n'a pas néanmoins vu le manifeste du Roi, quoiqu'il soit public ici), mais que ces emportements n'auront pas été exprimés dans les lettres postérieures, depuis qu'on aura appris à Madrid ce qui s'est fait le 9 dudit mois à Paris, et qu'il n'étoit plus en pleine liberté. En tout cas, il demande qu'on lui fasse savoir les ordres du roi son maître en telle sorte qu'on voudra, et qu'on veuille bien lui faciliter les moyens d'y pouvoir obéir. Je n'ai rien pénétré depuis mes dernières lettres, sinon que Cellamare envoya le 8 décembre à l'abbé Brigault environ deux cents pistoles du sien, à ce qu'il dit, et que, depuis un assez long temps, il a sollicité quelques personnes qui ont l'honneur d'approcher S. A. R. pour les engager à parler contre les nouveaux traités, et ce par des grandes promesses, et peut-être par quelque argent comptant (je ne suis pas certain de ce dernier point). S. A. R. sait ceux qui peuvent lui avoir parlé avec quelque chaleur, et approfondira la chose si elle le mérite. Cellamare ne se vante pas d'avoir fait du progrès, et il assure avoir été prévenu par les Anglois. Pardonnez à ma sincérité ce récit simple de nos dernières conversations.

A Blois, le 11e février 1719.

J'ai reçu par la poste une lettre anonyme pour le prince Cellamare, que j'ai supprimée. Elle contient le manifeste d'Espagne et des extravagances exécrables, comme celle que je vous ai envoyée le 22 décembre. Il est venu une troisième lettre de Rome par le même canal que les deux premières dont j'ai rendu compte le 9. Elle est écrite dans le même esprit. Le prince Cellamare y répond, ce soir, que peut-être le cardinal de la Trémoïlle voudra bien se charger de ses lettres sans chercher d'autre détour, et qu'il les présente ouvertes. Ce M. Giudice paroît sage, modéré, et de ceux qui se laissent gagner et conduire par les manières douces et polies, et se font un devoir inviolable d'être reconnaissants; il est dans la faveur et en place pour rendre de bons offices et détourner les mauvais. Pardonnez ces lignes à mon zèle pour votre service.

A Bayonne, le 25 mars 1719.

J'ai donné au prince Cellamare un piéton françois pour aller prendre à Pampelune les derniers ordres de Madrid et les apporter à Saint-Jean-Pied-de-Port, où nous arriverons lundi. J'ai éludé tous courriers et je crois en être certain.

J'appris hier que le chevalier de Saint-Georges, que l'on avoit cru, dans les temps de la lettre du 11, avoir été conduit au château de Milan, étoit arrivé en Espagne et attendu à Madrid vers le 24, et on me dit plusieurs choses des prétendus mouvements d'Angleterre.... Il y a lieu de croire qu'il s'est fait une conspiration contre le roi d'Angleterre, que les Anglois l'ont formée et projetée eux-mêmes longtemps avant d'en communiquer avec les étrangers, et que le motif de la principale partie des conjurés est moins l'amour et l'avantage du chevalier de Saint-Georges qu'un soulèvement contre le roi d'Angleterre même. Le prince Cellamare a été informé du tout et a travaillé à l'intrigue dès le temps que M. le comte de Stair lui dit que le duc d'Ormond avoit été appelé en Espagne; sur quoi il y eut une espèce de vivacité entre ces deux ministres. Le prince Cellamare a perdu l'affaire de vue depuis près de quatre mois; mais j'entrevois que les pièces principales pourroient être dans ses papiers. Dans la vue de le faire parler j'ai traité l'entreprise de frivole, comme ont été les précédentes. Soit amour pour son ouvrage, soit vraie connoissance, ce ministre a soutenu que le projet est bien concerté, que plusieurs personnes notables de tous états y sont entrées, qu'il y a des sujets du premier ordre capables de conduire une grande affaire, qu'on n'a demandé que des officiers et quelques armes, sans faire aucune mention d'argent, dont les chefs assurent avoir une grande provision. Le prince Cellamare ajoute que le secret principal a été caché au chevalier de Saint-Georges et au duc d'Ormond, afin d'éviter les inconvénients arrivés lorsque ses sortes d'affaires avoient passé par le cabinet de Saint-Germain. Cet ambassadeur insiste que ces mouvements auroient pu être prévênus ou du moins ralentis dans les premiers jours, [si] on avoit fait quelque fonds sur nos conversations. Je tâcherai.... de pénétrer un peu plus avant. Il ne m'a point paru que les conjurés soient sûrs d'un port. J'ai lâché un mot de Bristol; je n'ai rien connu de certain....

A Bayonne, le 26 mars 1719.

A ce moment arrive un exprès du prince de Castiglione avec des lettres du cardinal Alberoni du 22. Il ordonne au prince Cellamare de s'arrêter à Pampelune et de m'engager à rester ici au voisinage jusques à ce que j'aie reçu les ordres sur l'ouverture qu'il fait d'une conférence à tenir en un lieu de frontière, et dit que le roi Catholique offrira des partis tels qu'ils pourront satisfaire S. A. R. et prévenir les malheurs communs à tous. Cette lettre est en réponse à celle par où Cellamare a écrit que S. A. R. ne peut rien proposer ni écouter sans la satisfaction de ses alliés et l'acceptation des points essentiels des traités. Cellamare m'a fort pressé de demeurer ici après l'avoir conduit à la frontière et de dépêcher un courrier. Je n'ai pas cru devoir le rebuter entièrement.... Je serai de retour ici jeudi, et je continuerai le voyage à petites journées par la route de la poste avec notre équipage, qui est très fatigué. J'espère recevoir vos ordres avant d'arriver à Bordeaux ...

Alberoni finit en disant que le 24 ou le 25 le Prétendant arrivera à Madrid, où il sera reçu avec la tendresse et avec la compassion due à un pauvre prince abandonné et persécuté de tout le monde....

Le prince de Cellamare à l'abbé Dubois[1].

Saint-Jean-de-Pied-de-Port, ce 28 mars 1719.

Monsieur

La grande honnêteté et la politesse avec laquelle M. de Liboy a exécuté les ordres de S. M. T. C. et de S. A. R. à mon égard, et les honneurs que j'ai reçus dans toute la route m'engagent à témoigner à Votre Excellence ma reconnoissance, et à la supplier d'en remercier très humblement S. A. R. de ma part. Et, quoique je sorte de France avec la douleur de laisser les affaires dans la situation où elles sont, j'espère cependant qu'il se trouvera des moyens de parvenir à quelque heureux changement, et je me remets à ce que M. de Liboy en aura déjà fait savoir à Votre Excellence, et je suis,

Monsieur

De Votre Excellence

le très humble et très obéissant serviteur,

LE PRINCE DE CHELAMAR.

1. Vol. *Espagne* 288, fol. 128; P. Bliard, *Dubois cardinal*, tome II p. 36.

III

L'ÉVASION D'ESPAGNE DU DUC DE SAINT-AIGNAN[1]

M. Dusault au maréchal de Berwick[2].

Bayonne, 17 décembre 1718.

« .... M. de Saint-Aignan, qui avoit assuré qu'il partiroit de Madrid le 5, n'en est sorti que le 9. Il n'étoit pas arrivé hier à midi à Pampelune. Ce retardement fera que votre courrier.... ne pourra le joindre qu'au delà d'Agreda, parce qu'il ne peut aller que sur des chevaux de louage, n'y ayant point de poste, supposant même que le prince de Castiglione, qui commande à Pampelune, l'ait laissé passer sans l'arrêter. Si M. de Saint-Aignan reçoit à temps votre paquet, je crois qu'il feroit prudemment de laisser son écuyer dans sa berline avec Madame la duchesse, qui continuera sa route par Pampelune, et lui avec un ou deux domestiques, sur des mules, peut prendre vers la hauteur d'Agreda à droite, un chemin qui va en Aragon, et venir par là joindre celui de Canfranc ou de Jaca, où il ne seroit sûrement ni connu ni arrêté, au lieu que, s'il vient par Pampelune, je ne doute point que le prince de Castiglione n'ait su hier au soir, ou ce matin au plus tard, la nouvelle du prince de Cellamare...., et il ne manquera pas de l'arrêter, attendant les ordres de Madrid.... »

Le duc de Saint-Aignan à l'abbé Dubois[3].

A Saint-Jean-Pied-de-Port, ce 22 décembre 1718.

« .... J'ai eu le bonheur d'arriver [ici] aujourd'hui sur le midi, malgré les mesures qu'il m'est revenu de plusieurs endroits que le gouvernement de Madrid avoit prises pour me faire arrêter à ma sortie d'Espagne, jusqu'à ce que le prince de Cellamare eût eu le temps de s'y rendre en sûreté de Paris. J'ai été assez heureux pour tromper en cette occasion la vigilance du prince de Castiglione, vice-roi de Navarre, et ce qui m'y a le plus servi a été la confiance que j'ai fait paroître...., observant de continuer tranquillement ma route avec le gros de mon équipage, jusqu'à deux journées ou environ de Pampelune, afin que, lorsque la nouvelle viendroit à se répandre que j'aurois pris les devants, je pusse avoir déjà passé cette ville. J'ai eu en même temps la précaution de prendre différents prétextes pour faire savoir ma marche audit vice-roi, et le jour à peu près que je comptois d'arriver à Pampelune. Je lui écrivis dans cette vue le lundi 19 de ce mois, de Vallierra, qui en est à treize lieues, ... profitant de la rupture d'un surtout de mon équipage pour déclarer que j'y ferois un séjour, et me ménager un peu

1. Ci-dessus, p. 63.
2. Dépôt des Affaires étrangères, vol. *Espagne* 286, fol. 154.
3. Vol. *Espagne* 275, fol. 139.

d'avance. Et, après avoir gagné le voiturier qui me conduisoit et l'avoir engagé à me fournir des relais, parce qu'il n'y a point de poste établie sur cette route, nonobstant les défenses expresses que l'on avoit faites de louer aucunes mules ni voitures autrement que sur une permission expresse et par écrit du vice-roi ou du gouverneur, je chargeai le porteur de ladite lettre de me les amener à une lieue au-delà de Pampelune, et, me dérobant la nuit avec Mme de Saint-Aignan, à qui il ne me fut pas possible de cacher les apprêts de mon départ et qui me demanda en grâce de ne la pas laisser derrière, nous nous rendîmes tous deux, déguisés et accompagnés seulement de deux domestiques de confiance, à une ferme à deux lieues dudit Pampelune, pour être en état de passer de nuit le long des glacis de cette place et d'arriver le lendemain, qui étoit hier, au point du jour, au lieu où nous devoient attendre nos relais. Cela nous réussit aussi bien que nous pouvions le desirer, et nous apprîmes en cet endroit par celui de nos gens que j'avois envoyé au prince de Castiglione qu'il étoit depuis deux jours à trois lieues de Pampelune sur le chemin de Madrid et qu'un homme à qui j'ai rendu service, qu'il avoit trouvé dans cette ville, l'avoit assuré qu'on disoit également que c'étoit pour être plus à portée d'avoir de nos nouvelles et pour laisser au gouverneur le soin d'exécuter l'ordre désagréable qu'il avoit reçu de nous arrêter lors de notre passage.... Nous continuâmes notre route sans aucun accident jusqu'à Roncevaux, passant au Bourguet (où il y a quelques invalides et des gardes de la douane) sous des noms empruntés de nos propres domestiques, pour lesquels je montrois un de nos passeports. Nous avons couché cette nuit audit Roncevaux, et, comme nous en partions ce matin avant le jour, des paysans armés se sont présentés pour nous en empêcher, sous prétexte que nous n'avions pas de passeport du directeur de la douane, aux commis duquel nous avions néanmoins parlé la veille. Cette circonstance m'ayant fait craindre que ces gens ne nous eussent été détachés dans le dessein de nous amuser et de donner le temps d'arriver à d'autres plus en état d'entreprendre quelque chose contre nos personnes, je n'ai rien négligé pour tâcher de m'en débarrasser au plus tôt par l'offre de quelques pistoles, bien résolu d'y employer des moyens moins doux, si celui-là ne réussissoit pas. Enfin l'affaire s'est accommodée par voie de composition, et nous avons gagné sans perdre de temps les limites des terres de France, où rien ne nous obligeant plus de cacher ce que nous étions, le voiturier venu de Pampelune avec nos relais, qui n'étoit pas dans notre secret, nous a confirmé la vérité des avis dont j'ai parlé ci-dessus par la peur qu'il a fait paroître d'être mis en prison lorsqu'il seroit de retour.... Je n'attends ici mes équipages que samedi au soir, supposé toutefois que le gouverneur de Pampelune, qui est une créature des Italiens, ne veuille pas se dédommager à leurs dépens de l'occasion qu'il a perdue de signaler son zèle....

« Je suis, etc.

LE DUC DE SAINT-AIGNAN. »

IV

CORRESPONDANCE INÉDITE DE MADAME DE MAINTENON

Choix de lettres écrites par elle ou à elle adressées pendant sa retraite à Saint-Cyr[1].

Pour compléter ce qui a été dit sur Mme de Maintenon, tant par Saint-Simon dans le texte de ses Mémoires, que par nous-mêmes dans le commentaire courant, nous donnons dans le présent appendice un certain nombre de lettres inédites provenant de la correspondance entretenue par cette femme célèbre ; elles se rapportent toutes à la période de sa retraite à Saint-Cyr après la mort de Louis XIV.

Sur cette quarantaine de pièces inédites, huit seulement émanent de Mme de Maintenon, dont six ont été prises sur les originaux eux-mêmes. Les autres sont des lettres adressées par différents personnages, soit à Mme de Maintenon, soit à Mlle d'Aumale, sa secrétaire, pour lui être communiquées. Elles proviennent presque toutes d'un recueil de copies exécuté évidemment à Saint-Cyr dans le courant du dix-huitième siècle. Ce recueil, en deux gros volumes in-4, appartient aujourd'hui à M. le duc de Lesparre, qui avait bien voulu autoriser naguère M. de Boislisle à y prendre des copies ; il contient exclusivement des lettres adressées à Mme de Maintenon. L'authenticité de ces pièces et l'exactitude des copies paraissent indiscutables : pour quelques-unes d'entre elles, nous avons eu la bonne fortune d'en rencontrer les originaux, et les deux textes, en ce cas, se sont toujours trouvés concordants. Nous pensons que ces lettres pourront fournir des détails intéressants sur la vie de Mme de Maintenon dans sa retraite, sur les gens qui lui étaient restés fidèles, sur les relations qu'elle avait conservées dans le clergé et avec ses proches et ses anciens amis.

I

Le maréchal de Villeroy à Mlle d'Aumale[2].

2 septembre [1715].

J'attends la fin de la journée, Mademoiselle, pour n'être pas confondu avec toutes les puissances. Je ne saurois jamais l'être sur les sentiments de respect et de dévouement que j'ai pour Mme de Maintenon. Votre départ de demain renouvelle et augmente mes douleurs. L'éloignement ne me privera pas de la consolation de recevoir tous les jours de vos

1. Ci-dessus, p. 181.
2. Recueil Lesparre, tome II, p. 806.

nouvelles. Je vous supplie de témoigner sans cesse l'impatience que j'ai d'aller pleurer dans Saint-Cyr le passé et l'avenir.

VILLEROY.

II

M. Bénard de Rezay, évêque d'Angoulême, à Mme de Maintenon [1].

A Angoulême, ce 9 septembre 1715.

Madame, le Roi vient de mettre toute la France dans un deuil bien douloureux en payant le tribut inévitable que nous devons à la nature. Dieu, qui nous l'avoit accordé dans sa miséricorde, nous le retire peut-être dans sa colère et nous punit en l'ôtant à nos besoins et à nos souhaits. Si quelque chose peut nous consoler dans une perte si accablante, c'est de penser qu'il l'appelle à lui pour ne pas différer davantage la récompense de sa religion et de sa piété. Ce prince, Madame, avoit toujours paru aux yeux du monde être au-dessus des autres hommes par la supériorité de son esprit et par la grandeur de son âme autant que par l'élévation de son rang ; mais sa présence d'esprit, sa résignation, la fermeté de son courage et la vivacité de sa foi dans le moment terrible et décisif qui fixe notre sort pour l'éternité, l'ont rendu grand aux yeux de Dieu. Elles ont fait voir que les sentiments de christianisme et de piété forment, mieux que tout le reste, la vigueur et la force d'une âme chrétienne, et que, dans le plus grand accablement de son mal, il avoit encore en réserve de quoi mériter notre admiration plus que jamais. Quel sacrifice n'a-t-il pas fallu qu'il fasse à Dieu en voyant approcher cet instant fatal qui nous sépare de tout et où il avoit plus à perdre que tout autre ! Rien n'est comparable, Madame, à la générosité de sa foi, que celle de la personne dont il a plu à Dieu de se servir pour affermir dans son cœur des sentiments si élevés. L'attachement que je dois à mon maître et à mon bienfaiteur ne me le laissera jamais oublier devant Dieu, et ce devoir me deviendra encore bien précieux, dans la vue qu'il peut vous prouver le respect infini et le dévouement inviolable avec lequel je ne cesserai jamais d'être, Madame, etc.

G., ÉVÊQUE D'ANGOULÊME.

III

Le maréchal de Villeroy à Mlle d'Aumale [2].

[9 septembre 1715.]

Enfin, Mademoiselle, le Roi partira au sortir de son dîner pour aller à Vincennes. Quand il y sera arrivé en bonne santé, l'on prendra jour pour le mener au Parlement. Nous voilà tous bien malheureusement

1. Recueil Lesparre, tome I, p. 593.
2. Recueil Lesparre, tome II, p. 809.

séparés; mais l'absence ni l'éloignement ne diminueront point en moi la vivacité de ma douleur. Elle est trop juste pour que le temps puisse l'adoucir. Je suis bien plus en peine de l'état où est Mme de Maintenon pour moi que pour elle. La fin de sa vie la rendra éternellement heureuse; mais, si nous avons le malheur de la perdre, quelle consolation peut-il nous rester! Tant qu'elle respirera, nous serons occupés à mériter ses bontés et son estime, bonheur dont je fais plus de cas et dont je me tiens plus honoré que de tous les avantages de la fortune. Je laisserai passer un jour à Vincennes avant que d'envoyer savoir des nouvelles de Madame. Il faut voir comment le Roi se trouvera dans sa nouvelle habitation.

Adieu, Mademoiselle. Des nouvelles de Madame! Ne m'oubliez jamais et comptez sur moi comme sur vous-même.

VILLEROY.

IV

Mme de Maintenon à M. d'Aubigné, archevêque de Rouen[1].

[14 ou 15 septembre 1715.]

J'ai vu M. le cardinal de Bissy tout affligé, tout consterné, et bien persuadé qu'il faut attendre que la Providence fasse naître quelques ouvertures que l'on ne prévoit pas. On verra ce que le Pape fera après la nouvelle qu'il aura reçue[2]. M. le duc d'Orléans a reçu nos deux cardinaux, avec M. le Chancelier et les a écoutés avec attention[3]; il leur a dit qu'il entendroit M. le cardinal de Noailles. Ce prince voudroit un accommodement et craint un concile pendant une régence.

Je suis à peu près dans l'état où vous m'avez quittée: je crains l'orgueil en repassant dans ma mémoire les grâces surprenantes que Dieu m'a faites; je crains l'ingratitude en ne reconnoissant pas avec assez d'actions de grâces la main qui me soutient et me rend presque insensible à la perte et à la chute que je fais; je ne sens que paix, douceur, joie et confiance dans la première, et une profonde indifférence pour l'autre.

Ne m'écrivez point, Monsieur, sans quelques mots d'exhortation et d'instruction; c'est votre personnage, et le mien est de vous écouter attentivement. Nos chères filles font tout ce qu'elles peuvent pour rendre ma retraite agréable; elles n'y auront pas de peine. Je me porte fort bien.

Je suis, etc.

MAINTENON.

1. Manuscrits de Versailles, *Lettres édifiantes*, tome VII, p. 27.
2. De la nomination du cardinal de Noailles comme chef du conseil de conscience par le Régent.
3. Le 13 septembre (*Dangeau*, tome XVI, p. 173).

V

Le maréchal de Villeroy à Mlle d'Aumale[1].

A Vincennes, ce 15 septembre 1715.

La santé de Mme de Maintenon, Mademoiselle, ne sauroit être bonne quand elle ne dort pas. Je suis plus inquiet de son état qu'elle n'est elle-même. Chaque jour fournit un nouveau sujet de douleur. Tout retentit des changements qui se préparent. Vous en pourriez être bien informée par d'autres que par moi. Je n'ai point ouï parler de réformation de charges chez le Roi. Apparemment, on ne changera rien aux anciens états. Je vous supplie, Mademoiselle, de dire à Madame qu'elle devroit s'épargner la peine de me recommander ce qui peut l'intéresser ; dites à ses domestiques de s'adresser toujours à moi, s'il vous plaît. Que M. votre frère ne m'accuse point d'oubli ni de négligence, si l'on ne fait rien pour lui si promptement ; il faut un peu de patience et que les partis convenables se présentent. J'ai déjà envoyé la lettre de Mme de Maintenon à Mme des Ursins. Je vous prie de lui dire qu'elle est allée à Chambéry au lieu d'Avignon, pour être entièrement hors de France, où elle attendra la réponse de M. de Torcy pour savoir s'il y a un endroit sur terre où elle puisse rester. Si M. le duc d'Orléans ne lui accorde pas sa protection à Rome, comme le feu Roi l'avoit fait, il ne seroit pas possible qu'elle y pût rester, l'Allemagne, l'Espagne et les Italiens, qui sont présentement tous Espagnols, lui étant tous également contraires. Dès qu'elle aura reçu les nouvelles de M. de Torcy, elle se conduira suivant les ordres qu'il lui envoiera. Je vais dîner avec Mme d'Haussy et Mme d'Arcy et quelques officiers de la maison du Roi. Je vous assure que ce ne sera pas sans être occupé de tout ce qui nous afflige. Mme d'Haussy vous en rendra compte. Je ne me porte que trop bien, Mademoiselle. Croyez que je pense comme si j'étois à Saint-Cyr. Honorez moi toujours de vos bontés.

VILLEROY.

VI

M. de Caylus, évêque d'Auxerre, à Mlle d'Aumale[2].

A Paris, ce 20 septembre [1715].

Je sais Mme de Maintenon si accablée, Mademoiselle, que je ne veux point ajouter à sa douleur l'ennui d'une lettre ; mais aussi je manquerois à mon devoir si je n'avois de l'empressement à lui marquer combien je suis affligé pour elle et pour moi. Toutes les bontés dont le Roi m'a honoré me sont toujours présentes, et les dernières actions de sa vie me le font paroître encore plus grand, malgré la haute idée que j'avois de lui, et me donnent une ferme espérance de la miséricorde qu'il

1. Recueil Lesparre, tome II, p. 814.
2. Recueil Lesparre, tome I, p. 530.

aura trouvée auprès de Dieu. C'est ce que je lui demande, et, pour Mme de Maintenon, une soumission entière à un si grand sacrifice. Quand elle permettra qu'on aille lui faire sa cour et mêler ses larmes avec les siennes, je quitterai tout. Vous devez aussi trouver dans cette lettre, Mademoiselle, un compliment: vous avez à porter votre douleur et celle de Madame. Je vous plains beaucoup; mais aussi vous trouvez une grande ressource dans votre foi et dans votre raison. La pauvre Mme de Caylus est dans un état bien digne de compassion; elle passe les jours et les nuits à pleurer.

Je suis, avec beaucoup de respect, Mademoiselle, etc.

CH., ÉVÊQUE D'AUXERRE.

VII

M. de Fleury, ancien évêque de Fréjus à Mlle d'Aumale[1].

[Septembre 1715.]

Mademoiselle, mon premier devoir aussi bien que mon inclination eût été d'aller d'abord à Saint-Cyr assurer Mme de Maintenon de ma respectueuse reconnoissance[2]. Mais M. le maréchal de Villeroy m'en empêcha et me dit qu'elle ne vouloit absolument voir personne, ni même recevoir de lettres. C'est lui qui m'a dit que je pouvois prendre la liberté d'avoir l'honneur de vous écrire, quoique je n'aie pas celui d'être connu de vous. Je vous supplie donc, Mademoiselle, d'avoir la bonté de présenter mes très humbles respects à Mme de Maintenon. Je n'aurois pas de plus forte envie que de lui marquer à quel point je suis sensible à toutes les marques de bonté dont elle m'a honoré, sans l'avoir jamais mérité. Si, dans les suites, elle vouloit bien souffrir que je lui rendisse mes très humbles devoirs et qu'elle jugeât que mon caractère pût servir de prétexte à cette exception, ce seroit pour moi une consolation infinie. Dans quelque état que je sois, je conserverai toute ma vie toute la vénération qu'elle mérite, et je profite avec plaisir de cette occasion pour vous assurer du respect, etc.

AND.-HERC., ANC. ÉVÊQUE DE FRÉJUS.

VIII

Le cardinal Gualterio à Mme de Maintenon[3].

[Septembre 1715.]

Madame, comme il me sera impossible d'oublier jamais les obligations infinies que je vous ai, j'ose prendre la hardiesse de vous assu-

1. Recueil Lesparre, tome I, p. 119.
2. L'évêque avait été désigné comme précepteur du jeune Louis XV par le dernier codicille du testament de Louis XIV; il attribuait ce choix à Mme de Maintenon.
3. Recueil Lesparre, tome I, p. 191.

rer qu'il n'y a aucun de vos très humbles serviteurs qui prenne plus de part que moi à la juste douleur que la mort du Roi vous cause. Mon affliction en seroit augmentée au plus haut point, si elle pouvoit recevoir de l'accroissement dans cette conjoncture si douloureuse. Il faut pourtant nous soumettre aux décrets de la Providence qui, seule, peut véritablement être notre consolation. Je vous supplie très humblement, Madame, de me continuer l'honneur de votre grâce et de vos bontés. Elles me seront infiniment précieuses, et je tâcherai toute ma vie de m'en rendre digne par la reconnoissance et le très profond respect avec lequel j'ai l'honneur d'être, Madame, etc.

LE CARDINAL GUALTERIO.

IX

Le curé de Maintenon à Mme de Maintenon[1].

[Septembre 1715].

Madame,

N'ayant pas osé me mêler dans la foule des génies supérieurs qui ont essayé de vous consoler, j'ai différé jusqu'à présent de m'acquitter de ce devoir respectueux que m'inspire la situation où vous avez eu la bonté de me placer, et tant d'autres obligations infinies que je vous ai. Il n'y a, Madame, que Dieu qui vous puisse consoler après la perte irréparable que vous avez faite ; mais aussi, Madame, ce grand Dieu, il le peut faire, et il le fera avec plénitude, parce qu'il est père pour s'attendrir, et Dieu tout-puissant pour consoler, père des consolations, et Dieu des miséricordes. S'il vous a éprouvée, Madame, par la plus sensible affliction, c'est qu'il l'a jugée nécessaire pour vous élever à la plus éminente perfection ; c'est pour vous y préparer qu'il vous a inspiré le dessein de vous retirer de l'agitation du monde, et qu'il vous a fait depuis longtemps une solitude dans votre cœur pour vous y retirer. Saint Jean Chrysostome écrit à l'illustre Olympiade, accablée d'une tristesse inconsolable : « Vous avez fait de grandes choses ; mais il vous manquoit de souffrir. » Il lui cite ensuite saint Paul qui se glorifioit dans ses souffrances. Aussi est-il vrai, Madame, que l'affliction ajoute un nouveau lustre à la gloire des grandes âmes : il manque à leurs vertus, lorsqu'elles n'ont jamais été éprouvées par l'affliction ; la vertu souffrante attendrit tous les cœurs qui ont le goût de la vertu. L'exemple de Jésus-Christ souffrant est sans doute, Madame, votre unique consolation ; vous allez après lui, renonçant à vous-même et portant votre croix. Saint Bernard dit qu'il la faut prendre par le milieu et la charger sur ses épaules ; par le bout, elle est trop pesante. Quant au renoncement à nous-mêmes, et par conséquent à tout ce qui attache le cœur, renoncement nécessaire pour aller à la suite de Jésus-Christ,

1. Recueil Lesparre, tome I, p. 681.

vous savez, Madame, ce qu'il dit à ses apôtres peu de temps avant sa passion : « Il est expédient pour vous que je m'en aille; tant que je serai avec vous, le Saint-Esprit ne viendra point en vous. » Hé quoi, Madame, y avoit-il rien de plus capable d'attirer le Saint-Esprit sur eux que la présence de Jésus-Christ ! Ah ! c'est, disent quelques Pères de l'Église, qu'étant attachés à lui par un amour trop humain pour les perfections de son humanité, ce leur étoit un affoiblissement de celui qu'ils devoient avoir pour les perfections de sa divinité. Tant il est vrai, Madame, que ce Dieu jaloux ne veut point de concurrent et que, dans les attachements les plus légitimes, il peut y avoir de l'excès, ce qui fait que Dieu nous en ôte l'objet, afin que, notre cœur n'étant plus partagé, et nous donnant tout à lui, rien ne l'empêche de se donner tout à nous avec le poids infini de son amour. Vous avez beaucoup perdu, Madame ; mais vous y gagnez un bien plus grand affermissement dans la vertu. Ce fut par les plus rudes épreuves que le patriarche Job parvint à une si éminente sainteté. Dieu vous a ôté un grand appui, un grand support : c'est, Madame, qu'il veut être uniquement votre soutien. Vous perdez un grand roi, un bon ami ; un plus grand roi que lui, Jésus-Christ, tout puissant, roi de gloire, avec toutes ses grâces, ses beautés, ses charmes et ses attraits, se présente à vous et veut être le vôtre. Ce grand monarque que Dieu vous a ravi vous diroit sans doute, s'il vous pouvoit parler : « Madame, vous ne perdez pas au change ! Hélas, vous diroit-il, je n'ai jamais répandu une seule goutte de mon sang pour vous ! » Il pense toujours à vous, Madame, et à tous les bons sentiments que vous lui avez inspirés. Il sent plus vivement que jamais combien il les doit à vous. Si, après tant de messes célébrées pour sa délivrance dans toutes les églises de la France, il lui restoit encore à souffrir — ah ! Madame, le grand saint Chrysostôme dit que tous les péchés du monde plongés dans la miséricorde de Dieu ne sont que ce qu'est une goutte de fiel avec toutes les eaux de la mer. Que peut-on penser de cette miséricorde mêlée avec le précieux sang de Jésus-Christ ! — si ce pieux Roi, dis-je, étoit encore dans la souffrance, une chose lui seroit un surcroît de douleurs et lui tiendroit fort au cœur : c'est, Madame, que vous vous occupiez peut-être trop vivement de lui, jusqu'à vous abattre et vous affliger trop sensiblement. Il craindroit avec raison, si cela étoit, que ce ne fût un affoiblissement de cette constante vertu qu'il admiroit en vous. Comme vous vous êtes toujours intéressée pour son salut, il s'intéresse pour le vôtre ; il consentiroit que vous l'oubliassiez pour être uniquement et plus parfaitement à Jésus-Christ. Je crains, Madame, de parler avec trop de liberté : c'en est déjà une bien grande d'avoir osé vous écrire ; mais, vous ayant autant d'obligations que je vous en ai, comblé de vos bienfaits, appuyé de votre protection, je n'ai pu me dispenser de vous témoigner ma reconnoissance par les sentiments auxquels vous prenez le plus de part. J'hésitois, dans la crainte de renouveler votre douleur; mais ce qui augmente la douleur, dans le temps qu'elle est récente, la soulage dans un autre. Je prie Dieu de tout mon cœur qu'il donne sa bénédiction à cette lettre et qu'elle vous puisse donner quelque consolation.

Nous n'avons pas manqué, Madame, de célébrer dans les deux églises le service du Roi le plus solennellement et avec le plus de piété que nous avons pu, suivant les ordres que nous en avoit donnés Mgr l'évêque de Chartres, dans le temps prescrit. Mais ce seroit bien peu de chose si notre devoir et notre zèle se bornoient là.

Nous osons espérer, Madame, que votre retraite ne diminuera rien des bontés que vous avez eues pour nous.

J'ai l'honneur d'être, avec la plus respectueuse soumission et la plus vive reconnoissance, Madame, votre, etc.

Révérend,
prêtre indigne, curé de Maintenon.

X

M. de Fleury, ancien évêque de Fréjus, à Mlle d'Aumale[1].

[Début d'octobre 1715.]

Vous m'avez fait espérer, Mademoiselle, que Mme de Maintenon pourroit peut-être me permettre d'avoir l'honneur de lui aller rendre mes devoirs dans quelque temps. Je serois bien fâché de l'importuner par montrer trop d'empressement ; mais j'espère que le principe qui le cause le lui fera pardonner. Ce n'est pas seulement l'envie d'avoir l'honneur de la voir et de lui marquer ma reconnoissance qui me fait agir, mais encore pour le besoin que j'ai de ses conseils pour le poste dont je suis honoré et que j'espère qu'elle voudra bien ne me pas *refuser ; ils me sont très nécessaires*, et j'ai besoin d'être soutenu dans une place dont je connois le poids et l'importance. Je dois aussi vous demander, Mademoiselle, mille pardons de vous fatiguer ; la bonté avec laquelle vous avez déjà reçu ma première démarche vous attire encore cette seconde.

Je suis, avec un grand respect, Mademoiselle, etc.

A.-H., anc. évêque de Fréjus.

XI

La duchesse de Noailles à Mme de Maintenon[2].

Ce mercredi [23 octobre 1715.]

J'ai été charmée de recevoir votre lettre, ma chère tante. Je suis dans une véritable reconnoissance de l'espérance que vous donnez que j'aurai l'honneur de vous voir. Il me semble que la grosseur prodigieuse de mon ventre ne seroit point un empêchement pour aller à

1. Recueil Lesparre, tome I, p. 119 *bis*,
2. Recueil Lesparre, tome II, p. 931.

Saint-Cyr[1]. Je suis présentement fort incommodée ; je ne sais si la tristesse n'augmente pas encore mes maux. Je sors quelquefois pour faire des visites : je vais chez Mme de Caylus, pas aussi souvent que je le voudrois par le grand éloignement qu'il y a de son quartier au mien. J'ai vu Mme de Villette, qui a pensé mourir. Je vois des choses assez mélancoliques. M. le duc de Noailles passe sa vie en affaires, et je ne le vois qu'à dîner et à souper. Nous ne sommes pas dans le cas des parents des ministres, que vous trouviez qui jouissoient de la faveur sans en avoir les fatigues. Il ne nous parle que de misère et nous assure que nous n'aurons plus d'argent. Je m'aperçois de ce qu'il dit ; car les pensions ne sont [pas] payées. Vous voulez que je vous rende compte : j'obéis peut-être trop, ce détail étant fort ennuyeux.

Je ne suis point contente de cette petite fièvre dont vous me parlez ; je trouve qu'elle revient trop souvent et dure trop longtemps. Je desire plus que jamais que M. Baisse ait bien étudié sous M. Fagon, et qu'il ait pris de lui la manière de vous conduire.

La nouvelle de Paris d'aujourd'hui est que Monsieur le Premier a gagné son procès contre Monsieur le Grand[2]. Le conseil de finances desiroit fort que cette affaire fût jugée, parce que cela faisoit une grande dépense pour nourrir les chevaux. On parle de retranchements : l'État en a besoin.

Je ne ferai mes couches ni à l'hôtel de Noailles ancien ni au nouveau, le premier étant vendu à M. l'abbé d'Estrées et les conventions faites que l'on en soit sorti le 1er janvier. L'autre n'est pas assez avancé pour y pouvoir loger. Ainsi je vais habiter une maison très proche. La maîtresse me prête l'appartement d'en bas, et je serai comme dans l'hôtel de Noailles.

Voilà bien des nouvelles peu intéressantes pour vous, ma chère tante, et une longue lettre ; cependant, si elle ne vous importune point, j'aurai l'honneur de vous renouveler souvent les assurances de mes profonds respects et de la tendresse que j'aurai toute ma vie pour vous.

La duchesse de Noailles.

XII

L'abbé de Trouville, prieur d'Avon, à Mme de Maintenon[3].

Ce 26 octobre 1715.

Madame, après vous avoir assurée de mes très humbles respects et de mes chétives prières, je vous dirai que nous avons achevé la quarantaine pour le Roi défunt. Nous avons laissé pendant ces quarante jours un mausolée que nous avions fait le mieux qu'il nous a été possible.

1. Elle était enceinte de son fils Philippe, qui naquit le 7 décembre suivant.

2. Le jugement fut rendu le 22 octobre 1715 (*Saint-Simon*, tome XXIX, p. 170 et suivantes).

3. Recueil Lesparre, tome I, p. 948.

Je vous dirai en même temps que je serois bien aise de me retirer, mais que je n'en ferai rien que je n'aie votre permission. J'en ai de véritables sujets. Premièrement, je deviens pesant et ne puis plus agir comme j'ai fait autrefois. J'ai un rhume perpétuel, outre une autre infirmité qui m'est arrivée en courant à un malade, en sautant un fossé pour éviter le mauvais chemin. J'ai outre cela une antipathie très grande pour confesser. Si toutes ces raisons ne vous paroissent point valables, je me soumettrai à ce que vous jugerez à propos.

J'ai distribué l'argent de vos meubles comme vous me l'avez ordonné : il y a 50 écus pour nos apprentisseurs cordonniers, 130 livres pour le maître d'école, et le reste pour la petite Geoffroy, de Saint-Aubin. Elle n'est point allée chez Mme de Caylus, parce que ladite dame m'a mandé qu'elle en avoit une autre. J'ai les trois louis de Mme de Noailles, que je donne peu à peu à son vieillard ; les dix de Mme de Dangeau seront donnés aux plus nécessiteux. J'en ai déjà donné quelque chose à trois pauvres femmes en couches, toutes trois fort pauvres : ce sont la Mancheuse, la Marie Lami et Louise Roger, qui sont toutes trois accouchées au commencement de ce mois. La pauvreté n'est plus si grande ; le pain est à bon marché ; ils ne payent plus de tailles. Ils ont sujet de bien prier Dieu pour vous, Madame, de leur avoir procuré un si grand bien ; car, pour moi, je n'ai rien fait que sous vos auspices. Ils vous ont toute l'obligation. Cela me fait plus d'honneur que je ne mérite.

Comme les tailles sont ôtées, les loyers sont plus chers. Il y a quatre ou cinq bons enfants qui ont pris des maisons à rente : il leur faudroit quelque secours pour réparer lesdites maisons. Si vous trouvez à propos, j'emploierai ce qui me reste à cela. Je ne veux rien faire que de concert avec vous. Si j'avois quelque chose, j'achèterois encore quelques ruches ; c'est une charité dont ils se sentent longtemps et qui les met en avance. Si j'avois de l'argent, j'en achèterois quelques-unes ; mais les dépenses que j'ai faites pour suivre leurs affaires m'ont mis hors d'état de cela.

Je vous supplie, Madame, d'avoir la charité de me mander votre sentiment sur toutes ces choses-là. J'attends votre réponse pour faire un voyage à Paris. Si vous vouliez me permettre d'aller vous voir, cela me feroit un véritable plaisir. Je ne ferai rien sans vos ordres.

En les attendant, je suis, Madame, etc.

de Trouville.

XIII

Le maréchal de Villeroy à Mlle d'Aumale[1].

A Paris, ce 27 octobre 1715.

Je vous envoie une lettre de Mme de Caylus pour Madame.

Je ne me servirai que rarement, Mademoiselle, de la liberté que

1. Recueil Lesparre, tome II, p. 836.

Madame m'a donnée d'avoir l'honneur de lui écrire, pour lui éviter la peine, à laquelle son honnêteté la porteroit, de me faire réponse. Je n'ai jamais rien à lui mander quand j'ai l'honneur de lui écrire; mais ce n'est pas la même chose quand elle me souffre au chevet de son lit. Je vous supplie de lui dire que, sans me commettre à l'importuner, que je desire toujours de lui rendre mes respects. Après les devoirs que je dois au Roi, c'est le temps de ma vie que j'emploie avec le plus de plaisir. Préparez-vous de voir bientôt bonne compagnie : M. le duc de Noailles m'a dit qu'il devoit aller à Saint-Cyr incessamment. Je crois qu'il ne vous en quittera pas à si bon marché que moi. Aussi sera-t-il bien raisonnable de mettre tant par écuelle pour le régaler. Je vous prie de me mander des nouvelles de Madame et des vôtres et de me croire toujours l'homme du monde le plus fidèlement attaché à Saint-Cyr.

Ma santé est assez bonne, malgré un mouvement continuel qui m'entraîne malgré moi. J'ai vu M. votre frère; il vous rendra compte de ce que je lui ai dit. Il faut tout tenter.

VILLEROY.

XIV

Le maréchal de Villeroy à Mme de Maintenon[1].

A Vincennes, ce 11 novembre 1715.

Malgré l'empressement que j'aurai toujours de vous voir, Madame, vous mettrez des bornes à mon impatience telles qu'il vous plaira. Ne craignez plus les éclaircissements de ma part, ni que je vous fasse des reproches. Je vois bien, Madame, qu'il ne faut pas vous dire les vérités qui vous peuvent plaire et vous taire celles qui vous font de la peine, c'est-à-dire, Madame, bannir du commerce dont vous voulez bien m'honorer une confiance abandonnée qui faisoit la seule consolation qui me reste. Les affaires m'obligent et m'inspirent un éloignement continuel pour les choses que je suis forcé de faire. Le seul attachement à la personne du Roi, c'est à quoi je voudrois être assujetti. Comme tout cela ne regarde que ma situation particulière, j'espère, Madame, que vous voudrez bien me laisser la liberté de vous ouvrir mon cœur sur ce qui me regarde personnellement.

Le Roi se porte parfaitement bien. Tout est dans un grand mouvement en Angleterre, et vous voudrez bien savoir que M. le chevalier de Saint-Georges est présentement exposé aux plus grandes aventures; Dieu veuille protéger ses justes entreprises!

M. le cardinal de Rohan aura l'honneur de vous voir aujourd'hui. Je crains bien que l'entretien qu'il aura avec vous ne vous cause de nouvelles peines. Mon respect et mon attachement pour vous ne finiront jamais.

VILLEROY.

1. Recueil Lesparre, tome II, p. 839.

XV

Le cardinal de Bissy à Mme de Maintenon[1].

A Paris, le 13 novembre 1715.

Mon premier soin en arrivant, Madame, a été de m'informer de l'état de votre santé auprès de M. le cardinal de Rohan, qui a eu l'honneur de vous voir depuis peu. Il m'a appris qu'elle n'étoit pas mauvaise, ce qui m'a infiniment réjoui, et il a été très touché et très édifié de son entretien. Je n'en suis pas surpris.

Il m'a dit entre autres choses, Madame, que vous l'aviez fort exhorté à demeurer bien uni avec moi. Je crois qu'il le fera exactement; car il est plein d'honneur et a l'âme très droite. Fasse le ciel que notre union puisse être de quelque utilité à l'Église! D'avance je vous réponds, Madame, que nous ne gâterons rien. Vous savez si personne desire plus la paix que nous et si nous n'avons pas toujours fait tout ce qui dépendoit de nous pour la procurer.

Je fis faire vendredi dernier, à Meaux, un service pour le feu Roi. Son oraison funèbre fut très belle; Saint-Cyr n'y fut pas oublié. J'ai envie de la faire imprimer. Elle fut prononcée par M. l'abbé Couturier, mon théologal, qui prêche fort bien dans Paris depuis fort longtemps. Je serai ici jusqu'aux Quatre-Temps de décembre, que je m'en retournerai à Meaux.

Je vous supplie, Madame, de me faire donner de temps en temps de vos nouvelles par Mlle d'Aumale.

Je demeurerai toujours, Madame, avec un respect infini, votre très humble et très obéissant serviteur.

LE CARDINAL DE BISSY.

XVI

M. Madot, évêque de Chalon-sur-Saône, à Mme de Maintenon[2].

A Chalon, ce 24 novembre 1715.

Madame, il est triste, quand on a le cœur aussi plein de respect que je l'ai pour vous, de se trouver éloigné de quatre-vingts lieues de Saint-Cyr. L'imagination, ingénieuse à tourmenter et à faire de la peine, offre mille objets d'inquiétude [et de] crainte : votre santé chancelante, votre grande solitude, l'ingratitude des hommes, tout cela se présente jour et nuit à mon esprit pour l'affliger, et, ce qui met le comble à ma peine, c'est de voir que moi, qui voudrois tout sacrifier pour vous donner des preuves de mon attachement aussi inviolable que respectueux et de ma reconnoissance, qui durera jusqu'à la mort, je ne puis cependant

1. Recueil Lesparre, tome I, p. 154.
2. Recueil Lesparre, tome I, p. 462.

vous être bon à rien. Je vous remercie de la liberté que vous m'avez donnée d'avoir l'honneur de vous écrire quelquefois : j'en avois besoin pour soulager mes inquiétudes. J'userai de cette grâce avec discrétion. Ce ne sera pas sans résister souvent aux tentations que j'aurai d'en abuser ; mais la crainte de vous être importun m'arrêtera.

J'ai trouvé mon diocèse assez dans les mêmes dispositions où il a toujours été à mon égard, à quelques particuliers près, qui m'ont voulu faire sentir ce que l'affliction de mon cœur ne me permettra jamais d'oublier. La plus grande peine que je ressens, c'est d'être hors d'état, par la pauvreté de mon siège, d'y faire les aumônes qu'il conviendroit : mais je fais ce que je puis ; j'espère que Dieu et les hommes en seront contents.

J'ai l'honneur d'être, avec un très profond respect, etc.

FRANÇOIS, ÉVÊQUE DE CHALON.

XVII

La comtesse de Saint-Géran à Mme de Maintenon[1].

Jeudi au soir [1715].

Je m'étois flattée, Madame, que dans le parti que vous avez pris de vous séquestrer au public, vous ne pousseriez pas la chose tout à fait à la rigueur pour moi. Je n'en murmure point, Madame ; mais permettez moi de m'affliger de n'avoir plus du tout l'honneur de vous voir. Ne prenez point ceci pour une insinuation importune et qui vous oblige à rien qui vous dérange : pourvu que vous me permettiez de vous empêcher de m'oublier tout à fait, ce me sera une consolation. Permettez la moi dans tous mes maux, qui augmentent tous les jours avec mes années. Je joins au sacrifice que j'en devrois faire à Dieu celui de ne vous pas assurer plus souvent de mon respect et de ma tendresse, qui ne finira jamais, Madame ; car je vous aimerai, s'il vous plaît, toute ma vie, avec tant d'attachement que je ne sache point de terme pour avoir l'honneur de vous l'exprimer. Ayez au moins toujours un peu de bonté pour moi ; vous savez bien à quel point je vous suis dévouée.

LA COMTESSE DE SAINT-GÉRAN.

XVIII

Le maréchal de Villars à Mme de Maintenon[2].

A Paris, le 18e février 1716.

Je partois, Madame, pour aller chercher à vous rendre mes respects,

1. Recueil Lesparre, tome II, p. 531.
2. Recueil Lesparre, tome II, p. 858. Dans ce recueil cette lettre est

et au hasard de revenir à Saint-Cyr sans avoir l'honneur de vous voir, si Mme de Caylus ne m'avoit assuré très positivement que ce seroit une peine pour vous de me savoir à votre porte sans me faire entrer. Je me suis rendu à ses raisons, bien que je souffre plus que je ne puis vous dire de partir pour un assez grand voyage sans avoir l'honneur de prendre congé de vous. Je vais en Provence, pressé par la malheureuse situation de cette province, à laquelle je dois, en conscience et en honneur, aller donner mes soins pour empêcher sa ruine totale, surtout de la ville de Marseille, autrefois la plus florissante du royaume, et présentement sur le point d'être abîmée, plus par les divisions, les inimitiés des principaux habitants [et de son] administration que par les malheurs de l'État.

J'envoie à Mme de Vertrieux[1] des monuments de respect rendus à la mémoire du feu Roi par l'Empereur même, qui, faisant voir l'admiration des puissances qui nous ont toujours regardés comme leurs mortels ennemis, élèvent encore plus la gloire de notre grand Roi. Je prends la liberté de faire connoître à l'Empereur combien les François sont pénétrés de reconnoissance des sentiments que S. M. I. fait paroître sur la perte que nous avons faite, et j'écris une très grande lettre au prince Eugène sur cela.

Je vous supplie très humblement, Madame, de m'honorer toujours de vos bontés, que je mérite par l'attachement fidèle et respectueux et la parfaite vénération avec laquelle j'ai l'honneur d'être, etc.

VILLARS.

XIX

M. de Fleury, ancien évêque de Fréjus, à Mlle d'Aumale[2].

[Février 1716.]

Vous avez trouvé bon, Mademoiselle, que j'eusse l'honneur de m'adresser à vous pour vous demander des nouvelles de Mme de Maintenon. La petite vérole, qu'on m'a dit être encore à Saint-Cyr, m'en a défendu jusqu'à cette heure le chemin; mais, si elle cessoit, j'aurois une extrême impatience d'y aller. Je vous supplie, Mademoiselle, d'avoir la bonté de me donner avis quand elle aura cessé, et si Mme de Maintenon me permettra d'avoir l'honneur de l'aller voir.

M. le maréchal de Villeroy m'avoit demandé de sa part six exemplaires de ma lettre pastorale[3], et je n'ai pu lui en envoyer que trois. J'en ai

attribuée au maréchal de Villeroy et classée parmi les siennes; elle est sûrement de Villars, qui était gouverneur de Provence et dont Dangeau (tome XVI, p. 322, 17 février 1716) annonce le départ prochain pour ce pays.

1. Supérieure de Saint-Cyr.

2. Recueil Lesparre, tome I, p. 115.

3. Probablement celle qu'il avait adressée à ses diocésains en quittant le siège de Fréjus, en avril 1715 (notre tome XXVI, p. 88).

retrouvé depuis, et, si elle le souhaite, j'aurois l'honneur de lui porter quand elle l'ordonnera. Il paroît un écrit dont je ne sais pas l'auteur et qu'elle sera peut-être bien aise de voir.

Le Roi se porte en perfection ; mais la division qui est survenue entre le gouverneur et la gouvernante[1] est une scène bien affligeante pour ceux qui ont à vivre avec tous les deux.

Je vous supplie, Mademoiselle, d'être bien persuadée du respect avec lequel je suis, etc.

A.-H., ANCIEN ÉVÊQUE DE FRÉJUS.

XX

La duchesse de Noailles à Mme de Maintenon[2].

[Début d'avril 1716.]

J'ai eu un très grand plaisir d'apprendre de la bouche même de Mme de Dangeau que vous étiez en bonne santé, ma très chère tante, malgré le mauvais air que vous respirez. Mme de Caylus m'a dit de votre part des choses bien agréables, auxquelles j'ai été très sensible. Elle m'a pourtant affligé, quand elle m'a parlé de la continuation de la petite vérole. J'ai passé la plupart de l'après-dînée aux Filles de Sainte-Marie, où sont Mme la maréchale[3] et mes trois filles. L'aînée fera, cette semaine, sa première communion, et la seconde sera confirmée.

On parle toujours de quelques mariages nouveaux : celui de Mlle de Luxembourg avec M. le marquis de Villeroy. Il peut se consoler de celui qu'il a manqué par celui qu'il fait ! On paroît très aise dans la maison de Rohan de celui de M. de la Meilleraye et de Mlle de Rohan. Le marié est un peu jeune : il n'a que quatorze ans, et la fille a vingt ans ; on dit même qu'elle en a davantage.

Le démêlé des ducs avec le Parlement est plus aigri que jamais. La noblesse est dans une grande fureur contre les ducs. Ils ont fait des assemblées, où ils ont résolu de prouver à M. le Régent que presque toutes les prérogatives dont ils jouissoient n'étoient que des usurpations ; ils ont même fait un écrit. Enfin la moitié du monde est brouillée avec l'autre. M. le duc de Noailles se conduit fort sagement dans cette division. Nous sommes dans un étrange temps ; les chansons pleuvent et les personnes les plus en dignité ne sont point épargnées : on les chante dans les rues. Je suis si lasse du monde que je suis tentée très souvent de me retirer.

La pauvre cousine est toujours malade. Je m'étois flattée, pendant quelque temps, qu'elle étoit guérie.

1. A cause de la rupture du mariage conclu entre le marquis de Villeroy et Mlle de Rohan en février 1716.
2. Recueil Lesparre, tome II, p. 927.
3. La maréchale de Noailles, sa belle-mère.

Malgré tout ce que l'on fait pour raccommoder les affaires du Roi et pour faire circuler l'argent, on n'en voit point du tout. Personne ne paye ni ne prête.

Voilà assez dire des nouvelles qui vous importent peu. Quand je pouvois avoir l'honneur de vous voir, je trouvois l'écriture importune ; présentement, c'est un grand soulagement, très grand pour moi, n'ayant que cette seule manière de vous entretenir et de vous dire que je vous aime mille fois plus que vous ne pouvez l'imaginer.

Mme la maréchale de Boufflers m'a priée, ma chère tante, de vous assurer de ses respects.

La duchesse de Noailles.

XXI

La duchesse de Noailles à Mme de Maintenon[1].

[15 avril 1716.]

Que la semaine sainte est fatigante pour les gens délicats ! Je crains bien qu'elle ne vous ait mise sur les dents. Pour moi, ma chère tante, à qui vous avez dit plusieurs fois que la dévotion seyoit fort mal, je n'en puis plus. Je passai le jour que je fis mes Pâques aux Carmélites ; je me sentis assez fâchée de voir ma chambre prise pour la suite de Mme la duchesse de Berry. Elle prend à toutes ; elle a voulu avoir la loge de Mme la maréchale de Villars à l'Opéra[2] et ma chambre aux Carmélites. Voilà deux rapts bien différents. Nos pauvres religieuses profitent de cette fantaisie ; elle leur a donné deux mille livres d'argent et d'autres bagatelles.

Mme de Villette a été fort aise d'avoir l'honneur de vous voir. La pauvre femme est bien à plaindre ; une mauvaise santé et des chagrins domestiques, c'est assez pour accabler. Je lui ai tenu compagnie souvent et j'ai admiré son courage.

Changeons de propos et prenons en un un peu moins triste, mais peu s'en faut. Mlle de Luxembourg et M. le marquis de Villeroy se sont mariés cette nuit à notre paroisse de Saint-Ouen[3]. On a fait de très beaux présents à la mariée : des diamants, beaucoup de boîtes d'or et d'autres bijoux, et quatre cents louis. Je ne doute point que M. de Mazarin ne se pique d'honneur et n'enchérisse encore en faveur de Mlle de Rohan[4]. Je ne l'ai point vue ; mais on dit qu'elle a de la beauté, mais boiteuse.

1. Recueil Lesparre, tome II, p. 920.

2. Les journaux de la cour n'ont pas parlé de cette affaire, qui s'était arrangée sans doute à l'amiable.

3. Dans la nuit du 14 au 15 avril 1716 : notre tome XXIX, p. 351.

4. Mlle de Rohan avait été fiancée au marquis de Villeroy ; mais le mariage s'était rompu, et, tandis que Villeroy épousait Mlle de Luxembourg, elle se mariait avec le duc de la Meilleraye, fils du duc Mazarin (*ibidem*, p. 350-351).

Les gens d'affaires ont recouvré leur liberté moyennant la confession générale de leurs biens; ils peuvent sortir, hors ceux qui sont en prison. M. le duc de Noailles a eu un peu de campo pendant cette quinzaine. J'espère que bientôt j'aurai l'honneur de vous voir; je m'en fais un très grand plaisir : je ne puis m'accoutumer à notre séparation.

LA DUCHESSE DE NOAILLES.

XXII

Mme de Maintenon au duc de Noailles[1].

5 mai [1716].

Il faudroit être difficile pour trouver à redire au mariage que vous venez de faire[2], et de plus il suffit que vous soyez content pour que je le sois. Vous faites trop pour moi de me demander encore mon consentement; vous l'aviez déja. Je desire la continuation de votre amitié, mais d'être oubliée de tout le reste. Vous me feriez un extrême plaisir de ne point amener ici M. le prince Charles; une telle visite ne convient point à une vieille retirée dans un couvent, et vous êtes trop raisonnable pour penser autrement. Vous me connoissez assez pour ne pas douter de ma sincérité. Après cela, si vous vous opiniâtrez à vouloir m'amener ce gendre, dont il est bien juste d'être aussi charmé que vous l'êtes, je ne puis point vous refuser.

MAINTENON.

XXIII

Mme de Maintenon au duc de Noailles[3].

8 mai 1716.

Je reçois dans le moment votre billet, mon cher duc. Vous ne devez pas douter que je n'aie une grande envie de vous voir. J'attends après dîner M. du Maine et lundi Mmes de Dangeau et de Caylus. Mme la duchesse de Noailles les suivra de près, si elle peut, et Mme de Lévis me demande à venir. Je vous rends ce compte dans la peur que vous ne trouvassiez ici quelqu'un, ou qu'on vînt nous interrompre. Mme de Ventadour et le cardinal de Rohan veulent me voir; le maréchal de Villeroy m'a vue.

MAINTENON.

1. Original : manuscrits de Mouchy, tome III, p. 304.
2. Celui de sa fille aînée avec le prince Charles d'Armagnac.
3. Original : manuscrits de Mouchy, t. III, fol. 305.

XXIV

Mme de Maintenon à Mme de Dangeau[1].

Ce 2 juin 1716.

Il est vrai, Madame, que de quelque côté qu'on se tourne on ne voit qu'affliction, et pour soi et pour ses amis. J'espère que Mme la marquise d'Harcourt[2] se tirera d'affaires par sa jeunesse. M. le maréchal de Villeroy est une grande preuve qu'on n'est point heureux par les biens de la fortune.

Il est vrai, Madame, que je reçus une lettre de lui, ayant la fièvre et une très grande douleur de tête. Il fallut le mander pour m'excuser sur la brièveté de ma réponse; mais je l'avois prié de n'en rien dire. J'avois une grande envie de voir ce que vous m'offrez, et j'ai prié Mme de Caylus de vous pressentir avec sa grande discrétion ; mais, Madame, vous prévenez tout ce qui peut faire plaisir. Je n'abuserai point de cette confiance.

M. le duc du Maine demande à venir ici vendredi. Je lui réponds que la petite vérole y est toujours. J'eus hier M. le duc de Noailles; il dîna avec moi. Je lui trouvai l'embonpoint d'un financier et encore quelque reste de gaieté?

Les demoiselles de Saint-Cyr trouvent qu'il y a grand plaisir de monter sur le théâtre pour M. de Dangeau, et prétendent n'avoir jamais été écoutées avec tant d'attention ni si bien louées. Notre supérieure est assez mal, et je ne vois que tristesse.

Adieu, Madame. Votre lettre, très barbouillée, me vint hier au soir fort tard par un petit messager encore plus barbouillé. On l'accusa de mentir en disant qu'il portoit une lettre de vous. Il persista, et on vint à moi pour reconnoître l'écriture, qui me sauta aux yeux, et encore plus au cœur. Il me fit dire qu'il alloit coucher à Versailles et que, si je voulois, il viendroit demain prendre ma réponse. Je l'attends, Madame, ravie de trouver encore cette occasion de vous assurer de ma sensibilité pour la manière dont vous en usez avec moi, quoique j'y trouve pourtant quelque cruauté.

MAINTENON.

XXV

Le maréchal de Villeroy à Mme de Maintenon[3].

A Villeroy, le 10e juin 1716.

Je suis dans un lieu, Madame, qui me rappelle sans cesse vos bontés et les temps que vous m'en donniez les marques les plus essentielles,

1. Original ; vente Ét. Charavay du 30 janvier 1891, n° 86.
2. Fille du duc de Villeroy, et alors très malade.
3. Recueil Lesparre, tome II, p. 862.

me trouvant éloigné des bonnes grâces du Roi. Que n'ai-je point à me dire et que ne me dis-je point sans cesse pour me faire sentir tout ce que je vous dois ! Je suis dans la chambre que vous habitiez. Je m'y représente ce qui me cause une douleur bien plus vive que celle que je ressens de la nouvelle perte que je viens de faire[1]. Enfin, Madame, je me dis sans cesse que j'ai tout perdu ; qu'il ne peut plus m'arriver, dans le peu de vie qui me reste, [rien] qui me console de ce que j'ai perdu ; que vous seule, Madame, auprès de qui je pourrois trouver des adoucissements, l'on ne peut être en commerce avec vous par la séparation où vous êtes du monde ; mais cependant vous êtes mon unique ressource, car je ne trouve qu'en vous les mêmes sentiments d'attachement et de douleur pour ce que nous avons perdu. J'ose avancer que, si vous voyiez ce que je suis forcé de voir malgré moi, vous seriez encore plus à plaindre que vous n'êtes.

Finissons, Madame, de si [tristes] représentations. Je suis encore un peu incommodé, et, quand je ne le serois pas, je me reposerai ici le plus longtemps que je pourrai. J'ai tous les matins [des nouvelles] du Roi. Il se porte bien, Dieu merci, c'est tout ce qui m'occupe. Du reste, Madame, je ne vous manderai aucune nouvelle, car je n'en sais point de celles qui vous intéressent. J'aurai l'honneur de continuer de vous écrire, puisque vous recevez avec bonté tout ce qui vient de moi.

VILLEROY.

XXVI

Mme de Maintenon au marquis de Tigny[2].

A Saint-Cyr ce 19 juin [1716].

J'étois au lit hier quand on m'apporta votre lettre, Monsieur, et je vous assure que la douleur de tête qui m'avoit fait mettre au lit ne put m'empêcher de sentir toute la joie dont je suis capable. Je suis bien aise que le nom subsiste, et encore plus aise de voir perpétuer une famille de gens de bien. J'espère que vous ferez de cet enfant un bon catholique, un bon citoyen et un bon sujet. J'embrasse de tout mon cœur l'accouchée, et je la prie de se conserver ; car la santé du reste de sa vie en dépend. Il faut qu'elle croie ceux qui ont de l'expérience là-dessus, et non pas son courage. Elle retarderoit, en se forçant pour

1. La mort de sa petite-fille, la marquise d'Harcourt, arrivée le 4 juin.

2. Original ; vente Charavay du 28 janvier 1893, n° 61. — Le destinataire de cette lettre est Louis d'Aubigné, ou plutôt d'Aubigny, marquis de Tigny, à la famille duquel Mme de Maintenon prétendait se rattacher. Son fils, Louis-François, titré comme d'Aubigné et marié à une le Breton de Villandry, venait d'avoir son second fils, Balthazar-Urbain, connu plus tard sous le nom de chevalier d'Aubigné.

se hâter, le voyage qui va être son plus grand desir. Vous ne me mandez point, Monsieur, si le comte d'Aubigné est parti et s'il a été présent à l'accouchement. En quelque lieu qu'il soit, je vous supplie de lui faire mon très sincère compliment. Je prends la liberté de vous charger encore de celui que je fais à M. l'archevêque de Rouen, car je ne sais où le prendre. Il m'a écrit qu'il étoit enfoncé dans la forêt d'Eu, où les lettres n'abordoient point. Il me donne quelque espérance de venir ici à la fin d'août. Tout cela, Monsieur, ne convie pas à écrire, et que pourrois-je lui mander qui ne le pénétrât de douleur ? Je ne puis pourtant regarder l'arrêt du parlement d'Aix comme un malheur; il est si outré et si insoutenable, ce me semble, qu'il est impossible que Mgr le duc d'Orléans ne voie la rage du parti. Il a bon esprit, et j'espère toujours que, après avoir essayé d'accommoder ces tristes affaires, il se déclarera pour l'ancienne et véritable catholicité. Vous me ferez plaisir, Monsieur, de me mander des nouvelles de Mme d'Aubigné jusques à ce que tout danger soit passé. Je ne chercherai point de compliments pour finir ma lettre; vous ne doutez point de mes sentiments et que je ne sois de vous et de tout ce qui vous est le plus cher, Monsieur,

La très humble et très obéissante servante,

MAINTENON.

Adresse: A Monsieur, Monsieur le marquis de Tigny, rue d'Enfer, à Paris.

XXVII

Mme de Maintenon à M. de Mérinville, évêque de Chartres[1].

A Saint-Cyr, ce 2 juillet 1716.

La cordialité de votre lettre, Monsieur, me fait autant de plaisir que la sécheresse de votre conduite m'avoit fait de peine. Il ne m'est jamais revenu un mot de tout ce que vous avez eu la bonté de vous informer sur mon sujet, et je vous conjure de vous adresser à moi-même, quand vous voudrez savoir de mes nouvelles. Non, Monsieur, je ne vous demande point de m'écrire deux fois la semaine; j'en serois bien fâchée. Mais je vous prie que, lorsque vous avez des sujets de m'écrire, il y ait quelque mot d'un évêque à une de ses brebis où il s'intéresse, et dont il desire le salut. Je vous demanderois des avis, s'il me revenoit quelque chose qui en méritât.

Ne me plaignez point, Monsieur, sur la différence de ce que je suis et ce que j'étois; Dieu me fait la grâce de ne point sentir cet endroit-là, et je voudrois de tout mon cœur être plus oubliée que je ne le suis des gens de la cour. Les visites que je reçois ne me font que de la peine.

1. Original : vente Charavay du 5 juin 1897, n° 61.

Je vous rends mille grâces des permissions que vous me donnez; je n'en abuserai pas. Je ne suis point dans le cas de la régularité de ne pas jouer que l'année ne soit passée; j'ai joué depuis un mois quelquefois, aux instantes prières de Mlle d'Aumale, qui aime le jeu et qui s'ennuie plus que moi. Je ne l'aime point et je n'en sais pas un. Je n'avois jamais joué, quand la dernière Dauphine vint en France. Mais, comme elle venoit chez moi suivie d'un grand nombre de femmes, j'établis le jeu, trouvant qu'il est plus innocent que la conversation. Je voudrois pouvoir jouer quelquefois sans m'en cacher; il me semble que ce personnage-là ne me convient point. Je dis cela pour le piquet; car, pour le trictrac, les gens les plus réguliers y jouent. Je vous demande votre avis là-dessus. Tout est ici, Monsieur, renouvelé en ferveur; c'est l'effet de votre visite.

MAINTENON.

Au dos : A Monsieur, Monsieur l'Évêque de Chartres, à Chartres.

XXVIII

Le maréchal de Villeroy à Mme de Maintenon[1].

A Paris, le 3 octobre 1716.

Je souffre bien impatiemment, Madame, la loi que vous m'imposez de ne point aller à Saint-Cyr; c'est un sujet bien véritable d'affliction pour moi, Madame, de ne pouvoir vous rendre tous les respects que je vous dois, et de demeurer dans le silence sur bien des choses qu'on ne sauroit commettre sur le papier; car, Madame, j'ose vous assurer que, [parmi] tous ceux et celles qui [sont] à portée [de] vous parler, personne ne le fait avec tant d'abandon que moi, et ce m'est une consolation particulière de vous ouvrir mon cœur avec une confiance sans bornes. Ne pouvant que vous écrire, il faut traiter les matières générales.

Vous êtes bien instruite des affaires de la Constitution. Je sais qu'on prend soin de vous en informer. L'ouvrage de M. le cardinal de Rohan et de ses évêques a été ou doit être envoyé à M. le Régent. Les gens les plus capables sont persuadés que le parti des deux cardinaux le pressera autant qu'il lui sera possible, pour parvenir à un accommodement; mais l'on doute fort, malgré bien des assurances réitérées, que M. le cardinal de Noailles apporte de sa part les facilités qu'on espère. Par l'ancienne connoissance que vous avez de ces affaires-là, Madame, vous en jugerez mieux que personne. Il y a un mois que je suis éloigné des affaires, sans entendre parler de rien.

Depuis que je suis ici, il me revient que les choses se disposent assez

1. Recueil Lesparre, tome II, p. 869.

favorablement pour faire des alliances, qui est ce que nous pouvons desirer de mieux. La santé du Roi est parfaite, grâce à Dieu ; mais l'air est si empesté à Paris qu'on est toujours dans de continuelles inquiétudes. Je retourne à Villeroy, chez moi, pour deux jours ; après quoi je reviendrai à Paris pour n'en plus partir. Mon respect et mon attachement pour vous, Madame, ne finiront qu'avec ma vie.

VILLEROY.

Je soupe ce soir chez Mme de Caylus avec Mme de Dangeau ; jugez, Madame, ce qui fera la matière de notre conversation et de nos regrets. Si Mlle d'Aumale étoit bien sage, elle changeroit d'air.

XXIX

Le maréchal de Villeroy à Mme de Maintenon[1].

A Villeroy, le 6 octobre 1716.

Si je n'étois point attaché par un devoir indispensable auprès du Roi, je vous supplie de croire, Madame, que la campagne et la séparation du grand monde me conviendroient infiniment, dans la situation de cœur et d'esprit où je me trouve. C'est uniquement le Roi qui fait mon attachement ; il est inutile d'en dire davantage.

Je suis entièrement de votre avis, Madame, sur les affaires de l'Église. L'on parlera beaucoup de part et d'autre ; le parti de nos deux cardinaux sera facile en tout ; mais jamais celui du cardinal de Noailles ne se joindra au leur. Depuis la mort du Roi, M. le Régent a été amusé ; je crois que cela ne changera pas. C'est un grand malheur.

Je vous envoie, Madame, une lettre que je viens de recevoir de Mme la princesse des Ursins. Je lui envoierai avec plaisir ce qu'elle me demande, et je lui répondrai sur tout ce qui vous regarde comme je sais bien que vous le desirez. Elle est bien heureuse d'être à Gênes. Il me paroît par sa lettre qu'elle est dans une situation tranquille. Comme vous la connoissez infiniment, Madame, par le long commerce qu'elle a eu avec vous, je suis assuré que vous lui croyez de très bonnes qualités. Dieu veuille qu'elle sache faire un bon usage de son esprit, pour vivre en repos jusques à la fin [de ses] jours. Ce qu'elle a éprouvé du monde dans les dernières années doit lui donner une grande joie d'en être séparée.

Je suis, Madame, le plus véritable et le plus respectueux de tous vos très humbles serviteurs.

VILLEROY.

1. Recueil Lesparre, tome II, p. 872.

XXX

Mme de Maintenon au duc de Noailles[1].

De la solitude [1716].

Nous voilà sur un bon pied. Vous êtes un des hommes du monde que je vois le moins; mais, comme je ne laisse pas de penser à vous, mon cher duc, je ne puis avoir de joie sans desirer d'en jouir avec vous. Les Anglois sont bien aimables; faut-il que notre cardinal[2] trouble notre joie! Voyez la lettre d'un très bon évêque; il ne faut point me la renvoyer. Je voudrois que vous pussiez ce qu'il desire.

(Paraphe.)

XXXI

Le cardinal de Bissy à Mme de Maintenon[3].

Ce 8 février 1717.

MM. de Tigny et d'Aubigny, qui ont dîné avec moi ce matin, Madame, m'ont fort affligé en m'apprenant que vous aviez toujours cette petite fièvre qui, par le passé, nous a tant alarmés, et dont je crains toujours également les suites. Je mêle en même temps, Madame, mes douleurs aux vôtres sur la perte infinie que nous venons de faire d'un magistrat aussi accompli en tout que l'étoit M. Voysin[4], et que les conjonctures présentes nous rendent plus sensible.

Notre malheureuse affaire m'occupe si fort matin et soir, que je n'ai pas pu encore trouver un jour, Madame, pour vous aller rendre mes très humbles devoirs. Plus nous avançons et moins j'espère une bonne issue. Dans une quinzaine de jours au plus tard nous saurons à quoi nous en tenir. J'aurai aussitôt l'honneur de vous aller rendre compte de ce qui se sera passé, étant bien persuadé qu'une affaire dans laquelle vous êtes tant de fois entrée ne vous est pas devenue indifférente par le zèle que vous avez pour l'Église et pour le repos de cet État.

Je serai toujours, Madame, avec tout le respect possible, votre très humble et très obéissant serviteur.

LE CARDINAL DE BISSY.

1. Original : manuscrits de Mouchy, tome III, p. 307.
2. Le cardinal de Noailles.
3. Recueil Lesparre, tome I, p. 156.
4. Mort le 2 février 1717.

XXXII

Le maréchal de Villeroy à Mme de Maintenon[1].

A Paris, ce 11 février 1717.

Je n'ai pu répondre plus tôt, Madame, à la lettre dont vous m'avez honoré le 8, que vous m'avez écrite en deux fois. Je vas commencer par le premier article.

Vous savez, Madame, les raisons qui m'empêchoient de parler des intérêts de Mme de Caylus. Elle a attendu jusqu'au dernier moment ; mais enfin, pressée par le départ de M. son fils, elle s'est déterminée à me faire agir, et tout a réussi comme elle pouvoit le desirer.

Mme de Barneval n'a pas raison : elle reçoit régulièrement ce que vous avez obtenu pour elle. Par rapport à moi, les cent écus sont sur la cassette du Roi : elle les aura ; mais le temps n'est pas encore échu. Ainsi, Madame, de ma part, je ne suis point en restes. Quant aux autres pensions, cela regarde le Trésor royal, et, assurément, Madame, je n'en suis pas le maître. J'envoierai quérir Mme de Barneval ; je lui parlerai, et je puis vous assurer, ayant votre protection, qu'elle n'aura jamais sujet de se plaindre de moi.

Si vous voyiez plus grand nombre de gens, Madame, vous ne leur entendriez pas tenir des discours plus réjouissants que ceux qui vous reviennent. Je me prépare avec un grand empressement d'avoir l'honneur de vous voir le plus tôt qu'il me sera possible. Je m'en rapporte entièrement à Mme de Caylus sur les affaires de la Constitution, qui ne sont pas en bon train. Il vient de se tenir un grand conseil au Palais-Royal, composé du Chancelier, du premier président, du procureur général, des deux avocats généraux, de MM. le maréchal d'Huxelles, marquis d'Effiat, et MM. le Peletier de Souzy et Amelot, conseillers d'Etat : voilà les acteurs qui décident de la religion ! Je pourrai peut-être demain ajouter quelque chose à ma lettre de ce qu'il s'est passé dans cette conférence.

Je suis ravi, Madame, que le portrait que je vous ai fait du Roi vous ait fait plaisir ; je vous répète encore qu'il n'est point flatté, et qu'il y a lieu d'espérer qu'il remplira notre attente. Me blâmez-vous d'être [plus] occupé de son éducation que de tout le reste ? Plût-il à Dieu, Madame, que nous fussions à trente ou quarante lieues de Paris, dans un bon château, à n'être occupés que d'élever et d'instruire ce précieux reste de nos maîtres !

Je vous supplie de me donner de vos nouvelles et de me croire toujours pour vous, Madame, avec le même attachement et la [même] fidélité, etc.

VILLEROY.

1. Recueil Lesparre, tome II, p. 885.

XXXIII

M. d'Aubigny, archevêque de Rouen, à Mme de Maintenon[1].

De Rouen, ce 11 février 1717.

J'ai reçu hier, Madame, la lettre que vous m'avez fait l'honneur de m'écrire, dans le temps que mon frère arrivoit. Il m'a rapporté fidèlement la bonté avec laquelle vous partagez mes peines et en craignez pour moi les suites. Je vous avoue, Madame, qu'il m'est impossible de voir tranquillement le renversement entier de l'Église. Comment pouvoir voir, sans affliction, le champ que le Seigneur m'a donné à cultiver ravagé par les ennemis de son nom et de sa gloire ! Je n'ai jamais pu surmonter ma sensibilité en des choses beaucoup moins intéressantes. Ce sont des ennuis qui se trouvent dans l'ordre de Dieu, quand il ne faut desirer que l'accomplissement de sa divine volonté.

La mort de M. le Chancelier[2] est accablante pour ceux qui aiment l'Église ; votre vertu, Madame, toute grande qu'elle est, n'a pu vous sauver de son impression. Encore une fois, il n'est pas possible de se rendre insensible à d'aussi tristes événements.

Combien de fois Saint-Cyr et son état me passent-ils partout dans l'esprit ! Et que n'ai-je pas lieu de craindre dans la suite pour cette sainte maison ? Le miracle que je demande à Dieu en sa faveur, c'est, Madame, de prolonger vos jours. Il semble que Dieu veuille être mon unique appui dans la mer de contradiction où je me trouve, puisqu'il ne permet pas que je puisse en aller chercher auprès de vous, quelque soulagement que j'aie dans mon cœur de le faire. Outre que je suis pris à présent par les pieds, j'ai tant d'affaires, tant d'ennemis à combattre, tant de pièges à éviter, qu'il ne m'est pas permis de m'absenter un instant sans exposer mon troupeau à de grands dangers. Au surplus, Madame, soyez assurée que je me porte bien et que j'ai toute ma tête et le courage nécessaire en semblable occurrence.

L'ARCHEVÊQUE DE ROUEN.

XXXIV

M. d'Aubigny, archevêque de Rouen, à Mme de Maintenon[3].

De Rouen, ce 27 mars 1717.

En vous souhaitant, Madame, la bonne fête[4], je prie Dieu de vous donner la patience dans les épreuves qui se multiplient, et la paix que

1. Recueil Lesparre, tome I, p. 283.
2. Voysin, mort le 2 février 1717.
3. Recueil Lesparre, tome I, p. 291.
4. Celle de Pâques.

Notre-Seigneur nous annonce dans sa résurrection ; ces dispositions sont aujourd'hui grandement nécessaires, si l'on veut vivre. Les jours viennent mauvais de plus en plus ; il n'y a plus que la confiance et l'espérance en Dieu qui nous puissent soutenir. Tout se tourne contre la vérité et tout va au renversement de l'Église. Je regarde à présent que c'est faire un grand sacrifice que de prolonger sa vie. Cependant, Dieu veut nous trouver fidèles dans ces contradictions et actifs pour la défense de sa cause. Il faut, Madame, se ménager pour mieux remplir ces saintes obligations et combattre l'erreur et le mensonge avec courage et persévérance. Souvenez-vous que votre seule présence à Saint-Cyr a tous ces bons effets, sans vous donner aucuns mouvements. Il n'en est pas ainsi de ma personne ; il faut agir et parler continuellement ; car ce sont tous les jours de nouveaux artifices qui se présentent pour la destruction de la catholicité. Je pars mardi pour mes calendes, quelque incommodé que je sois de la goutte : il faut affermir mes frères dans la foi, soutenir les foibles, relever ceux qui sont tombés, encourager les forts et faire en sorte que les malheurs de mon diocèse ne se multiplient pas davantage, ou du moins que je ne puisse pas me reprocher d'avoir manqué de faire tout ce qui dépend de mon saint ministère pour le salut de ceux dont la divine providence m'a chargé. Je serois bien délassé si, à la fin de ma course, j'avois la joie de vous trouver un peu rétablie ; personne au monde ne le desire plus réellement que moi.

L'ARCHEVÊQUE DE ROUEN.

XXXV

Mme de Maintenon à l'abbesse du Val-de-Grâce[1].

A Saint-Cyr, ce 18 septembre 1717.

Je suis trop sensible à la manière obligeante dont vous m'avez fait l'honneur de m'écrire, Madame, pour ne me pas hâter de vous en marquer ma reconnoissance et la joie que j'ai de vous voir assez contente de nos filles pour en demander d'autres avec empressement. Il y a moins de vocations présentement que dans d'autres temps, et nous voudrions bien vous donner quelque chose de bon. Nos demoiselles se presseroient davantage, si elles connoissoient le bonheur d'être dans une communauté comme la vôtre, et sentiroient le prix du présent que le Roi, leur fondateur, leur a fait en leur donnant l'entrée chez vous. Je vous demande, Madame, la continuation de votre protection pour celles que vous avez et pour celles que vous aurez, et la grâce de me croire, avec toute la considération que vous méritez,

Votre très humble et très obéissante servante,

MAINTENON.

1. Extrait d'un recueil de copies ayant appartenu à M. Geffroy.

XXXVI

M. Languet de Gergy, évêque de Soissons, à Mme de Maintenon[1].

A Soissons, le 3 mars 1718.

Madame, j'ai appris par M. le curé de Saint-Sulpice la bonté que vous aviez eue de vous souvenir de nos écoles de Compiègne et de les secourir de votre aumône ordinaire. Je dois me charger devant Dieu et auprès de vous de la reconnoissance que méritent vos bienfaits envers mes diocésains ; mais que puis-je vous offrir, Madame, que ce que vous avez déjà droit d'exiger de moi par tant de titres? Rien ne peut me les faire oublier, et vos nouvelles bontés ne font qu'augmenter la peine que je ressens de ne pouvoir les reconnoître assez. C'est à Dieu que je m'adresse pour le prier de m'aider. Lui seul peut récompenser dignement la charité que vous avez pour le pasteur et pour le troupeau. J'ose vous prier de soutenir l'un et l'autre par vos prières. Je ne doute point qu'elles ne soient très précieuses aux yeux de Dieu. J'en ai plus de besoin que personne, et, si vous vous intéressez toujours à ceux qui ont l'honneur de vous être personnellement dévoués, je crois y avoir droit plus qu'un autre.

Nous sommes ici dans l'affliction, à la vue des démarches inconsidérées de (*un blanc*). L'Église en est scandalisée et les jansénistes en triomphent. Je lui en ai écrit vivement, et il ne se défend que par de mauvaises défaites. Il ne nous reste qu'à gémir devant Dieu pour lui, et à demander au Père des lumières qu'il lui ouvre les yeux et qu'il préserve les autres d'une pareille séduction. Je ne doute pas que les besoins de l'Église ne fassent une de vos plus particulières occupations dans votre solitude et que vos prières n'y soient aussi efficaces, et plus, que nos exhortations et nos soins. Je persiste, Madame, à vous y demander quelque part et à vous assurer du profond respect avec lequel j'ai l'honneur d'être, Madame, etc.

J.-Joseph, évêque de Soissons.

Nous ajoutons ici trois lettres qui dépassent l'époque de la mort de Mme de Maintenon. Les deux premières sont de la marquise de Caylus à Mlle d'Aumale; elles se rapportent aux premiers jours qui suivirent la mort de sa tante, et donnent divers renseignements à ce sujet. La troisième, du maréchal de Villeroy à la supérieure de Saint-Cyr, est assez postérieure; elle a trait principalement à la communication qui lui fut faite alors des premiers travaux de biographie de Mme de Maintenon et de copie de sa correspondance et de ses entretiens qui furent exécutés à Saint-Cyr.

1. Recueil Lesparre, tome I, p. 222.

XXXVII

La marquise de Caylus à Mlle d'Aumale[1].

[Fin d'avril 1719.]

J'ai pensé, Mademoiselle, à l'égard de votre deuil, que, comme votre intention étoit de demeurer à Saint-Cyr deux ou trois mois, et que le plus fort en seroit presque passé, il vous faudroit racheter un ras de Saint-Maur de soie ; c'est ce qui m'a déterminée à prendre d'abord ce dernier.

Je n'étois nullement pressée de mes livres, et, si à l'avenir vous en voulez, usez, je vous en prie, de ma petite bibliothèque, de ma maison et de moi comme le tout étant à vous plus que je ne vous saurois dire.

Croyez vous, Mademoiselle, que j'aurois envoyé quelqu'un à Saint-Cyr, si M. le duc de Noailles ne m'avoit écrit de le faire et de me presser pour le soulagement de la maison, qu'il ne falloit pas laisser longtemps embarrassée. Je suis bien aise de ce que vous me mandez de la politesse de M. le Saché. Je l'en remercierai. C'est un commis de M. de la Vrillière, à qui je remis ma procuration pour ne pas multiplier les espèces.

Si je prendrai toujours intérêt à la maison ? Ha ! Mademoiselle, elle sera toujours dans mon cœur avec le précieux dépôt qu'elle garde. C'est un effet de la Providence que je sois partie dans le temps que j'ai fait ; j'en serois morte, si j'avois vu tout ce que vous avez vu.

A ce que vous me mandez, Mademoiselle, ma tante a fini tranquillement et point dans les souffrances qu'elle appréhendoit. C'est une consolation ; mais je voudrois savoir ce qu'elle dit à la communauté sur sa soumission à l'Église.

A l'égard des honnêtetés, jouissez-en pour le moment. Vivons au jour le jour et espérons que Dieu maintiendra une œuvre si sainte et si admirable. M. le maréchal de Villeroy, dont les intentions le sont au-delà de ce que vous pouvez imaginer, fait des merveilles pour soutenir ceux qui ont commencé à bien faire et pour flatter la vanité humaine.

Dans votre loisir et avec le temps, je vous demanderai, Mademoiselle, quelque part des dépôts que vous avez à Saint-Cyr. Vous savez que je vous ai fait si bien part des miens qu'il ne me reste rien. Vous devriez à vos heures de loisir, qui ne vous manquent pas, écrire les principaux événements de sa vie ; nous les reverrions ensemble, ce seroit notre consolation de nous rappeler ce que nous avons vu et su. Sa modestie ne nous empêche plus de parler : rendons donc à sa gloire, l'une et l'autre, tout ce que nous lui devons, autant pourtant qu'en de certaines choses la prudence nous le permettra.

1. Vente Charavay du 20 juin 1881, nº 52.

Elle me dit qu'elle remettroit à notre Mère quelques lettres des grands personnages avec qui elle avoit été en commerce. Ne pourrois-je point en avoir des copies, surtout de celles du Roi?

Je voudrois bien, je vous l'avoue, avoir quelque chose dont elle se seroit servie, comme d'un petit chapelet; mais c'est peut-être trop demander; je n'en suis pas digne. Elle en avoit un à la porte de son oratoire, dont sans doute elle ne se servoit que quand elle y étoit. J'ai cette délicatesse dans ma douleur, par la peine qu'elle avoit eue autrefois de ce que je ne le disois pas. Je suis bien assurée que notre Mère y entrera; elle se connoît en sentiments.

A l'égard de Saint-Germain, je persiste toujours dans les mêmes; mais de la façon dont il est, je crois que ce qui lui conviendroit le mieux, ce seroit de finir ses jours dans le dehors de la maison avec une petite pension, si vous la pouviez tirer du duc de Noailles. La petite de la Tour m'occupe beaucoup, et je ne reviens point de mon étonnement de ce qu'on ne lui a rien laissé; mais cette pauvre enfant ne vivra pas! Ma tante me parla d'elle pourtant comme lui laissant quelque chose; elle ou moi l'avons confondue avec ses sœurs. Embrassez cette pauvre enfant pour moi, je vous en prie. Ayez aussi la bonté de dire un mot à Mlle de Clavières.

Adieu, Mademoiselle. Croyez que mon cœur est à Saint-Cyr; aimez-moi toujours et soyez persuadée que l'attachement que je vous ai voué ne finira qu'avec ma vie.

Il me suffit, entre Madame la Supérieure et vous, Mademoiselle, qu'une des deux m'écrive, et je compte aussi lui écrire en vous écrivant.

XXXVIII

Mme de Caylus à Mlle d'Aumale[1].

[Fin d'avril 1719.]

Je suis bien aise, Mademoiselle, que vous ayez été contente de mon économie; vous le devez être de mes intentions et de mon cœur.

Le détail que vous avez la bonté de me faire est consolant, si quelque chose le peut être. Je vous en rends mille grâces.

Je comprends bien que vous ne ferez pas des mémoires, ni encore moins une vie qu'on veuille ni qu'on doive mettre au jour, mais seulement écrire des faits à mesure qu'ils viennent. Mes lettres sont en de bonnes mains, et plût à Dieu que vous eussiez encore toutes celles que j'ai écrites! Quant à celles que je croyois entre les mains de Madame la Supérieure, je le croyois sur ce que ma tante me l'avoit dit; son intention n'étoit pas, entre nous, que le duc de Noailles les eût.

On vous a donné un très bon conseil de vous taire; rien n'est meilleur pour le temps présent que le silence.

1. Vente Charavay du 20 juin 1881, n° 52.

Madame la Supérieure m'écrit avec une bonté dont je suis infiniment touchée. Mais j'ai regret à lui causer tant de peine dans l'embarras où elle est. Le chapelet me fait plaisir ; vous savez que je vous l'avois demandé, comptant bien qu'on ne me donneroit pas celui qu'elle portoit sur elle; mais je garderai celui-là comme ayant toujours été à elle. Il n'est donc pas vrai, comme on me l'a dit chez Mme d'Aubigné, qu'elle l'ait recommandée à sa fille et à son gendre.

Je crois que, si l'affliction trouve encore de la place dans votre cœur, que vous aurez été affligée de la mort subite de l'archevêque de Rouen[1] ; dans les circonstances présentes, c'est un malheur pour l'Église, à quoi celle que nous pleurons eût été bien sensible.

Il seroit fort difficile de proposer de reprendre la cage et le perroquet ; mais, quand Mlle de la Tour en sera bien lasse, je serai toujours prête à le reprendre.

Vous faites très bien, Mademoiselle, de m'avertir que le pavillon n'étoit pas à ma tante, et vous croyez bien que je ne manquerai pas de le renvoyer par la première occasion. M. le maréchal de Villeroy aura votre lettre demain matin ; c'est un homme incomparable.

Adieu, Mademoiselle. Songez pourtant à votre santé. Aimez-moi toujours et comptez que je suis pour toute ma vie très tendrement à vous.

XXXIX

Le maréchal de Villeroy à Mme de Glapion[2].

A Versailles, le 31 juillet 1722.

Je suis enchanté, Madame, de ce que vous m'avez envoyé, moi qui ai connu tous les personnages, hors M. Gobelin et M. Ragouet[3], mais qui sont bien caractérisés pour des gens de bien et d'honneur. Tout ce que je lis de Mme de Maintenon me ranime si fort en sa faveur, que je renouvelle de respect, de vénération et d'admiration pour sa personne. Ce caractère de vérité, de simplicité et d'une supériorité si élevée au-dessus de tout ce qu'elle voyoit et de tout ce qu'elle pratiquoit, ce sont choses qui engouent si fort mon cœur et mon esprit que je ne saurois me résoudre à vous en parler davantage, parce que je ne trouve point de termes pour exprimer ce que je sens. Je vous supplie, Madame, de me rassembler ce que vous avez de cette divine et respectable créature, à qui le monde ne rendra pas la justice qui lui est due. Pour moi, je suis si pénétré de ses vertus, que, si j'osois, je ne parlerois d'autre chose. Au moins, Madame, souffrez que je me dédommage avec vous de ce

1. Il mourut le 22 avril ; ci-dessus p. 192.
2. Catalogue Charavay, n° 37160, original ; il y en a une copie dans le recueil Lesparre.
3. Les abbés Gobelin et le Ragois furent les premiers directeurs de Mme de Maintenon.

qu'il ne convient point que j'entretienne le reste du monde. C'est trop dire : je verrai Mme de Coulanges, je verrai Mme de Caylus, et je renouvellerai avec Mlle d'Aumale tout ce que je vous mande, et j'y ajouterai encore cent mille choses, parce que je ne saurois tarir sur les perfections de Mme de Maintenon, que j'ai eu le bonheur de pratiquer jusque dans les derniers moments de sa vie, vous le savez, Madame. Prions bien Dieu pour elle. Quoique je ne sois pas digne de me confondre avec vous, les prières faites à Dieu d'un cœur sincère et touché sont aussi bien reçues que si j'étois plus homme de bien que je ne le suis.

J'accepte le portefeuille que vous m'avez envoyé comme le présent le plus précieux que vous me pussiez faire. Il vient du feu Roi ; cela ne suffit-il pas pour être regardé par moi d'un prix inestimable.

Je vous supplie, Madame, de ne pas pousser votre complaisance trop loin pour moi. N'insistez pas trop auprès des dames de votre conseil en faveur de Mme de Groisy. Il est certain que les malheurs des temps méritent quelque attention. Le Père d'Auvilliers est un galant homme. Quelque justice, ce me semble, qu'il y ait dans la demande que fait Mme de Groisy, qui sert votre maison depuis longtemps, je ne laisserai pas de regarder la grâce que vous lui ferez comme une complaisance très grande pour moi de toutes les dames de votre conseil.

J'ai bien de l'impatience de vous mener le Roi.

Je suis, Madame, votre très humble et très obéissant serviteur.

VILLEROY.

V

L'ÉDIT DE 1719 SUR L'ORDRE DE SAINT-LOUIS

On a vu ci-dessus p. 193, note 2, que l'édit d'avril 1719 relatif à l'ordre de Saint-Louis ne fut pas enregistré au Parlement. Le greffier de cette compagnie insérait dans son registre particulier (Archives nationales, U 362) la note suivante, qui raconte les débuts de l'affaire :

« Par édit du mois d'avril 1719, le Roi a créé des charges dans l'ordre militaire de Saint-Louis comme dans celui du Saint-Esprit, comme de chancelier de l'ordre, grand prévôt-maître des cérémonies, secrétaire, trésoriers, aumônier, huissiers, hérauts et autres charges, qui porteroient le cordon rouge, qui est celui de l'ordre, les uns fort large, les autres moins, et de différentes manières.

« Et, sans que l'édit eût été envoyé au Parlement, il n'a pas laissé d'être exécuté. Le Roi donna, peu de temps après l'édit scellé, le grand cordon à M. d'Argenson, garde des sceaux de France, pour la charge de grand'croix chancelier et garde des sceaux dudit ordre, et à M. le Blanc, secrétaire d'État, pour celle de grand'croix grand prévôt et maître des cérémonies. Ce fut un dimanche après Pâques vers la fin dudit mois d'avril. Et huit ou quinze jours après, au commencement du mois de mai, à M. d'Armenonville, secrétaire d'État, aussi le grand cordon pour l'une des charges de l'ordre, qui, deux jours après, fut envoyé aussi à Monsieur son fils en Hollande, où il est ambassadeur, et ils le portent tous deux.

« Ce qui a fait parler beaucoup de monde sur les cordons.

« Et, dans le mois de juin suivant, le Roi le donna aux sieurs de l'Orme, de la Jonchère, du Sauroy et Gaudion pour les charges de trésoriers de l'Ordre ; c'est le grand cordon pendu à leur col.

« Savoir si le sieur Burgevin comme aumônier a eu le grand cordon, comme il le demandoit, et s'il le porte au col, comme étant prêtre.

« Sur la fin dudit mois de juin, l'édit a été envoyé au Parlement ; mais il a été refusé le 27 dudit mois. »

En effet, au 23 juin on lit dans les registres du conseil du Parlement (Archives nationales, X1A 8436, fol. 440) :

« Ce jour.... toutes les chambres ayant été assemblées.... lecture a été faite.... de l'édit donné à Paris au mois d'avril de la présente année, portant approbation et confirmation de l'ordre militaire de Saint-Louis, conformément aux édits des mois d'avril 1693 et mars 1694, et en outre don pour le supplément de dotation de cent cinquante mille livres de rente en biens et revenus purement temporels, pour lesquels ledit seigneur, en attendant l'affectation audit ordre de biens-fonds suffisants, lui donne et octroie tous les revenus casuels de ses domaines, consistant aux droits de lods et ventes, treizièmes, quints et requints, rachats, sous-rachats, aubaines, bâtardises, déshérences, confiscations, épaves, et autres dont les rois ses prédécesseurs avoient coutume de faire des dons et libéralités, ensemble les deux sols pour livre des droits d'amortissements, francs-fiefs et nouveaux acquêts pendant l'espace de six années, le tout aux clauses et restrictions portées par ledit édit, avec augmentation du nombre des grands-croix, commandeurs et chevaliers dudit ordre, et création de plusieurs offices audit ordre....

« Lecture faite des conclusions du procureur général du Roi sur icelui, la matière mise en délibération,

« La Cour, toutes les chambres d'icelle assemblées, a arrêté et ordonné qu'il sera nommé des commissaires pour, l'examen dudit édit par eux fait, être ensuite par elle délibéré de l'enregistrement.

« Et à l'instant ont été nommés pour faire ledit examen avec M. le président Potier, MM. le Musnier, Dreux, de la Porte, d'Armaillé, Molé, Pucelle et Menguy, conseillers de la grand chambre, MM. le Boindre, Piarron, de Tourmont, Lamblin et Nau des Enquêtes, et MM. Jacquier et Coustard des Requêtes du Palais, et leur assemblée a été indiquée à lundi prochain 26e du présent mois, trois heures de relevée. »

Puis au 27 juin (fol. 446) :

« Vu par la cour, toutes les chambres d'icelle assemblées, l'édit du Roi donné à Paris au mois d'avril de la présente année.... portant augmentation de dot à l'ordre militaire de Saint-Louis, etc.... avec création nouvelle de plusieurs charges audit ordre et suppression de différents offices ci-devant exercés par commission en icelui, et ainsi que plus au long le contient ledit édit en trente-et-un articles, conclusions du procureur général du Roi sur icelui, la matière mise en délibération, ouïs les commissaires ordonnés par la cour le 23e du présent mois,

« La Cour.... a arrêté que le Roi seroit très humblement supplié de vouloir bien la dispenser de l'enregistrement de cet édit. »

A ce sec exposé officiel, les notes d'audience du greffier, permettent d'ajouter des détails plus vivants (reg. U 362) :

« M. Menguy a fait lecture de l'édit concernant l'ordre de Saint-Louis.... et des conclusions du procureur général du Roi et, la matière mise en délibération, M. le président Potier a pris les avis de Messieurs les commissaires les premiers....

« M. le Nain en opinant a fait un petit récit de l'examen de l'édit fait par Messieurs les commissaires et des observations qu'ils y avoient faites, et ensuite ce qu'il en pensoit, et a été d'avis de l'enregistrer suivant les conclusions avec plusieurs restrictions et modifications....

« M. de la Porte [*a ouvert un autre avis, qui n'est pas spécifié.*]

« M. Pucelle a fait une longue discussion de l'édit, soit par rapport aux droits et domaines aliénés par l'édit, soit pour la création des charges nouvelles dans cet ordre et pour la décoration du grand cordon à ces officiers; et a dit ensuite que ces droits casuels engagés font partie du domaine du Roi, que le Roi ne jouira plus de ses domaines ainsi engagés, qu'il ne pourra plus en faire aucune libéralité, ainsi que le faisoient les rois ses prédécesseurs.... en ces termes : « En vérité « est-il juste qu'un roi se lie ainsi les mains et ne puisse faire grâce à « la noblesse de son royaume ou à ses sujets qui le mériteront par « leurs services.... La décoration de ce ruban ne doit être donnée qu'à « des gens de guerre pour récompense de leurs services; cependant « on le donne à des magistrats, à des officiers préposés pour rendre la « justice, et il semble qu'ils ne respirent que la fureur et la guerre au « lieu de la douceur et l'équité qui sont le partage de ceux qui sont « obligés de la rendre.... Enfin aliénation du domaine, charges nou- « velles, décoration inutile. Ainsi, suivant mon sentiment, nous ne « saurions procéder à l'enregistrement d'un édit comme celui-là, et je « suis d'avis de supplier très humblement le Roi de dispenser la cour « d'enregistrer l'édit. »....

« M. de Tourmont a dit : deux objets, l'un l'aliénation des domaines à l'ordre, et les confiscations dont le Roi ne pourra plus disposer en faveur de pauvres familles qui auront employé leur bien et hasardé souvent leur vie pour son service ; l'autre ces nouvelles charges....

« M. le président a pris ensuite les avis de Messieurs à l'ordinaire.

« M. Cochet a fait une petite discussion de l'édit et a dit en ces termes :.... « Je vous avoue que je ne puis pas me vaincre là-dessus que « le Roi ne puisse, etc. Un vassal de la couronne ne pourra pas deman- « der grâce, etc. Il est de l'honneur du Roi de faire des grâces à ses « sujets, etc. Le Roi ne pourra pas rendre le bien d'un père à ses « enfants; une famille désolée sera encore dépouillée de ses biens. Je « vous avoue que cela est bien dur. Je suis de l'avis de M. Pucelle. »

. . . .

« M. le président Portail a dit :.... « [Je suis] d'avis d'enregistrer « l'édit, à la charge que le fermier de ces droits rendra compte, etc., « et de supplier très humblement le Roi que, avant l'exécution de ces « édits, ils soient envoyés à la Compagnie. »

. . . .

« Les voix ont été ensuite comptées. Il s'en est trouvé 42 à l'avis de l'enregistrement avec plusieurs modifications, qui étoit celui de M. le Nain, 6 à l'avis de M. de la Porte, et 78 à l'avis de M. Pucelle, de supplier très humblement le Roi de dispenser la cour de l'enregistrement de l'édit, où cela a passé.... »

La copie de l'édit, qui avait été envoyée au Parlement, fut rendue au Procureur général pour être retournée à la Chancellerie, comme le constate une note mise en marge du folio 446 du registre X1A 8436. En conséquence, le Régent saisit de l'affaire le conseil d'État, qui, le 1er juillet, rendit l'arrêt suivant (Archives nationales, E 2002, fol. 61) :

« Le Roi s'étant fait représenter en son Conseil son édit du mois d'avril dernier, envoyé au parlement de Paris le 22 dudit mois, et par conséquent réputé et tenu pour enregistré, suivant les lettres patentes de Sa Majesté du 26 août 1718, registrées audit parlement le même jour, le Roi y séant en son lit de justice, par lequel édit Sa Majesté auroit confirmé l'institution de l'ordre militaire de Saint-Louis,.... Sa Majesté étant en son Conseil, de l'avis de M. le duc d'Orléans régent, a ordonné et ordonne que son édit du mois d'avril dernier.... sera exécuté selon sa forme et teneur ;.... ordonne aussi que le présent arrêt sera exécuté nonobstant toutes oppositions et tous autres empêchements quelconques.... »

VI

L'ABBESSE DE CHELLES, FILLE DU RÉGENT; SON INVENTAIRE APRÈS DÉCÈS[1]

Saint-Simon, en racontant la nomination de Louise-Adélaïde d'Orléans, seconde fille du Régent, comme abbesse de Chelles, a parlé de sa mort en 1743 au prieuré de la Madeleine de Traînel, rue de Charonne, où elle s'était retirée. M. Jassemin, archiviste aux Archives nationales, a bien voulu me signaler dans le fonds de ce monastère (S 4597, dossier 1) l'inventaire fait après le décès de la princesse. Cette pièce est intéressante par les détails qu'elle fournit sur le logement occupé par Madame de Chelles et sur ses goûts littéraires et scientifiques. Saint-Simon l'a qualifiée de « musicienne, chirurgienne, théologienne » ; on trouvera dans les pages qui vont suivre la justification de ces qualificatifs, auxquels on pourrait ajouter celui de « chimiste ». L'inventaire est trop long pour être donné ici en entier ; nous nous contentons d'en résumer les éléments.

L'appartement occupé par la princesse est assez vaste ; il occupe un rez-de-chaussée et un premier étage. En bas, se trouvaient la cuisine, l'office, la salle à manger avec un cabinet à côté, un grand parloir et un garde-meuble ; en haut, la bibliothèque, la « cellule », une chambre à coucher suivie d'un salon et d'une autre chambre, une pièce dite « chambre de peinture », un petit parloir, un petit laboratoire avec une garde-robe et le cabinet d'apothicairerie ; dans le jardin, un grand laboratoire, flanqué de deux autres plus petits et d'un cabinet ; enfin, dans une autre partie du jardin, un cabinet ou kiosque d'agrément.

Rien d'intéressant dans la cuisine et l'office. La salle à manger est simple : deux tables fixes en marbre de Rancé, une autre en bois blanc sur pied de chêne, cinq chaises et un fauteuil cannés, une bergère pareille garnie de coussins ; dans le cabinet attenant, deux encoignures avec deux fontaines à laver les mains, en cuivre rouge.

Le grand parloir est divisé par une grille ; car il ne faut pas oublier que la princesse est religieuse cloîtrée ; ses visiteurs ne peuvent la voir et lui parler qu'à travers des barreaux, que ferme, hors du temps des visites, un rideau de serge violette. Ce parloir n'est décoré que d'un christ en plâtre sur une croix de bois noir, et meublé de cinq chaises, deux tabourets et deux fauteuils de canne ; les tentures, rideaux et portières sont en toile de coton très simple.

1. Ci-dessus, p. 200-201.

Si nous montons à l'étage, nous ne trouvons dans la bibliothèque, outre les livres sur lesquels nous reviendrons, qu'une table en écritoire couverte de maroquin noir, un fauteuil de paille, deux bras à bougies en cuivre et cristal, une petite cassette de palissandre, et... une seringue d'étain dans son étui de cuir noir. La place de ce dernier ustensile serait plutôt dans l'apothicairerie.

La « cellule », qu'on pourrait appeler aussi l'oratoire, outre la garniture de foyer en cuivre et fer poli, nous présente une pendule ancienne à répétition, sur sa console garnie de cuivre, un prie-Dieu en forme de secrétaire, garni de tiroirs, une couche à bas piliers avec sommier de crin, matelas, traversin et oreillers et un couvre-pieds de satin brodé en chenille, une table de nuit en noyer, un guéridon à écrire, un écran à pupitre, une chaise prie-Dieu, un petit baromètre et une « tablette en vernis de Martin » à porte de bois de palissandre ; les rideaux et la garniture du lit sont en velours gris ciselé d'Utrecht, ainsi qu'un fauteuil, deux chaises et deux « placets » ou tabourets. Dans un coin, un lot de quatre cannes ; une « de jais à petite poignée d'or en flûte », une autre « garnie d'une tête de porcelaine à gorge d'or », une troisième à poignée d'écaille noire, et la dernière « en béquille » avec gorge d'or, plus une « grande canne de jardin de bois des Indes avec une tête de Turc en similor. »

Dans la chambre à coucher, le lit, plus somptueux, est à baldaquin; il est garni de rideaux de damas blanc brodé de cordonnet de soie verte ; la courte-pointe, les pentes et soubassements sont en tapisserie de soie et laine doublée de satin blanc, et la même tapisserie recouvre deux fauteuils, quatre chaises, et un écran de foyer, tandis que les rideaux de la fenêtre sont assortis à ceux du lit. L'ameublement est complété par une commode, un secrétaire et une table de nuit en palissandre avec leurs dessus de marbre ; un métier à tapisserie rappelle les occupations de la femme, et un christ de buis sur croix noire celles de la religieuse. La table de toilette, avec sa simple cuvette et son pot en faïence, est dans une garde-robe attenante.

La seconde chambre n'a pas de lit, mais un canapé de bois verni, à dos et fond de canne, « servant à coucher », avec son petit matelas couvert de vieux damas olive. La même étoffe garnit le fauteuil et les six chaises et forme les rideaux et les portières. Une commode et un écran en palissandre, un paravent de papier peint, deux gros « carreaux » ou coussins de duvet en coutil et deux autres en maroquin noir et vert complètent ce peu luxueux mobilier.

Celui du salon qui avoisine la chambre est encore plus simple : une bergère « faite en chaise percée, à crémaillère, de bois de chêne verni, un fauteuil et quatre tabourets de bois peints en vert, foncés de canne » ; à la fenêtre, deux grands rideaux de coton blanc à bordure de couleur. C'est un salon très monastique.

La « chambre de peinture de Madame» devrait nous offrir quelques ustensiles d'artiste, peut-être des tableaux de peintres du temps, du moins quelques essais personnels. Il n'en est rien. Madame de Chelles, qui naguère partageait les goûts artistiques de son père le Régent, s'est mise depuis quelques années dans la vraie dévotion et a renoncé à ces vanités. La pièce a conservé son ancien nom, du temps que la princesse faisait encore de la peinture ; mais on n'y trouve plus qu'un grand bureau de palissandre, « à bordure violette et pieds de biche », un « fauteuil à deux dos », quelques sièges cannés, plus une couche à bas piliers toute garnie, avec sa courte-pointe de drap violet.

Si la princesse a renoncé à la peinture, elle a aussi abandonné la chimie. Comme le Régent encore, elle aimait à « souffler » naguère, et elle n'avait pas cessé lors de sa venue au Traînel, puisqu'elle s'y est fait aménager dans le jardin trois laboratoires contigus, et un autre dans son appartement. Mais, à sa mort, ils ne contiennent plus que des ustensiles ; on n'y voit aucune matière minérale, aucun produit chimique, et cela indique qu'ils sont abandonnés. Nous y trouvons par contre un matériel considérable : fourneaux de fer et de terre de creuset, soufflets, pinces, pelles, alambics de cuivre et de verre, matras garni d'étain, cucurbites de verre, mortiers de cuivre, de fonte ou de marbre avec leurs pilons, une presse en bois garnie d'étain, une « évaporatoire » de cuivre rouge avec sa cuvette de fer, deux douzaines de creusets, une lingotière, des mesures en étain, une paire de balances, tout un attirail de pots, terrines, marmites, coquemars, poëles, entonnoirs, bains-marie, bassins, seaux et fontaines, des spatules de fer, des cruches de grès, bouteilles de verre, tuyaux de plomb et de tôle, tables en pierre et en bois, une petite meule dans son étui de bois, avec ses cuvettes de plomb, des lanternes rondes ou carrées, des pieds de creuset, sept petits guéridons et deux tabourets de paille ; bref tout le matériel d'un laboratoire bien monté.

La pharmacie voisine avec la chimie. Madame de Chelles a près de sa chambre un cabinet servant d'apothicairerie. On y voit une table de marbre blanc, plusieurs petits mortiers, six paires de petites balances, un moulin à café, des vases et urnes en porcelaine, et un certain nombre de « drogues concernant l'apothicairerie », dont le rédacteur déclare n'avoir pas fait description. Nous le regrettons.

Madame a eu naguère un petit chien, fantaisie de grande dame ; mais il est mort sans doute et n'a pas été remplacé. Sa petite niche, couverte de serge rouge, est maintenant au garde-meuble avec les bois de lit, les vieux fauteuils, les tentures démodées, la valise couverte de peau, dont Madame ne fit guère usage, et un petit fauteuil d'enfant couvert de vieux damas vert, à l'usage sans doute des petits neveux et nièces de l'abbesse.

Le kiosque du jardin ne renferme qu'une baignoire de cuivre, un coffre de cuir noir, et un billard couvert de drap vert « avec ses billards et ses billes », reste des amusements d'autrefois.

Le linge de Madame est d'une simplicité relative, qui rappelle le cloître : douze douzaines de chemises de toile de Hollande à manches plates avec un tour de gorge en batiste, douze douzaines de mouchoirs de batiste, quelques camisoles et manteaux de lit en toile, futaine et basin, six corsets de basin et de futaine, six paires de bas de fil et six de bas de chamois, deux jupons de basin, et quatre douzaines de paires de chaussons de fil tricoté ; tel est le linge de corps. Comme linge de maison, vingt-quatre paires de draps, seize taies d'oreillers, seize douzaines de serviettes, dix nappes, onze tabliers, et enfin quinze douzaines de linges pour chaises de commodité ; car il n'y a pas moins de cinq ou six de ces meubles répartis dans divers cabinets. Les vêtements ne sont pas énumérés, peut-être parce qu'il n'y en avait pas de rechange ; on se contente d'énoncer des restes de pièces de serge noire, basin de Hollande et étamine, « propres à faire habit et voile de religieuse ».

La princesse, comme bijoux, n'a que des bagues ; mais il n'y en a pas moins de dix-huit ; ce sont sans doute des anneaux d'abbesse. Elles sont ornées de diverses pierres : un gros brillant blanc, un brillant jaune avec trois petits blancs de chaque côté, un grand grenat, un saphir d'orient avec six petits brillants, une améthyste, une tête de nègre d'agathe orientale, une autre agathe gravée d'une tête montée à jour, un grenat en cœur avec une petite couronne de diamants, un quadrille émaillé avec un petit grenat au milieu, etc. ; quelques-unes de ces bagues ont des pierres fausses. Il y a en outre d'autres objets de valeur : sept tabatières de la Chine, de Burgos, d'écaille, de cristal de roche, montées en or, une autre en or « à la Maubois pesant six onces deux gros », un cœur de jaspe sanguin représentant Notre-Seigneur et la Sainte-Vierge et un petit tableau peint sur jaspe représentant le jugement universel ; ce sont, avec les deux christs, les seuls objets de piété que l'on rencontre, et il ne faut pas oublier que, dans ses dernières années, Madame de Chelles tendait à l'austérité janséniste[1]. Relevons encore divers petits objets d'or et d'argent : cuillers, bougeoirs, ciseaux, couteaux, porte-crayons, boîtes à tabac, etc., « une petite cave de chagrin garnie en dedans de quatre flacons de cristal de roche montés en or », des tables, écrans, cabinets et encoignures de la Chine, « deux chandeliers de cuivre émaillé en magots », plusieurs paire de flambeaux et chandeliers, un service de table en porcelaine de différentes couleurs, des carafes et gobelets de cristal, de la vaisselle d'argent, plats, assiettes, jatte, écuelle, théière, chocolatière, cuillers, fourchettes et couteaux, le tout pesant 127 marcs 8 onces, plus un couvert d'argent doré d'Allemagne pesant un marc six gros, sans doute pour son usage personnel.

Parmi ces objets, certains nous étonnent : « une cave de bois verni rouge garnie d'un pot à tabac, » deux bouts de pipe d'argent, deux

1. Il est possible que le petit tableau se trouvât dans la « cellule », le rédacteur de l'inventaire ayant groupé les objets précieux, sans tenir compte de leur place dans les diverses pièces. La cellule, sans cela, n'aurait eu aucun objet religieux.

porte-pipes et une pipe en bois garnis d'argent. Madame de Chelles aurait-elle fumé, et imité en cela sa mère et les autres filles légitimées de Louis XIV qui envoyaient en cachette chercher des pipes et du tabac au corps de garde des suisses ? — D'autres articles nous rappellent les goûts scientifiques de la princesse : divers instruments de mathématiques et de géométrie, deux boussoles garnies d'argent, une loupe avec son pied, un microscope, qu'on lui avait prêté, une lunette d'approche garnie en argent, « un étui de maroquin garni de spatules d'argent, ciseaux, rasoirs et autres outils de chirurgie », une petite cassette fermant à clef avec un tiroir rempli de différents outils de chirurgie ; dix étuis de chagrin contenant des lancettes, et un petit couteau d'argent dans son étui ; parmi le linge on trouve un tapis de lit pour saigner en drap écarlate. Et voilà la « chirurgienne » !

L'énumération des ouvrages de la bibliothèque est particulièrement suggestive ; elle n'occupe pas moins de quatorze pages in-folio, et la princesse possédait certainement plus de deux mille volumes. Les ouvrages sérieux y dominent ; la littérature proprement dite y est faiblement représentée, et on n'y rencontre que peu de livres du genre mondain. La princesse est religieuse et abbesse ; on trouve donc d'abord dans sa bibliothèque un bréviaire, un diurnal et un missel de Paris, plusieurs bibles et nouveaux testaments en latin, la traduction de la Bible de Sacy, l'Imitation de J. C. en plusieurs exemplaires, les vies des saints, la Vie des Pères du désert d'Antoine Arnauld, les Histoires de l'Église de Tillemont et de Fleury, les œuvres très complètes de saint Augustin, celles de saint Cyprien, de saint Prosper, de Louis de Grenade, les Homélies de saint Jean Chrysostome, les Lettres de saint Jérôme et de saint Ignace, les principales œuvres de Bossuet, des recueils de sermons, l'Introduction à la vie dévote de saint François de Sales, et un grand nombre de traités de dogmatique et de mystique, avec des ouvrages spéciaux pour les religieuses et pour la direction ; et voilà la « théologienne » ! Mais il y a aussi les Pensées de Pascal, la Recherche de la vérité de Malebranche, la Philosophie de Newton et celle de Gassendi, les ouvrages d'Abbadie et de Clarke, la Logique de Port-Royal, les Essais de Montaigne, les Colloques d'Érasme, la Morale de Nicole, etc.

L'histoire est assez bien représentée : l'Histoire du président de Thou, l'Histoire de France de Vincent Châlons, des histoires d'Angleterre, de Suède, des Deux-Siciles, les Révolutions de Hongrie, l'Histoire de Paris de Félibien, celle de Henri IV, de Charles Quint, de Cromwell, etc. ; la Vie des hommes illustres du P. Nicéron, le Testament politique et l'Histoire de Richelieu, les Lettres de Mazarin, les Mémoires de la régence de Marie de Médicis, ceux de Commynes, de Sully, de Retz, de Mlle de Montpensier, de Monglat, du maréchal de l'Hôpital, du prince Eugène, de Berwick, de Talon, de Saint-Évremont, de Gramont, etc., les Histoires de Turenne, d'Anne d'Autriche, de Mme de Longueville, de Condé, l'Histoire secrète de la cour de France, les Annales de la cour et de Paris, etc. On trouve encore des livres de géographie et de voyages, des dictionnaires et grammaires de diverses langues, le Dictionnaire de Moréri, édition 1712, l'Histoire ancienne, l'Histoire romaine et le Traité des Études de Rollin, l'Histoire des Juifs de Josèphe, l'Anti-Machiavel, etc.

Les sciences, et particulièrement les sciences médicales, occupent une place importante. Il y a de très nombreux ouvrages d'anatomie, de médecine, de chirurgie et de pharmacopée, le Traité d'opérations du chirurgien Dionis, les Observations chirurgicales de Le Dran, la Gynécologie de Beaudouin, le Codex medicamentorum, le Livre des remèdes de Mme Foucquet, les œuvres médicales de Thuillier, de Rivière, d'Helvétius, etc. Tout cela voisine avec l'Histoire naturelle de Pline, l'Histoire du ciel, celle de l'Univers, la Physique de Bayle, la Chimie de Thibault, un traité de mathématique universelle, la Géométrie d'Euclide, le Traité des sections coniques de l'Hôpital, et d'autres livres de science pure.

La littérature n'est pas la mieux partagée. On peut relever cependant dans cet inventaire des éditions de tous les grands classiques latins, Virgile, Horace, Tite-Live, Térence, Pline, Cicéron, Salluste, etc. Par contre la littérature française n'est représentée que par Molière, Boileau, quelques pièces de Voltaire, les Lettres de Mme de Sévigné et le poème de la Religion de Louis Racine; c'est peu, même si on y joint les Mémoires de la reine de Navarre, Télémaque, Gil Blas et le Diable boiteux, et les Centuries de Nostradamus. Par contre, on y rencontre des traductions du Paradis perdu, de Don Quichotte, de la Jérusalem délivrée, et un Boccace en italien.

Les livres relatifs aux arts sont totalement absents : pas un traité de dessin, pas une description de tableaux, ou une biographie d'artiste; seul l'Art de la peinture de Du Fresnoy rappelle que la princesse avait une « chambre de peinture ». A la fin de l'inventaire figure « un paquet de musique, tant gravée qu'écrite à la main, dont suite d'*Armide* » ; ce serait le lot de la « musicienne » ; mais cet article a été biffé après coup, ainsi que celui d'un « petit autel portatif de bois doré » ; peut-être le tout ne lui appartenait-il pas.

En résumé l'ensemble de cette bibliothèque donne l'impression d'une femme distinguée, très instruite, de goûts sérieux, mais assez variés, s'intéressant à tout, et qui, bien guidée et dirigée, aurait pu être une femme supérieure.

Ajoutons qu'une note mise à la fin de l'inventaire, et rédigée par la prieure du Traînel et Mme de Clermont, abbesse actuelle de Chelles, indique que tous les objets du présent inventaire devront être vendus pour acquitter les dettes de la princesse, ce qui ne fut peut-être pas exécuté; car la note en question fut biffée par la suite.

VII

LES PÉCOIL DE VILLEDIEU

Dès 1906, M. de Boislisle s'était inquiété, en vue du commentaire des *Mémoires*, de vérifier l'exactitude de la tragique anecdote que notre auteur a racontée ci-dessus, p. 211-212, à propos de la mort du père du maître des requêtes Pécoil de Villedieu. Grâce à l'obligeance de deux érudits lyonnais, M. Amédée d'Avoize et M. Alexandre Poidebard, professeur aux Facultés catholiques de Lyon, auxquels nous adressons nos remerciements, il avait pu obtenir des renseignements très précis sur les trois Pécoil dont parle Saint-Simon, et sur la mort du second. Ce sont ces indications que nous allons utiliser ; elles proviennent des archives de l'état civil de Lyon et de celles de la chambre des notaires ; nous y joindrons quelques renseignements trouvés par nous-mêmes.

La famille Pécoil est originaire d'Auvergne ; on trouve avant 1621 un Jean Pécoil, notaire royal en la paroisse de Nonette, aujourd'hui commune de l'arrondissement d'Issoire. Il fut père de :

Claude Ier Pécoil, celui que Saint-Simon qualifie de regrattier. Il vint à Lyon et y exerça peut-être d'abord quelque commerce, puis devint banquier, acquit la bourgeoisie, fut seigneur de Villedieu en Auvergne, Reveux et Montverdun en Forez, fut échevin de Lyon en 1655, 1656, 1657, fit son testament en 1659, et mourut le 22 décembre 1662. Voici son acte d'inhumation relevé sur le registre des décès de la paroisse Saint-Paul de Lyon : « Noble Claude Pécoil, secrétaire du roi, maison et couronne de France, a été enterré dans Saint-Laurent à la tombe de feu M. Gallier le 23e jour de décembre 1662. » — Il fut marié deux fois : 1° le 2 juillet 1621 à Françoise Carra, fille d'un maître peintre et bourgeois de Lyon ; 2° le 15 février 1631 à Catherine Brugas, fille du capitaine châtelain de Saint-Paul-en-Jarret. Du premier lit, il eut sept enfants, dont *Claude*, qui suit ; du second lit, treize, dont un fils chanoine de Saint-Just à Lyon, un autre docteur de Sorbonne et une fille Visitandine.

Claude II Pécoil (l'avare dont Saint-Simon raconte l'horrible mort), succéda à son père comme banquier à Lyon, fut receveur des deniers communs, droits et octroi de la ville ; échevin 1671-72, 1673-74 et 1681-82, un des conservateurs des foires de Lyon à partir de 1681, puis prévôt des marchands en 1685-86 (voyez aux Archives nationales, G^7 355, une lettre de décembre 1684). Il se qualifiait d'écuyer, seigneur de Villedieu, la Liègue, Montverdun, Reveux et la Chassaigne, marquis de Septême en Dauphiné ; il avait acheté cette dernière terre à Camille d'Hostun de la Baume, comte de Tallard, futur maréchal de France, pour qui elle avait été érigée en marquisat par lettres patentes de juin 1686.

Il épousa le 14 février 1653 (contrat reçu par Guyot, notaire à Lyon), Françoise Pérouse, fille de Pierre, marchand bourgeois de Lyon, et de Charlotte Brugas, sans doute parente de la seconde femme de son père. Françoise Pérouse testa le 1er octobre 1658, dans une grave maladie qu'elle fit, et renouvela son testament le 14 novembre 1699, léguant quarante livres pour donner du pain aux enfants pauvres des petites écoles de la paroisse Saint-Michel d'Ainay (Archives départementales du Rhône, D 352, fol. 78). Elle mourut sur cette paroisse le 13 janvier 1706.

Son mari lui survécut jusqu'au 14 décembre 1719; il avait alors quatre-vingt-treize ans et fut inhumé le lendemain dans l'église des Jacobins. Il habitait à Lyon rue Saint-Dominique (aujourd'hui rue Émile Zola) une maison dite l' « hôtel des courriers », qui porte actuellement le no 11. Voici son acte de décès relevé aux archives municipales de Lyon, registres paroissiaux de Saint-Martin d'Ainay (1718-1724), acte no 313 : « Le vendredi 15e décembre 1719, par moi soussigné, prévôt-curé de l'église collégiale et paroissiale de Saint-Martin d'Ainay, a été conduit par la grande procession dudit chapitre dans l'église des R. P. Jacobins, après avoir été représenté à la paroisse, messire Claude Pécoil, chevalier, seigneur de Villedieu et de la Liègue, ancien prévôt des marchands de Lyon, âgé de quatre-vingt-treize ans, décédé hier, après avoir reçu avec piété tous les sacrements de notre mère la sainte Église. En présence des sieurs Dominique Signoret et Hugues Raviste, clercs habitués de cette même église, qui ont signé avec moi. (Signé) Signoret, Raviste, Rochefort, prévôt. »

De l'indication que Claude Pécoil reçut avec piété les sacrements avant de mourir, il semble résulter qu'il ne mourut pas comme le raconte Saint-Simon, lequel en outre fait jouer dans le drame un rôle à sa femme, morte treize ans avant lui. Enfin, aucun document lyonnais ne vient confirmer les dires de notre auteur, ce qui semble étonnant, s'ils étaient exacts, pour un homme aussi qualifié qu'un ancien prévôt des marchands.

Claude II Pécoil eut deux enfants seulement : Claude III, qui suit, et Fleurie Pécoil, mariée à Charles le Tellier, sieur de Morsang, conseiller au Parlement, morte en 1699.

Claude III Pécoil, le maître des requêtes dont il a été parlé ci-dessus, p. 210-212, ainsi que de sa femme et de sa fille. — Ajoutons que sa fille, Catherine-Madeleine, mariée au duc de Brissac, fit cession, le 4 avril 1742, de la chapelle du Crucifix dans l'église Saint-Paul de Lyon, à la société des Frères tailleurs de cette ville (archives départementales du Rhône, fonds de l'église Saint-Paul).

VIII

LA DUCHESSE DE SAINT-SIMON ET LA « DÉPOUILLE » DE LA DUCHESSE DE BERRY

Saint-Simon, en mentionnant ci-dessus, p. 270 et 276, que, à la mort de la duchesse de Berry, les appointements furent continués et les logements conservés aux dames et aux principaux officiers de la princesse, n'a pas indiqué que sa femme eut aussi, suivant l'usage, au titre de sa charge de dame d'honneur, le mobilier de la chambre de la princesse, tant au Luxembourg qu'à la Muette, les tentures de deuil de la chambre mortuaire, et l'argenterie qui servait pour la toilette et dont la gestion dépendait de sa charge. Nous connaissons le fait lui-même et le détail de ce qui échut ainsi à Mme de Saint-Simon par deux pièces qui existent dans les archives de la Maison du Roi, aujourd'hui aux Archives nationales, carton O[1] 596, n°s 78 et 79.

Lorsque, en juillet 1746, mourut la jeune infante d'Espagne mariée au Dauphin, fils de Louis XV, on voulut savoir quels étaient les précédents au sujet des droits de sa dame d'honneur. La duchesse de Saint-Simon était morte alors ; mais on s'adressa à l'intendant du duc, qui retrouva dans les papiers de son maître un acte notarié passé entre Saint-Simon et sa femme, dans lequel le premier reconnaissait à la seconde ce qui lui étoit échu de la « dépouille », pour employer le mot en usage alors, de Mme de Berry. Cet acte est accompagné d'une énumération de ces objets, avec leur estimation, et l'on va voir que l'ensemble formait une somme assez ronde. L'intendant, Claude Auvray, envoya une copie de cet acte ; mais il ne reproduisit que le début de la pièce, et il oublia même d'en indiquer la date exacte, quoiqu'il ait mis sur la marge *1720*. Par contre, il a copié intégralement le bordereau, et il l'affirme, ce qui est en somme le plus intéressant pour nous.

J'ai dit que ce qui échut de ce chef à Mme de Saint-Simon faisait une somme assez élevée.

L'estimation des meubles, tentures, etc., monte d'une part à	11570 ₶
et d'autre part à	5310 ₶
plus deux toilettes pour 2400 et 4550 ₶, au total . . .	6950 ₶
divers objets d'argenterie, des meubles secondaires et des livres pour environ	1500 ₶
plus les tentures de la chambre mortuaire vendues pour	2000 ₶
Au total	27330 ₶

à quoi il faut ajouter 171 marcs pesant d'objets de toilette en vermeil, et 101 marcs d'objets en argent, dont il n'y eut pas d'estimation monnayée, mais dont on peut évaluer la valeur, d'après des renseignements contemporains, à environ 25000 livres. Le total de l'ensemble passeroit 50000 livres, et probablement serait en réalité plus élevé ; car les prisées de ce genre sont en général inférieures au prix réel.

Quel est le sentiment qui a fait omettre à notre auteur de parler de cette aubaine, quand, en 1715 (notre tome XXIX, p. 168 et suivantes) il avait raconté avec détails que son père avait eu, à la mort de Louis XIII, la dépouille de la petite écurie ? Il ne pouvait l'avoir oubliée, puisqu'il écrivait justement cette partie de ses Mémoires à la fin de cette année 1746, où se produisit la demande des bureaux de la Maison du Roi, dont son intendant lui fit part, comme il va le dire. On ne peut que supposer de sa part une sorte de pudeur rétrospective, mais peu justifiée, puisque c'était une chose usuelle.

Voici d'abord la lettre de l'intendant, adressée très probablement à un commis de M. de Maurepas :

« A Paris le 20 août 1746.

« Monsieur

« Je reçois dans l'instant la lettre que vous m'avez fait l'honneur de m'écrire, et, pour exécuter vos ordres, j'ai celui de vous adresser l'expédition en forme d'un acte passé entre M. le duc de Saint-Simon et feue Mme la duchesse de Saint-Simon par devant notaires, lors de la mort de Mme la duchesse de Berry, auquel acte sont annexés les états de tout ce qui a été remis à Mme la duchesse de Saint-Simon en qualité de dame d'honneur. C'est exactement tout ce qui lui a été remis, et rien au delà, et ce que je puis vous attester, la forme et la date de l'acte ne laissant aucun soupçon. Lorsque vous aurez fait l'usage que vous desirerez de cet acte, je vous supplie de vouloir bien me le renvoyer, étant pièce ou titre de la maison.

« M. le duc de Saint-Simon, à qui j'ai rendu compte de la lettre que vous m'avez fait l'honneur de m'écrire, me charge de vous faire mille remerciements de votre souvenir et mille compliments de sa part.

« J'oubliois de vous observer qu'ensuite de chacun des états annexés à cet acte et que vous trouverez transcrits ensuite, sont les reconnoissances de la remise des effets employés dans ces mêmes états [1].

« J'ai cru, Monsieur, que la communication de cet acte étoit suffisante pour donner les éclaircissements que vous desirez.

« J'ai l'honneur d'être avec respect infini,

« Monsieur,

« Votre très humble et très obéissant serviteur.

« AUVRAY. »

1. Il y a ici *effets* dans la lettre ; mais c'est une erreur.

A cette lettre est jointe, comme nous l'avons dit, la copie du début de l'acte notarié qui y est mentionné, et des états ou bordereaux annexés. On remarquera à la fin la mention de soixante-dix-huit volumes d'histoire, dictionnaires et autres restés entre les mains de notre auteur. Il est curieux de penser que quelques-uns des ouvrages de sa bibliothèque, dont nous connaissons si bien le contenu par le catalogue qui en fut imprimé en 1755 pour sa vente, provenaient de la duchesse de Berry.

Aujourd'hui est comparu par devant les conseillers du Roi notaires au Châtelet de Paris soussignés M. le duc de Saint-Simon, pair de France, etc., lequel a reconnu et reconnoît que, par le décès de Mme la duchesse de Berry, il est échu et revenu à Mme Marie-Gabrielle de Durfort de Lorge, son épouse, en qualité de dame d'honneur de madite dame duchesse de Berry, plusieurs meubles, vaisselle de vermeil et d'argent, livres et autres effets, le tout contenu aux états ci-après :

Mémoire de l'argenterie de vermeil doré au service de Mme la duchesse de Saint-Simon : détail de la toilette[1].

	MARCS	ONCES	GRAINS
Une jatte ovale pesant.	3	3	4
Une aiguière..	3		
Deux boîtes à poudre.	5	2	4
Deux boîtes à mouches. . . . . . , . .	1	1	6
Deux ferrières[2].	5	1	4
Deux soucoupes ovales.	6	2	4
Deux gobelets couverts.	1	6	4
Un pot à pâte.	2	1	4
Un crachoir.	2	3	2
Un plomb[3].		6	4

1. Un état de la toilette en vermeil doré de la duchesse de Berry en 1719 se trouve au Dépôt des Affaires étrangères, vol. *France* 1235, fol. 169. Il comprenait les quatorze premiers articles qui suivent, moins les deux soucoupes ovales, et plus deux « gantières ». Le tout était évalué à 51 marcs 6 onces. En outre, dans la cassette de la toilette se trouvaient « deux grands carrés de bronze, dorés et marquetés de nattes de perles, deux petits coffres de même, un miroir de même », qui ne figurent pas dans ce qui fut remis à Mme de Saint-Simon.

2. Grosse bouteille en métal, plate d'un côté et ronde de l'autre, dans laquelle on mettoit des eaux de toilette.

3. Pyramide ou cône de métal chargé de plomb à la base ; de la cime partait un ruban que les femmes attachaient à leur bonnet ou à toute autre partie de leur coiffure pour le tenir ferme pendant qu'elles ajustaient le reste.

Un coffre à racine.	1	7	
Quatre moyens chandeliers.	15	2	
Une vergette..	1	2	
Une brosse à peigne.		2	
Quatre flambeaux à tuyau.	12	4	
Douze grands chandeliers..	47	3	
Six moyens chandeliers.	17	4	
Quatre petits chandeliers..	9		
Deux porte-mouchettes et les mouchettes. .	3	4	4
Deux petits chandeliers chargés de deux machines à doubles bobèches. . . .	8	3	
Un petit chandelier chargé d'une machine à quatre bobèches.	5	5	
Un bénitier à la capucine.		7	
Une grande soucoupe ronde.	5	1	
Une écuelle couverte et son assiette à pans.	6	5	
Un bougeoir à anneau..	1	4	
Un grand bougeoir à long manche.	2	1	
Total des marcs. . . .	171	5	0

Mémoire de l'argenterie blanche au service de Mme la duchesse de Saint-Simon.

	MARCS	ONCES	GRAINS
Huit grands chandeliers à médaille. . . .	20	6	0
Six moyens chandeliers à pans unis. . . .	9	6	0
Un porte-mouchette et la mouchette. . .	1	4	4
Un grand flambeau à tuyau chargé d'une machine à quatre bobèches.	6	5	
Une jatte au milieu de laquelle il y a trois bobèches.	6	3	
Un petit chandelier de nuit.		7	
Un moyen coquemar rond.	3	5	
Une chocolatière à l'esprit de vin avec sa lampe.	4	6	
Une cafetière avec son armature d'acier. .	1	4	
Une petite cafetière.	1	1	
Une cafetière à faire du thé.	1		
Une bouilloire.	4	4	
Un petit réchaud.	2		
Un trépied.	1	1	
Un chaudronnet élevé sur trois pieds. . . .		6	
Un petit poêlon..	1	4	
Un petit réchaud à l'esprit de vin. . . .	2	»	
Deux cuillers pour faire le café..	1		

Une fourchette à long manche.		1	2
Une cuvette ovale.	2	4	4
Un pot-de-chambre ovale..	2		
Un petit bassin creux.	3	2	
Un mortier et son assiette.	5		
Deux bassins à lit.	17	4	
Un bénitier à la capucine.		4	
Total des marcs. . . .	101	6	2

État de ce qui composait la chambre de feu Mme la duchesse de Berry dans son château du Luxembourg[1].

Un feu complet, garni d'ornements de cuivre doré, les ornements manquent à la pincette et tenaille, estimé. . . . 100[ft]

Une grande couchette à bas piliers, garnie de son enfonçure sanglée ; trois matelas ; un lit de duvet ; un traversin rempli de laine avec sa taie de taffetas blanc ; le tour du lit de toile de Perse, tout complet, savoir : l'impériale, le fond, les quatre pentes de dedans, le grand dossier plissé, le dossier chantourné, la courte-pointe, les trois pentes de dehors, trois soubassements, deux grands rideaux, deux bonnes-grâces, lesdits rideaux et bonnes-grâces doublés de taffetas blanc ; huit aunes de tapisserie pareille au lit, doublée de toile blanche, ladite tapisserie a trois aunes de haut ; deux portières aussi de pareille toile de Perse, doublées de taffetas blanc ; deux grands rideaux de fenêtre de pareille toile, qui ne sont pas doublés ; un lit de repos nommé duchesse, de bois de noyer à pieds de biche, son enfonçure, un matelas de laine couvert de toile de Perse à petit dessin, un traversin, un oreiller ; deux fauteuils de commodité ; dix tabourets, le tout de bois de noyer sculpté couvert de toile de Perse, estimé. . . . . . . , ... 4500[ft]

Six oreillers de maroquin rouge remplis de crin. . . . . 60[ft]

Un bois de lit brisé à quatre colonnes, de sept pieds de haut, quatre pieds de large, six pieds de long, enfonçure de coutil ; ledit lit est de damas de Gênes cramoisi, savoir : le fond carré, les quatre pentes de dedans, le grand dossier plissé, la courte-pointe, les trois soubassements, les trois pentes de dehors, deux bonnes-grâces, deux grands rideaux, deux cantonnières, quatre pommes galonnées de galon d'or fin ; tout ledit lit moletté et frangé d'une grosse frange d'or fin ;

1. On lit ici : *dans son château de la Muette* ; mais il doit falloir lire : *dans son château du Luxembourg*, puisqu'on va trouver ci-après le mobilier de la chambre de la Muette ; c'est sans doute une erreur du copiste.

les pentes de dehors, les pentes de dedans, les soubassements, la courte-pointe, le tout orné d'une grande frange d'or par festons; le couché, trois matelas de futaine, lit et traversin de duvet audit lit, traversin avec sa taie de taffetas blanc, estimé.. . . . . 6500#

Plus une commode[1] longue avec son matelas, son traversin et son oreiller de brocard d'or, enfermée de velours vert, montée sur un bois doré et sculpté, estimée. . . . . 350#

Plus un fauteuil de bois doré et sculpté pour la toilette, couvert de velours cramoisi, estimé. . . . . 60#

Total. . . . . . . 11570#

Le tout estimé par Étienne Bauger, marchand tapissier.

État de ce qui composoit la chambre de feu Mme la duchesse de Berry dans son château de la Muette.

Un feu complet garni de ses ornements de cuivre doré d'or moulu.. 100#

Une commode violette avec ses mains et entrées de cuivre doré d'or moulu, le dessus de marbre veiné de différentes couleurs. . . . . 250#

Deux armoires en bibliothèque de bois noirci à deux volets. 120#

Une grande couche à bas piliers, garnie de son enfonçure sanglée, trois matelas de laine, un lit de duvet, un traversin rempli de laine avec sa housse de taffetas blanc, deux couvertures, le tour du lit de toile peinte persienne complet, huit aunes de tour de tapisserie de toile de Perse doublée de toile, deux portières de semblable toile persienne doublées de taffetas blanc, deux grands rideaux de même sans doublure; — un lit de repos nommé duchesse de bois de noyer à pieds de biche, garni de son enfonçure à bordure de toile de Perse, un matelas de laine couvert de tapisserie de toile de Perse à petits dessins, un traversin, un oreiller, deux fauteuils de commodité et dix tabourets de bois de noyer couverts de pareille toile de Perse. . . . . 3500#

Six oreillers de maroquin rouge remplis de crin, une pendule à répétition faite par Thuret, dans sa boîte de cuivre doré d'or moulu. . . . . 300#

Une table de toilette de bois de hêtre et sapin à pieds, garnie de son tapis de toile blanche, piqûre des Indes, doublé de toile, le tapis de dessus de semblable toile, piqûre des Indes, doublé de taffetas blanc, la toilette et son dessus de

1. Ce mot doit être encore une erreur du copiste; il faut lire *chaise*.

mousseline à fleurs, bordé et garni de point d'Angleterre vieil et élingé, un peignoir garni de vieille dentelle. . .	300#
Une toilette de porcelaine de couleur garnie d'argent, composée :	
De quatre chandeliers du Japon.	240#
D'une soucoupe de forme triangle chargée de trois tasses et leurs tulipes.	80#
D'un crachoir.	40#
D'une jatte d'ancienne porcelaine, ronde, avec son pot-à-l'eau à pans..	100#
D'une jatte ronde et son pot-à-l'eau.	120#
D'un pot à patte de Saint-Cloud.	10#
D'un miroir dans sa bordure de bois verni rouge, fabrique de France, doré aux extrémités, deux carrés, deux boîtes à poudre, deux à mouches, une boîte à racines, une vergette, une pelotte en coffret, le tout vernis rouge façon de la Chine.	120#
	5310#

M. le duc de Saint-Simon a de plus huit flambeaux, une paire de mouchettes, un bénitier, deux bassins de lit à manche et un autre de garde-robe, le tout d'argent.

Plus trois bourses d'argent, le tout venant de la Muette.

La toilette de velours cramoisi, avec le grand galon à festons, avec la frange d'or autour..	1 000#
Le tapis de velours avec le galon et la frange d'or.. . . .	700#
La toilette de marqueterie.	700#
	2400#

La toilette de brocard fond d'or et vert.	2500#
Le tapis de velours.	700#
La toilette de marqueterie.	1 200#
Le coffret de velours.	150#
	4550#

Le tout estimé par Alexis de la Roue, marchand ordinaire du Roi.

Plus une commode de bois de palissandre à quatre tiroirs. .	90#
Une autre avec un marbre brèche violette, plaquée de bois de la Chine, garnie de bronze doré d'or moulu.	250#
Une autre de bois de palissandre à trois tiroirs.	90#

État des livres trouvés dans la bibliothèque de la chambre.

234 volumes de pièces de théâtre, romans, histoires et autres, estimés la somme de.	465#

102 volumes de piété et autres traités spirituels, estimés. . 366#
78 autres volumes d'histoires, dictionnaires et autres trouvés après l'inventaire et restés à M. le duc de Saint-Simon.

Quittance des meubles de la chambre tendue en noir.

Je reconnois avoir reçu et acheté la tapisserie, housses de fauteuils, housses de ployants, tour de lit, le tout de drap noir, provenant de feue Mme la duchesse de Berry, pour prix et somme de deux mille livres, que j'ai payé. — Fait à Paris ce 15 avril 1720. Signé : Catherine Dupont, femme de Louis Bellingant, marchand fripier à Paris.

ADDITIONS ET CORRECTIONS

Page 32, note 2. M. de la Vrillière inscrivit en ces termes le compte rendu de cette séance dans le registre des procès-verbaux du conseil de régence (Bibliothèque nationale, ms. Franç. 23670, fol. 137) : « M. l'abbé Dubois, secrétaire d'État pour les affaires étrangères, a lu deux lettres du 1er et 2 de ce mois trouvées à Poitiers entre les mains de l'abbé Portocarrero, pour être remises de la part de M. de Cellamare, ambassadeur d'Espagne, à M. le cardinal Alberoni, et ces lettres, qui étoient écrites en italien, de la propre main de l'ambassadeur, et signées par lui, ayant été trouvées très séditieuses et remplies de projets pour faire soulever tout le royaume, et accompagnées de projets de manifestes et de mémoires qui découvrent les circonstances de la conjuration, il a été décidé qu'on feroit partir incessamment cet ambassadeur, accompagné d'un gentilhomme ordinaire de la Maison et de quelques autres personnes pour être remis sur la frontière d'Espagne ; que cependant on porteroit des plaintes au Roi Catholique de l'atteinte que son ministre a donné au droit des gens par de pareilles machinations ; que cependant ses papiers, qui avoient été renfermés dans des armoires sous les cachets de l'ambassadeur, de M. l'abbé Dubois et de M. le Blanc, seroient examinés en présence du secrétaire de l'ambassade, qui, à la fin de chaque séance, apposeroit un nouveau cachet, jusques à ce que, tous lesdits papiers examinés, on ait pu séparer ceux qui n'auroient rapport qu'aux affaires ordinaires de l'ambassade d'avec ceux qui pourroient intéresser la sûreté et le repos de l'État. »

Page 35, note 3. Le registre MM 827 des Archives nationales contient (fol. 105) des notes du P. Léonard sur les financiers Rolland : « Ils sont de Quercy, de basse naissance ; ils vinrent à Paris en fort petit équipage vers l'an 1666. Ils ont été petits commis de banquier ; ils achetèrent ensuite chacun une charge de courtiers de change, où ils ont gagné beaucoup ; ils sont riches, ann. 1697, de sept à huit cent mille livres de bien chacun. M. Pelé, dans le même négoce, avait épousé leur sœur ; il mourut aussi fort riche en 1696. L'aîné des Rolland a épousé la sœur de la femme de M. Lépineau, un des premiers commis de M. de Pontchartrain, ministre et secrétaire d'État et contrôleur général des finances. Il a acheté, pour faire quelque figure, une charge de trésorier d'une des compagnies des troupes de la Maison du Roi vingt-cinq mille écus, et fait toujours son courtage pour les fermes générales et la guerre. » Le Lépineau dont il est parlé plus haut, est celui dont nous avons vu dans nos *Mémoires* (tome X, p. 9-10), l'assassinat en 1702.

Page 37, note 5. Comme rien ne faisait prévoir l'arrestation du prince de Cellamare, les agents français à l'étranger en furent aussi surpris que le public. Le marquis d'Avaray, résident de France à Soleure, ne l'apprit qu'au milieu de décembre et s'empressa d'écrire à l'abbé Dubois : « Qu'est-ce que c'est, Monsieur, que les bruits qui viennent de France se répandre en ce pays-ci ? Ils portent l'arrêt du prince de Cellamare, ambassadeur d'Espagne, auteur d'une conspiration contre Monseigneur le Régent, d'un nombre considérable de conjurés avec lui de toute sorte d'états ; cela fait horreur. Me laisserez-vous ignorer ce que c'est que tout cela, et S. A. R. auroit-elle besoin de ses plus fidèles et dévoués serviteurs ? Je la conjure de me mettre au premier rang. Voudroit-elle dix mille Suisses ? Elle n'a qu'à me donner ses ordres ; j'espère de les lui lever bientôt et de les lui conduire où il lui plaira, si elle veut m'honorer de l'emploi de les commander. Je vous conjure de me tirer de l'inquiétude où je suis, et de prendre l'ordre de Monseigneur le Régent sur ce que j'ai l'honneur de vous marquer ici » (Dépôt des affaires étrangères, vol. *Suisse* 275, fol. 216, communication de M. Hyrvoix de Landosle).

Page 42, note 4. Le greffier Delisle inséra dans ses papiers la note suivante (Archives nationales, registre U 362) : « Aujourd'hui vendredi 30 décembre 1718, sur le soir, il a été distribué et rendu public un arrêt du conseil d'État du Roi du 27 du présent mois, concernant la Banque royale, par lequel, — suivant l'article 2 des lettres patentes du Roi registrées le 26 août dernier, le Roi séant en son lit de justice, — les lettres patentes du Roi en forme de déclaration, du 4 du présent mois de décembre, portant conversion de la banque de Law en Banque royale et règlement pour l'établissement d'icelle, apportées au Parlement le 12 dudit mois et refusées ledit jour, y sont réputées être enregistrées, et en conséquence l'établissement de ladite Banque royale est ordonné et porte règlement pour icelle, — ce qui est bien dur pour une compagnie aussi célèbre que le Parlement, qui ne demande pour tout que le bien et le service du Roi et le soulagement du peuple, et de plus chose qui ne s'est jamais faite. »

Page 52, note 1. Les lettres de noblesse accordées en septembre 1707 à Claude Bernay de Favancourt (Archives nationales, registres du Parlement, X[1A] 8704, fol. 28 v°) contiennent le détail de ses services : « ...Étant bien informés que Claude Bernay, sieur de Favancourt, chevalier de notre ordre militaire de Saint-Louis, maréchal des logis de la première compagnie des mousquetaires à cheval de notre garde ordinaire, nous sert sans discontinuation depuis trente-deux ans dans ladite compagnie, où étant entré dès l'année 1675, il commença, l'année suivante et à l'âge de dix-sept ans seulement, à donner des preuves de sa valeur, tant aux sièges d'Aire et de Bouchain qu'à celui de Condé, qui ayant été prise d'assaut il y entra des premiers l'épée à la main; il se trouva en l'année 1677 au siège de Valenciennes, que nous fîmes en personne; il eut l'audace et le bonheur d'entrer le premier dans la ville et, y ayant été suivi par le détachement que nous avions fait faire de nos mousquetaires et par les autres troupes commandées pour l'attaque, la ville fut prise d'assaut en ce moment, et il y fut blessé d'un coup d'épée à la main gauche. Ensuite de quoi, il nous accompagna au siège de Cambray, et, y ayant rempli son devoir avec la même distinction, il fut avec ladite compagnie joindre l'armée commandée pour lors par feu notre très cher et très amé frère unique le duc d'Orléans devant Saint-Omer, se trouva à la bataille de Cassel, où il donna aussi des marques de son courage, et, après la prise de Saint-Omer, il entra avec ladite compagnie dans celle de Charleroy, qui étoit alors bloquée par les ennemis. Il nous suivit en 1678 au siège de Gand, d'où ladite compagnie ayant été envoyée peu de temps après au siège d'Ypres, il y fut blessé dans l'attaque de la contrescarpe et se distingua encore ensuite à la bataille de Saint-Denis. La guerre ayant recommencé en 1688 et ladite compagnie servant en notre armée d'Allemagne, commandée par notre très cher et très amé fils le Dauphin, il s'acquit son approbation au passage du Necker, au siège de Mannheim et de Frankenthal, et de plusieurs autres places, où il l'accompagna en 1689, et se trouva depuis, en 1691, au siège de Mons, où, commandant le premier détachement de ladite compagnie pour l'attaque d'un ouvrage, il y fut blessé au front, et fut ensuite au siège de Namur en 1692 et à l'attaque de la Cassotte; qu'enfin, après avoir accompagné notre très cher et très amé petit-fils le duc de Bourgogne aux canonnades de Nimègue et d'Esparre, il s'est encore extrêmement distingué dans la bataille qui s'est donnée l'année dernière à Ramillies en Flandre, où, par une courageuse défense, il a favorisé beaucoup la retraite de l'arrière-garde de notre armée, a été blessé d'un coup de pistolet à la main gauche et [eu] un cheval blessé d'un coup d'épée; qu'il a donné dans toutes ces occasions, etc... »

Page 58, note 3. La *Gazette de Rotterdam*, n° 65, dit que, après sa sortie de la Bastille, Mlle de Montauban fut dédommagée de cette disgrâce par une pension de trois mille livres.

Page 94, note 6. A propos de la mort de Charles XII, M. Amelot écrivait au cardinal Gualterio le 9 janvier 1719 (British Museum, ms. Addit. 20365, fol. 352, communication de M. Gaucheron) : « Ce prince, qui étoit regardé comme un héros et qui faisoit honneur à l'homme, sera regretté de tous ceux qui n'ont point d'intérêt à se réjouir de sa mort. L'Empereur peut être mis dans le nombre de ceux qui y gagnent infiniment, et il se trouve par là une terrible épine hors du pied. Le conseil du roi Catholique ne pensera pas de même, et le Prétendant perd une grande ressource pour son débarquement en Écosse, qu'on assure que le roi de Suède projetoit depuis longtemps et qu'il auroit bientôt exécuté. Certainement l'étoile de l'Empereur doit faire peur; c'est à vous autres, politiques romains, à faire là-dessus des leçons. »

Page 119, note 1. On ne sait pas clairement à quelle époque exacte La Grange-Chancel fut exilé. Voici cependant ce qu'on lit dans les registres du Secrétariat de la Maison du Roi au 14 juillet 1717 (Archives nationales, reg. O[1] 61, fol. 113) : « Ordre pour arrêter le sieur de la Grange, en cas qu'il soit encore à Paris et qu'il n'ait pas exécuté l'ordre de son exil, et le conduire en prison. » L'ordre d'exil, ni celui pour sortir de prison, pas plus que celui d'emprisonnement aux îles Sainte-Marguerite n'existent dans ces mêmes registres. On suppose qu'il fut enfermé à la Bastille, d'après un passage du ms. Nouv. acq. franç. 1891, fol. 115, à la Bibliothèque nationale; voyez aussi Funck-Brentano, *Les lettres de cachet et Liste des prisonniers de la Bastille*, n° 2394; mais, jusqu'à présent, tout cela reste assez vague.

Page 139, note 1. Voltaire loue à diverses reprises l'esprit et les grâces de Mme de Mimeure; il lui écrivait en 1715, lors d'un voyage qu'elle fit :

... Nous savons que Vénus et Minerve
De leurs trésors vous comblent sans réserve;
Les Grâces même et la troupe des Ris,
Quoiqu'ils soient tous citoyens de Paris
Et qu'en ces lieux ils se plaisent à vivre,
Jusqu'en province ont bien voulu vous suivre.

Page 168, note 3. M. Amelot annonça, le 3 avril, l'arrestation du duc de Richelieu et de M. de Saillans au cardinal Gualterio (British Museum, ms. Addit. 20365, fol. 369, communication de M. Gaucheron), et il y joignait ces commentaires : « M. le duc de Richelieu a été arrêté mercredi dernier et conduit à la Bastille. Il est public que c'est pour correspondance avec M. le cardinal Alberoni, auquel il promettoit de livrer Bayonne aux Espagnols par le moyen de son régiment, qui est actuellement dans cette place. On a été infiniment surpris qu'un homme de vingt-quatre ans, l'un des plus grands seigneurs du royaume, avec tous les agréments les plus brillants de la jeunesse, et qui paroissoit uniquement occupé de ses plaisirs, ait été capable de former un pareil projet. Le marquis de Saillans, qui a aussi son régiment dans Bayonne, a été mis en même temps à la Bastille. Les amis et les parents de ce dernier se flattent qu'il n'a point trempé dans ce complot, et que, s'il est parlé de lui dans les lettres de M. de Richelieu, son ami, au cardinal Alberoni, ce n'est que comme d'un homme que l'on présumoit de pouvoir engager dans l'affaire, parce qu'il a été mécontent de n'avoir pas été fait brigadier à la dernière promotion. »

Page 194, note 2. Un *Mémoire historique concernant l'ordre de*

Saint-Louis, paru sans nom d'auteur en 1785, in-4°, contient (p. 21-25) les noms des divers officiers créés nouvellement et qui furent nommés le 3 juillet 1719 : Intendant, Jean-Amédée Desnoyers de Lorme, secrétaire du Roi. — Trésoriers, Joseph Durey de Sauroy et Gérard Michel de la Jonchère, trésoriers généraux de l'extraordinaire des guerres, et Pierre-Nicolas de Gaudion, trésorier général de la marine. — Contrôleurs, Philippe Fresnier, premier valet de garde-robe du Régent, Jean-Marie Hermand et François Bourget. — Receveur particulier, Anne Foacier, receveur des eaux et forêts de Sens. — Garde des archives, Jean-François le Vasseur, contrôleur provincial des guerres. — Aumônier, l'abbé Claude Burgevin, trésorier de Saint-Jacques de l'Hôpital. — Hérauts, Ponce Coche, premier valet de chambre du Régent, et Charles Blavet du Marais, huissier de son cabinet.

Page 201, note 5. La *Gazette d'Amsterdam* d'août 1721, n° LXIX, annonce que la duchesse d'Orléans vient de louer la maison que le garde des sceaux d'Argenson, mort récemment, faisait bâtir auprès de la Madeleine de Traînel.

Page 233, note 2. « Copie d'un billet anonyme envoyé à S. A. S. [le prince de Conti] et reçu au camp de Fontarabie le 9 de juin 1719. — Monseigneur. Un inconnu instruit des dispositions secrètes de la cour d'Espagne prend la liberté d'avertir Votre Altesse Sérénissime qu'il ne tient qu'à vous d'être roi de Sicile, avant qu'il soit quinze jours. Envoyez en secret offrir vos services à Sa Majesté Catholique par le cardinal ministre, et vous les trouverez tous prêts à vous mettre une couronne sur la tête, à des conditions qui sont sans doute en la puissance de Votre Altesse Sérénissime. Si vous négligez cet avantage, un homme que vous n'aimez pas vous l'enlèvera, avec des distinctions qui vous surprendront autant qu'elles vous causeront de jalousie ou de dépit. Si au contraire vous profitez de l'avis que je vous donne, je supplie Votre Altesse Sérénissime de se souvenir de cette lettre, afin que celui qui pourra vous en montrer une copie en soit reconnu et en attendre (*sic*) la récompense » (Archives nationales, K 570, n° 156).

Page 247, note 5. Le greffier Delisle nous a laissé un récit de la pompe funèbre de la duchesse d'Albret, dont il fut témoin oculaire (Archives nationales, U 362). C'est un exemple curieux des cérémonies et décorations que comportait le convoi d'une grande dame au début du dix-huitième siècle.

« Ce jourd'hui vendredi 7e juillet 1719 est décédée à l'hôtel de Bouillon dame Louise-Françoise-Angélique le Tellier, duchesse d'Albret, dans sa vingt-troisième année, épouse de M. le duc d'Albret, pair et grand chambellan de France, trois jours après être accouchée heureusement d'un fils, et environ un an après son mariage, très regrettée de son mari et de toute sa famille.

« Son corps fut porté le lundi suivant 10e du mois à Saint-Sulpice, sa paroisse, et ensuite rapporté au couvent des Théatins, où il est enterré. Voici ce que j'en ai vu :

« Le devant de l'hôtel de Bouillon, où elle est décédée, étoit tendu de six lés de tenture, ainsi que la cour, l'escalier, et l'appartement où le corps étoit exposé. L'escalier et l'appartement étoient fort éclairés avec plaques et bougies et quelques lustres. Le corps étoit sous un dais de velours noir avec franges d'argent, sans armoiries; le poêle étoit aussi de velours noir bordé d'hermine, le manteau ducal sur icelui, sur un carreau de velours la couronne de duchesse couverte d'un crêpe, et le corps entouré d'un grand nombre de cierges. Plusieurs ecclésiastiques psalmodioient, et l'entrée étoit libre au peuple, qui passoit sans s'arrêter et sortoit par un petit escalier qui donne dans le petit hôtel de Bouillon.

« Sur les neuf heures du soir, le clergé de Saint-Sulpice, sa paroisse, vint lever le corps. Le convoi commença par environ deux cents flambeaux portés par les Enfants trouvés, Enfants bleus et Enfants rouges, le clergé ensuite avec cierges à la main. Grand nombre de domestiques avec flambeaux suivoient, et après eux les officiers de la défunte en grand deuil. Les honneurs qui étoient sur le corps étoient portés par ses principaux officiers devant le corps, qui suivoit, étant porté par des prêtres, entourés d'enfants de chœur portant des chandeliers et de plusieurs officiers et domestiques de sa maison portant flambeaux. Les parents et amis marchoient après le corps, et après eux encore un grand nombre de domestiques de la famille avec flambeaux. Un bedeau suivoit après, et environ vingt personnes avec des palmes, qui, je crois, est une confrérie.

« Suivoit après cette marche trois carrosses de deuil avec chevaux caparaçonnés, pour rapporter le corps de Saint-Sulpice aux Théatins où il devoit être enterré, le premier à six chevaux pour les prêtres, le second à huit chevaux pour mettre le corps, et le troisième à six chevaux pour les officiers de sa maison, et ensuite les carrosses des parents et amis de la famille qui étoient au convoi, où il y avoit grand nombre de peuple.

« Le corps fut ainsi porté à Saint-Sulpice, d'où, après les prières et cérémonies finies, il fut rapporté aux Théatins, où il fut enterré après onze heures du soir.

« Et le mercredi 12e dudit mois de juillet 1719, il a été dit des messes en l'église du couvent des Théatins, où le corps de ladite dame duchesse a été enterré, à qui elle a donné, à ce que l'on m'a dit, quatorze mille livres. Toute l'église étoit tendue de deuil presque jusqu'à la voûte. Il y avoit tout autour de ladite église deux rangs d'écussons sur un lé de velours noir, aux armes de Bouillon et de le Tellier, qui sont celles de la défunte, et entre ces deux rangs il y avoit au milieu de distance en distance, quatre grands écussons de chaque côté, un au-dessus de l'autel et un autre dans le fond de l'église, ce qui faisoit une fort belle décoration. L'autel étoit fort paré, aussi avec écussons, et grande quantité de cierges, et toute la pompe funèbre fort éclairée. Il pendoit de la voûte vers l'autel un grand tableau où étoit écrit en lettres d'or l'emblème qui suit : *Præcisa est velut a texente vita mea; dum adhuc ordirer succidit me ; de mane usque ad vesperam finies me* (Cantique d'Ézéchias, verset 5); ce que j'ai vu ainsi en françois : « Il faut que je coupe le fil de mes jours comme un tisserand qui « coupe sa toile à demi tissue; Dieu tranche ma vie dans l'espace du « matin au soir ».

« Le corps de la défunte a été mis dans un petit caveau fait exprès, jusqu'à ce que l'église soit achevée et que la chapelle où il doit être mis soit faite, en laquelle on doit faire un mausolée magnifique.

« Toute la cour du couvent et le devant de la porte étoient tendus de six lés de tenture. »

Page 270, note 2. Un billet non signé adressé le 21 juillet au généalogiste Clairambault (Bibliothèque nationale, ms. Clairambault 720, p. 435) est ainsi conçu : « Mme la duchesse de Berry est morte à 2 h. Mme la duchesse de Saint-Simon avec M. de la Vrillière a fait mettre le scellé sur le champ à la Meute, à Meudon et au Luxembourg. Mme de Berry sera ouverte cette nuit à minuit. Son cœur sera porté demain samedi au Val-de-Grâce par Mlle de la Roche-sur-Yon accompagnée de la duchesse de Louvigny, à 8 h. du soir. Il y aura très peu de tentures, nulles armoiries, point de carrosses de deuil. Dimanche à 8 h. elle sera menée à Saint-Denis sans princesse et sans deuil. Elle sera descendue dans le caveau sur-le-champ, et le lendemain la grand messe. Il n'y aura non plus à Saint-Denis nulles armoiries et peu de tentures. » — A l'occasion de la mort de sa fille, le Régent reçut, des provinces et de l'étranger, de nombreuses lettres de condoléances, les réponses en sont enregistrées dans le registre de ses « lettres de la main », Archives nationales, KK 1325, fol. 126 et suivants.

Page 273, note 6. Il y a une relation des obsèques de la duchesse de Berry à Saint-Denis par le greffier J.-G. Delisle, dans le registre U 362 des Archives nationales.

Page 274, note 4. M. Avezou, archiviste-paléographe, qui a étudié particulièrement la topographie du village de Passy, a bien voulu nous communiquer des renseignements très précis sur la maison de Fontanieu dans cette localité. Comme elle était située dans la censive de l'abbaye de Sainte-Geneviève, on en peut déterminer l'emplacement par un mémoire rédigé en 1730 par les religieux, concernant leur seigneurie du Bas-Passy, et par le procès-verbal de bornage fait en décembre 1731 entre lesdits religieux et Mme Fontaine, dame de Passy (Archives nationales, S 1544^2, n° 171). Par le mémoire, qui donne la liste des propriétaires de 1730 en mentionnant les possesseurs antérieurs, on voit que Moïse-Augustin Fontanieu avait acquis cette propriété du sieur Dodun par contrat du 1er septembre 1704, et qu'il la vendit au marquis de Bully le 1er août 1724. Or le bornage de 1731 fait connaître que la propriété de M. de Bully tenait d'un côté à la maison et jardin de la veuve et héritiers Gorges, à la ruelle commune et à une des deux maisons du marquis de Bacqueville, de l'autre côté à la maison et au jardin des représentants de l'abbé le Ragois, que les bâtiments et l'entrée principale se trouvaient sur la rue conduisant au château de Passy, c'est-à-dire la rue Raynouard actuelle, et que les jardins s'étendaient jusqu'au grand chemin conduisant de Paris à Versailles, c'est-à-dire la chaussée du bord de l'eau. En se reportant au plan du Bas-Passy, levé en 1720 pour l'abbaye de Sainte-Geneviève par l'ingénieur Charpentier (Archives nationales, N1 Seine 15), où la propriété Fontanieu est désignée par le n° 31, on se rendra compte de la disposition des bâtiments et du dessin des jardins, qui descendaient en terrasses successives jusqu'à la Seine.

Page 312, note 2. A propos du projet de remboursement des charges du Parlement, le greffier du Parlement écrivit dans son mémorial particulier (Archives nationales, U 363) : « Ce jour d'hui mercredi 6 mars 1720, au matin, se répandit un grand bruit que le Roi avoit supprimé toutes les charges des compagnies supérieures pour être dorénavant exercées par commission, et, aucuns disant au contraire que c'étoit seulement les charges créées depuis 1689, M. le premier président fut l'après-midi au Palais-Royal voir M. le duc d'Orléans régent pour ce sujet ou pour autre, et le soir, sur ce même bruit ou pour autre cause, M. Gilbert, président en la deuxième chambre des Enquêtes, fut chez lui. — Le lendemain 7e dudit mois, sur les sept à huit heures du matin, M. le premier président fit dire à MM. de la Guillaumie et Robert, conseiller en la deuxième chambre des Enquêtes, par le Gout, buvetier de la cour, de vouloir prendre la peine d'aller chez lui au sujet du bruit de cette suppression, qui se répandoit toujours de plus en plus, et sur ce qu'il avoit appris que Messieurs des Chambres étoient d'avis d'aller à M. le Régent pour le supplier de révoquer l'édit, s'il étoit passé, ce qu'il n'étoit point d'avis qui fût fait, afin de concilier dans les chambres ce qui pourroit être fait à ce sujet, sans aller si vite en cette occasion, et afin que, si le lendemain on en parloit à l'assemblée des chambres, Messieurs se trouvassent de même avis pour ne rien faire quant à présent, jusqu'à ce que l'on sût précisément ce qui en étoit au vrai. Ce même jour au matin, [il y eut] plusieurs allées et venues par Messieurs des chambres des Enquêtes et des Requêtes du Palais au cabinet de la première, pour conférer à ce sujet. — Le dimanche suivant, 10e dudit mois de mars, ayant été de nouveau parlé au conseil de régence de la suppression de ces charges, l'on disoit le lendemain que plusieurs s'y opposèrent et dirent que la chose ne se devoit et ne se pouvoit faire, et qu'au surplus il n'étoit pas possible que les princes du sang et les pairs de France vinssent prendre leurs places au Parlement avec des personnes qui n'auroient que de simples commissions, et encore d'autres raisons ; ce qui pourroit empêcher lesdites suppressions, et ce qui est à souhaiter tant pour le service du Roi que pour le bien de l'État. »

Page 371, note 6. Voici le préambule des lettres d'abolition accordées au prince Emmanuel d'Elbeuf : « Nous avons reçu l'humble sup-

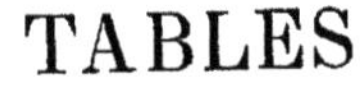

TABLES

plication de notre très cher et bien amé cousin Emmanuel-Maurice de Lorraine, prince d'Elbeuf, faisant profession de la religion catholique, apostolique et romaine, contenant que l'ardeur qu'il avoit de servir le feu Roi notre bisaïeul dans ses armées, à l'exemple de ses aïeux, l'avoit fait renoncer aux avantages qu'il pouvoit espérer dans l'état ecclésiastique auquel il avoit été destiné, pour lui demander un régiment vacant par la mort de son neveu, mais que ses ennemis, dont il ignore encore le prétexte, le prévinrent contre lui, de manière que non seulement cette grâce, qui sembloit due à son zèle et à sa naissance, lui fut refusée, mais même une petite pension dont il subsistoit lui fut retranchée ; que, dénué de tout secours et sans espérance d'établissement, son chagrin l'emporta jusqu'à prendre de l'emploi de notre très cher frère l'Empereur, sans considérer qu'il étoit pour lors en guerre avec la France, en sorte que, quoiqu'il n'y eût aucun titre, emploi ni commission, et qu'il n'eût emmené aucun de nos sujets avec lui, sa sortie, prise pour félonie, le fit condamner à mort par arrêt de notre cour de Parlement du 20 janvier 1707, qui fut exécuté par effigie ; que, ayant toujours desiré avec passion de se voir près de nous pour nous rendre les services que sa naissance exige de lui, l'amnistie respective stipulée par les traités de Rastadt et de Baden relatifs à celui de Munster, qui restitue sans distinction ni exception tous ceux qui ont servi en différents partis, seroit pour lui un titre suffisant, s'il n'aimoit mieux devoir sa grâce à un titre particulier de notre clémence, qu'il nous supplioit de lui accorder. A ces causes.... nous avons à notredit cousin.... quitté, pardonné, remis, et, en tant que besoin est ou seroit.... le fait et cas tel qu'il est ci-dessus exposé, avec toutes peines, amendes et offenses corporelles, civiles et criminelles, qu'il pouvoit avoir, pour raison de ce, encourues envers nous et justice.... »

I

TABLE DES SOMMAIRES

QUI SONT EN MARGE DU MANUSCRIT AUTOGRAPHE

1718 (suite).

1719.

II

TABLE ALPHABÉTIQUE

DES NOMS PROPRES

ET DES MOTS OU LOCUTIONS ANNOTÉS DANS LES *MÉMOIRES*

N. B. Nous donnons en italique l'orthographe de Saint-Simon, lorsqu'elle diffère de celle que nous avons adoptée.

Le chiffre de la page où se trouve la note principale relative à chaque mot est marqué d'un astérisque.

L'indication (Add.) renvoie aux Additions et Corrections.

A

B

C

D

E

F

H

I

J

K

L

M

N

O

P

S

T

Z

III

TABLE DE L'APPENDICE

PREMIÈRE PARTIE

ADDITIONS DE SAINT-SIMON AU *JOURNAL DE DANGEAU*

(Les chiffres placés entre parenthèses renvoient au passage des *Mémoires* qui correspond à l'Addition.)

SECONDE PARTIE

I

II

III

IV

V

VI

VII

VIII

TABLE DES MATIÈRES

CONTENUES DANS LE TRENTE-SIXIÈME VOLUME.

FIN DU TOME TRENTE-SIXIÈME.

CHARTRES. — IMPRIMERIE DURAND, RUE FULBERT.

www.ingramcontent.com/pod-product-compliance
Ingram Content Group UK Ltd.
Pitfield, Milton Keynes, MK11 3LW, UK
UKHW022320190726
13856UKWH00001B/114